"十二五"普通高等教育本科国家级规划教材

全国高等学校医学规划教材

（供临床·基础·预防·护理·口腔·检验·药学等专业用）

# 断层解剖学

## Duanceng Jiepouxue

## 第 3 版

主　编　刘树伟

副主编　孟海伟　黄海辉

编　者（以姓氏拼音为序）

丁　炯（南京医科大学）　　　胡海涛（西安交通大学）

黄海辉（福建医科大学）　　　黄群武（上海交通大学）

姜苏明（汕头大学）　　　　　李文生（复旦大学）

李幼琼（吉林大学）　　　　　刘树伟（山东大学）

卢大华（中南大学）　　　　　孟海伟（山东大学）

孟庆兰（青岛大学）　　　　　庞　刚（安徽医科大学）

宋　健（武汉大学）　　　　　王　凡（四川大学）

汪华侨（中山大学）　　　　　熊俊平（南昌大学）

徐　飞（大连医科大学）　　　徐玉东（哈尔滨医科大学）

张绍祥（第三军医大学）　　　张卫光（北京大学）

绘　图　朱丽萍（山东大学）

高等教育出版社·北京

内容简介

《断层解剖学》第 3 版由中国解剖学会副理事长兼断层影像解剖学分会主任委员、山东大学刘树伟教授主编，全国 19 所著名高校的 20 位教师共同编写而成。

全书包括绪论、头部、颈部、胸部、腹部、男性盆部和会阴、女性盆部和会阴、脊柱区、上肢和下肢十章，约 80 万字，其中插图 600 余幅（包括套色线条图和 CT、MRI 图像等）。

本书有以下特点：①重点突出，系统介绍了人体的横状、矢状和冠状断层解剖，重点讲授了全身各部的横断层解剖，让学生从中领悟到断层解剖学的精髓和内在规律；②断层与整体相结合，为帮助学生理解断层解剖，增加了部分整体解剖的内容；③解剖标本与断层影像相融合，力图使学生完成从解剖到影像的转化；④启发性，鼓励学生用断层解剖学知识去思考和解决临床实际问题；⑤前沿性，尽量吸收和采纳国内外的优秀研究成果和最新进展；⑥可扩展性。

本书主要供临床、基础、预防、护理、口腔、检验、药学等专业本科生用，亦可供长年制临床医学专业学生及研究生选修，还是解剖学教师及临床各科医师的参考书。

**图书在版编目（ＣＩＰ）数据**

断层解剖学 / 刘树伟主编. -- 3版. -- 北京 :高
等教育出版社，2017.11（2024.11重印）
　　供临床、基础、预防、护理、口腔、检验、药学等专
业用
　　ISBN 978-7-04-045776-6

　　Ⅰ．①断… Ⅱ．①刘… Ⅲ．①断面解剖学-高等学校
-教材 Ⅳ．①R322

中国版本图书馆CIP数据核字(2017)第003357号

策划编辑　席 雁　　责任编辑　席 雁　　封面设计　张 楠　　责任印制　刘弘远

| | | | |
|---|---|---|---|
| 出版发行 | 高等教育出版社 | 网　址 | http://www.hep.edu.cn |
| 社　址 | 北京市西城区德外大街 4 号 | | http://www.hep.com.cn |
| 邮政编码 | 100120 | 网上订购 | http://www.hepmall.com.cn |
| 印　刷 | 唐山市润丰印务有限公司 | | http://www.hepmall.com |
| 开　本 | 889 mm×1194 mm　1/16 | | http://www.hepmall.cn |
| 印　张 | 24 | 版　次 | 2004 年 1 月第 1 版 |
| 字　数 | 770 千字 | | 2017 年 11 月第 3 版 |
| 购书热线 | 010-58581118 | 印　次 | 2024 年 11 月第 9 次印刷 |
| 咨询电话 | 400-810-0598 | 定　价 | 86.00 元 |

本书如有缺页、倒页、脱页等质量问题，请到所购图书销售部门联系调换
版权所有　侵权必究
物 料 号　45776-00

数字课程(基础版)

# 断层解剖学

## （第3版）

主编　刘树伟

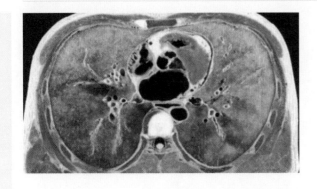

断层解剖学（第3版）

断层解剖学（第3版）数字课程与纸质教材配套使用，是纸质教材的拓展和补充。数字课程内容与纸质教材对应，有推荐读物、PPT、图片等，以方便广大教师教学和学生学习。

用户名：　　　　密码：　　　　验证码：　　　　忘记密码？　**登录**　注册　☐

## http://abook.hep.com.cn/45776

扫描二维码，下载Abook应用

# 第 3 版前言

经常有人问我："如何才能学好断层解剖学？"我的回答是："标本是基础,影像为目的。"标本是基础,是指只有逐层观察连续断层标本,才能打好断层解剖学的实物基础。有了实物基础,任何形式的影像都难不倒你,包括将来可能出现的新的影像学种类。影像学对人体结构显示得越充分,就越需要解剖学。影像为目的,是指学习断层解剖学的主要目的是为了正确地阅读断层影像。如果学完了断层解剖学课程,你还不能熟练地识别正常人体的超声、CT 和 MRI 等影像,那就是不成功的。这本教材就是基于上述理念编写而成的,特别强调了连续断层标本基础和从标本至影像的转化。关于这本教材的特点,在第 1 版前言中已有详述。

在第 2 版教材基础上,本次主要做了以下修订:①在绪论中补充了近几年断层影像解剖学领域的主要进展,如胎儿脑成像、脑连接组学和显微光学断层成像等;②增加和更换了部分插图;③以全国科学技术名词审定委员会 2014 年公布的《人体解剖学名词》(第 2 版)和《组织学与胚胎学名词》(第 2 版)为准,全面审查和更新了相关名词和术语,如将肝中间静脉改为肝中静脉等;④修改了一些在日常教学中发现的插图标注和文字描述性错误;⑤为启发学生广泛阅读的兴趣,将参考文献改为推荐读物,统一放在书配套的数字课程中。

在第 3 版教材的修订中,副主编孟海伟、黄海辉两位老师协助主编做了大量工作,在此表示感谢！由于年龄和工作岗位变动等原因,部分学校更换了作者。第 3 版教材是在第 1、2 版教材的基础上修订完成的,在此也对上两版教材的编者们表示衷心的感谢！

老子曰:"慎终如始,则无败事"。每次新书付梓之前,总是心怀不安,唯恐留疏漏于万一。虽几经校阅,但此书中定还有不少错误和不足之处。望读者一如既往,不吝指出,以使本书不断完善。若如是,则幸莫大焉！

刘树伟

2017 年 7 月 4 日于济南

# 第 2 版前言

自《断层解剖学》第 1 版于 2004 年 1 月出版以来,人体断层解剖学领域有了很大进展。在断层数据的获取方面,数控冷冻铣削技术的应用使人体标本断面间距达到了亚毫米水平,医学影像技术的扫描速度更快、层厚更薄、分辨力更高;在断层图像的处理方面,多模态影像融合、虚拟现实和生物学计量等技术的发展更加深入、应用更趋广泛;在研究内容方面,对人体局部断层信息的要求更加精细,形态与功能的结合更加密切,临床应用的针对性更强。

为使《断层解剖学》第 2 版能反映上述进展,我们在保持教材第 1 版特色的基础上,主要做了如下修改:①融入了一些重要的研究进展和断层解剖数值;②更换了颞骨 CT、心超声和肺 CT 等图像;③添加了脑功能 MRI 图像、脑血管三维图像、肝血管断层与三维图像和重要关节的 MRI 图像等;④更新了参考文献,使其成为断层解剖学的推荐读物。

在《断层解剖学》第 2 版即将出版之际,我谨向本书第 1 版的全体编者表示衷心的感谢和崇高的敬意。正是他们的开创性工作,使本书得以存在和发展。我也向本书第 1 版的所有读者表示诚挚的感谢,尤其可敬的是那些对教材提出赞扬和批评意见及改进建议的学者。正是他们睿智的思考,使本书第 2 版得以充实和完善。

教材的完善永无止境。我由衷地希望所有读者能以批判的精神阅读本书,并及时地将你们的思想火花传递给教材的编写者。我相信这些火花将在新版教材里得以升华,在学科发展中得以积淀。

刘树伟

2011 年 4 月 18 日于济南

# 第1版前言

20多年来,超声成像(USG)、X线计算机断层成像(CT)、磁共振成像(MRI)、单光子发射计算机断层显像(SPECT)、正电子发射计算机断层显像(PET)和光学相干断层成像(OCT)等迅速崛起且不断更新,已成为疾病研究和诊治中不可或缺的手段。观察和分析上述断层影像的形态学基础是断层解剖学,因此,在医学院校内开设此门课程,是现代医学发展的迫切需求,对培养适应时代要求的临床医师,具有十分重要的理论和现实意义。这次,教育部将全国高等学校医学规划教材中的人体解剖学教材分为系统解剖学、局部解剖学和断层解剖学三部,完全是与时俱进的战略性举措,对我国人体解剖学的学科发展和教学改革必将产生重要而深远的影响。

在系统解剖学和局部解剖学知识基础上,密切结合医学影像学等临床学科的需要来讲授人体主要结构在连续断层中的形态变化规律,是断层解剖学教学的基本指导思想。据此,在本教材的编写中,力求体现以下特色:

1. 重点突出  本书系统介绍了人体的横、矢和冠状断层解剖,部分器官增加了斜状断层,但重点讲授了全身各部的横断层解剖。连续横断层解剖是断层解剖学的基本内容,在教学中应讲透,让学生从中领悟到断层解剖学的精髓和内在规律。

2. 断层与整体相结合  为帮助学生理解断层解剖和实现对人体结构断层变化的规律性认识,本书增加了某些必要的整体解剖的内容。

3. 解剖与影像相融合  断层标本与CT、MRI图像是断层解剖学的基本研究内容,两者既联系密切,又不完全相同,本书尽量将这两方面的内容融合起来,把握其内在规律和结合点。

4. 启发性  本教材始终强调解剖学知识与临床影像诊治实践的适当结合,鼓励学生用断层解剖学知识去思考和解决临床实际问题。

5. 前沿性  在教材编写过程中,尽量吸收和采纳国内外的优秀研究成果和最新进展,充分反映国人资料和作者本人的研究成就。

6. 可扩展性  每章后均附有一定数量的近期参考文献,推荐给感兴趣的师生。

全书包括绪论、头部、颈部、胸部、腹部、男性盆部和会阴、女性盆部和会阴、脊柱区、上肢和下肢10章,插图500余幅。依据制图的断层标本由山东大学、四川大学、吉林大学、西安交通大学、第三军医大学、复旦大学和汕头大学制作,B超、CT和MRI图像由山东大学齐鲁医院、山东省医学影像研究所、青岛大学、第三军医大学、复旦大学中山医院、安徽医科大学和汕头大学提供。书后附有光盘,内容为山东大学医学院制作的断层解剖学电子教案,由人体断层标本彩色照片和对应的CT、MRI图像组成。在稿件和插图的后期整理过程中,主编得到山东大学医学院李振平教授、侯中煜博士、赵振美博士和程葆华硕士的大力帮助。在此,对所有为本教材做出贡献的人士表示衷心感谢。

本教材为立体化、系列化断层解剖学教材,除上述主体教材和电子教案外,还将编写配套的《断层解剖学学习指导》1本(附网络CAI课件1盘)和建立断层解剖学学科网站1个。

教材是在使用中不断完善的。愿读者对本书的错误和不足之处,多提出有益的批评和建议,供再版时参考。

刘树伟

2003年10月6日于济南

# 目 录

绪论 ……………………………………… 1

一、断层解剖学的定义、特点和学习
目的 ………………………………… 1
二、断层解剖学的发展历史 ………… 1
三、断层解剖学的研究现状和前景
展望 ………………………………… 2
四、断层解剖学常用的研究方法 …… 8
五、断层解剖学的常用术语 ………… 11
六、断层解剖学的学习方法 ………… 13

## 第1章　头部 ……………………… 14

第一节　概述 …………………………… 14
一、境界与分区 ……………………… 14
二、标志性结构 ……………………… 14
三、头部断层解剖学常用基线 ……… 14
第二节　大脑沟、回应用解剖 ………… 15
一、大脑半球上外侧面的沟和回 …… 17
二、大脑半球内侧面的沟和回 ……… 17
三、大脑半球下面的沟和回 ………… 18
第三节　颅脑连续横断层解剖 ………… 19
一、矢状缝层面（断层一）…………… 19
二、上矢状窦和大脑上静脉层面
（断层二）………………………… 19
三、中央旁小叶层面（断层三）……… 20
四、中央沟上部层面（断层四）……… 20
五、中央旁小叶下部层面（断层五）… 20
六、扣带回上部层面（断层六）……… 22
七、半卵圆中心层面（断层七）……… 22
八、胼胝体干层面（断层八）………… 22
九、第三脑室上部层面（断层九）…… 23

十、松果体层面（断层十）…………… 24
十一、前连合层面（断层十一）……… 24
十二、乳头体层面（断层十二）……… 26
十三、视交叉层面（断层十三）……… 27
十四、垂体层面（断层十四）………… 27
十五、颈动脉管层面（断层十五）…… 28
十六、下颌头层面（断层十六）……… 29
第四节　颌面部连续横断层解剖 ……… 31
一、上直肌和上斜肌层面（断层一）… 31
二、视神经和视交叉层面（断层二）… 31
三、海绵窦层面（断层三）…………… 31
四、眶下裂层面（断层四）…………… 32
五、下颌头层面（断层五）…………… 32
六、枕骨大孔上方层面（断层六）…… 34
七、寰枕关节层面（断层七）………… 35
八、寰枢关节层面（断层八）………… 35
九、枢椎体上份层面（断层九）……… 36
十、枢椎体下份层面（断层十）……… 37
十一、第3颈椎椎体层面（断层十一）… 37
十二、下颌体上份层面（断层十二）… 39
十三、第4颈椎椎体层面（断层十三）… 39
十四、舌骨体层面（断层十四）……… 39
第五节　头部连续矢状断层解剖 ……… 41
一、正中矢状面右面观（断层一）…… 41
二、正中矢状面左面观（断层二）…… 42
三、内囊膝层面（断层三）…………… 42
四、苍白球层面（断层四）…………… 44
五、壳层面（断层五）………………… 45
六、颈内静脉层面（断层六）………… 47
七、茎突层面（断层七）……………… 48
八、颞下颌关节内侧份层面（断层八）… 48
九、颞下颌关节外侧份层面（断层九）… 50
十、外耳道层面（断层十）…………… 50

第六节 头部连续冠状断层解剖 ············ 51
　一、额窦和大脑额极层面(断层一)······ 51
　二、额嵴层面(断层二)·············· 52
　三、筛骨鸡冠层面(断层三)·········· 52
　四、上颌窦中份层面(断层四)········· 53
　五、上颌窦后份层面(断层五)········· 54
　六、大脑颞极层面(断层六)·········· 55
　七、胼胝体膝层面(断层七)·········· 55
　八、垂体层面(断层八)·············· 57
　九、乳头体层面(断层九)············ 58
　十、红核和黑质层面(断层十)········· 59
　十一、小脑中脚层面(断层十一)······ 60
　十二、松果体和四叠体层面
　　　　(断层十二)·················· 60
　十三、胼胝体压部层面(断层十三)····· 62
　十四、侧脑室后角层面(断层十四)····· 63
　十五、小脑镰层面(断层十五)········ 64
　十六、窦汇层面(断层十六)·········· 64
　十七、大脑镰后端层面(断层十七)····· 65
　十八、大脑枕极层面(断层十八)······ 65
第七节 脑池断层解剖 ················· 67
　一、大脑纵裂池 ···················· 67
　二、大脑外侧窝池 ·················· 67
　三、帆间池 ························ 69
　四、大脑大静脉池 ·················· 69
　五、四叠体池 ······················ 69
　六、小脑上池 ······················ 70
　七、终板池 ························ 70
　八、环池 ·························· 70
　九、鞍上池 ························ 70
　十、脑桥小脑角池 ·················· 71
　十一、小脑延髓池 ·················· 71
　十二、小脑溪 ······················ 72
　十三、延池 ························ 72
第八节 脑血管应用解剖 ··············· 72
　一、大脑的血管 ···················· 73
　二、脑基底灰质区的血管 ············ 85
　三、小脑的血液供应 ················ 87
　四、脑干的血管 ···················· 88
第九节 蝶鞍区断层解剖 ··············· 90
　一、蝶鞍区三维断层解剖 ············ 90
　二、蝶鞍的形态和大小 ·············· 92
　三、鞍膈 ·························· 93

　四、鞍底 ·························· 93
　五、蝶窦 ·························· 93
　六、垂体 ·························· 94
　七、海绵窦 ························ 94
　八、鞍周血管 ······················ 94
　九、鞍周神经 ······················ 94
　十、下丘脑 ························ 96
第十节 颞骨 CT 解剖 ················· 97
　一、横断层解剖 ···················· 97
　二、冠状断层解剖 ·················· 101

第2章 颈部 ······················· 106

第一节 概述 ························ 106
　一、境界和分部 ···················· 106
　二、标志性结构 ···················· 106
　三、颈部器官的配布规律 ············ 106
　四、颈部断层解剖结构的特点 ········· 108
第二节 颈部连续横断层解剖 ··········· 109
　一、会厌和舌骨大角层面(断层一)····· 109
　二、舌骨体层面(断层二)············ 109
　三、甲状软骨上份和喉前庭层面
　　　(断层三)······················ 110
　四、甲状软骨中份和喉中间腔层面
　　　(断层四)······················ 110
　五、声襞和环状软骨板层面(断层五)··· 112
　六、环状软骨和声门下腔层面
　　　(断层六)······················ 112
第三节 喉断层解剖及 CT 图像 ········· 113
　一、喉应用解剖 ···················· 113
　二、喉断层解剖及 CT 图像 ·········· 115

第3章 胸部 ······················· 119

第一节 概述 ························ 119
　一、境界 ·························· 119
　二、标志性结构 ···················· 119
第二节 胸部连续横断层解剖 ··········· 119
　一、第 1 胸椎椎体上份层面(断层一)····· 119
　二、胸膜顶层面(断层二)············ 120
　三、左、右静脉角层面(断层三)······· 120
　四、颈静脉切迹层面(断层四)········· 120
　五、第 3 胸椎椎体层面(断层五)······· 122

六、上腔静脉合成处层面(断层六)………122
七、主动脉弓层面(断层七)……………123
八、奇静脉弓层面(断层八)……………125
九、肺动脉权层面(断层九)……………126
十、肺动脉窦层面(断层十)……………127
十一、左、右上肺静脉层面
　　　(断层十一)………………………128
十二、左、右下肺静脉层面
　　　(断层十二)………………………129
十三、底段总静脉层面(断层十三)……130
十四、冠状窦层面(断层十四)…………131
十五、膈腔静脉孔层面(断层十五)……132
十六、左、右肺韧带层面(断层十六)…132
第三节　纵隔连续矢状断层解剖…………133
一、左静脉角层面(断层一)……………133
二、左胸锁关节层面(断层二)…………133
三、左颈总动脉起始处层面(断层三)…134
四、正中矢状面(断层四)………………135
五、头臂干起始处层面(断层五)………135
六、右胸锁关节层面(断层六)…………137
七、上腔静脉层面(断层七)……………137
八、右心房右侧份层面(断层八)………138
第四节　纵隔连续冠状断层解剖…………140
一、胸骨柄层面(断层一)………………140
二、肺动脉口层面(断层二)……………140
三、升主动脉层面(断层三)……………140
四、肺动脉权层面(断层四)……………140
五、气管权层面(断层五)………………142
六、食管层面(断层六)…………………142
七、奇静脉层面(断层七)………………142
第五节　纵隔淋巴结断层解剖……………144
一、纵隔淋巴结的分区…………………144
二、纵隔淋巴结的数目和大小…………145
三、纵隔淋巴结的断层解剖……………148
四、易被误诊为淋巴结肿大的纵隔
　　内结构………………………………154
第六节　心超声解剖………………………154
一、心的位置、外形和毗邻……………154
二、经胸超声心切面解剖………………155
三、经食管超声心切面解剖……………161
第七节　肺段与肺内管道应用解剖………163
一、肺段的概念…………………………163
二、肺内管道……………………………165

第八节　肺门横断层解剖…………………169
一、肺门的概念…………………………169
二、肺门横断层解剖的一般规律………169
三、右肺门连续横断层解剖……………170
四、左肺门连续横断层解剖……………174
第九节　肺段在 CT 图像上的划分………177
一、肺段支气管的 CT 表现……………177
二、在横断面上划分肺段的标志性
　　结构…………………………………177
三、CT 图像上肺段支气管与肺血管
　　之间的相对位置关系………………178
四、肺段在主要层面上的分布…………178
五、肺段在 CT 图像上的划分…………178
第十节　肺内管道的断面追踪……………183
一、肺内支气管的断面追踪……………183
二、肺动脉的断面追踪…………………184
三、肺静脉的断面追踪…………………185

**第4章　腹部**…………………………187

第一节　概述………………………………187
一、境界…………………………………187
二、腹部的重要平面……………………187
第二节　腹膜和腹膜腔应用解剖…………188
一、腹膜反折……………………………188
二、隐窝和陷凹…………………………193
三、腹膜腔的分区………………………194
第三节　腹部连续横断层解剖……………196
一、膈右穹隆层面(断层一)……………196
二、第二肝门层面(断层二)……………196
三、食管裂孔层面(断层三)……………197
四、胃贲门层面(断层四)………………199
五、肝门静脉左支角部层面(断层五)…199
六、肝门静脉左支矢状部层面
　　(断层六)……………………………200
七、肝门层面(断层七)…………………201
八、肝门下层面(断层八)………………202
九、腹腔干层面(断层九)………………203
十、肠系膜上动脉层面(断层十)………204
十一、肝门静脉合成处层面
　　　(断层十一)………………………205
十二、肾门上份层面(断层十二)………206
十三、肾门中份层面(断层十三)………207

十四、肾门下份层面(断层十四)…………208

十五、胰头下份层面(断层十五)…………208

十六、十二指肠水平部层面
(断层十六) …………………………209

十七、第3腰椎间盘层面(断层十七)……210

十八、左肾下极层面(断层十八)…………212

十九、右肾下极层面(断层十九)…………212

二十、腹主动脉分叉处层面
(断层二十) …………………………213

二十一、第4腰椎间盘层面
(断层二十一) ………………………214

二十二、下腔静脉合成处层面
(断层二十二) ………………………214

二十三、第5腰椎椎体下份层面
(断层二十三) ………………………216

二十四、第5腰椎间盘层面
(断层二十四) ………………………216

第四节　上腹部连续矢状断层解剖…………217

一、结肠左曲左侧份层面(断层一)………217

二、结肠左曲右侧份层面(断层二)………217

三、左肾外侧层面(断层三)………………217

四、胰尾层面(断层四)……………………219

五、肝左上角层面(断层五)………………219

六、左肾窦层面(断层六)…………………219

七、脾前端层面(断层七)…………………219

八、食管腹部层面(断层八)………………220

九、降主动脉层面(断层九)………………221

十、腹部正中矢状面(断层十)……………221

十一、下腔静脉和肠系膜上动脉层面
(断层十一) …………………………222

十二、下腔静脉和肝门静脉层面
(断层十二) …………………………223

十三、肝门静脉左支矢状部层面
(断层十三) …………………………223

十四、右肾窦层面(断层十四)……………224

十五、肝门静脉右支分叉处层面
(断层十五) …………………………225

十六、胆囊和肝门静脉右前支层面
(断层十六) …………………………225

十七、右肾外侧层面(断层十七)…………226

十八、胆囊右份层面(断层十八)…………227

十九、肝胆囊窝右侧层面(断层十九)……227

第五节　上腹部连续冠状断层解剖…………228

一、肝圆韧带层面(断层一)………………228

二、胆囊底层面(断层二)…………………228

三、肝左静脉下根和肝门静脉左外下
支层面(断层三)……………………228

四、肝门静脉左支囊部层面(断层四)……230

五、肝门静脉左支矢状部层面
(断层五) ……………………………230

六、肝门静脉左支角部层面(断层六)……230

七、肝门静脉左支横部层面(断层七)……232

八、肝门静脉右前支层面(断层八)………233

九、肝门静脉主干层面(断层九)…………233

十、网膜孔层面(断层十)…………………235

十一、下腔静脉前份及左肾静脉层面
(断层十一) …………………………236

十二、下腔静脉中份及肝右静脉层面
(断层十二) …………………………236

十三、下腔静脉后份及主动脉裂孔层面
(断层十三) …………………………237

十四、左、右肾门前份层面
(断层十四) …………………………237

十五、左、右肾门后份层面
(断层十五) …………………………239

十六、左、右肾窦后份和脾门层面
(断层十六) …………………………240

十七、马尾和脾门层面(断层十七)………240

十八、脊髓圆锥和马尾层面
(断层十八) …………………………240

十九、脊髓层面(断层十九)………………240

二十、椎管后壁层面(断层二十)…………242

第六节　肝段与肝内管道的应用解剖………243

一、肝段的概念和肝裂 …………………243

二、肝门静脉 ……………………………243

三、肝动脉和肝管 ………………………244

四、肝静脉 ………………………………245

五、三大肝静脉与下腔静脉的方位
关系 …………………………………246

六、肝静脉与肝门静脉在肝断面上的
鉴别 …………………………………246

第七节　肝段在断面上的划分………………247

一、肝裂的标志 …………………………247

二、肝段在横断层上的划分 ……………248

三、肝段在超声图像中的划分 …………250

第八节　腹膜后隙断层解剖…………………253

一、腹膜后隙的分区和内容 …………253
二、腹膜后隙的延伸 …………254
三、肾与升、降结肠及后腹膜隐窝的
位置关系 …………257

### 第5章　男性盆部和会阴 …………259

第一节　概述 …………259
一、境界 …………259
二、标志性结构 …………259
三、横断层中男性盆部和会阴结构的
配布规律 …………259
第二节　男性盆部和会阴的连续横断层
解剖 …………260
一、第5腰椎间盘层面(断层一) …………260
二、第1骶椎上份层面(断层二) …………260
三、第1骶椎下份及第1骶椎间盘层面
(断层三) …………261
四、第2骶椎上份层面(断层四) …………261
五、第2骶椎下份及第2骶椎间盘层面
(断层五) …………261
六、第3骶椎层面(断层六) …………263
七、第3骶椎间盘层面(断层七) …………263
八、第4骶椎层面(断层八) …………265
九、第4骶椎下份层面(断层九) …………265
十、髋臼上缘层面(断层十) …………265
十一、股骨头上份层面(断层十一) …………267
十二、股骨头中份及股骨头韧带层面
(断层十二) …………267
十三、股骨头下份层面(断层十三) …………267
十四、耻骨联合上份层面(断层十四) …………268
十五、耻骨联合中份层面(断层十五) …………269
十六、耻骨联合下份层面(断层十六) …………269
十七、耻骨联合下缘层面(断层十七) …………271
十八、耻骨弓与坐骨结节下方层面
(断层十八) …………271
十九、坐骨支层面(断层十九) …………273
二十、肛门层面(断层二十) …………273
二十一、睾丸下份层面(断层二十一) …………273
二十二、阴囊下份层面(断层二十二) …………273
第三节　前列腺分区解剖 …………275
一、传统的前列腺分区方法 …………275
二、前列腺的内、外腺分区法 …………275

三、前列腺分区解剖的现代概念 …………276
四、前列腺的基本断面及MRI表现 …………277

### 第6章　女性盆部和会阴 …………279

第一节　概述 …………279
一、境界 …………279
二、标志性结构 …………279
三、横断层中女性盆部和会阴结构的
配布规律 …………279
第二节　女性盆部和会阴连续横断层
解剖 …………280
一、第5腰椎间盘层面(断层一) …………280
二、第1骶椎上份层面(断层二) …………280
三、第1骶椎下份层面(断层三) …………280
四、第2骶椎层面(断层四) …………281
五、第3骶椎上份层面(断层五) …………282
六、第3骶椎下份层面(骶髂关节尾端)
(断层六) …………283
七、第4骶椎层面(断层七) …………283
八、第5骶椎上份层面(断层八) …………283
九、第5骶椎下份层面(断层九) …………283
十、髋臼上缘层面(断层十) …………284
十一、股骨头上份层面(断层十一) …………284
十二、股骨头中份层面(断层十二) …………285
十三、股骨头下份层面(断层十三) …………285
十四、耻骨联合上份层面(断层十四) …………286
十五、耻骨联合中份层面(断层十五) …………287
十六、耻骨联合下份层面(断层十六) …………288
十七、耻骨弓层面(断层十七) …………288
十八、阴蒂上份层面(断层十八) …………289
十九、阴蒂下份层面(断层十九) …………289
二十、大阴唇下份层面(断层二十) …………289
第三节　卵巢和子宫断层解剖 …………290
一、卵巢和子宫的解剖学基础 …………290
二、卵巢的断层解剖 …………292
三、子宫的断层解剖 …………293

### 第7章　脊柱区 …………297

第一节　概述 …………297
一、境界和分段 …………297
二、标志性结构和椎平面定位 …………297

第二节　脊柱区一般结构 ……………298
　　一、脊柱 ………………………298
　　二、椎静脉系 …………………301
　　三、椎旁软组织 ………………302
第三节　脊柱区颈段 …………………303
　　一、横断层解剖 ………………303
　　二、矢状断层解剖 ……………305
第四节　脊柱区胸段 …………………307
　　一、横断层解剖 ………………307
　　二、矢状断层解剖 ……………309
第五节　脊柱区腰段 …………………312
　　一、横断层解剖 ………………312
　　二、矢状断层解剖 ……………315
第六节　脊柱区骶尾段 ………………316
　　一、横断层解剖 ………………316
　　二、矢状断层解剖 ……………318

第8章　上肢 …………………………319

第一节　概述 …………………………319
　　一、境界和分部 ………………319
　　二、标志性结构 ………………319
　　三、肌与血管、神经的配布规律 …319
　　四、主要关节 …………………319
第二节　肩部横断层解剖 ……………322
　　一、经肩峰的横断面 …………322
　　二、经肩关节上份的横断面 …322
　　三、经肩关节中份的横断面 …322
　　四、经肩关节下方的横断面 …323
第三节　臂部横断层解剖 ……………324
　　一、经臂部上份的横断面 ……324
　　二、经臂部中份的横断面 ……324
　　三、经臂部下份的横断面 ……325
第四节　肘部横断层解剖 ……………325
　　一、经肱尺关节的横断面 ……325
　　二、经桡尺近侧关节的横断面 …325
第五节　前臂部横断层解剖 …………326
　　一、经前臂部上份的横断面 …326
　　二、经前臂部中份的横断面 …327
　　三、经前臂部下份的横断面 …327
第六节　手部连续横断层解剖 ………328
　　一、近侧列腕骨层面(断层一) …328
　　二、近、远侧列腕骨间层面(断层二) …328

　　三、远侧列腕骨层面(断层三) …………329
　　四、腕掌关节层面(断层四) …………330
　　五、掌骨近侧1/4段层面(断层五) …330
　　六、掌骨中近1/4段层面(断层六) …331
　　七、掌骨中远1/4段层面(断层七) …332
　　八、掌骨远侧1/4段层面(断层八) …333
　　九、掌骨头层面(断层九) …………333
　　十、近节指骨底层面(断层十) …………333
　　十一、近节指骨中份层面(断层十一) …334
　　十二、中节指骨中份层面(断层十二) …334
　　十三、远节指骨层面(断层十三) …………334

第9章　下肢 …………………………335

第一节　概述 …………………………335
　　一、境界和分部 ………………335
　　二、标志性结构 ………………335
　　三、主要血管、神经 …………335
　　四、主要关节 …………………336
第二节　髋部 …………………………338
　　一、髋部横断层解剖 …………338
　　二、髋部矢状断层解剖 ………339
　　三、髋部冠状断层解剖 ………341
第三节　股部 …………………………342
　　一、股部上份横断层解剖 ……342
　　二、股部中份横断层解剖 ……342
　　三、股部下份横断层解剖 ……343
第四节　膝部 …………………………343
　　一、膝部横断层解剖 …………343
　　二、膝部矢状断层解剖 ………344
　　三、膝部冠状断层解剖 ………346
第五节　小腿部 ………………………349
　　一、小腿上份横断层解剖 ……349
　　二、小腿中份横断层解剖 ……349
　　三、小腿下份横断层解剖 ……349
第六节　足部 …………………………350
　　一、踝关节横断层解剖 ………350
　　二、踝关节冠状断层解剖 ……350
　　三、足部横断层解剖 …………351

推荐读物 ⓔ ……………………………356

索引 ……………………………………357

# 绪　论

## 一、断层解剖学的定义、特点和学习目的

**断层解剖学** sectional anatomy 是用断层方法研究和表达人体正常形态结构及其基本功能的科学。与系统解剖学和局部解剖学相比,断层解剖学有以下特点:①能在保持机体结构于原位的状态下,准确地显示其断面形态变化及位置关系;②可通过追踪连续断层或借助计算机进行结构的三维重建和定量分析;③密切结合影像诊断学和介入放射学,是解剖学和医学影像学相结合而产生的边缘学科。学习断层解剖学课程的目的是在系统解剖学、局部解剖学和医学影像技术知识基础上理解和掌握人体主要结构在连续断层内的变化规律,为疾病的影像诊断、介入治疗和外科手术奠定坚实的形态学基础。

## 二、断层解剖学的发展历史

断层解剖作为一种研究方法早在 14 世纪就被用于人体解剖的研究。16 世纪初,意大利画家达·芬奇(Leonard da Vinci)绘制了男性、女性躯干部的正中矢状面图(绪图 1);现代解剖学的奠基人 Vesalé 研究了脑的横断层解剖。17 世纪,一些学者分别展示了脑、眼和生殖器等的断面。18 世纪,Haller、S. Soemmering 和 Vicq d'Azgr 绘制了脑的各种断面图;Camper 镌印了盆部的纵断面图;Scarpa 则用盆部的断面来表达取石手术途径。16—18世纪,阻碍断层解剖学发展的重要原因是缺乏使尸体变硬以维持结构于原位的方法。

从 19 世纪至 20 世纪上半叶,是人体断层解剖学发展的重要时期,一是完善了断层解剖方法,再一个是出版了许多具有重要价值的人体断层解剖学图谱。

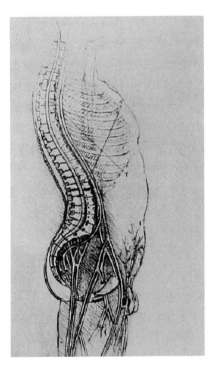

绪图 1　达·芬奇绘制的男性躯干部正中矢状面图

荷兰解剖学家 Riemer(1818)率先使用冷冻法制备断层标本并出版了图谱。Gerota(1895)将 5% 的甲醛溶液灌注尸体再冷冻切片,从而完善了冷冻切片法。目前,仍沿用这项技术制备人体断层标本。

Huschke(1844)利用 18 个月的女童尸体为素材发表了 10 幅包含有颈、胸、腹、盆部的横断面图,这些精美而有价值的断面令他兴奋不已。伟大的俄国解剖学家和外科医生 Pirogoff 于 1852 年至 1859 年间以天然冷冻法制备断层标本,出版了具有里程碑意义的断层解剖学著作。这部巨著包括五卷:一卷 8 开本的描述资料共 796 页和四卷包括 213 幅断面图的特大对折本,其断面含有头部横

1

断面,胸部横、矢状断面,男、女腹部的横、矢、冠状断面和四肢的横断面。法国人 Gendre(1858)用石膏包埋尸体,制备了含有 25 个断面、自然大小的全身各部的横、矢和斜状断层解剖学图谱,每个断面伴有简要的文字说明。德国人 Braune(1872)完成了人体各部三种基本断面的解剖学图谱,并仔细描述了器官的毗邻关系和评述了前人的工作。他的著作再版 2 次,并被译成英文。Henke 在读到其第二版时便注意到了通过断面来进行结构重建的问题,他重建了心并将其轮廓投影至胸壁。Rudinger(1873)、Dwight(1881)和 Symington(1887)分别研究了儿童的断层解剖。Dalton(1885)出版了三卷脑断层解剖学图谱,横、矢、冠状断面各 1 卷,图片由离体脑断层标本黑白照片与相应线条图组成,文字部分包括图注和断面特点的简要说明。Hart(1885)编绘了女性盆部的局部和断层解剖学图谱,但断面较少,切片甚厚。Macewen(1893)出版了《头部断层解剖学图谱》一书,由 7 套头部的连续断面图组成。

由于冷冻切片法日趋完善,故在 20 世纪早期,断层解剖学研究取得了重要进展。1903 年,Sellheim 研究了不同年龄女性盆部的三种断面。1911 年,美国的 Eycleshymer 和 Schoemaker 经过 9 年的研究,在 50 具尸体中选材,出版了一部全身连续横断层解剖学图谱。此部图谱绘制精美,标注细致,是人体断层解剖学的经典之作。1924 年,Desjardins 绘制了人体躯干部横断层解剖学图谱,其特点为简洁明快,重点突出。1944 年,Morton 制作了《人体横断层解剖学手册》,含人体全身各部的横断层解剖线条图。1951 年,Ludwig 研究了脑横断层解剖;而 Singer 于 1954 年绘制了人脑矢状断层解剖学图谱。1956 年,Symington 出版了《人体横断层解剖学图谱》,断面图均为自然大小,且绘制精良。

1970 年以后,由于**超声成像**(ultrasonography,USG)、**X 线计算机断层成像**(X-ray computed tomography,CT)和**磁共振成像**(magnetic resonance imaging,MRI)等断层影像技术的临床应用,开辟了断层解剖学研究的新纪元。这些断层影像技术既需要断层解剖学为其提供详尽的诊断依据,又成为研究活体断层解剖的有力手段。从此,断层解剖学摆脱了以往纯尸体研究的状态,其研究范围扩展为紧密联系的两个方面:解剖断层和影像断层。前者是后者的形态学基础,后者又从诊治的需要不断提出新的要求,两者相辅相成,共同发展,密切结合断层影像诊断和介入放射学治疗,从而成为现代断层解剖学研究的主要特征。

## 三、断层解剖学的研究现状和前景展望

### (一)结合影像诊断编制人体断层解剖学图谱

从研究手段上,大致可把现代人体断层解剖学图谱分作三类:

第一类,据断层标本制作图谱。1983 年,Koritke 和 Sick 制作了男性、女性成年人头颈、胸、腹和盆部的连续横、矢、冠状断层解剖学图谱,对断面上的结构作了较详细的标注,但其切片较厚(1.5~2.5 cm)。1978 年至 1992 年间,王永贵等利用 90 余具成年男性尸体完成了国人连续横、矢、冠状断层解剖学图谱,并附有大量描述资料和统计数字。Spitzer 等选择一具男尸,在 -70 ℃条件下,使用大型冷冻切片机进行铣削,取得了 1878 幅层厚为 1 mm 的人体全身横断层图像,并通过计算机进行了矢、冠状断层图像重建,于 1998 年出版了图谱。2004 年,张绍祥等编著并出版了《中国数字化可视人体图谱》。

第二类,依断层影像编制图谱。1995 年,El-khoury 等完成了 *Sectional Anatomy by MRI* 一书,全面介绍了人体各部的 MRI 表现。至 2007 年,该书第三版出版,增加了 CT 图像。1997 年,Kelley 和 Petersen 编写了 *Sectional Anatomy for Imaging Professionals* 一书,适合于初学者学习人体各部的 CT 和 MRI 图像。其第二版增加了练习题,于 2007 年出版。2000 年,Jinkins 利用 X 线、CT 和 MRI 图像等编制了神经系统胚胎、解剖和变异图谱;Pop 等制作了四肢和脊柱区的 MRI 图谱。这些图谱取材于活体,正常与异常图像对照一目了然,对临床诊断有直接的指导价值。

第三类,用断层标本结合临床影像制备图谱。1980 年,Bo 等制作了断层标本与临床影像对照图谱,对各断层结构的解剖特点和临床意义作了详细描述。该书不断修订,其第四版于 2007 年出版。1997 年,姜均本主编了图文并茂的《人体断面解剖学彩色图谱与 CT、MRI 应用》一书。1998 年,姜树学编著了《断面解剖与 CT、MRI、ECT 对照图谱》;Cahill 等出版了《人体断层解剖学图谱》,由断层标本线条图和 CT、MRI 图像组成。1999 年,Duvernoy

编著了人脑三维断层解剖学图谱,其图像制作精良,标注详细,是难得的断层解剖学佳作。2003 年,刘树伟等编著了人体各部断层标本彩色照片与 CT、MRI 图像对照图谱。2007 年,Ellis 等出版了《人体断层解剖学》第 3 版,由头颈部与大关节横、矢、冠状断层标本及躯干部横断层标本的彩色照片和 CT、MRI 图像组成,并配有 CT、MRI 图像线条图。

断层解剖学图谱不但被应用于影像诊断,还被应用于经穴研究,严振国于 1983 年至 1990 年间相继出版了四肢、头颈和胸部的经穴断层解剖学图解,为发展祖国医学做出了贡献。

（二）脑

1. 脑实质　MRI 能显示婴儿的髓质形成过程,在出生后开始几个月中视辐射的髓质形成,接着是感觉成分、运动束、大脑联合纤维。Martin 等用 MRI 研究了 4 岁以内儿童的中脑发育,依上丘平面 SE 序列 $T_2$ 加权像的变化类型,找到了中脑发育变化的 5 个具有特征性的年龄。近几年来,一些学者利用 MRI 研究了胎脑发育和新生儿脑髓鞘发育,但如何利用**功能磁共振成像**（functional magnetic resonance imaging, fMRI）,从形态和功能角度,研究脑的胚胎发育和出生后的年龄变化是亟待开展的研究课题。为给大脑内微小占位性病变的精确定位及脑功能的 fMRI 和**正电子发射计算机断层显像**（positron emission computed tomography, PET）研究等提供形态学依据,学者们利用解剖、影像或解剖与影像相结合的方法探讨了大脑沟、回在断面上的定位,提出了许多有临床实用价值的方法。进入 21 世纪以来,利用 MRI 和计算机图像后处理技术研究活体脑结构及其与行为、心理关系,是十分活跃的研究领域。应用**磁共振弥散张量成像**（magnetic resonance diffusion tensor imaging, MR DTI）研究脑白质纤维及其结构与功能连接网络是目前脑成像研究的热点之一（绪图 2）。

2. 脑血管和脑神经　脑血管 CT 以静脉小量团注法可显示内径为 1 mm 甚至像豆纹动脉这类细小分支。Berman 等先后研究了大脑前、后、中动脉在 CT 横断层及冠状断层上的营养范围。Sanoiardo 等还用 CT 和 MRI 分析了横、冠和矢状断层上不同血管于小脑和脑干的分布。增强的 3D MRA 可常规显示硬脑膜静脉窦、大脑大静脉、基底静脉、大脑内静脉、皮质静脉和豆纹静脉等,甚至小的隔静脉亦可显像。MRI 可显示 12 对脑神经及其出入颅部位,利用表面线圈,还能研究颞骨内和腮腺内的面神经。

3. 功能脑成像　fMRI、PET、**单光子发射计算机断层显像**（single photon emission computed tomography, SPECT）和**光学相干断层成像技术**（optical coherence tomography, OCT）被列为研究脑功能的尖端技术,组成了功能脑成像的核心设备。有关脑功能的影像学研究主要涉及以下几个方面:①躯体运动皮质,几年来的研究揭示第一躯体运动区不含有按顺序排列的倒置侏儒图,而应代之以由控制躯体不同部位神经元组成的复杂的镶嵌图案。②感觉皮质,如躯体一般感觉皮质、视觉皮质、听觉皮质和味觉皮质。③认知研究,如语言作业、记忆单词和句子理解研究等,有关局部脑功能和认知之间关系的研究,为神经心理学开辟了广阔前景。④脑高级智能活动,如情感、意志、注意、计算和决定等的研

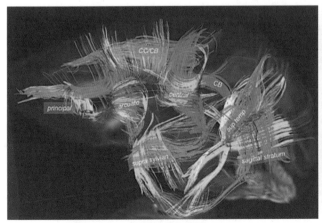
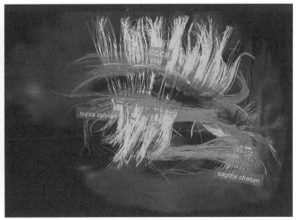

A. 猕猴脑神经纤维　　　　　　　　　　　　　B. 人类脑神经纤维

 **图** 2　以磁共振弥散张量成像（DTI）获取数据而构建的脑纤维连接图（引自 Wedeen et al. 2012.）

究。⑤神经受体显像,PET 神经受体显像摆脱了数十年来受体研究只能在动物和离体组织标本上进行的状况,为在人类活体上探讨脑思维活动与脑化学变化的关系提供了理想工具。⑥针刺作用机制研究,PET 可直观地看到针刺负荷前、针刺负荷中(电针)人脑血流灌注、氧耗量和能量代谢的变化。总之,现在已处于绘制人类智能图像的时代,有许多开拓性工作值得开展(绪图 3)。

(三)头部

蝶鞍区范围小,结构多,毗邻关系复杂,而且是疾病的多发部位,故引起了许多学者的兴趣,建立了较完备的有关蝶鞍、鞍膈、鞍底、蝶窦、垂体、海绵窦、斜坡及其周围血管、神经的国人资料。USG、CT、MRI 均能清晰显示眶内结构,并已建立起有关眶脂体、眼球、眼球外肌、眶容积和视神经眶内段的诊断数据。Daniels、刘丰春和庞刚等利用断层标本

和 CT 图像研究了眶尖部和眶上裂区的详细断层解剖及最佳显示层面。

Terrier 等系统地研究了筛骨的冠状面和横断面的 CT 解剖,包括鼻甲、鼻道、鼻中隔、筛小房及蝶窦等。Som 研究了鼻旁窦的 CT 解剖,指出鼻旁窦 CT 扫描最好的平面是平行于下眶耳线(IOM),即平行于硬腭、颧弓、眶底外侧部的平面。廖建春等采用 50 具尸体头部 CT 横、矢、冠状图像,观测了筛板、嗅凹、筛窦、额窦及其变异。戴培东等学者利用薄层断层标本、CT、HRCT 或 MRI 图像及计算机图像三维重建等方法对中耳、内耳、内听道和咽鼓管等的复杂解剖进行了研究,获得了一批颇具临床价值的资料。有关颌面部筋膜和筋膜间隙的解剖,争议颇多,故给此区疾病的断层影像诊断和介入治疗带来一定困难。国内外学者使用断层标本与 CT、MRI 相互对照的方法,将正常解剖与疾病的扩散区

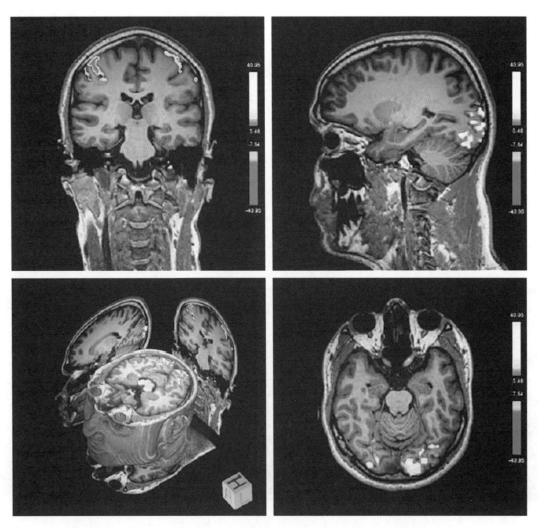

绪 图3　7.0TfMRI 图像显示更多的大脑解剖与功能的细节(引自 Blow. 2009.)

域结合起来,探讨了各间隙的位置、交通及计算机三维图像重建。

（四）颈部

刘远健等通过比较正常喉区断层标本和薄层CT图像,从4个不同平面描述了喉区各结构的形态变化及分布特征。甲状腺是颈部的重要结构,一些学者分别用超声、CT、MRI和SPECT等研究了其大小、血流彩色多普勒频谱和毗邻关系。李七渝等对颈部的筋膜和筋膜间隙进行了计算机图像三维重建。

（五）胸部

1. 肺　CT尤其多层螺旋CT可清晰显示肺段乃至亚段内的支气管、肺动脉和肺静脉,但如何区分肺动、静脉及精确划分肺段存在困难。为此,一批学者利用肺内管道剥离、铸型、断层标本、CT图像和计算机图像三维重建等手段,对第一、二、三肺门,肺段内管道及其相互间的位置关系,肺段静脉的分支与分布等进行了深入、细致的探讨,并依此提出了在CT图像上划分肺段的方法(绪图4)。2008年,左一智等还利用人体标本薄层断面数据,建立了整个肺静脉系统的三维可视化模型。

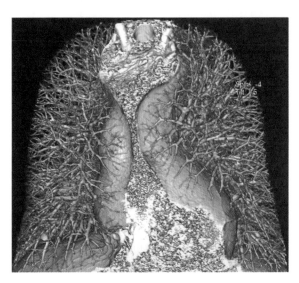

**绪图4　肺血管的多层螺旋CT三维图像**

2. 纵隔　超声心动图仍然是检查心的首选影像学方法,郭燕丽等在数字人体薄层断面对照下,研究了心和冠状动脉的经食管超声心动图解剖。双源CT(dual source CT,DSCT)是心血管CT的一次革命,其最大优势是在数秒中内能完成心和冠状动脉的扫描。MRI可在横、矢、冠、斜四种断面上观

测心解剖和功能,研究资料较多。SPECT和PET是研究心肌代谢和神经受体的有力工具,已取得不少成果。心包厚度的测量对影像诊断具有参考价值,而复杂的心包窦和心包隐窝构成了造成误诊的潜在解剖因素。因此,研究心包窦和心包隐窝的出现率、位置、大小、周界、交通和断层解剖等,对临床具有重要意义。纵隔结构之间充满着疏松结缔组织和脂肪组织,在CT图像上呈低密度,故称纵隔间隙。一些学者使用断层标本和CT图像观测了纵隔各间隙的横、矢、冠状断层解剖。纵隔间隙内有数目众多的淋巴结,是影像诊断中的难点,研究证实CT尤其螺旋CT是判别纵隔淋巴结是否肿大的首选方法。Glazer和Kiyons等研究了纵隔淋巴结的横断层解剖及CT图像,提出了判别成年人各区纵隔淋巴结是否肿大的断面阈值。

3. 胸膜和胸膜腔　Glazer和王亚非等探讨了两肺主裂的CT图像,王佑怀等用离体肺标本结合CT图像研究了左、右肺斜裂的出现率、变异、扫描角度、断面表现及CT特征。潘纪成等研究了左、右肺韧带的CT表现,Omitsuka等则利用CT图像探讨了奇静脉食管隐窝的断层解剖及病理变化。Generenx研究了胸膜后反折线,李毅和王永贵等利用大量断层标本,在横、矢、冠状断面上深入研究了胸膜前、后反折线和奇静脉食管隐窝等。

（六）腹部

1. 肝　肝的大小是判定肝是否正常的重要指标,目前断层影像通过以下方法估计肝的大小:测量径线、使用其对应的椎体高度等相对值、以SPECT计算体积等。肝外形变化各异,常致误诊,为此,刘树伟等利用大量整体肝标本、断层标本和断层影像探讨了肝副裂、肝门右切迹、"H"形沟、尾状叶、方叶、左外叶和右叶的变异及断面表现。在断面上精确划分肝段有利于占位性疾病的定位诊断和外科手术。1980年以来,国内外许多学者利用离体标本、腹部连续断层标本、肝管道铸型、B超、CT和MRI图像等,详细研究了肝静脉、肝内门静脉和肝段在横、矢、冠、斜四种断面的划分。近几年来,三维超声、CTA和MRA已成为研究活体肝内管道立体形态的现代手段,并对肝段划分提出了新的观点。2009年,娄丽等利用层厚为0.2 mm的数字化可视人体断面数据,建立了肝静脉和肝内门静脉三维解剖模型(绪图5)。

2. 胰、脾和肝外胆道　栾宝庆等在340例正

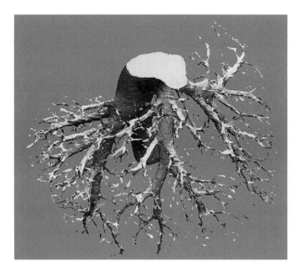

绪图5　肝静脉的三维解剖模型(引自 Lou et al. 2009.)

常 CT 图像上测量了胰头、体和尾的大小。刘树伟等利用 60 余例腹部连续断层标本、CT 和 MRI 图像，系统探讨了胰头、颈、体、尾的横、矢、冠状断层解剖及 CT、MRI 表现，并在矢状断面上测量了胰各部及其主胰管的径值。判定脾是否增大有径线测量和计算对应肋单元两种办法。脾外形变化甚多，一些资料进行了详细报道，甚至从胚胎学角度追根求源。B 超可显示肝总管和胆总管，但无法确定两者间的界限。CT 胆道造影可在 86% 的个体显示肝外胆道。临床上胆囊容积较为重要，超声图像可通过胆囊最大截面积予以推算。螺旋 CT 三维表面重建可展现活体胆囊的立体形态。

3. 腹膜与腹膜腔　腹膜形成的韧带和系膜，由于含有脂肪，USG、CT 和 MRI 常能显示，这些结构常是腹内疾病播散的途径。弄清腹膜腔分隔的局部解剖和断层解剖，对腹内疾病的影像诊断和介入治疗具有重要意义。高贤华、闵鹏秋等利用尸体探查、X 线摄影和腹部矢状断层标本研究了肝左三角韧带和冠状韧带的位置及其在膈下间隙划分中的意义。Rubenstein 等探讨了肝周间隙的超声和 CT 表现。刘树伟等以尸体探查和腹部横、矢、冠状断层标本观测，详细研究了肝周间隙和脾周间隙的连续横、矢、冠状断层解剖和计算机图像三维重建，并纠正了有关上腹部腹膜和腹膜腔的一些错误概念。

4. 腹膜后隙　腹膜后隙位置深在，解剖学上存有争议，故是临床影像诊断中的难点。许多学者利用整尸剥离、间隙灌注、断层标本、CT 扫描和计算机图像三维重建等手段，详细研究了肾筋膜的附着，腹膜后隙的上、下及左、右交通，提出了许多新颖观点，其中以姜苏明的研究较为系统。

(七) 盆部及会阴

一些学者用断层标本探讨了前列腺和精囊在横、矢、冠状断层标本上的出现断面、毗邻和大小等。前列腺带区解剖及其显示是超声研究的热点，但 MRI 亦是很好的显示手段。MRI 还可研究前列腺的年龄变化，结果表明：老人比年轻人更易分区，但形态及信号强度不同。关于男性盆部筋膜及筋膜间隙一直存有许多争议，1992 年，羊惠君等利用 90 例横、矢、冠状断层标本及间隙灌注结合 CT 扫描对男性盆部筋膜及筋膜间隙的通连进行了系统探讨，提出了一些新颖的观点。

MRI 对子宫位置、韧带能较好地显示，还能分清子宫内膜与肌层。对子宫功能变化的显示常用 MRI 和超声，但以前者为佳。三种基本断面均可显示卵巢，但以薄层横断扫描最佳。MRI 和超声可探查妊娠中母体及胎儿的变化(绪图 6)。马贻玲和孔凡镇等分别以足月妊娠女尸腹盆部横断层标本和矢状断层标本研究了晚期妊娠子宫、胎儿以及妊娠母体腹盆部的断层解剖。

(八) 脊柱

在骨、关节和肌的成像方面，B 超图像的分辨力不如 CT 和 MRI，但它具有实时和任意角度扫描等优点，适宜手术和运动状态中应用。CT 利用横断层和多角度扫描，矢、冠状断层影像重建，三维图像及脊髓造影等技术可充分展示脊柱区的复杂结构，但其优势在骨及关节成像。MRI 可直接获取横、矢、冠、斜状断层图像，软组织对比优良，无需脊髓造影便可清晰显示脊髓结构，还可观察脊髓和髓核的生化变化，故一般认为 MRI 是检查脊髓和髓核的首选影像方法。脊柱区的断层解剖研究多采用断层标本与 MRI 或 CT 相对照，抑或直接应用影像技术的方法进行，单纯的标本研究很少。

(九) 四肢

1. 上肢　1982 年，杨开清等系统研究了上肢的连续横断层解剖。1986 年，Huber 等将 MRI 用于肩部检查，清晰的图像和良好的软组织对比，使他们感到作为一种新非侵入性工具在评价肩部结构中 MRI 所具有的潜力。为探讨肩关节的稳固性及关节囊的作用机制，一些学者利用 MRI 研究了肌腱袖、盂唇、盂肱韧带、关节囊和关节盂。Barr 等

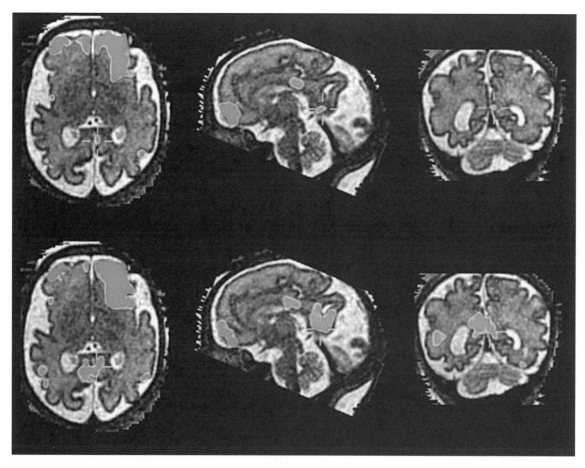

**绪 图6　8 个胎儿脑的默认神经网络（引自 Seshamani et al. 2016.）**

上排：3D 线性重建　　下排：4D 线性重建

还指出：熟悉肘部 6 个骨化中心的超声表现有助于肘关节超声图像的解释。周庭永等利用 40 例成年人尸体肘部，制成连续横、矢、冠状断层标本，对肘关节所在各断面的结构配布、关节腔宽度、关节软骨厚度、侧副韧带和周围神经等进行了观测，并与 MRI 作了对照。张绍祥等深入探讨了手部血管的连续横断层解剖、计算机图像三维重建及其在断掌再植中的应用。高文彬等还对手指肌腱、血管和神经等的显微断层解剖进行了系统探讨。

2. 下肢　为满足 MRI 诊断下肢疾病的需要，Bassett 等作了髋部冠状和矢状断层标本与 MRI 的对照研究；钱江和马兆龙等分别对下肢断层解剖进行了系统探讨。髋关节紊乱是儿科中重要的问题之一，为此，一些学者在断层标本配合下，研究了儿童髋部的超声解剖及横、冠状断层 MRI 表现。Conway 等还用薄层 Spiral CT 和 MRI 探讨了髋部的横、矢、冠状断层解剖。Kean 和 Beltran 等利用表面线圈，研究了膝部 MRI 矢、冠状断层解剖，半月

板、交叉韧带及半膜肌肌腱均可清晰显示。Reicher 等认真选材，作了膝部彩色薄层断层标本与高分辨力 MRI 的三维断层对照研究，其图片清晰，标注细致，实为膝部断层解剖学研究的佳作。Mackenzie 等还利用同一尸体的断层标本与 MRI 直接对照研究了膝关节的横、矢、冠状断层解剖。踝与足的结构比较复杂，故 Solomon 等作了该区的三维断层标本与 CT 图像的对照研究。Erickson 和沙勇等一些学者在断层标本的配合下，利用 MRI 详细描绘了踝关节周围的韧带、肌、血管、神经和肌腱等重要结构。吴德昌等利用 66 例足标本，研究了踝跗部胫后动脉及其分支的显微断层解剖。

（十）断层解剖学前景展望

随着现代影像技术的不断更新及其在解剖学研究中的应用，断层解剖学正从横断层向多维断层、从标本向结合活体、从厚片向薄层、从宏观向微观、从描述向量化、从真实向虚拟、从正常向结合病理、从断面向三维和四维、从单纯形态向结合功能

和代谢等方向迅速发展。将来应努力开展以下六个方面的研究工作:

1. 影像断层解剖学研究　目前有关国人的断层解剖学研究资料,大部分为尸体断层解剖学研究,应尽快丰富和完善活体(如 CT、MRI)断层解剖学资料,改变目前断层影像诊断以外国人数据为标准的状态。影像技术所显示的断层结构越来越细微,这就更要求我们在相应断层标本配合下,对影像断层解剖重新认识,全面研究。

2. 显微断层解剖学研究　现代影像技术所显示的结构已达到了细胞和分子水平,作为其形态学基础的断层解剖学,也应从大体、巨微、组织、细胞、超微和分子水平的不同层次上来解释结构的影像学表现及其变化。

3. 实验断层解剖学研究　若要动态观测结构的断层变化规律,若要从细胞、分子水平上认识结构的影像学表现,若要进行功能影像学研究,若要探讨疾病的病理机制、试验新的介入技术和研制新的造影剂等,就必须开展实验断层解剖学研究。

4. 发育断层解剖学研究　从受精卵开始,至人体衰老死亡,其结构和生化成分等必定会发生一系列变化。若要探索人体不同发育时期的断层解剖学表现,还需要开展发育断层解剖学研究。这方面的工作大有可为。

5. 介入放射解剖学研究　介入放射学发展迅速,已成为医学影像学乃至临床医学的又一重要发展方向。介入放射解剖学应综合使用形态学、影像学、生物力学、细胞生物学和分子生物学等方法,努力从显微和超微水平揭示各种介入技术引起组织、细胞形态与机能变化的规律,从分子水平揭示某些并发症(如再狭窄与闭塞)的产生机制及寻找防治措施等。

6. 数字化虚拟人体研究　将生命科学和信息技术结合起来,实现人体从基因构成到蛋白质的三维结构,再到细胞、组织以至器官形态与功能的数字化、虚拟化,是当今世界研究的热点和前沿问题。在原始数据的获取、图像的识别与分割、立体结构的重建与显示等方面涉及断层解剖学技术,有许多工作亟待开展。

总之,断层解剖学应需要而生,在应用中发展,不断提出的临床需要是其学科发展的根本动力。随着功能影像学、分子影像学以及人体信息的数字化和虚拟化技术的研究和发展,断层解剖学将大有

可为。

## 四、断层解剖学常用的研究方法

### (一)冷冻切片技术

**冷冻切片技术**(cryotomy)是人体断层标本制作的常规方法。其基本步骤有:①选材,一般选用较为年轻、身材匀称的尸体;②固定,用福尔马林固定 3 个月以上;③ X 线标记,标记骨性结构作为画线的依据,一般以耻骨联合上缘中点和颈静脉切迹中点的连线为前正中线;④画线,依切锯目的的不同而在尸体表面画出与锯路一致的切锯线;⑤冷冻,将画线标本水平置于木板上,然后用干冰或放入冰柜中冻硬;⑥切制,用木工锯或电动带锯机沿切锯线切制成断层标本,一般矢状断层标本制作时先切正中矢状面,然后向两侧进行。亦可用大型冷冻切片机或数控铣床进行铣削,或用刨子等其他工具制作。

### (二)生物塑化技术

**生物塑化技术**(plastination)的主要原理是选用某些渗透性能好的液态高分子多聚化合物单体作为塑化剂,置换组织细胞内的水分后进行聚合固化,以达到长期保存生物标本的目的。整个塑化过程基本包括:①固定,用福尔马林动脉灌注固定;②脱水,在 $-25\,℃$ 冰柜中,通常以丙酮作脱水剂,置换组织中的水分;③真空浸渍,在负压或真空条件下,以塑化剂置换组织中的丙酮,丙酮形成气泡排出;④硬化处理,在室温或 $50\,℃$ 条件下,使塑化剂聚合,硬化。该项技术在断层解剖学研究中的应用主要包括:①塑化切片技术,将标本塑化后,再用钻石线锯切制成最薄可达 $20\ \mu m$ 的断层标本;②**薄片塑化技术**(sheet plastination technique),适于保存和透明大而薄的断层标本。薄层塑化断层标本呈半透明状,干燥无味,既可肉眼又可于显微镜下观察。

### (三)火棉胶切片技术

**火棉胶切片技术**(collodion microtomy)适用于切制较大的组织块,层厚一般在 $10\ \mu m$ 以上。其优点是可避免纤维组织和肌组织过度硬化,减少组织的收缩和扭转,有利于保持组织的原有构造;缺点是耗时较久。此技术的基本步骤包括:①固定;②水洗;③脱水,将组织块依次置于不同浓度的乙醇,最后放于无水乙醇与乙醚 1∶1 混合液中逐级脱水;④浸胶,将组织块依次浸入 2%、4%、8% 和

16%的火棉胶液中各1周,较大的组织块时间可适当延长;⑤包埋,以最后浸胶浓度的火棉胶进行包埋;⑥切片,当火棉胶组织块已够切片硬度时,以滑动式切片机或整脑切片机进行连续切片。

### (四)计算机图像三维重建

**计算机图像三维重建**(computer aided 3-dimensional reconstruction)是借助计算机将二维图像重新构筑为三维图像并进行多角度显示的技术,它将计算机信息处理技术和生命科学结合起来。其基本步骤包括:①取材,精确选取目的部位;②定位,即选定原点,建立直角坐标系,常用的方法有打孔法、画线法、埋入标志和选择自然标志等多种;③切片制作,切片厚度尽可能薄,片间耗损尽可能小,切片数量尽可能多,以充分保留原始数据;④数据输入,可采取数字摄像机、照相机或扫描仪等手段进行;⑤三维重建,重建的方法有线框重建法、表面重建法、体素重建法和彩色分域法等;⑥三维显示,目前CT和MRI机器多具有三维重建功能,重建后的图像直观、生动、逼真,且可任意剖割、旋转、逐层剥离和定量分析。

### (五)激光共聚焦技术

**激光共聚焦显微镜**(confocal scanning laser microscopy,CSLM)是一种新近开发的以激光为光源、类似CT扫描的光学显微镜。它可以对相对较厚的组织、细胞标本作"光学切片"进行断层扫描观察,获得高清晰度的断层图像,故又称细胞CT。CSLM还可对细胞断层图像行三维重建和对细胞内含物做定量分析。

### (六)超声成像

B超和C超断层成像是实时成像,可提供血流及运动的信息。20世纪80年代初,彩色多普勒超声成像兴起,可作血流方向及流速的分析。90年代,**经食管超声心动图**(transesophageal echocardiography,TEE)不但可获取清晰的心断层图像,还能进行心的三维图像重建。特别是全平面(omniplane,TEE),可从0°旋转至180°或从180°旋转至0°行全方位扫查,全面评价心功能和充分显示心解剖。**内镜超声术**(endoscopic ultrasonography,EUS)和**微型化导管超声术**(miniature catheter ultrasonography,MCUS)可送入消化道、胆道、胰管和泌尿生殖系行超声检查。**血管腔内超声技术**(intravascular ultrasound,IVUS)及其三维图像重建能够直观地显示血管腔及硬化斑的立体形态。**多**

**媒体超声技术**(multimedia ultrasound)更使图像色彩丰富、清晰度高、全屏幕运动、视频特技三维实时成像(四维成像)。**全景超声成像**(panoramic ultrasound image,PUI)是近年来超声技术的新进展,似CT、MRI,以宽景方式实现了高清晰度的人体断层扫描,比普通超声能更充分地反映断层解剖信息。目前超声成像正从静态到动态,从黑白向彩色,从二维向三维、四维,从反射法向透射法迈进。

### (七)X线计算机断层成像

CT主要为横断层成像,但带有越来越多的图像后处理系统,如多维断层重建、三维图像重建、扫描后再次重建放大、薄层冠状成像、图像的伪彩色处理、立体模型与几何模型测量法等。CT技术的主要进展有:①**高分辨CT**(high resolution CT,HRCT),是指在较短的时间内,取得良好空间分辨力CT图像的扫描技术,可清晰显示咽、喉的解剖,还可研究吞咽及发音活动的各个时相。肺部HRCT,能显示次级肺小叶的解剖。②**三维CT**(three dimensional CT,3DCT),所获得的骨性结构和肝内管道的立体图像,酷似解剖标本。③**螺旋CT**(spiral or helical CT),是在旋转式扫描基础上,通过滑环技术与扫描床连续平直移动而实现的。它与现代图像后处理方法相结合,可获得呼吸移动器官和血管结构的满意图像。三维重建的Spiral CT血管造影(CT angiography,CTA)是一种侵入性最小的血管造影技术,可清晰显示正常与异常的血管解剖。④**CT仿真内镜**(CT virtual endoscopy,CTVE),利用计算机三维重建功能,模拟内镜以腔内视角立体地展示空腔器官如肠腔、气管、支气管等的腔内形态,以管腔导航技术(navigation)或漫游技术(fly through)可模拟内镜检查的过程。⑤**CT透视**(CT fluoroscopy),以秒或亚秒级容积扫描所采集的数据行连续成像,在1 s内可连续显示6~8帧图像,达到近于透视的效果。这项技术对开展CT介入性治疗很有意义。⑥**CT容积再现**(CT volume rendering,CTVR),利用全部体素的CT值,行表面遮盖技术并与旋转相结合,加上伪彩色和不同程度的透明化技术(transparency),使表面与腔内结构同时立体地显示,例如可同时显示胆囊的外形及其内部的结石等。⑦**CT灌注成像**(perfusion CT imaging),是在常规CT增强扫描的基础上结合快速扫描技术和图像后处理技术而建立起来的一种成像方法,能反映组织的血管化程度及血流灌注情况,主要用于脑梗死及肿瘤的诊断。⑧**多层螺旋CT**(multislice spiral CT),球管旋转一圈可以获得多个层面的图像,其数据取样率相当于单层CT的4倍,因此工作效率大大提高,图像质量有所改善,减少了对患者的X线辐射;其另一重要特点为可以任意组合层面的厚度,以获得满意的图像质量。⑨**电子束CT**(electron-beam CT,EBCT),其扫描速度(0.05 s/层)为一般CT的数倍至数十倍,能完成螺旋CT不能完成的任务,如冠状动脉CTA及心造影,还可作血流量、血流速度和药物弥散等功能检查,因此EBCT亦称心血管CT。⑩**双源CT**(DSCT),是一种通过两套X射线球管系统和两套探测器系统同时采集人体图像的CT装置,在数秒中内能完成心和冠状动脉的扫描。总之,CT技术正向着快速、薄层、三维立体、功能化、简单化和智能化方向发展。

### (八)磁共振成像

MRI可清晰显示人体结构的组织学差异和生化变化,其另一特点是不改变体位可直接获取横、矢、冠、斜四种断层图像。磁共振成像技术发展迅速,主要包括:①**磁共振血管成像**(magnetic resonance angiography,MRA),是利用MR特殊的流动效应而无需造影剂的血管成像新技术,它种类众多,无创伤性,可显示大血管及各主要器官血管的第三、四级分支。②**磁共振波谱分析**(magnetic resonance spectroscopy,MRS)和**磁共振波谱成像**(magnetic resonance spectrum imaging,MRSI),前者是用数值形式来测定人体内的化学成分,后者是用图像形式来表达机体代谢的变化。③**磁共振弥散成像**(magnetic resonance diffusion imaging)和**磁共振灌注成像**(magnetic resonance perfusion imaging),显示分子的流动,针对扩散过程中的微观运动,反映体内微循环的情况,主要用于血管梗死的早期诊断。④**功能磁共振成像**(functional magnetic resonance imaging,fMRI),利用**血氧水平依赖性技术**(blood oxygenation level-dependent,BOLD)来显示神经元的活动,可研究脑的功能活动和药物代谢。fMRI具有融解剖和功能图像于一体的固有特征,是目前研究活体脑功能解剖的最佳手段。⑤**弥散张量成像**(DTI),其基础是观察白质中水自我弥散的各向异性,可以在体显示出复杂的脑白质结构和神经传导束。⑥**水成像**(hydrography),采用长TE技术,获得重 $T_2WI$,突出水的信号,合用脂肪抑制技术,使含水器官清

晰显影。**磁共振胰胆管造影**(magnetic resonance cholangiopancreatography,MRCP)是水成像中常用且效果较好的一种技术,此外还有MR尿路造影、MR脊髓造影、MR内耳成像和MR涎腺成像等。⑦开发微型和腔内线圈,如眼线圈和肛内线圈,使MRI在细微水平上不断扩大检查范围。⑧不断研制新的造影剂,如亲淋巴造影剂就有超顺磁氧化铁微粒(USPIO)和Gd-DTPA-PGM等多种。随着MRI造影剂研究的不断深入,可以预见,MRI将是在分子水平上从形态和代谢方面研究人体器官的理想手段。

### (九)单光子发射计算机断层显像

SPECT为利用发射 $\gamma$ 射线(即单子)的放射性核素进行器官断层显像的设备。20世纪80年代后期 $^{99mm}TC$ 标记的脑血流显像剂和心肌灌注显像剂研制成功,并被广泛应用。近几年来, $^{111}In$ 或 $^{123}I-$ 生长抑制素受体显像剂的研制也取得突破,它们不仅可广泛应用于心脑血管疾病的诊断、癫痫灶的术前定位和肿瘤的诊断,而且还可进行脑功能和受体研究。SPECT图像在观察形态结构方面逊色于XCT和MRI,但在获取脏器的代谢信息和诊断功能性病变方面,明显占有优势。

### (十)正电子发射计算机断层显像

PET为利用发射正电子的放射性核素进行器官断层显像的仪器。它们以 $^{11}C$、$^{13}N$、$^{15}O$、$^{18}F$ 及其许多标记化合物进行脑和心肌血流灌注、氧耗量、葡萄糖、蛋白质和脂肪代谢显像,还能进行神经受体显像。因此,PET是在分子水平上显示活体器官代谢、受体和功能活动的影像技术,被誉为"生理断层"。PET主要用于神经系统、心理紊乱、心疾患和肿瘤的显像,目前较成熟的PET临床检查集中于肿瘤(65%~85%)。

### (十一)内禀光学成像

**内禀信号**(intrinsic signals)是指那些由神经元活动所引起的有关物质成分、运动状态的改变而导致其光学特性的变化在与某些特定波长的光量子相互作用后得到的包含了这些特性的光信号。通过成像仪器系统探测到这些光信号的某一时间间隔内的空间分布,也就是脑功能的内禀光学成像或称**内禀信号光学记录**(optical recording of intrinsic signals,ORIS)。内禀光学成像具有比fMRI更高的空间和时间分辨力,可以更小的体素来测量总脱氧血红蛋白、总血红蛋白和血容量的改变。内禀光学成像有多种,其中**近红外谱技术**(near infrared spectroscopy,NIRS)和光学相干断层成像技术(OCT)

发展迅速,它们均能提供观察脑皮质功能柱的高分辨图像。NIRS 可穿过颅骨,已用于动物和儿童的无创性脑功能研究。内禀光学成像在空间和时间分辨力两个基本性能方面,居目前几种脑功能成像技术之首,又由于它体积小、重量轻、特征信号易获得和可行床边监测等优势,可以预见内禀光学成像在脑功能的研究中将发挥越来越大的作用。

### (十二) 显微光学断层成像

显微光学断层成像(micro optical sectioning tomography,MOST)是用金刚石刀具切削连续超薄切片,并基于光学反射成像原理使切片在离开样品块的瞬间即被显微镜成像的生物标本薄层断层数据获取技术。该技术由华中科技大学骆清铭教授课题组于 2010 年发明,可对数厘米大小的样品进行立体成像,分辨率在三维方向上均可达到亚微米水平。该技术适用于 Nissl、Golgi、HE 等传统组织染色方法,能实现连续断层成像中组织切片、光学成像、图像配准的全自动化,可对完整大块组织样

品实现高质量的数据采集(绪图 7)。MOST 与计算机图像分析技术相结合,可实现生物组织显微切片的三维重建和形态学计量分析。

### 五、断层解剖学的常用术语

对人体断层结构的描述必须遵循解剖学姿势和人体解剖学的基本方位术语,下面仅介绍断层解剖学中较为特殊和常用的术语。

1. **断层和断面**(section)　断层是指根据研究目的,沿某一方向所作的具有一定厚度的切片或扫描,切片所得结果称断层标本,扫描所得结果称断层图像。断面是指断层标本的表面,亦称剖面或切面,故断层的含义比断面广。切片或扫描的厚度越薄,断层与断面就越接近,故在实际应用中,有时不作严格区别。

2. **横断面**(transverse plane)　亦称**水平面**(horizontal plane),即与水平面平行将人体分为上、下两部分。沿横断面所作的切片或扫描,称横断层

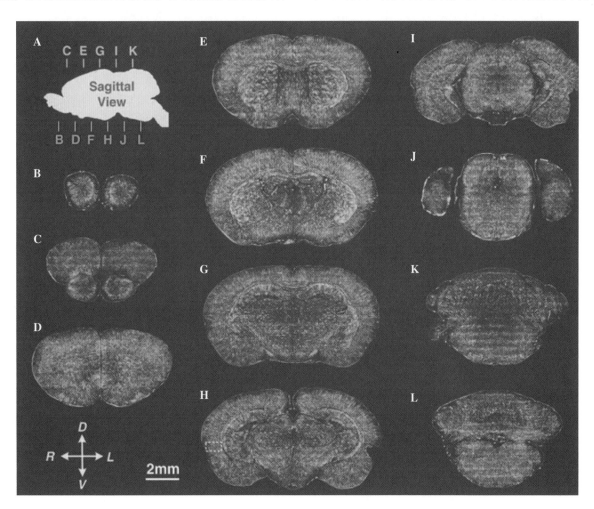

绪图 7　使用 MOST 技术获得的小鼠脑显微光学断层成像图(引自 Li A et al. 2010.)

标本(transverse section)或横断层扫描(transverse scan),一般观测其下表面。

3. **矢状面**(sagittal plane)　按前后方向将人体分为左、右两部分,与水平面垂直。通过人体正中的矢状面称为**正中面**(median plane),将人体分为左右相等的两半。沿矢状面所作的切片或扫描,称矢状断层标本(sagittal section)或矢状断层扫描(sagittal scan),一般观测其左表面,但超声观测其右表面。

4. **冠状面**(coronal plane)　又称**额状面**(frontal plane),同时垂直于矢状面和水平面,按左右方向将人体分为前、后两部分。沿冠状面所作的切片或扫描,称冠状断层标本(coronal section)或冠状断层扫描(coronal scan),一般观测其前表面。

5. **回声**(echo)　当超声传经两种声阻抗不同相邻介质的界面时,如界面的线度大于波长,则产生反射和折射现象。这种反射和折射回来的超声称为回声。将接收到的回声,依其强弱,用明暗不同的光点依次显示在屏幕上,就构成声像图(sonogram)。回声有以下几种:①无回声,是超声经过的区域没有反射,成为无回声的暗区(黑影),可由血液、胆汁、尿、羊水、腹腔积液、巨块型癌、肾实质和脾等造成。②低回声(灰影)。③强回声,可以是较强回声(灰白影,如癌、肌瘤及血管瘤)、强回声(白影,如骨质、结石、钙化)和极强回声(强光带,如含气的肺、胃肠等)。

6. **CT 值**(CT attenuation value)　CT 用组织对 X 线的吸收系数来说明其密度高低的程度,具有一个量的概念。但在实际工作中,通常将吸收系数换算成 CT 值,单位为 HU(Hounsfield unit)。CT 值不是绝对值,规定水的 CT 值为 0 HU,人体中密度最高的骨密质的 CT 值为 +1 000 HU,而密度最低的空气的 CT 值为 −1 000 HU,其他各组织的 CT 值则在 −1 000~+1 000 HU。

7. **空间分辨力**(spatial resolution)和**密度分辨力**(density resolution)　是指判断 CT 装置性能和说明图像质量的两个指标。空间分辨力是指鉴别结构大小的能力,常用像素的大小来说明。像素越小,数目越多,构成的图像越细致,即空间分辨力高。CT 图像的空间分辨力不如 X 线图像高。密度分辨力又称对比度分辨力,是指能够区分出密度微小差别的能力,以 % 表示。CT 密度分辨力通常为 0.5%~1%,而 X 线为 5%,故 CT 图像的密度分辨力远高于 X 线图像。空间分辨力与密度分辨力之间彼此相互制约。

8. **窗位**(window level)和**窗宽**(window width)　由于各种组织结构或病变具有不同的 CT 值,因此欲显示某一组织结构的细节时,应选择适合观察该组织或病变的窗宽和窗位,以获得最佳显示。窗宽是 CT 图像上显示的 CT 值范围,CT 值高于此范围的结构均以白影显示;反之,低于此范围的均以黑影显示。窗位是窗宽的中心值,通常,欲观察某一组织结构及发生的病变,应以该组织的 CT 值为窗位。

9. **部分容积效应**(partial volume phenomenon)　在同一扫描层面内含有两种以上不同密度横向走行而又互相重叠的物质时,则所得的 CT 值不能反映其中任何一种物质的真正 CT 值,而是显示这些物质 CT 值的平均值,故又称为体积平均值效应(volume average effect)。因此,在高密度的组织层面内,有厚度小于层面的低密度结构,则此结构显示出的 CT 值偏高。相反,在低密度的组织层面中有厚度小于层面的高密度结构,则此结构显示出的 CT 值偏低。

10. **周围间隙现象**(peripheral space phenomenon)　在同一层面内,与层面垂直的两个相邻且密度不同的物体,其物体边缘部的 CT 值不能准确测得,结果在 CT 图像上也不能清晰地分辨出两者的交界,这种现象亦称为边缘效应(edge effect)。一般在密度不同物体交界处,密度高的物体边缘 CT 值偏小,密度低的物体边缘 CT 值偏大。具体来讲,密度差别小的物体相邻时,交界处影像不清;若某物体的密度比周围物体密度明显较高,则其影像通常变大、失真。因此 CT 图像上所显示某一结构或病变的形状、大小和 CT 值并不一定同它本身的真实情况相一致。

11. **伪影**(artifact)　是指原本被扫描物体并不存在而在图像上却出现的各种形态的影像。伪影大致分为与患者有关的和与机器有关的两类。与患者有关的包括:①运动性伪影,由患者的不自主运动或呼吸运动或心、血管搏动或胃肠蠕动所造成;②高密度结构或异物伪影。与机器有关的伪影包括由机器性能所致和机器故障所致两种,后者容易辨认,前者如化学位移伪影,常表现为沿含水组织和脂肪组织界面处出现黑色和白色条状或月牙状阴影。

12. **T₁ 和 T₂ 加权像**(T₁ and T₂ weighted images)

在均匀的磁场中,组织内氢原子的自旋轴沿磁力线方向重新排列,产生磁化矢量。此时,用一个振荡频率与其相同的射频脉冲(radiofrequency,RF)进行激发,氢原子核吸收能量而产生共振。RF 停止后,磁化矢量的恢复过程称为弛豫,有纵向和横向弛豫,所用时间分别称为 $T_1$ 和 $T_2$。MRI 图像如主要反映组织间 $T_1$ 特征参数时,称 $T_1$ 加权像,它反映组织间 $T_1$ 的差别;如主要反映组织间 $T_2$ 特征参数时,称 $T_2$ 加权像。在 $T_1$ 加权像中,脂肪为白色高信号,水为黑色的低信号,而 $T_2$ 加权像中水及水肿组织为高信号,脂肪呈暗灰色。

**13. 流空效应**(flowing void effect)　心血管内的血液由于流动迅速,使发射 MR 信号的氢原子核离开接受范围,所以测不到 MR 信号,在 $T_1$ 加权像或 $T_2$ 加权像中均呈黑影,即流空效应,这一效应使心腔和血管显影。

**14. 信噪比**(S/N ratio)　是指信号的幅度与信号背景噪声幅度的比率,用 S/N 表示。信号是指感兴趣区内像素的平均值,噪声是指同一感兴趣区内等量像素的标准差,信噪比是 MRI 信号强弱的指数。

## 六、断层解剖学的学习方法

断层解剖学是人体解剖学的重要分支,故应遵循人体解剖学的一般学习方法。但它亦有自己的特点,主要体现在以下方面:

**1. 欲学断层,先修整体**　断层解剖学是解剖学与医学影像学等学科相互渗透、相互结合而形成的边缘学科,因此必须在掌握坚实宽广的系统解剖学和局部解剖学知识,以及熟悉医学影像技术的基础上,才能学好断层解剖学。

**2. 整体与断层相结合,培养断层解剖思维**　人是统一的整体,每一个断层均是整体不可分割的一部分。应从整体的角度来理解断层,从断层出发重塑整体,即建立"从整体到断层,再由断层回到整体"的断层解剖思维,切忌从断层到断层的错误的学习方法。这就要求学生:①在学习某一断层之前,首先应了解其在整体中的位置,还应了解断层标本的制作法和 B 超、CT、MRI 的扫描方式;②不能把注意力集中于一个或几个断层的所有结构上,而要一个器官或一个结构地逐一连续追踪学习,以求掌握其全貌及连属关系。

**3. 标本与影像相结合,完成从尸体向活体的过渡**　断层解剖学的学习方法不能从实物至实物(缺乏实用性),更不能从影像到影像(缺乏形态基础),而要从实物到影像(基础与临床相结合)。因此要求学生重视实验课,在掌握断层标本的基础上,学会正确地阅读 B 超、CT 和 MRI 图像。

**4. 理论联系实际**　学习断层解剖学的目的是为了学好医学影像学等临床医学课程。因此,要学会利用断层解剖学的具体知识去解决临床影像学的实际问题。如学习肺段与肝段的断面划分时,应联系占位性病变的定位;学习腹膜腔和筋膜间隙时必须联系积液的定位、扩散和介入治疗;学习淋巴结时必须结合癌的转移途径等。

总之,学生应在上述基本的学习方法基础上,发扬勤奋、刻苦和创造性学习的学风,培养良好的科学思维和独立工作能力,形成自己的学习方法,更好地理解和掌握断层解剖学。

(刘树伟)

# 头 部

▶▶▶ 第一节 概 述 ◀◀◀

## 一、境界与分区

**头部** head 以下颌骨下缘、下颌角、乳突尖端、上项线和枕外隆凸的连线与颈部分界。以经眶上缘、颧弓上缘、外耳门上缘和乳突根部的连线为界，将头部分为后上方的颅部和前下方的面部。

## 二、标志性结构

1. **眉弓** superciliary arch 为眶上缘上方的弓形隆起，男性显著。眉弓恰对大脑额叶下缘，其内侧半深部有额窦。

2. **额结节** frontal tuber 为眉弓上方约 5 cm 处的最突出部，其深面正对额中回。

3. **顶结节** parietal tuber 为耳郭尖上方 5 cm 处的顶骨外面最突出处，其下方 2 cm 处的深部对应大脑外侧沟后升支的末端。

4. **颧弓** zygomatic arch 位于耳屏至眶下缘的连线上，全长可触及。颧弓上缘相当于大脑颞叶前端的下缘。

5. **翼点** pterion 位于颧弓中点上方约两横指处，额、顶、颞、蝶四骨在此处呈"H形"交接。此处是颅骨的薄弱区，内面对应脑膜中动脉前支，骨折损伤该动脉时易形成硬膜外血肿。

6. **乳突** mastoid process 位于耳郭后方，为颞骨后下方的突起。乳突根部前内侧有茎乳孔，其后部内面有乙状窦。

7. **枕外隆凸** external occipital protuberance 位于头后方正中处，其内面对应窦汇。枕外隆凸向前至鼻额点连线的深面为大脑镰和上矢状窦所在。

8. **上项线** superior nuchal line 位于枕外隆凸

两侧，其内面平对横窦。

## 三、头部断层解剖学常用基线

### (一) 横断层常用基线

由于不同的应用目的而存在多种不同的横断层基线。由于基线不同，按照不同基线所获得的同一高度的横断层标本或扫描图像上的层面结构可互不相同，有时差别显著。另外须强调的是所有横断层标本和影像图像均为其下面观，初学者应特别注意，以免出现左右侧别颠倒。

1. **眦耳线**（canthomeatal line，CML）或**眶耳线**（orbitomeatal line，OML） 为外眦与外耳门中点的连线。颅脑横断层扫描多以此线为基线，但实际应用中常依不同的检查目的使扫描平面与 CML 向上或向下成 0°~20° 角。

2. **Reid 基线**（Reid's base line，RBL） 为眶下缘至外耳门中点的连线，有时又称为人类学基线。头部横断层标本的制作常以此线为准，冠状断层标本的制作也常以该线的垂线为基线。RBL 与 CML 向尾侧成角 16.74°±2.52°。

3. **Frankfort 平面**（Frankfort horizontal plane，FHP） 为眶下缘和左、右外耳门上缘组成的平面，接近于 Reid 基线平面。活体时相当于人直立、臀部和背部靠墙、两眼向前平视时的颅骨位置。此平面常用于颅骨和头面部测量，为国际人类学家所采用的统一标准平面，故又称为人类学平面。

4. **上眶耳线**（supraorbitomeatal line，SML） 为眶上缘中点至外耳门中点的连线。经该线的平面与颅底平面一致，有利于显示颅后窝的结构及减少颅骨伪影。SML 与 RBL 的夹角为 26.12°±4.56°。

**5. 连合间线**（intercommissural line）　为前连合（anterior commissure，AC）后缘中点至后连合（posterior commissure，PC）前缘中点的连线，又称AC-PC线。功能脑成像研究、脑立体定位手术和X刀、γ刀治疗多以此线为准，故脑立体定位断层解剖研究多以此线为基线。

**（二）冠状断层常用基线**

经外耳门中点向眦耳线所做的垂线即为冠状断层基线。头部冠状扫描多以与眦耳线垂直的两侧外耳门中点连线层面为基线层面，分别向前、后

按一定的层厚进行，取其前面进行观察。但脑立体定位手术和脑的冠状断层解剖学研究多采用经AC-PC线中点所做的垂线为冠状断层基线。

**（三）矢状断层常用基线**

颅的正中矢状线即为矢状断层基线。头部矢状断层标本制作和矢状扫描是以正中矢状面为基线层面，分别向左、右以一定的层厚进行断层标本锯切或图像扫描，取其左侧面进行观察。

（李幼琼　刘树伟）

# ▶▶▶ 第二节　大脑沟、回应用解剖 ◀◀◀

**端脑** telencephalon，又称**大脑** cerebrum，是脑的最发达部分，其上面观为后部较宽大的卵圆形，最大横径在两侧顶结节之间，主要包括左、右大脑半球，两半球之间由大脑纵裂分隔。大脑纵裂底部有连结两侧半球的横行纤维构成**胼胝体** corpus callosum。大脑半球和小脑之间有大脑横裂。半球表层为一层灰质，称**大脑皮质** cerebral cortex。皮质深面的白质称为髓质。在端脑底部的白质中包藏着一些神经核团，称**基底核** basal nuclei。大脑半球内部的空腔为**侧脑室** lateral ventricle。

大脑半球表面凸凹不平，布满深浅不同的沟，沟与沟之间隆起的部分是脑回。每侧半球可分为：

上外侧面，宽广而隆凸与颅盖穹隆状弯曲一致；内侧面，呈矢状位，平坦而垂直，借大脑纵裂和前后走行的大脑镰与对侧半球分隔；下面，不规则，前部为额叶的眶部，位于颅前窝额骨眶板与筛骨筛板的上方，中部为颞叶，与颅中窝一致，后部为枕叶，在小脑幕上方，小脑幕近水平位插于枕叶和小脑之间。上外侧面和内侧面以半球的上缘（上内侧缘）为界，上外侧面和下面则以半球的下缘（下外侧缘）为界。

大脑半球以3条脑沟为标记，分为5个脑叶（图1-1,2）。这3条沟是：**中央沟** central sulcus 是大脑半球最明显的沟之一，起自半球上缘中点稍后

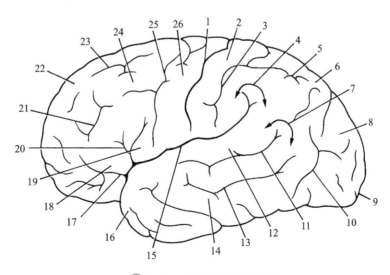

图 1-1　大脑半球上外侧面

1. 中央沟　2. 中央后回　3. 中央后沟　4. 缘上回　5. 顶内沟　6. 顶上小叶　7. 角回　8. 枕叶　9. 枕极　10. 月状沟　11. 颞上沟　12. 颞上回　13. 颞下沟　14. 颞下回　15. 外侧沟　16. 颞极　17. 外侧沟前支　18. 额下回三角部　19. 额下回盖部　20. 外侧沟升支　21. 额下沟　22. 额上回　23. 额上沟　24. 额中回　25. 中央前沟　26. 中央前回

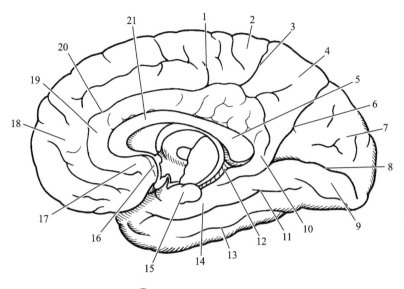

图 1-2 大脑半球内侧面

1. 中央旁沟　2. 中央旁小叶　3. 扣带沟缘支　4. 楔前叶　5. 胼胝体压部　6. 顶枕沟　7. 楔叶
8. 距状沟　9. 舌回　10. 扣带回峡　11. 侧副沟　12. 齿状回　13. 枕颞沟　14. 海马旁回
15. 钩　16. 终板旁回　17. 胼胝体下区　18. 额内侧回　19. 扣带回　20. 扣带沟　21. 胼胝体

方,向前下斜行于半球上外侧面 8~10 cm,止于外侧沟的稍上方,与大脑半球上缘形成约 72° 的夹角。**外侧沟** lateral sulcus 是大脑半球最深、最明显的沟,起自半球下面的前穿质,在额叶眶面和颞叶前极之间转向上外侧面,位于大脑半球上外侧面中部,由前下方行向后上方约 7 cm,向上止于顶叶,与蝶骨小翼后缘的方向基本一致。**顶枕沟** parietooccipital sulcus 位于半球内侧面的后部,从前下方行向后上方,并绕半球上缘转向上外侧面。中央沟前方、外侧沟上方的部分是**额叶** frontal lobe,即从额极(额

叶的前端)至中央沟之间的部分;中央沟后方和外侧沟上方的部分为**顶叶** parietal lobe;外侧沟下方的部分为**颞叶** temporal lobe,颞叶的前端为颞极;顶枕沟以后较小的部分为**枕叶** occipital lobe,枕叶的后端为枕极。通常是以自顶枕沟至枕前切迹(自枕极向前约 4 cm 处)的连线作为枕叶的前界,自此线的中点到外侧沟后端的连线,是顶、颞两叶的分界。此外,在外侧沟的深部还有**岛叶** insula(图 1-3),由于其发育迟缓,而周围皮质发育迅速,因此被额、顶、颞叶形成的岛盖所遮掩。岛叶的周围有岛环状

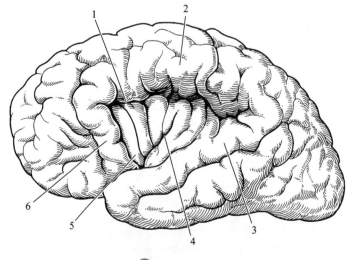

图 1-3 岛叶

1. 岛环状沟　2. 顶叶岛盖　3. 颞叶岛盖　4. 岛中央沟　5. 岛阈　6. 额叶岛盖

沟,表面有几个长短不等的脑回。大脑分叶是人为的,这种区分完全是为了叙述方便,每叶的范围并不完全与同名的颅骨范围相一致。脑回和脑沟的位置和排列基本上是恒定的,但其范围和微细结构却存在差异,这种差异不仅存在于不同个体,也存在于同一脑的两侧半球之间。

## 一、大脑半球上外侧面的沟和回

额叶的上界为上内侧缘,下界为外侧沟,后界为中央沟。在额叶上有与中央沟平行的**中央前沟** precentral sulcus,两者之间的部分称**中央前回** precentral gyrus。中央前回的后界为中央沟,前界为**中央前沟**,其上端与内侧面的中央旁小叶前部相连,其皮质是粗大的皮质核束和皮质脊髓束纤维的起点。自中央前沟水平向前走出两条沟,**额上沟** superior frontal sulcus 自中央前沟的中点弯向前方,**额下沟** inferior frontal sulcus 位置较低,与其平行,额上沟以上的部分为**额上回** superior frontal gyrus,此回较宽大,包括大脑半球内侧面扣带沟以上的一部分,额上、下沟之间的部分为**额中回** middle frontal gyrus,通常还有一条不完整的沟分隔额中回,额下沟和外侧沟之间的部分为**额下回** inferior frontal gyrus,形成大脑外侧沟的上壁(图 1-1)。

顶叶的前界为中央沟,后界为顶枕沟至枕前切迹的连线,下界的一部分由外侧沟后段构成。顶叶上有与中央沟平行的**中央后沟** postcentral sulcus,两者之间的部分称**中央后回** postcentral gyrus。中央后回的后界为中央后沟,前界为中央沟,其上端与内侧面的中央旁小叶后部相连。在中央后沟中点后方有一与半球上缘几乎平行的、向后下横过顶叶的**顶内沟** intraparietal sulcus,呈间断地自前向后走行。此沟将顶叶分为上、下两部,上部称**顶上小叶** superior parietal lobule,下部称**顶下小叶** inferior parietal lobule。顶上小叶位于上内侧缘与顶内沟之间,顶下小叶位居顶内沟下方,中央后沟下部后方,顶下小叶由前向后分为三部分,前部为**缘上回** supramarginal gyrus,弓形围绕外侧沟的末端,向前与中央后回下部相连;中部为**角回** angular gyrus,呈弓状跨过**颞上沟** superior temporal sulcus 末端,向后下与颞中回相连;后部形成颞枕弓,弧形跨过颞下沟末端进入枕叶的上部(图 1-1)。

颞叶位于外侧沟下方,后界为顶枕沟至枕前切迹的连线,主要的沟、回大多前后纵向走行,颞上

沟自颞极开始,斜向后上与外侧沟大致平行,止于顶叶,两者之间的部分称**颞上回** superior temporal gyrus。自颞上回转入外侧沟下壁,有 2 个短而横行的脑回,称为**颞横回** transverse temporal gyri(图 1-4)。**颞下沟** inferior temporal sulcus 与颞上沟大致平行,两者之间的部分称**颞中回** middle temporal gyri。颞下沟以下的部分称**颞下回** inferior temporal gyrus(图 1-1)。

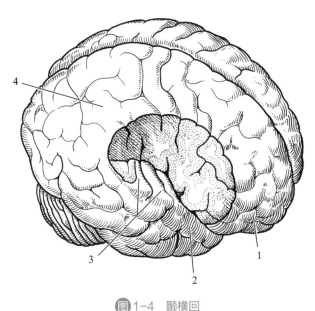

图1-4　颞横回
1. 额叶　2. 颞叶　3. 颞横回　4. 顶叶

枕叶位于顶枕沟至枕前切迹连线的后方,枕叶上外侧面有许多不恒定的沟和回。

岛叶深居外侧沟底,此沟在岛叶表面扩展形成外侧窝。岛叶大致呈三角形,几乎完全被岛环状沟所围绕,周围皮质区形成岛盖覆盖在岛叶的表面,其深部为屏状核和壳(图 1-3)。

## 二、大脑半球内侧面的沟和回

大脑半球内侧面最显著的特点是粗大的联合纤维——胼胝体,它是位于大脑纵裂中部底面的宽大弓状纤维板,其前部弯曲称为膝,后部圆隆称之为压部,膝向下延续为窄细的嘴,与终板的上端相连,膝与压部之间为干,是胼胝体的主要部分。在嘴、膝和干的凹侧与带状弯曲的穹隆之间是透明隔。上述的额、顶、枕、颞叶都延伸至半球内侧面。在内侧面的重要沟、回有:**扣带沟** cingulate sulcus 起于胼胝体嘴的下方,先向前,再向上向后与胼胝体的弯曲相一致,其末端止于上内侧缘中点后方 4 cm

处,中央沟延伸至半球内侧面。扣带沟以上的部分,以中央沟上端延线为界,前方属于额叶,后方属于顶叶。扣带沟在中央沟的前、后方分别向上和上后方分出中央旁沟和缘支。中央旁沟和缘支之间的部分称**中央旁小叶** paracentral lobule,是中央前、后回上端移行于内侧面的部分。胼胝体沟环行于胼胝体的背面,它绕过胼胝体压部,向前下移行于海马沟。扣带沟和胼胝体沟之间的部分称**扣带回** cingulate gyrus。内侧面后区被两条深沟(即顶枕沟和距状沟)横过,两沟在胼胝体压部的后方汇合。顶枕沟起自枕极前方 5 cm 处的上内侧缘,斜向前下至距状沟。**距状沟** calcarine sulcus 起自枕极附近,向前呈微向上凸的弧形,在胼胝体压部的后方以锐角与顶枕沟相交继续前行。**楔叶** cuneus 前界为顶枕沟,下界为距状沟,上界为半球上内侧缘,顶枕沟前上的部分为**楔前叶** precuneus,距状沟以下的部分称**舌回** lingual gyrus(图 1-2)。

### 三、大脑半球下面的沟和回

大脑半球下面被外侧沟分为较小的前部和较大的后部。大脑半球下面的前部,即额叶下面(眶区),位于筛骨筛板、额骨眶板和蝶骨小翼的上方,可见前后走行的嗅束沟,嗅束沟的内侧为**直回** gyrus rectus,嗅束沟的外侧有短小多变的**眶沟** orbital sulci 和多个**眶回** orbital gyri。在眶回的内侧有一条嗅束,其前端膨大为嗅球,与嗅神经相连。嗅束向后扩大为嗅三角,此三角与视束之间为前穿质(图 1-5)。

大脑半球下面的后部位于颅中窝和小脑幕的上方,有**侧副沟** collateral sulcus 经过,侧副沟起自枕极,与距状沟平行向前走行,两者之间以舌回分隔。**枕颞沟** occipitofemoral sulcus 平行于侧副沟,位于其外侧,一般不到达枕极。舌回位于距状沟和侧副沟之间,向前延续为**海马旁回** parahippocampal gyrus。海马旁回位于侧副沟的内侧,其前端弯曲形成**钩** uncus。海马旁回和钩从两侧隔环池与中脑相邻。海马旁回的上内侧为海马沟,在海马沟的上方,有呈锯齿状的窄条皮质,称**齿状回** dentate gyrus。在此回的外侧,位于侧脑室下角的底壁上有一呈弓状的隆起称为**海马** hippocampus(图 1-6)。**枕颞内侧回** medial occipitotemporal gyrus 由枕极伸至颞极,内侧为侧副沟,外侧为枕颞沟,枕颞沟的外侧为**枕颞外侧回** lateral occipitotemporal gyrus,与颞下回一起构成大脑半球的下外侧缘(图 1-5)。

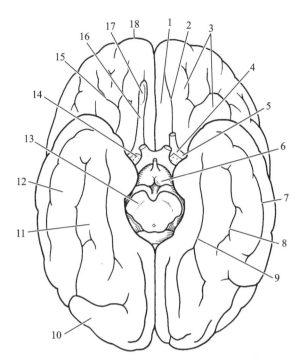

图 1-5　大脑半球下面

1. 直回　2. 嗅束沟　3. 眶回　4. 嗅三角　5. 外侧嗅纹　6. 乳头体　7. 颞下回　8. 枕颞沟　9. 侧副沟　10. 枕叶　11. 枕颞内侧回　12. 枕颞外侧回　13. 中脑　14. 前穿质　15. 眶沟　16. 嗅束　17. 嗅球　18. 额极

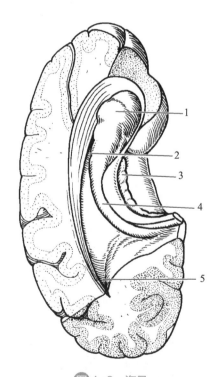

图 1-6　海马

1. 海马　2. 侧脑室下角　3. 齿状回　4. 海马伞　5. 侧脑室后角

(李幼琼　刘树伟)

# 第三节　颅脑连续横断层解剖

## 一、矢状缝层面（断层一）

关键结构：顶骨，矢状缝。

断面上，颅骨**矢状缝** sagittal suture 明显，两侧为顶骨。头皮由皮肤、浅筋膜和帽状腱膜紧密连接而成，围绕于顶骨周围。浅筋膜内有数条浅静脉（图1-7）。

## 二、上矢状窦和大脑上静脉层面（断层二）

关键结构：上矢状窦，大脑上静脉。

**上矢状窦** superior sagittal sinus 位于中线，前细后粗，其两侧出现大脑实质和数条**大脑上静脉** superior cerebral veins 的断面。中央沟被切及，其前方为中央前回、中央前沟和额上回；后方为中央后回、中央后沟和顶上小叶（图1-8）。大脑上静脉收集大脑半球上外侧面和内侧面上部（胼胝体以上）的静脉血，7~10条，位于硬膜下隙的部分称桥

段，与硬脑膜相贴的部分称贴段，在神经外科手术时极易受损出血，故有危险带之称。

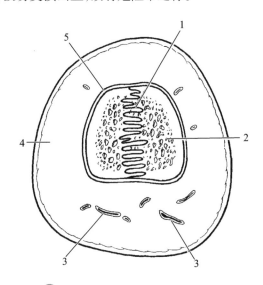

图1-7　经矢状缝的横断面（断层一）

1. 矢状缝　2. 顶骨　3. 浅静脉　4. 头皮　5. 帽状腱膜

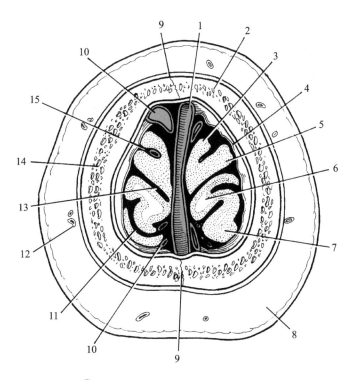

图1-8　经上矢状窦的横断面（断层二）

1. 上矢状窦　2. 顶骨　3. 额上回　4. 硬脑膜　5. 中央前回　6. 中央后回　7. 顶上小叶　8. 头皮　9. 矢状缝　10. 大脑上静脉　11. 中央后沟　12. 浅静脉　13. 中央沟　14. 板障　15. 中央前沟

19

### 三、中央旁小叶层面(断层三)

关键结构:额内侧回,中央旁小叶,楔前叶。

颅腔内可见左、右大脑半球,其上外侧面由前向后表现为额上回、中央前沟、中央前回、中央沟、中央后回和顶上小叶。内侧面由前向后可见**额内侧回** medial frontal yrus、中央旁沟、中央旁小叶、扣带沟缘支和楔前叶。两大脑半球间为大脑纵裂,内有**大脑镰** cerebral falx。在大脑镰前、后两端,可见三角形的上矢状窦(图 1-9)。上矢状窦血栓形成时,造影剂增强检查,此三角区的中心出现不强化区,称之为**空三角征** empty delta sign。

### 四、中央沟上部层面(断层四)

关键结构:中央沟,额叶,顶叶。

此断面主要为顶骨和大脑半球上部层面,枕叶位置较低未出现,额叶与顶叶之间的界线为中央沟,故在断面上辨别中央沟对确认脑叶、脑沟和脑回具有重要意义。在横断面上根据以下六点可准确地辨别中央沟:①中央沟大部分(87%)为一不被中断的沟;②中央沟较深,均自脑断面外缘约中份处向后内延伸,弯曲走行,在其前方和后方可见中央前沟、中央后沟与之伴行;③一般中央前回厚于中央后回,中央前回处皮质厚度为 4.5 mm 左右;④中央前沟与额上沟形成的倒"T"形外观,有助于间接推断中央沟;⑤中央后沟与顶内沟相连而成"丁"字形,对辨认中央沟有重要价值;⑥大脑白质的髓突有助于识别中央沟。在 CT 图像上,正常脑沟宽度不超过 5 mm(图 1-10)。

### 五、中央旁小叶下部层面(断层五)

关键结构:中央前回,中央后回,中央旁小叶。

此断面通过扣带沟上方的中央旁小叶,大脑半球内侧面靠近中份是缘支,靠近前份的是中央旁沟,两者之间是中央旁小叶,其前后分别是额内侧回与楔前叶、楔叶。中央沟从脑断面外缘中段伸向后内,中央前、后沟较短与之伴行。根据大脑白质的髓突,中央沟的前方由前向后依次可见额上回、额中回和中央前回;中央沟的后方由前向后依次有中央后回、顶下小叶和顶上小叶。大脑镰位置居中,位于左、右大脑半球之间,其前后方可见上矢状窦的断面(图 1-11)。

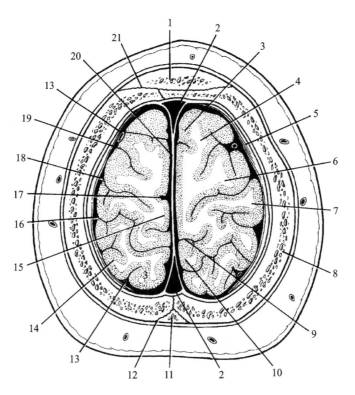

图 1-9　经中央旁小叶的横断面(断层三)

1. 额骨　2. 上矢状窦　3. 额内侧回　4. 额上回　5. 硬脑膜　6. 中央前回　7. 中央后回　8. 顶骨　9. 扣带沟缘支　10. 楔前叶　11. 枕骨　12. 人字缝　13. 大脑上静脉　14. 顶上小叶　15. 中央旁小叶　16. 中央后沟　17. 中央旁沟　18. 中央沟　19. 中央前沟　20. 大脑镰　21. 冠状缝

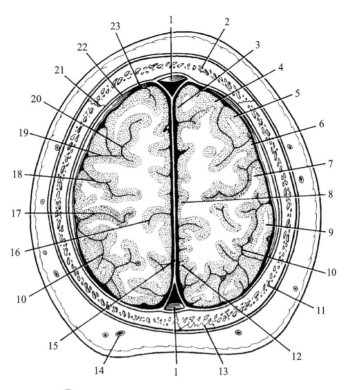

图 1-10 经中央沟上部的横断面(断层四)

1. 上矢状窦 2. 额骨 3. 额内侧回 4. 额上回 5. 额中回 6. 中央前回 7. 中央后回 8. 中央旁小叶 9. 顶下小叶 10. 顶内沟 11. 顶骨 12. 楔前叶 13. 人字缝 14. 枕静脉 15. 大脑镰 16. 扣带沟缘支 17. 中央后沟 18. 中央沟 19. 中央前沟 20. 额上沟 21. 冠状缝 22. 硬脑膜 23. 蛛网膜下隙

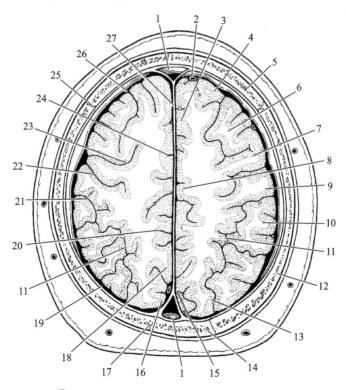

图 1-11 经中央旁小叶下部的横断面(断层五)

1. 上矢状窦 2. 大脑上静脉 3. 额内侧回 4. 额上回 5. 额骨 6. 额中回 7. 中央前回 8. 中央旁小叶 9. 中央后回 10. 顶下小叶 11. 顶内沟 12. 顶骨 13. 顶上小叶 14. 枕骨 15. 顶枕沟 16. 楔叶 17. 人字缝 18. 楔前叶 19. 蛛网膜下隙 20. 扣带沟缘支 21. 中央后沟 22. 中央沟 23. 中央前沟 24. 中央旁沟 25. 冠状缝 26. 额上沟 27. 大脑镰

### 六、扣带回上部层面(断层六)

关键结构:扣带回,额叶,顶叶,枕叶。

大脑半球内侧面的中部是扣带回,其前方为额内侧回,后方为楔前叶和楔叶。依据大脑白质的髓突,此断面上大脑半球上外侧面由前至后依次为额上回、额中回、额下回、宽厚的中央前回、略窄细的中央后回、顶下小叶和顶上小叶。枕叶出现,其与顶叶的分界为顶枕沟。大脑镰位置居中,位于左、右大脑半球之间呈矢状位,其前、后方可见上矢状窦的断面(图 1-12)。

### 七、半卵圆中心层面(断层七)

关键结构:半卵圆中心,大脑镰。

此断面经胼胝体上方,大脑镰呈线状贯穿中线,位居左、右大脑半球之间,大脑镰的前、后方可见上矢状窦的断面。中线两侧是一个非常广泛的髓质区,为左、右大脑半球髓质形成的**半卵圆中心** centrum semiovale 所占据,大脑半球皮质和髓质分界明显。此处大脑半球的髓质有三种纤维:①投射纤维,连接大脑皮质和皮质下诸结构,呈扇形放射,称辐射冠;②联络纤维,连接一侧半球各皮质区,人脑的联络纤维极为发达,与投射纤维和联合纤维相比其数量最大;③联合纤维,连接左、右大脑半球的相应皮质区。半卵圆中心的纤维主要为有髓纤维,故在 MRI $T_1$ 加权图像上呈高信号,在 CT 图像上为低密度。脑内的脱髓鞘病变如多发性硬化、肾上腺脑白质营养不良以及脑结节硬化症等,常于该区出现单发或多发病灶。

大脑白质的髓突更加易于辨认,脑叶、脑沟、脑回的情况大致如下:大脑半球内侧面由前向后为额内侧回、扣带沟、扣带回、顶下沟、楔前叶、顶枕沟和楔叶。大脑半球上外侧面由前向后依次为额上回、额中回、额下回、中央前回、中央后回、缘上回、角回和枕叶(图 1-13)。

### 八、胼胝体干层面(断层八)

关键结构:胼胝体干,侧脑室,尾状核。

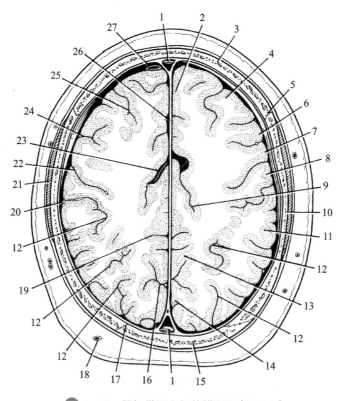

图 1-12 经扣带回上部的横断面(断层六)

1. 上矢状窦 2. 额内侧回 3. 额骨 4. 额中回 5. 冠状缝 6. 额下回 7. 中央前回 8. 中央后回 9. 扣带回 10. 顶骨 11. 顶下小叶 12. 顶内沟 13. 楔前叶 14. 楔叶 15. 枕骨 16. 顶枕沟 17. 人字缝 18. 浅静脉 19. 顶下沟 20. 中央后沟 21. 颞肌 22. 中央沟 23. 扣带沟 24. 中央前沟 25. 额上沟 26. 大脑镰 27. 大脑上静脉

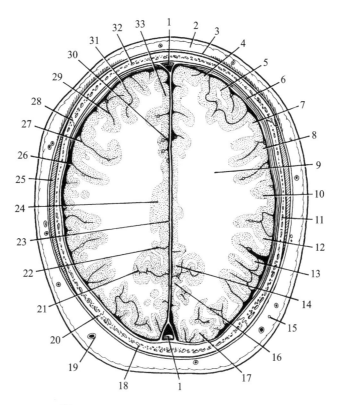

**图** 1-13　经半卵圆中心的横断面(断层七)

1. 上矢状窦　2. 头皮　3. 帽状腱膜　4. 额上回　5. 额中回　6. 硬脑膜　7. 额下回　8. 中央前回　9. 半卵圆中心　10. 中央后回　11. 顶骨　12. 缘上回　13. 角回　14. 楔前叶　15. 枕动脉　16. 楔叶　17. 枕叶　18. 枕骨　19. 枕静脉　20. 人字缝　21. 顶枕沟　22. 顶下沟　23. 大脑镰　24. 扣带回　25. 颞肌　26. 中央沟　27. 中央前沟　28. 冠状缝　29. 额下沟　30. 扣带沟　31. 额上沟　32. 额骨　33. 额内侧回

侧脑室位于断面中部,中线的两侧呈"八"字形,分为前角、中央部和后角,可见其内侧的胼胝体和外侧的**尾状核** caudate nucleus。尾状核紧贴侧脑室外侧壁,呈前大后小两个断面。胼胝体居中线,在侧脑室之间,呈"工"字形,"工"字形的两横伸入半球髓质内形成额钳和枕钳,侧脑室前角之间的部分为胼胝体膝,后角之间的部分为胼胝体压部。

大脑半球内侧面被胼胝体分成前、后两部,前部由前至后为额内侧回和扣带回,后部由前至后为扣带回、楔叶和舌回。大脑半球上外侧面的脑回由前至后依次为:额上回、额中回、额下回、中央前回、中央后回、缘上回、角回和枕外侧回(图 1-14)。

### 九、第三脑室上部层面(断层九)

关键结构:基底核,内囊,侧脑室,第三脑室。

侧脑室前角前部呈倒"八"字形的缝隙向前外伸展,后部宽大位于**透明隔** septum pellucidum 的两侧,并经室间孔与第三脑室相连,透明隔的后方与

穹隆柱相连。**第三脑室** third ventricle 呈纵向走行的裂隙状,后方为胼胝体压部。侧脑室前角的外侧壁为尾状核头,两侧前角之间为胼胝体膝。**背侧丘脑** dorsal thalamus 呈团块状,位于第三脑室的两侧,前端为丘脑前结节,后端为丘脑枕。尾状核和背侧丘脑的外侧是"><"形的**内囊** internal capsule,在CT 图像上基底核和内囊清晰可辨。内囊外侧为豆状核壳的断面,壳的外侧为屏状核和岛叶,岛叶外侧的深沟为外侧沟,其内有大脑中动脉走行。后部的小脑幕呈"V"形,小脑幕与后方的大脑镰连接呈"高脚杯"状,杯内结构是小脑蚓。

大脑半球内侧面前部可见额内侧回和扣带回,大脑半球内侧面后部可见扣带回和舌回。大脑半球上外侧面的脑回由前至后依次为:额上回、额中回、额下回、中央前回、中央后回、缘上回、角回和枕外侧回。距状沟和视辐射出现是此断层的重要特点。在横断面上辨认距状沟较为困难,**禽距** calcar avis 为距状沟在侧脑室三角区后内侧壁上形成的

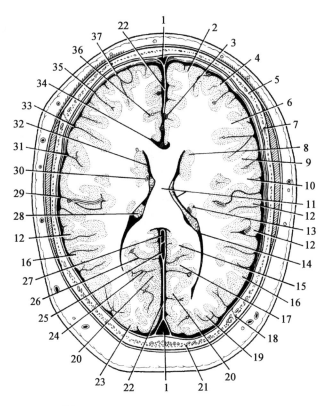

图 1-14 经胼胝体干的横断面(断层八)

1. 上矢状窦　2. 额上回　3. 大脑前动脉　4. 额中回　5. 额骨　6. 额下回　7. 冠状缝　8. 尾状核　9. 中央前回　10. 中央后回　11. 胼胝体干和侧脑室中央部　12. 缘上回　13. 背侧丘脑　14. 侧脑室后角　15. 扣带回峡　16. 角回　17. 楔叶　18. 人字缝　19. 枕叶　20. 舌回　21. 枕骨　22. 大脑镰　23. 枕外侧回　24. 距状沟　25. 直窦　26. 顶枕沟　27. 下矢状窦　28. 脉络丛　29. 外侧沟后支　30. 丘纹上静脉　31. 中央沟　32. 侧脑室前角　33. 中央前沟　34. 胼胝体沟　35. 额下沟　36. 扣带沟　37. 额上沟

隆起,易于辨认,是识别距状沟的标志。临床影像学检查脑萎缩时,其影像学表现可见脑沟加深,脑裂变宽,蛛网膜下隙明显增宽,脑室系统多呈对称性扩大等改变(图 1-15)。

## 十、松果体层面(断层十)

关键结构:基底核,内囊,松果体。

尾状核头位于侧脑室前角的外侧,近似倒"八"字形,背侧丘脑为较大的灰质核团,居第三脑室两侧,其外侧有豆状核 lenticular nucleus,呈三角形,两个白质板分隔其间,外侧大部称为壳 putamen,内侧两部合称苍白球 globus pallidus,壳的外侧可见条纹状前后走行的屏状核 claustrum,两者之间隔以外囊 lateral capsule,屏状核的外侧是岛叶,两者之间隔以最外囊。尾状核、背侧丘脑与豆状核之间为内囊,可见内囊前肢,位于尾状核头与豆状核之间,内囊膝位于豆状核内侧角的尖端,内囊后肢位于背侧丘脑和豆状核之间。第三脑室居

两侧背侧丘脑之间,其后方为缰三角、缰连合、松果体 pineal body 和大脑大静脉池。脑叶、脑沟与脑回大致同上一断层,在颞叶,可见皱叠的海马皮质被海马旁回所掩盖(图 1-16)。

## 十一、前连合层面(断层十一)

关键结构:前连合,中脑,小脑。

大脑断面前移,大脑外侧沟分隔前方额叶及后方的颞叶,前方的额叶位于大脑纵裂的两边,颞叶位于断层左、右两侧,小脑断面在其后方出现。**中脑** midbrain 位居断面中央,其后部左右稍隆起者为上丘,中脑水管形似针孔样位于顶盖的前方,**黑质** substantia nigra 颜色较深位于前外侧,**红核** red nucleus 位于其后内侧。**前连合** anterior commissure 位于大脑纵裂和第三脑室之间,前连合左右对称,中部纤维聚集成束,两端分别向前、后放散,整体上呈"H"形。在 MRI 图像上,前连合是重要的标志性结构。侧脑室前角外侧可见尾状核,尾状核和壳

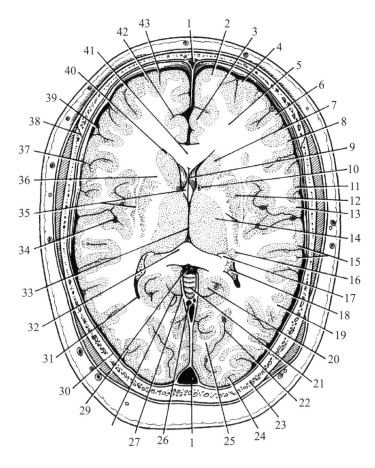

图 1-15　经第三脑室上部的横断面（断层九）

1. 上矢状窦　2. 额上回　3. 扣带回　4. 额中回　5. 胼胝体额钳　6. 额下回三角部　7. 尾状核　8. 额下回盖部　9. 透明隔　10. 丘纹上静脉　11. 中央前回　12. 壳　13. 中央后回　14. 背侧丘脑和内囊后肢　15. 缘上回　16. 尾状核尾　17. 穹窿脚　18. 侧脑室三角区和脉络丛　19. 角回　20. 扣带回峡　21. 小脑蚓　22. 侧副沟　23. 枕骨　24. 枕叶　25. 舌回　26. 下矢状窦　27. 小脑幕　28. 距状沟　29. 大脑内静脉　30. 人字缝　31. 禽距　32. 胼胝体压部　33. 第三脑室　34. 外侧沟和大脑中动脉　35. 穹窿和屏状核　36. 内囊前肢　37. 中央前沟　38. 冠状缝　39. 外侧沟升支　40. 侧脑室前角　41. 胼胝体膝　42. 扣带沟　43. 额上沟

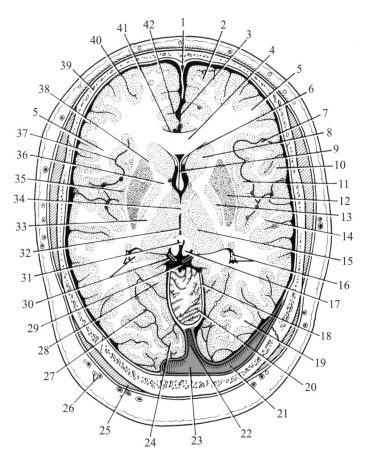

图 1-16　经松果体的横断面（断层十）

1. 上矢状窦　2. 额上回　3. 大脑前动脉　4. 胼胝体膝　5. 额下回　6. 侧脑室前角　7. 中央前回　8. 尾状核头　9. 透明隔　10. 中央后回　11. 岛叶　12. 壳　13. 苍白球　14. 颞上回　15. 背侧丘脑　16. 侧脑室后角和侧副隆起　17. 上丘　18. 小脑幕　19. 枕叶　20. 小脑蚓　21. 横窦　22. 直窦　23. 窦汇　24. 舌回　25. 枕额肌枕腹　26. 枕动、静脉　27. 侧副沟　28. 海马旁回　29. 大脑后动脉和小脑上动脉　30. 基底静脉和海马　31. 松果体　32. 第三脑室　33. 内囊后肢　34. 丘脑间黏合　35. 屏状核　36. 内囊膝　37. 外侧沟　38. 内囊前肢　39. 额骨　40. 额上沟　41. 胼胝体沟　42. 扣带沟

部分相连,其外侧可见屏状核和岛叶。侧脑室下角位于颞叶内,略成弧形裂隙,前壁可见尾状核尾,后壁为海马。**小脑** cerebellum 断面增大形似扇形,中间为小脑蚓 vermis,两侧为**小脑半球** cerebellar hemispheres,小脑幕呈"八"字形位于颞叶和小脑之间,前方邻近海马旁回、枕颞内侧回和枕颞外侧回(图 1-17)。

## 十二、乳头体层面(断层十二)

关键结构:乳头体,中脑,小脑。

**乳头体** mamillary body 为一对近似圆形结构,位于中脑前方,靠近脚间窝。

鞍上池位于断面中部,因切制基线的不同可呈四角、五角或六角星形,其前角连于纵裂池,两个前外侧角连于外侧窝池,两个后外侧角延续为环池,其后角位于后缘中央,为脚间池。鞍上池内有时可见基底动脉,颈内动脉,大脑前、中、后动脉的断面。大脑前动脉位于鞍上池前缘,由此向纵裂池延伸;鞍上池前外侧角内有时可见颈内动脉的圆形断面,双侧大脑中动脉的水平段呈条纹状横行走入外侧窝池内;鞍上池后缘可见基底动脉的圆形断面,由此向两侧发出左、右大脑后动脉沿鞍上池后缘伸入环池;在此基础上加上前、后交通动脉围成"大脑动脉环",此环镶嵌在鞍上池的周边。鞍上池前

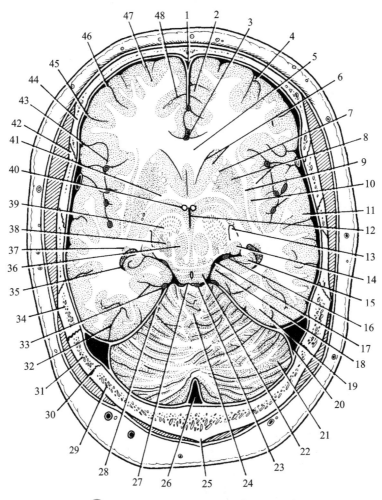

图 1-17 经前连合的横断面(断层十一)

1. 上矢状窦　2. 额内侧回　3. 大脑前动脉　4. 额中回　5. 胼胝体膝　6. 侧脑室前角和尾状核头　7. 内囊前肢　8. 壳与最外囊　9. 外囊　10. 屏状核　11. 颞上回　12. 第三脑室　13. 视束　14. 外侧膝状体　15. 海马　16. 大脑后动脉　17. 环池　18. 钩　19. 枕颞内侧回　20. 横窦　21. 小脑半球　22. 上丘　23. 小脑上动脉　24. 小脑蚓　25. 枕外隆凸　26. 枕窦　27. 四叠体池　28. 小脑幕　29. 枕骨　30. 人字缝　31. 颞骨乳突部　32. 枕颞沟　33. 侧副沟和大脑后动脉　34. 顶骨　35. 侧脑室下角　36. 红核　37. 尾状核尾　38. 黑质　39. 大脑脚　40. 穹隆柱　41. 前连合　42. 顶骨　43. 外侧沟　44. 额骨　45. 额下沟　46. 额上沟　47. 额上回　48. 扣带沟

方为左、右大脑半球额叶的断面,两侧为颞叶的断面,两者之间隔以外侧沟;鞍上池后方为中脑。小脑幕分隔颞叶和小脑,在其后外侧与横窦相连(图1-18)。

### 十三、视交叉层面(断层十三)

关键结构:视交叉,漏斗,第四脑室。

此断层中部可见鞍上池呈五角星状,由大脑纵裂池、外侧窝池、交叉池和桥池组成。池内可见视交叉、漏斗、大脑中动脉、基底动脉、后交通动脉和动眼神经,紧贴视交叉的两侧为颈内动脉的圆形断面。视交叉前方额叶的断面进一步缩小,可见内侧的直回和外侧的眶回;鞍上池两侧可见颞叶的断

面,与额叶之间共同隔以蝶骨小翼和外侧沟;鞍上池的后方为脑桥,脑桥后方为小脑,两者之间连以粗大的神经纤维束,即脑桥后部发出并伸入小脑的小脑中脚,其间可见第四脑室断面,小脑与颞叶之间隔以三角形的颞骨岩部和前方的小脑幕。**杏仁体** amygdaloid body 在钩的深面,居侧脑室下角的前方,三者之间的恒定关系可作为识别杏仁体的标志(图1-19)。

### 十四、垂体层面(断层十四)

关键结构:垂体,海绵窦,脑桥,小脑。

**垂体** hypophysis 位于断面前份中央,其前方有蝶窦,蝶窦断面分左、右两部分,形态不规则。再往

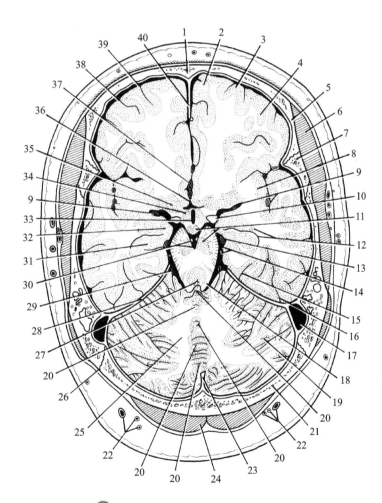

**图 1-18　经乳头体的横断面(断层十二)**

1. 额骨　2. 额上回　3. 额中回　4. 额下回　5. 额骨　6. 颞肌　7. 蝶骨大翼　8. 岛叶　9. 大脑中动脉　10. 视束　11. 乳头体和黑质　12. 侧脑室下角和杏仁体　13. 大脑后动脉　14. 环池和滑车神经　15. 侧副沟　16. 枕颞沟　17. 乙状窦　18. 下丘　19. 小脑半球　20. 小脑蚓　21. 枕骨　22. 枕动、静脉　23. 小脑镰　24. 头半棘肌　25. 小脑髓质　26. 人字缝　27. 中脑水管　28. 小脑幕　29. 小脑上动脉　30. 脚间池和动眼神经　31. 海马　32. 钩　33. 第三脑室漏斗隐窝　34. 下丘脑　35. 伏隔核　36. 大脑纵裂池　37. 大脑前动脉　38. 额下沟　39. 额上沟　40. 大脑镰

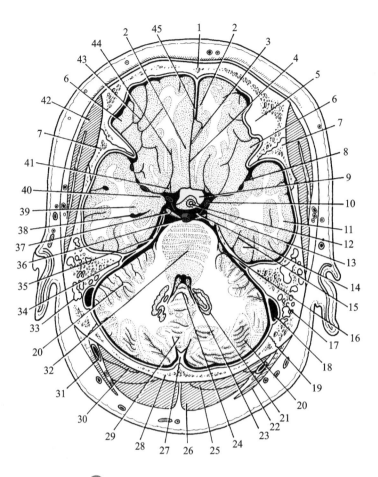

图 1-19　经视交叉的横断面(断层十三)

1. 额骨　2. 直回　3. 大脑前动脉　4. 大脑纵裂池　5. 额骨眶板　6. 眶回　7. 蝶骨大翼　8. 大脑外侧窝池　9. 视交叉　10. 颈内动脉　11. 颞叶　12. 漏斗　13. 后交通动脉　14. 桥池　15. 侧副沟和枕颞内侧回　16. 三叉神经　17. 颞骨乳突部　18. 乙状窦　19. 人字缝　20. 小脑半球　21. 齿状核　22. 头夹肌　23. 第四脑室　24. 蚓垂　25. 头后小直肌　26. 头半棘肌　27. 小脑镰　28. 枕骨　29. 蚓锥体　30. 头后大直肌　31. 颈深静脉　32. 脑桥　33. 乳突小房　34. 颞骨岩部　35. 小脑幕　36. 基底动脉　37. 动眼神经　38. 侧脑室下角　39. 杏仁体　40. 钩　41. 嗅束　42. 颞肌　43. 眶板　44. 嗅束沟　45. 大脑镰

前可见额叶的小断面,额叶前方可见横行的骨性腔隙即额窦,中间有骨板分隔。两者外侧为尖朝向后内的锥形眼眶,眶尖处连视神经管,可见视神经的断面。垂体两侧为海绵窦,海绵窦的外侧为颞叶,两者之间隔以海绵窦外侧壁,颈内动脉和眼神经于海绵窦外侧壁穿行。垂体后方为垂体柄和鞍背,脑桥位于鞍背后方,基底部宽阔隆起,基底动脉行于基底沟内,其两侧为颞骨岩部,呈锥体形,内部细小的骨性腔隙为乳突小房。小脑位于脑桥背侧近似哑铃形,中线两侧的结构为小脑扁桃体。小脑与颞骨岩部之间可见乙状窦(图 1-20)。

## 十五、颈动脉管层面(断层十五)

关键结构:颈动脉管,蝶窦,额窦,筛窦。

蝶骨体占据断面中心部位,内部可见蝶窦断面,中间有矢状位骨板分隔。前部正中为前后走行的鼻中隔,鼻中隔两侧为大小不等、形态各异呈蜂窝状的筛窦,筛窦前方为额窦。鼻旁窦的两侧可见左右对称的圆形眼球断面位于锥形眼眶内,眼球后部正中的条索状断面为视神经,向眶尖走行,眶内侧壁与筛窦之间隔以菲薄的骨板,眶外侧壁由额骨眶突和蝶骨大翼构成,眶尖处为视神经管,紧贴眶的内、外侧壁可见呈"V"形内、外直肌断面,眶腔内可见眶脂体。蝶窦两侧依次可见颞叶、颞骨鳞部和颞肌的断面。蝶窦后壁为枕骨基底部,两侧与颞骨岩部相连,岩部内可见由后外至前内的**颈动脉管** carotid canal 和颈内动脉,岩部外侧的乳突部骨内可见乳突小房。颅后窝的形态呈"葫芦"形,有近

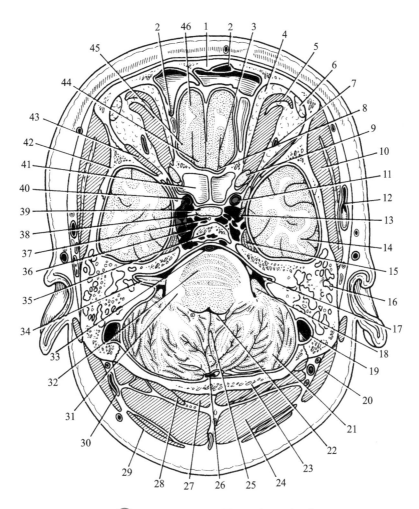

图 1-20　经垂体的横断面(断层十四)

1. 额骨　2. 额窦　3. 嗅束沟　4. 眶脂体　5. 上直肌　6. 泪腺　7. 眼上静脉　8. 嗅束　9. 视神经　10. 颞肌
11. 颈内动脉　12. 颞浅静脉　13. 动眼神经　14. 颞叶　15. 三叉神经节　16. 乳突小房　17. 内耳道
18. 绒球　19. 乙状窦　20. 头夹肌　21. 小脑半球　22. 第四脑室　23. 枕骨　24. 头半棘肌　25. 小脑扁
桃体　26. 枕窦　27. 头后小直肌　28. 头后大直肌　29. 斜方肌　30. 颈深静脉　31. 小脑中脚　32. 脑桥
33. 基底动脉　34. 面神经和前庭蜗神经　35. 鞍背　36. 海绵窦　37. 垂体柄　38. 鞍膈　39. 垂体　40. 颈内
动脉　41. 蝶窦　42. 蝶骨大翼　43. 外直肌　44. 直回　45. 眶回　46. 额叶

似圆形的**延髓** medulla oblongata 和后方的小脑断面，两侧小脑外侧可见乙状窦的断面，其前端与颈静脉窝相连(图 1-21)。

### 十六、下颌头层面(断层十六)

关键结构：下颌头，延髓，筛窦。

此断面前部正中可见条纹状的鼻中隔，两侧为大小不等、形态各异的筛窦。筛窦两侧为眶的断面，前方为圆形的眼球，眼球两侧可见内、外直肌的断面。筛窦后方可见蝶窦和蝶骨大翼的断面，蝶骨大翼上可见卵圆孔和棘孔，分别有下颌神经和脑膜中动脉通过，外侧可见咀嚼肌断面。蝶窦后方为枕骨基底部和枕骨大孔，孔内可见圆形的延髓和后方的**小脑扁桃体** tonsil of cerebellum。枕骨基底部两侧可见颞下颌关节的断面(图 1-22)。

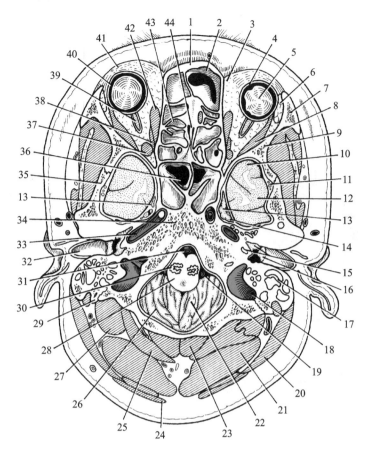

图 1-21 经颈动脉管的横断面(断层十五)

1. 额骨 2. 额窦 3. 眶脂体 4. 眼球 5. 视网膜 6. 泪腺 7. 颧骨 8. 外直肌 9. 蝶骨大翼 10. 颞极 11. 脑膜中动脉 12. 颞叶 13. 三叉神经节和上颌神经 14. 下颌神经 15. 鼓室和耳蜗 16. 鼓膜 17. 乳突小房 18. 颈静脉窝 19. 小脑下前动脉 20. 胸锁乳突肌 21. 头半棘肌 22. 小脑扁桃体 23. 头后小直肌 24. 斜方肌 25. 头后大直肌 26. 小脑半球 27. 头上斜肌 28. 延髓 29. 乳突 30. 下橄榄核 31. 基底动脉 32. 外耳道 33. 颈内动脉 34. 枕骨基底部 35. 颞骨鳞部 36. 蝶窦 37. 上直肌 38. 上斜肌 39. 视神经 40. 脉络膜 41. 上睑 42. 内直肌 43. 筛骨迷路 44. 筛骨垂直板

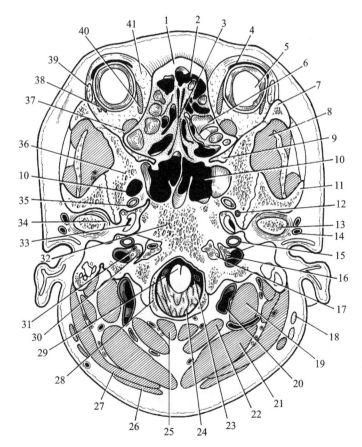

图 1-22 经下颌头的横断面(断层十六)

1. 额骨 2. 额窦 3. 筛骨垂直板 4. 结膜囊 5. 眼球 6. 筛骨迷路 7. 颧骨 8. 颞肌 9. 眶下裂 10. 蝶窦 11. 颧弓 12. 棘孔和脑膜中动脉 13. 下颌头 14. 颞浅静脉 15. 颈内动脉和颈内静脉 16. 迷走神经和副神经 17. 舌下神经 18. 枕淋巴结 19. 头上斜肌 20. 颈深静脉 21. 头半棘肌 22. 头后大直肌 23. 椎动脉 24. 小脑扁桃体 25. 头后小直肌 26. 斜方肌 27. 头夹肌 28. 基底静脉丛 29. 延髓 30. 副神经 31. 舌咽神经 32. 枕骨基底部 33. 咽鼓管软骨 34. 关节盘 35. 下颌神经和卵圆孔 36. 蝶骨大翼 37. 下直肌 38. 外直肌 39. 泪腺 40. 内直肌 41. 眶脂体

(李幼琼 刘树伟)

# 第四节 颌面部连续横断层解剖

## 一、上直肌和上斜肌层面（断层一）

此断面为 Reid 基线上方第 5 断层，经上直肌和上斜肌。

关键结构：上直肌，上斜肌，额窦。

筛骨鸡冠前方为左右不对称的**额窦** frontal sinus。左、右眶腔上部可见上斜肌、上睑提肌和上直肌、眶脂体，眶外侧壁的后外侧是颞窝内的颞肌。颅腔内，可见大脑的额叶、颞叶和枕叶、中脑、小脑蚓上部及小脑幕等（图 1-23）。

## 二、视神经和视交叉层面（断层二）

此断层为 Reid 基线上方第 4 断层，经视神经和视交叉。

关键结构：筛窦，眼球，泪腺，视神经，视交叉。

在断面中线上，由前向后依次为：筛孔及嗅束、蝶窦。眼球及视神经两侧可见内、外直肌切面，左、右视神经由视神经管入颅形成视交叉，视交叉与鞍背之间有漏斗，再向后为灰结节、乳头体、中脑、小脑和呈"Y"形的小脑幕及大脑镰。颞叶形如相邻的一对"肾"，环绕于小脑及中脑两侧（图 1-24）。

## 三、海绵窦层面（断层三）

此断层为 Reid 基线上方第 3 断层，经海绵窦。

关键结构：蝶窦，海绵窦，筛窦，眶，眼球，颧骨。

蝶骨体位于断面前份中央，其内有蝶窦，两侧为**海绵窦** cavernous sinus，颈内动脉、展神经和眼神经由内向外穿经海绵窦，蝶窦前方，鼻中隔两侧为

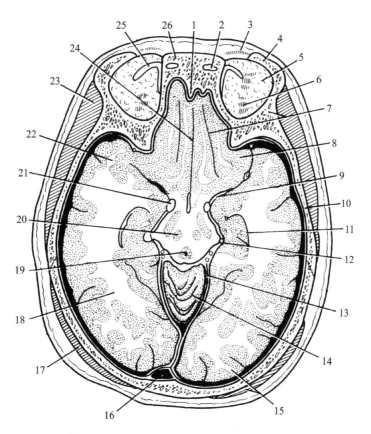

图 1-23 经上直肌和上斜肌的横断面（断层一）

1. 鸡冠 2. 额窦 3. 眼轮匝肌 4. 额骨 5. 眶脂体 6. 上睑提肌和上直肌 7. 蝶骨大翼和直回 8. 眶回 9. 大脑外侧窝池 10. 颞骨鳞部 11. 侧脑室下角 12. 海马和视束 13. 小脑幕 14. 小脑蚓 15. 枕叶和枕额肌枕腹 16. 上矢状窦 17. 枕额肌枕腹 18. 视辐射 19. 中脑水管 20. 红核 21. 视束 22. 颞上回 23. 颞肌 24. 大脑纵裂 25. 上斜肌 26. 额骨

31

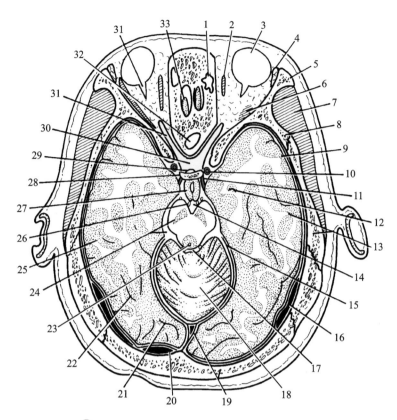

图 1-24 经视神经和视交叉的横断面(断层二)

1. 筛小房 2. 内直肌 3. 眼球 4. 泪腺 5. 颧骨 6. 外直肌 7. 颞肌 8. 蝶骨大翼 9. 颞上回 10. 颈内动脉 11. 后交通动脉 12. 杏仁体和侧脑室下角 13. 颞中回和颞骨鳞部 14. 脚间池 15. 小脑幕 16. 横窦 17. 四叠体池 18. 小脑 19. 直窦 20. 上矢状窦 21. 枕叶 22. 枕颞沟 23. 中脑水管 24. 黑质和环池 25. 颞中回 26. 动眼神经 27. 乳头体和灰结节 28. 鞍背 29. 漏斗 30. 视交叉 31. 视神经 32. 蝶窦 33. 嗅束

筛骨迷路。眶呈喇叭形,内容眼球、内直肌、外直肌及眶脂体。颞骨岩部位于断面后外侧,其中段有两个纽扣样白圈,为骨半规管,再向外为乳突小房。**脑桥** pons 位于断面的中心,基底部宽阔,基底动脉行于基底沟内。小脑位于脑桥背侧呈扇状向两侧展开。小脑幕后缘为几乎呈现其全长的左、右横窦(图 1-25)。

### 四、眶下裂层面(断层四)

此断层为 Reid 基线上方第 2 断层,经眶下裂。关键结构:筛骨,筛窦,蝶窦,鼻中隔,颞骨。

蝶骨体占据断面的中心,其前份空腔为蝶窦,两侧由前向后依次为圆孔、卵圆孔、棘孔,分别有上颌神经、下颌神经和脑膜中动脉经过。筛骨垂直板构成鼻中隔,其后份两侧见筛骨迷路呈蜂窝状。眼眶内容眶脂体,并见下斜肌、下直肌切面,其外后方见颞肌,其内侧前份见鼻泪管。颞骨岩部位于后

外侧,可见颈动脉管和颈内动脉;左侧颞骨自内侧向外侧出现蜗管、鼓室与听小骨、面神经管和乳突小房;右侧颞骨自内侧向外侧出现后骨半规管、鼓室与听小骨、鼓膜和乳突小房。颅底的沟、管、裂、孔给病变蔓延提供了途径,如颅外肿瘤可由此侵入颅内。小脑断面广阔,借小脑中脚连于脑桥。第四脑室呈五角形,其后外侧有齿状核。**脑桥小脑角** pontocerebellar trigone 是蜗神经瘤的好发部位,面神经与前庭蜗神经经此入内耳门(图 1-26)。

### 五、下颌头层面(断层五)

此断层为 Reid 基线上方第 1 断层,经 Reid 基线。关键结构:髁突,翼腭窝,颅底,鼻腔。

蝶骨体和大翼、颞骨岩部、枕骨基底部共同构成颅底。由外向内可见乳突小房,内邻颈静脉孔,前内为面神经管,再向内为颈动脉管。蝶骨大翼根部有卵圆孔和棘孔。小脑占据颅后窝,与脑桥之间

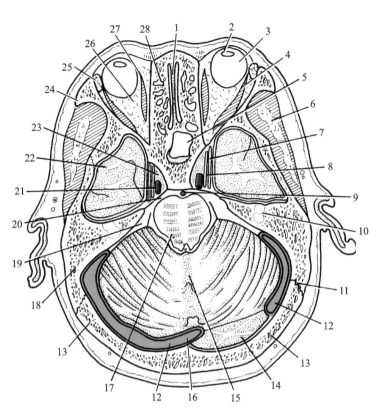

图1-25　经海绵窦的横断面(断层三)

1. 鼻中隔　2. 晶状体　3. 眼球　4. 外直肌　5. 蝶窦　6. 颞肌　7. 眼神经　8. 展神经　9. 基底动脉　10. 前骨半规管　11. 人字缝　12. 横窦　13. 枕骨　14. 枕叶　15. 小脑蚓部　16. 窦汇　17. 脑桥　18. 颞骨　19. 脑桥小脑角池　20. 桥池　21. 颈内动脉　22. 颞叶　23. 海绵窦　24. 颧骨　25. 泪腺　26. 眶脂体　27. 内直肌　28. 筛窦

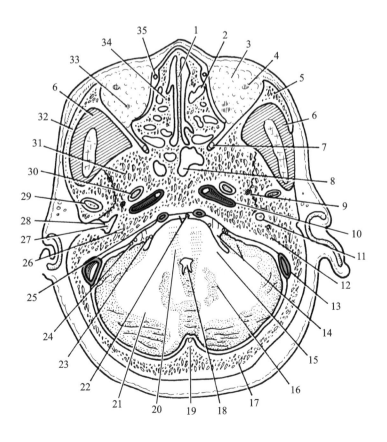

图1-26　经眶下裂的横断面(断层四)

1. 鼻中隔　2. 筛窦　3. 眶脂体　4. 下斜肌　5. 颧骨　6. 颞肌　7. 圆孔与上颌神经　8. 蝶窦　9. 棘孔和脑膜中动脉　10. 颈动脉管和颈内动脉　11. 鼓室与听小骨　12. 颞骨　13. 乙状窦　14. 绒球和脑桥小脑角池　15. 小脑中脚　16. 齿状核　17. 枕骨　18. 第四脑室　19. 枕内嵴　20. 脑桥　21. 小脑半球　22. 基底动脉与桥池　23. 三叉神经　24. 面神经和前庭蜗神经　25. 岩下窦　26. 后骨半规管　27. 听小骨　28. 鼓膜　29. 颞下颌关节盘　30. 卵圆孔和下颌神经　31. 蝶骨体　32. 颧弓　33. 下直肌　34. 筛骨　35. 鼻泪管

为第四脑室。

鼻腔位于面部中份,鼻中隔居正中位,由鼻中隔软骨及犁骨构成,在后份两侧可见中鼻甲和上颌窦。颧弓与蝶骨大翼之间为颞下窝,可见颞肌及深面翼外肌。在颌面部深层,**翼腭窝** pterygopalatine fossa 是很重要的标志,临床上常以病变是否累及此窝作为手术指征和判断预后的依据。它位于上颌骨后壁、蝶骨大翼的颞下面及翼突与腭骨垂直板之间,为一狭长的不规则形间隙,其中主要有上颌神经、翼腭神经节、上颌动脉第三段及其分支。翼腭窝交通广泛,向前经眶下裂通眼眶,向内经蝶腭孔通鼻腔,经翼上颌裂通颞下窝,向下经腭大孔通口腔,向后上经圆孔通颅中窝(图 1-27)。

## 六、枕骨大孔上方层面(断层六)

此断层为 Reid 基线下方第 1 断层,经枕骨大

孔上方。

关键结构:颈静脉孔,鼻咽,鼻泪管,咽旁(外侧)间隙,腮腺,颞下间隙。

断面的中心为鼻咽,鼻咽的前方借鼻后孔与鼻腔相通,后方为咽隐窝,是鼻咽癌的好发部位。咽隐窝的后外侧为**咽旁间隙** parapharyngeal space,该间隙位于翼内肌、腮腺深叶与咽侧壁之间,其内有颈内动、静脉及第IX~XI对脑神经和颈外侧上深淋巴结,手术时要避免伤及上述重要结构。在上颌骨的后外侧与颞肌及下颌支上份之间为**颞下间隙** infratemporal space,其内有翼丛、上颌动脉及其分支和上、下颌神经的分支通过(图 1-28)。

断面接近枕骨大孔,可见延髓、第四脑室、小脑扁桃体和蚓垂。颈静脉孔出现,孔内有颈内静脉及第IX~XI对脑神经通过。颅底骨折伤及脑神经时,患者可出现喝水发呛、吞咽困难、声音嘶哑、胸锁乳

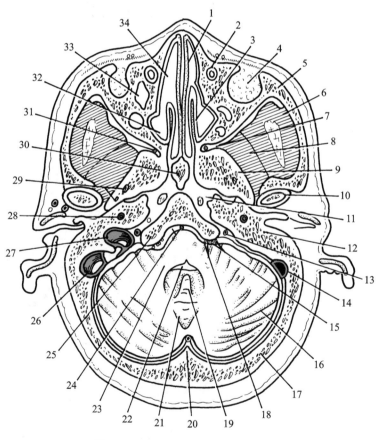

图 1-27　经下颌头的横断面(断层五)

1. 鼻中隔　2. 鼻泪管　3. 中鼻甲　4. 眶脂体　5. 颧弓　6. 颞肌　7. 翼腭窝　8. 翼外肌　9. 蝶骨大翼
10. 下颌头　11. 破裂孔　12. 面神经管　13. 岩下窦　14. 乙状窦　15. 舌咽神经、迷走神经和副神经
16. 小脑半球　17. 枕骨　18. 面神经和前庭蜗神经　19. 小结　20. 枕内嵴　21. 蚓锥体　22. 第四脑室
23. 小脑中脚　24. 基底动脉与桥池　25. 枕骨基底部　26. 乙状窦　27. 颈内静脉　28. 颈动脉管
29. 卵圆孔和棘孔　30. 犁骨　31. 翼腭动脉　32. 中鼻道　33. 上颌窦　34. 鼻腔

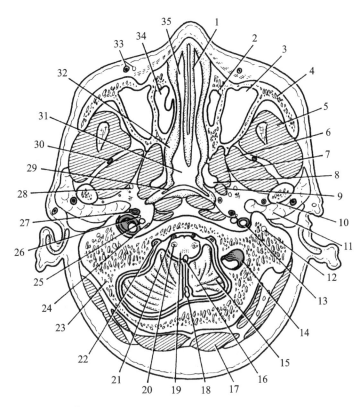

图1-28 经枕骨大孔上方的横断面(断层六)

1. 鼻中隔 2. 鼻泪管 3. 上颌窦 4. 颧弓 5. 颞肌 6. 翼外肌 7. 翼内肌 8. 咽鼓管软骨 9. 腭帆张肌 10. 下颌颈 11. 腮腺 12. 面神经管和面神经 13. 颈内静脉 14. 枕导静脉 15. 小脑扁桃体 16. 第四脑室 17. 头半棘肌 18. 蚓垂 19. 延髓 20. 下橄榄核 21. 椎动脉 22. 舌下神经管与舌下神经根 23. 枕骨 24. 副神经 25. 迷走神经 26. 舌咽神经 27. 颈内动脉 28. 下颌神经 29. 咽隐窝 30. 上颌动脉 31. 鼻咽 32. 下鼻甲 33. 面动、静脉 34. 下鼻道 35. 鼻腔

突肌及斜方肌麻痹等症状,此即颈静脉孔综合征。

### 七、寰枕关节层面(断层七)

此断层为 Reid 基线下方第 2 断层,经寰枕关节。

关键结构:上颌窦,咽隐窝,腮腺,寰椎,颞下间隙,小脑扁桃体。

鼻中隔外侧是下鼻甲,下鼻道外侧邻上颌窦,上颌窦后外侧邻颞下间隙,由内侧至外侧依次为翼内肌、翼外肌、下颌骨冠突和髁突、颞下间隙、颞肌及咬肌腱。

颞下间隙的位置、毗邻如断层十六所述,此间隙向后内与咽旁间隙相通,向下在翼外肌下缘与翼下颌间隙相通,向下外与颊咽间隙相通,并借眶下裂通眶腔,经卵圆孔和棘孔与颅腔相通,借翼丛与海绵窦相通。颞下间隙位于颌面部诸间隙的中央,一旦感染易累及周围各间隙。在 CT 图像上,筋膜间隙为低密度影。

此断面在枕骨大孔下面,仍可见小脑扁桃体(图 1-29)。MRI 显示:小脑扁桃体伸至枕骨大孔平面以下 3 mm 属正常范围。小脑延髓池穿刺时,需严格保持穿刺的正中方位,以免伤及其两侧的小脑扁桃体。

### 八、寰枢关节层面(断层八)

此断层为 Reid 基线下方第 3 断层,经寰枢关节。

关键结构:寰枢关节,腮腺,翼下颌间隙,咬肌间隙。

此平面到达固有口腔,可见顶部的硬腭。上颌骨牙槽突如马蹄形,两下颌支呈"八"字形,其内、外侧分别有翼内肌和咬肌附着。翼内肌与下颌支内侧面之间为**翼下颌间隙** pterygomandibular space,其前方为颊肌与颊咽筋膜,后界为腮腺,间隙内主要有下牙槽神经、下牙槽动、静脉以及舌神经等。咬肌与下颌支之间为**咬肌间隙** masseter space,其前

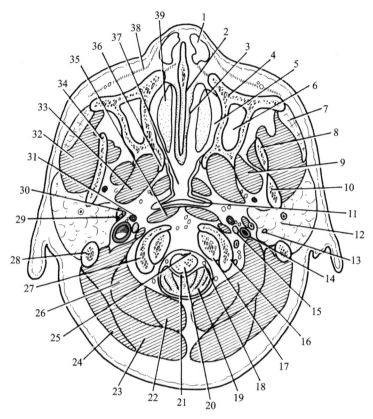

图1-29 经寰枕关节的横断面(断层七)

1. 鼻前庭 2. 犁骨 3. 下鼻甲 4. 上颌骨 5. 下鼻道 6. 上颌窦 7. 咬肌腱 8. 下颌骨冠突 9. 翼外肌 10. 下颌骨髁突 11. 咽隐窝 12. 腮腺 13. 面神经 14. 颈内静脉 15. 迷走神经 16. 寰椎侧块上关节凹 17. 枕髁 18. 椎动脉 19. 小脑扁桃体 20. 延髓 21. 小脑延髓池 22. 头后小直肌 23. 头半棘肌 24. 头夹肌 25. 延池 26. 头后大直肌 27. 寰枕关节 28. 乳突 29. 茎突 30. 茎突周围肌 31. 颈内动脉 32. 咬肌 33. 翼内肌 34. 下颌支 35. 头长肌和颈长肌 36. 翼突内侧板 37. 鼻咽 38. 提上唇肌 39. 下鼻甲

界为咬肌前缘,紧邻磨牙后区,后界为腮腺。此间隙仅存在于咬肌上部的深面,感染多来自下颌第三磨牙,该间隙较封闭,炎症不易扩散(图1-30)。

腮腺的大部位于下颌后窝内,其内有颈外动脉、面后静脉、颞浅动脉和静脉、面神经及耳颞神经穿过,前两者能在CT图像上显影。腮腺深叶突入到咽外侧间隙,故腮腺深叶的肿块与咽外侧间隙的肿块在CT图像上有时不易区分。茎突咽肌、茎突在CT图像上显影清晰,可作为分辨腮腺与深部结构的标志。

## 九、枢椎体上份层面(断层九)

此断层为Reid基线下方第4断层,经枢椎体上份。

关键结构:腭扁桃体,腮腺,咽后间隙,椎前间隙,咽旁间隙。

枢椎体与椎前筋膜之间为**椎前间隙** prevertebral space,颈椎结核的冷脓肿可由此间隙直接流入后纵隔。咽缩肌后面覆有颊咽筋膜,其与椎前筋膜之间为**咽后间隙** retropharyngeal space,内含脂肪及淋巴结,该间隙向上延伸达颅底,向下通食管后间隙,外侧为颈动脉鞘,故咽后间隙是口、咽、喉感染蔓延到纵隔的途径,又称"危险间隙"。咽后间隙向两侧通咽旁间隙。在断面上咽旁间隙大致呈三角形,其外界为翼内肌和腮腺,内侧界是咽侧壁,后界为椎前筋膜,上界为颅底,下界达舌骨平面。此间隙由茎突舌肌和茎突咽肌分为前、后两部。茎突前间隙较小,内有疏松结缔组织和少数淋巴结,借咽上缩肌与腭扁桃体相毗邻,腭扁桃体脓肿可直接溃破咽侧壁扩散至此。茎突后间隙较大,

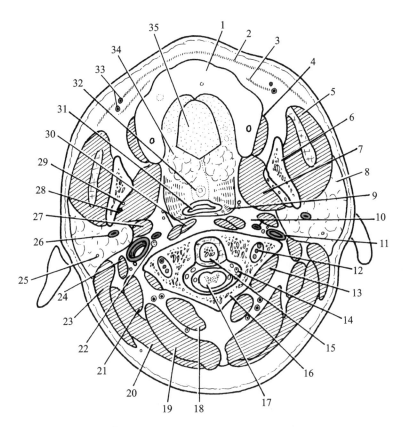

图 1-30　经寰枢关节的横断面(断层八)

1. 上颌骨牙槽突　2. 口轮匝肌　3. 提上唇肌　4. 颊肌　5. 咬肌　6. 下颌支　7. 翼内肌　8. 腮腺　9. 咽缩肌与腭咽肌　10. 咽外侧间隙与颈内动脉　11. 颈内静脉　12. 横突孔与椎动、静脉　13. 头下斜肌　14. 椎动、静脉　15. 枢椎齿突及寰枢关节　16. 寰椎后弓　17. 脊髓　18. 头后大直肌　19. 头半棘肌　20. 头夹肌　21. 头最长肌　22. 迷走神经　23. 胸锁乳突肌　24. 二腹肌后腹　25. 面神经　26. 下颌后静脉　27. 茎突咽肌、茎突舌肌　28. 下牙槽动脉　29. 下牙槽神经　30. 颈长肌、头长肌　31. 鼻咽　32. 腭垂　33. 面动、静脉　34. 腭腺　35. 硬腭

内有颈内动、静脉,交感干颈段,第IX~XI对脑神经,此部肿块可引起颈动脉鞘的移位和神经压迫症状,手术时要避免伤及上述重要结构。翼颌间隙内可见下牙槽神经(图 1-31)。

### 十、枢椎体下份层面(断层十)

此断层为 Reid 基线下方第 5 断层,经枢椎体下份。

关键结构:腭扁桃体,腭垂,腮腺,舌,咽外侧间隙。

咽的前方以腭垂、软腭游离缘、咽腭弓与口腔为界。腭垂位于枢椎平面,可清楚地在 CT、MRI 图像上显示,是影像学中寻找腭扁桃体的标志。如果腭垂正中位置发生改变,提示咽腭部的炎症、肿瘤、神经病变或畸形。茎突后间隙内除颈动脉鞘、颈交

感干外,尚可见颈外侧深淋巴结上组(图 1-32)。

### 十一、第 3 颈椎椎体层面(断层十一)

此断层为 Reid 基线下方第 6 断层,经第 3 颈椎体。

关键结构:舌,咽,下颌下间隙,咽后间隙。

在舌的两侧,下颌骨内侧可见下颌舌骨肌和**下颌下间隙** submandibular space,该间隙主要位于下颌下三角中,由颈深筋膜浅层在下颌下腺处分为浅、深两层所形成,向上达下颌骨下缘,后界为二腹肌后腹,该间隙内有下颌下腺和面动、静脉,此间隙感染易向周围蔓延,向下通**舌下间隙** sublingual space,向前内通**颏下间隙** submental space,向后外通翼颌及咽旁间隙(图 1-33)。

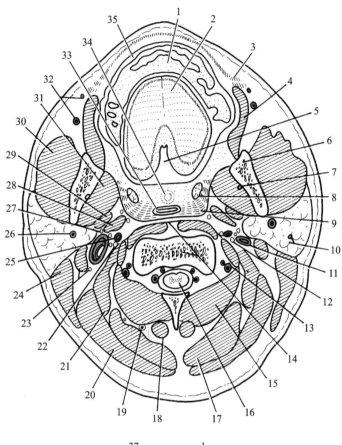

图 1-31 经枢椎体上份的横断面(断层九)

1. 牙龈 2. 舌 3. 口轮匝肌 4. 颊肌 5. 固有口腔 6. 下颌支 7. 下牙槽神经 8. 腭扁桃体 9. 腭咽肌与咽缩肌 10. 腮腺与面神经 11. 颈内静脉 12. 迷走神经 13. 椎动、静脉 14. 枢椎和椎前筋膜 15. 头下斜肌 16. 脊髓 17. 头半棘肌 18. 头后大直肌 19. 颈深静脉 20. 头夹肌 21. 头最长肌 22. 颈交感干 23. 二腹肌后腹与副神经 24. 胸锁乳突肌 25. 颈内动脉 26. 下颌后静脉 27. 舌咽神经 28. 茎突咽肌 29. 茎突舌肌 30. 咬肌 31. 翼内肌 32. 面动、静脉 33. 鼻咽 34. 腭垂肌 35. 口腔前庭

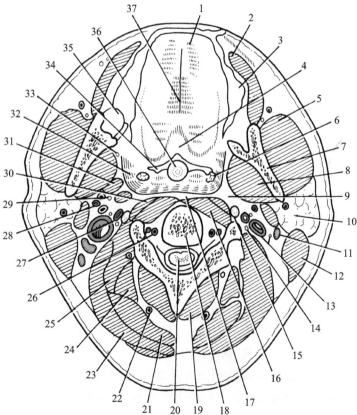

图 1-32 经枢椎体下份的横断面(断层十)

1. 舌 2. 颊肌 3. 口腔前庭 4. 舌根 5. 咬肌 6. 腭扁桃体 7. 下颌支 8. 翼内肌 9. 咽外侧间隙 10. 腮腺 11. 颈外侧深淋巴结 12. 胸锁乳突肌 13. 颈内静脉和副神经 14. 迷走神经 15. 颈上神经节 16. 颈长肌 17. 咽后间隙 18. 枢椎椎体 19. 头下斜肌 20. 脊髓 21. 头半棘肌 22. 颈深静脉 23. 头夹肌 24. 颈半棘肌 25. 头最长肌 26. 椎动、静脉 27. 颈内动脉 28. 颈外动脉 29. 舌咽神经 30. 头长肌 31. 茎突舌肌 32. 咽缩肌 33. 舌神经 34. 口咽 35. 第三磨牙 36. 腭垂 37. 舌中隔

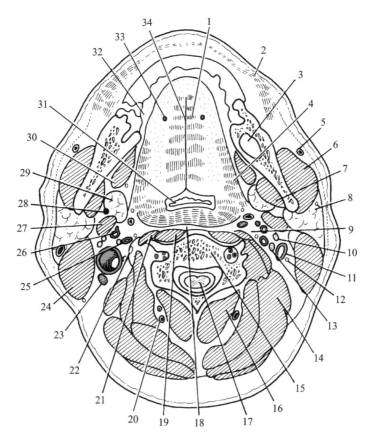

图1-33 经第3颈椎椎体的横断面(断层十一)

1. 颏舌肌 2. 口轮匝肌 3. 下颌牙槽 4. 舌骨舌肌 5. 面静脉 6. 咬肌 7. 翼内肌 8. 腮腺与面神经 9. 咽外侧间隙 10. 舌下神经 11. 颈内静脉 12. 副神经 13. 迷走神经 14. 头夹肌 15. 第3颈椎椎体 16. 颈半棘肌 17. 脊髓 18. 咽后间隙 19. 颈长肌 20. 颈深静脉 21. 头长肌 22. 颈交感干 23. 颈外侧深淋巴结 24. 胸锁乳突肌 25. 颈内动脉 26. 颈外动脉与面动脉 27. 二腹肌后腹 28. 面动脉 29. 下颌下腺 30. 下颌舌骨肌 31. 口咽 32. 固有口腔 33. 舌深动脉 34. 舌中隔

## 十二、下颌体上份层面(断层十二)

此断层为 Reid 基线下方第7断层,经下颌体上份。

关键结构:舌,舌下间隙。

该断面可见呈倒"V"形的下颌骨体,下颌下腺较前一断面增大,位于下颌下间隙内。细长的舌下腺位于下颌舌骨肌与舌之间的舌下间隙内。下颌下间隙隔下颌舌骨肌与舌下间隙紧邻,经下颌下腺深部两间隙可交通(图 1-34)。

## 十三、第4颈椎椎体层面(断层十三)

此断层为 Reid 基线下方第8断层,经第4颈椎椎体。

关键结构:舌下间隙,颌下间隙,下颌下腺,颈总动脉分叉。

此断面达喉咽,会厌呈新月状。咽壁的后外侧可见水滴状舌骨大角。喉上神经位于舌骨大角的外侧,近咽侧壁处。下颌下间隙中有下颌下腺及面静脉。舌与下颌舌骨肌之间为舌下间隙,内有舌下腺(图 1-25)。断面的左侧至颈总动脉分叉部,颈总动脉分叉平面高达舌骨和舌骨平面以上者占86%,最高可至枢椎椎体水平(图 1-35)。

## 十四、舌骨体层面(断层十四)

此断层为 Reid 基线下方第9断层,经第4颈椎间盘和舌骨体。

关键结构:喉,舌骨,会厌。

颏舌肌以短腱起自颏棘,肌腹向后逐渐增宽达舌骨体,两侧是参与构成口底的下颌舌骨肌和舌骨舌肌。下颌下腺位于颌下间隙内,封套筋膜形成其筋膜鞘。舌骨呈弧形,位于喉和会厌的前方,它们

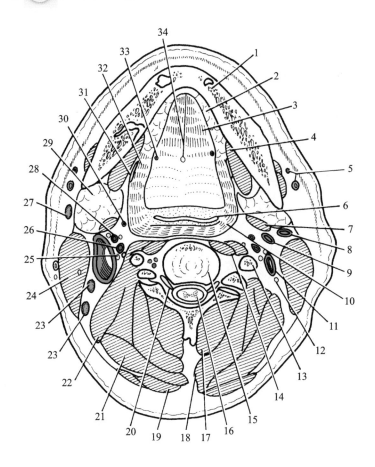

图 1-34 经下颌体上份的横断面(断层十二)

1. 下颌体 2. 舌下腺 3. 颏舌肌 4. 下颌舌骨肌
5. 面动、静脉 6. 口咽 7. 二腹肌后腹 8. 下颌后静
脉 9. 咽静脉 10. 咽缩肌 11. 颈内静脉 12. 副神经
13. 第 3 颈椎前结节 14. 颈长肌 15. 第 3 颈椎间
盘 16. 脊髓 17. 颈半棘肌 18. 头半棘肌 19. 斜
方肌 20. 第 4 颈神经根 21. 头夹肌 22. 肩胛提肌
23. 颈外侧深淋巴结 24. 胸锁乳突肌 25. 迷走神经
26. 颈内动脉 27. 下颌下淋巴结 28. 颈外动脉
29. 下颌下腺 30. 舌动脉 31. 舌神经 32. 舌骨
舌肌 33. 舌深动脉 34. 舌中隔

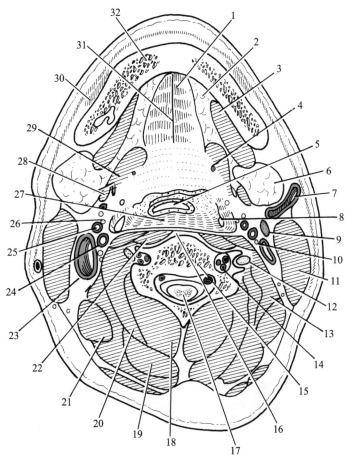

图 1-35 经第 4 颈椎椎体的横断面(断层十三)

1. 颏舌肌 2. 舌下腺 3. 下颌舌骨肌 4. 舌动脉
5. 喉咽和会厌 6. 下颌下腺 7. 面静脉 8. 舌骨大角
9. 颈外侧深淋巴结 10. 迷走神经 11. 胸锁乳突肌
12. 第 4 颈神经 13. 前、中斜角肌 14. 横突孔与椎
动、静脉 15. 第 4 颈椎椎体 16. 椎前间隙 17. 脊
髓 18. 颈半棘肌 19. 头半棘肌 20. 头最长肌和
颈最长肌 21. 肩胛提肌 22. 颈长肌 23. 颈内
静脉 24. 颈内动脉 25. 颈外动脉 26. 喉上神
经 27. 咽缩肌 28. 舌下神经与二腹肌 29. 舌骨舌
肌 30. 降下唇肌 31. 舌中隔 32. 下颌体

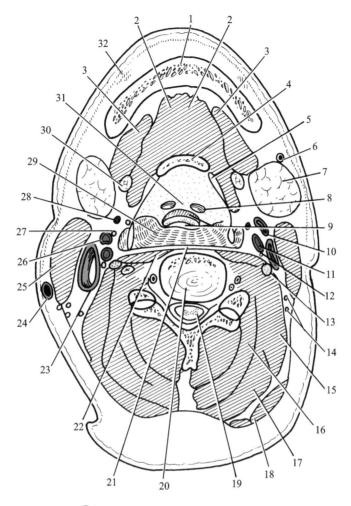

图1-36　经舌骨体的横断面(断层十四)

1. 下颌骨　2. 颏舌骨肌　3. 下颌舌骨肌　4. 舌骨体　5. 舌骨大角　6. 颏下静脉　7. 下颌下腺　8. 会厌谷　9. 会厌与喉咽　10. 面深静脉　11. 颈总动脉　12. 迷走神经　13. 颈交感干　14. 耳大神经与副神经　15. 肩胛提肌　16. 头半棘肌　17. 头夹肌　18. 斜方肌　19. 脊髓　20. 第4颈椎间盘　21. 咽后间隙　22. 颈长肌　23. 颈内静脉　24. 颈外静脉　25. 胸锁乳突肌　26. 颈外动脉　27. 舌下神经降支　28. 甲状腺上动脉　29. 咽缩肌　30. 二腹肌中间腱　31. 舌会厌正中襞　32. 降口角肌

之间是纤维结缔组织(图1-36)。在此平面以下咽外侧间隙消失。80%的舌骨位于第4颈椎及颈4、5椎间盘高度。

（卢大华）

# ▶▶▶　第五节　头部连续矢状断层解剖　◀◀◀

　　以头部正中线为基线分别向左、右侧切制头部连续矢状断层标本,本节取正中线左侧第一断层的右面观和正中线右侧所有断层的左面观来介绍头部的连续矢状断层解剖。

## 一、正中矢状面右面观(断层一)

　　此断面为正中矢状面的右面观。
　　关键结构:胼胝体,大脑半球,第三、四脑室,垂体。

　　由于左、右侧**大脑半球** cerebral hemisphere 发育的不对称性,故大脑纵裂内的大脑镰很少处于正中位置。该断面切及右侧半球额叶额内侧回的一部分,大脑镰不完整。

　　**胼胝体** corpus callosum 居脑部中份,其上方的胼胝体沟内有胼周动脉（A4 段）走行。胼胝体的嘴、膝、干与穹隆之间为透明隔,胼胝体压部的后方,左、右侧大脑内静脉汇合成大脑大静脉注入直窦。此处蛛网膜下隙宽阔,自上而下形成了

41

大脑大静脉池、松果体池、**帆间池** cistern of velum interpositum、四叠体池。胼胝体嘴的下方为前连合和终板，它们构成**第三脑室** third ventricle 前壁，缰连合、松果体和后连合组成后壁，上壁被脉络丛和丘脑髓纹所覆盖，下壁自前向后为视交叉、漏斗、灰结节和乳头体，丘脑间黏合连于两侧壁间。下丘脑沟将第三脑室分为上、下两部分，沟的前端借室间孔通侧脑室，后端经中脑水管通**第四脑室** fourth ventricle。在颅脑 MRI 正中矢状扫描图像中，第三脑室、第四脑室和脑池的显影均极佳。

脑干的腹侧自上而下可见交叉池，池内有大脑前动脉(A1 段)，脚间池含基底动脉末端和大脑后动脉(P1 段)，基底动脉位于桥池；紧贴脑桥的基底沟，左侧的椎动脉在延池内呈锐角汇入基底动脉。于脑干背侧，菱形窝构成第四脑室底，上髓帆、顶隐窝、下髓帆和小脑组成其顶部。原裂清晰地将小脑分隔成前叶和后叶，小脑扁桃体的下方是宽阔的**小脑延髓池** cerebellomedullary cistern。

小脑幕分隔了上方的大脑枕叶(幕上结构)和下方的小脑及脑干(幕下结构)，直窦汇集了大脑大静脉的血液，向后流入窦汇。枕叶可见呈垂直走行的距状沟和顶枕沟的上部。

正中矢状面亦是显示**垂体** hypophysis 的理想层面，垂体前、后叶分界明显，上方被鞍膈覆盖，由垂体柄连于漏斗，周围由脑蛛网膜下隙环绕，故在 MRI 图像中显示清晰。垂体窝的下方是形态不规则的蝶窦。

大脑镰的前端附着于鸡冠，向后逐渐增宽连于小脑幕的中央部，其上、下缘的空腔分别为**上矢状窦** superior sagittal sinus 和**下矢状窦** inferior sagittal sinus，内腔越向后越宽大，上矢状窦直通窦汇；下矢状窦汇入直窦。在颅顶部可见蛛网膜粒突入上矢状窦内，在男性标本上尤其发达。小脑镰分隔小脑半球的后部，其内腔为枕窦，向上血液流入窦汇。

**鼻中隔** nasal septum 由骨性部(筛骨垂直板和犁骨)和软骨部组成，大部分人并不位于正中央，略有偏曲。上颌骨腭突和腭骨的水平板构成硬腭，后方是由腭肌组成的软腭。颏舌肌呈辐射状，其下方是舌骨舌肌和下颌舌骨肌。咽鼓管圆枕，环绕着咽鼓管咽口，它位于下鼻甲后端 1 cm 处，其后方纵行的凹陷为咽隐窝，是鼻咽癌的好发部位。舌根与会厌软骨之间为舌会厌正中襞。矢状剖开的甲状软骨、环状软骨和杓状软骨清晰可辨，前庭襞和声襞将喉腔分为喉前庭、喉中间腔、声门下腔三部分。

**斜坡** clivus 下缘为枕骨大孔前缘，是延髓和脊髓的延续部分，也是颅腔和椎管的分界，斜坡后方走行的是椎动脉和基底动脉，其下方依次是：寰椎前弓、枢椎齿突和椎体。枕骨大孔后缘下方是寰椎后弓和枢椎棘突。小脑扁桃体位置变异较大，可突入枕骨大孔或其以下 3 mm 均属正常范围，故枕骨大孔疝的诊断，应将影像表现与临床体征相结合(图 1-37)。

## 二、正中矢状面左面观(断层二)

关键结构：胼胝体，扣带沟缘支，穹隆，中央沟。

与胼胝体沟平行的是**扣带沟** cingulate sulcus，它起自胼胝体嘴的下方，大部分人不连贯，由前向后走行发出中央旁沟和**缘支** marginal ramus。扣带沟与胼胝体沟之间为扣带回，扣带沟缘支是识别中央旁小叶的标志。**中央沟** central sulcus 恰位于扣带沟缘支的前方，以此确定中央前、后回和额、顶叶分界。部分顶枕沟被大脑镰遮盖，距状沟几乎与小脑幕平行走向，分隔了楔叶与舌回。右侧的透明隔被切掉，便可看到位于侧脑室内的尾状核，它构成侧脑室的下外侧壁；在室间孔的前方，穹隆柱向后上延续成**穹隆体** body of fornix；胼胝体嘴的下方是胼胝体下回和终板旁回。视神经穿过交叉池连于视交叉；脚间池内有动眼神经和大脑后动脉的起始部(P1 段)；基底动脉纵行走行在桥池内。

可见上、中、下三个鼻甲和上、中、下三个鼻道，上鼻甲后上方的凹陷为蝶筛隐窝，是蝶窦的开口部位。依软腭和会厌软骨上缘将咽分为鼻咽、口咽、喉咽三部分(图 1-38)。

## 三、内囊膝层面(断层三)

正中矢状面右侧第 2 断层，经内囊膝。

关键结构：大脑沟、回，内囊，小脑幕，海绵窦。

扣带沟已不连续，中央旁沟和扣带沟缘支之间为中央旁小叶 paracentral lobule，中央沟位于扣带沟缘支的前方。顶枕沟深而易见，其前上方为顶叶，后下方为枕叶。在胼胝体的下方侧脑室的大部分已经出现，其弯曲与胼胝体一致。

**尾状核** caudate nucleus、壳与背侧丘脑之间的白质是**内囊膝** genu of internal capsule，向前突入尾状核头与壳之间的白质为内囊前肢，丘脑下方的白质为内囊后肢。巨大的内囊纤维向下集中形成大

**图 1-37　头部正中矢状面右面观**
**（断层一）**

1. 穹隆　2. 蛛网膜粒　3. 胼胝体干
4. 右扣带回　5. 额骨　6. 右额上回
7. 右扣带沟　8. 透明隔及其静脉
9. 胼胝体膝　10. 前连合　11. 第三脑
室　12. 终板　13. 乳头体　14. 视交叉
15. 垂体柄与垂体　16. 蝶窦　17. 鼻中
隔　18. 基底动脉　19. 枕骨（斜坡）
20. 鼻咽部　21. 硬腭　22. 软腭　23. 颏
舌肌　24. 腭垂　25. 下颌骨体　26. 会
厌　27. 下颌舌骨肌　28. 舌骨　29. 杓
状会厌襞　30. 甲状软骨　31. 喉室
32. 第 4 颈椎椎体　33. 头半棘肌　34. 脊
髓　35. 枢椎棘突　36. 头后大直肌
37. 齿突和寰椎前弓　38. 寰椎后弓
39. 小脑延髓池　40. 小脑扁桃体
41. 延髓　42. 第四脑室　43. 脑桥
44. 小脑前叶　45. 直窦　46. 距状沟
47. 四叠体　48. 四叠体池　49. 松果体
50. 楔叶　51. 顶枕沟　52. 大脑大静
脉　53. 楔前叶　54. 胼胝体压部
55. 下矢状窦　56. 上矢状窦　57. 中
央旁小叶和扣带沟缘支　58. 第三脑
室脉络丛　59. 帆间池　60. 大脑前动
脉　61. 丘脑间黏合　62. 大脑镰

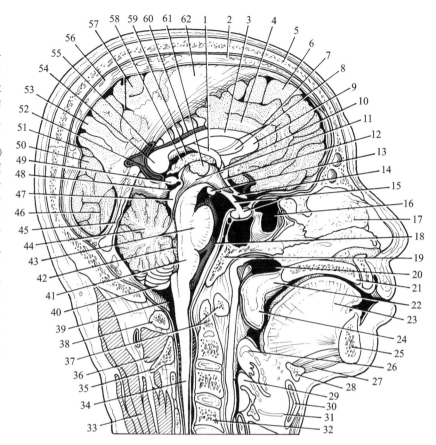

**图 1-38　正中矢状面左面观**
**（断层二）**

1. 乳头体　2. 背侧丘脑　3. 中央旁沟
4. 中央旁小叶　5. 大脑内静脉　6. 顶
下沟　7. 大脑镰　8. 矢状缝　9. 帆间
池　10. 大脑大静脉　11. 松果体　12. 小
脑幕　13. 四叠体池　14. 直窦　15. 四
叠体　16. 小脑前叶　17. 脑桥　18. 枕
骨　19. 延髓　20. 小脑扁桃体　21. 小
脑延髓池　22. 寰椎后弓　23. 头半棘
肌　24. 脊髓　25. 蛛网膜下隙　26. 第
3 颈椎椎体　27. 第 2 颈椎间盘　28. 颈
半棘肌　29. 环状软骨板　30. 甲状软
骨　31. 舌骨　32. 下颌舌骨肌　33. 颏
舌骨肌　34. 下颌骨体　35. 颏舌肌
36. 软腭　37. 斜坡　38. 下鼻甲　39. 基
底动脉　40. 蝶窦　41. 腺垂体　42. 视
交叉　43. 嗅球　44. 直回　45. 终板池
46. 前连合　47. 胼胝体膝　48. 扣带
沟　49. 额上回　50. 扣带回　51. 蛛网
膜粒　52. 尾状核　53. 额骨　54. 上矢
状窦　55. 侧脑室　56. 穹隆体

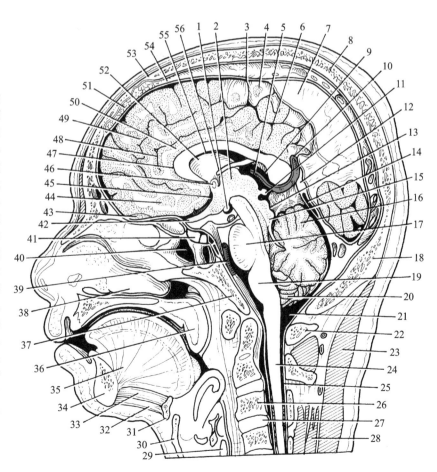

脑脚底,位于**黑质** substantia nigra 的腹侧,经脑桥基底部续于延髓的锥体。MRI T$_2$ 加权图像能较清晰地显示内囊,内囊后肢的信号常高于前肢和膝,可能是其含铁浓度较低的缘故。

小脑幕前缘为小脑幕切迹,后缘续于横窦。小脑幕的上方邻大脑枕叶,依距状沟后部仍可辨认其上方的楔叶和下方的舌回。小脑幕下方,右侧小脑中脚连于脑桥与小脑之间,小脑白质内埋藏着**齿状核** dentate nucleus。MRI T$_1$ 或 MRI T$_2$ 加权图像均可显示小脑的沟、裂、灰、白质结构,但要清晰区分可应用质子密度像。大脑脚外侧隔环池与钩相邻,小脑幕切迹疝时,钩即由此处疝入颅后窝。延髓脑桥沟位于脑桥和延髓之间,其外侧是脑桥小脑

角,向前外侧正对内耳门和小脑绒球,面神经、前庭蜗神经和迷路动脉由此穿过,是蜗神经瘤的好发部位。迂曲走行的**颈内动脉** internal carotid artery(海绵窦段,前膝段)位于海绵窦内,由颈内动脉终段发出大脑前动脉进入纵裂池。视神经穿过视神经管内口入颅腔。右侧额窦和筛窦前、中群呈漏斗状开口于中鼻道,蝶窦开口于蝶筛隐窝。三个鼻甲的残缘和其下方的三个鼻道仍清晰可辨(图 1-39)。

## 四、苍白球层面(断层四)

此断面为正中矢状面右侧第 3 断层,经苍白球。

关键结构:大脑沟、回,内囊,小脑。

依中央沟、顶枕沟可分辨额叶、顶叶和枕叶。

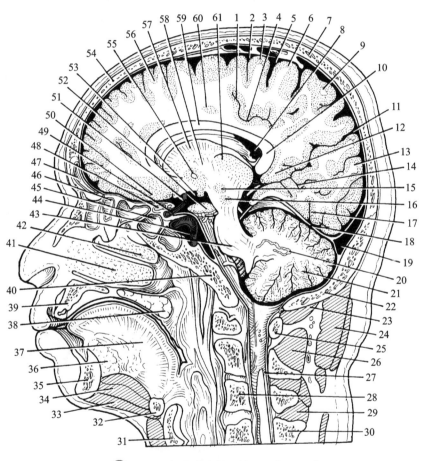

**图 1-39 经内囊膝的矢状断面(断层三)**

1. 中央旁沟 2. 中央前沟 3. 中央前回 4. 扣带沟 5. 中央沟 6. 中央后回 7. 顶骨 8. 侧脑室三角区 9. 楔前叶 10. 胼胝体压部 11. 顶枕沟 12. 扣带回峡 13. 楔叶 14. 距状沟后部 15. 红核 16. 黑质 17. 舌回 18. 小脑幕 19. 上矢状窦 20. 齿状核 21. 下半月小叶 22. 枕骨 23. 头后小直肌 24. 头夹肌 25. 寰椎后弓 26. 头后大直肌 27. 蛛网膜下隙 28. 第 3 颈椎椎体 29. 棘突间肌 30. 第 4 颈椎棘突 31. 甲状软骨 32. 舌骨 33. 下颌舌骨肌 34. 颏舌骨肌 35. 下颌骨体 36. 舌下腺 37. 颏舌肌 38. 腭腺 39. 上颌骨 40. 斜坡 41. 下鼻甲 42. 中鼻甲 43. 脑桥 44. 颈内动脉海绵窦部 45. 蝶窦 46. 筛窦 47. 额窦 48. 视神经 49. 眼动脉 50. 直回 51. 大脑中动脉 52. 钩 53. 大脑外侧窝池 54. 额骨 55. 前连合 56. 额上回 57. 尾状核 58. 内囊膝 59. 胼胝体干 60. 扣带回 61. 背侧丘脑

中央沟的前、后方分别为中央前回、中央后回。距状沟已不完整,其前份与顶枕沟汇合。颞叶出现了**海马旁回** parahippocampal gyrus 和**钩** uncus。大脑半球内的白质区增大,主要由上纵束和胼胝体辐射的纤维构成。侧脑室中央部向颞叶延伸形成侧脑室下角,海马位于其下壁。此层面内囊膝大部分已消失,苍白球是内囊前肢与内囊后肢的分界标志。壳、苍白球与尾状核头之间的白质为内囊前肢;苍白球与背侧丘脑、尾状核体之间的白质是内囊后肢。

小脑已呈卵圆形,其上方是**小脑幕** tentorium of cerebellum,后上方是横窦,前方邻颞骨岩部,岩部

内走行的是颈内动脉的岩骨段。

面颅部自上而下可见眶(右侧眼球内侧部和右侧视神经)、上颌窦、口腔。如果加上颅腔,宛若"四层楼"样结构,炎症、肿瘤等,可以相互影响(图1-40)。

## 五、壳层面(断层五)

此断层为正中矢状面右侧第4断层,经壳。

**关键结构:大脑沟、回,小脑,面颅。**

大脑半球内出现大片髓质,皮质相对较少,大脑沟与大脑回主要位于半球周缘。在此断面上辨

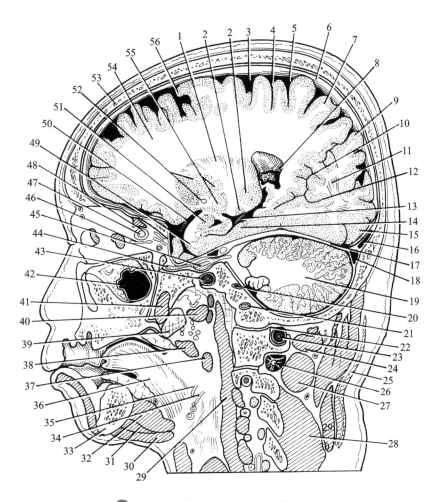

**图 1-40　经苍白球的矢状断面(断层四)**

1. 内囊后肢　2. 背侧丘脑　3. 中央前沟　4. 中央沟　5. 中央后沟　6. 硬脑膜　7. 顶上小叶　8. 侧脑室三角区　9. 楔叶　10. 顶枕沟　11. 视辐射　12. 距状沟后部　13. 大脑后动脉　14. 海马旁回　15. 舌回　16. 上矢状窦　17. 小脑幕　18. 横窦　19. 小脑中脚　20. 岩下窦　21. 舌下神经管　22. 寰枕关节　23. 椎动脉(寰椎段)　24. 头后大直肌　25. 斜方肌　26. 第2颈神经　27. 头下斜肌　28. 横突棘肌　29. 头长肌　30. 下颌舌骨肌　31. 颏舌骨肌　32. 二腹肌前腹　33. 下颌骨体　34. 舌下神经　35. 舌咽神经　36. 舌骨舌肌　37. 茎突咽肌　38. 茎突舌肌　39. 腭帆张肌　40. 腭帆提肌　41. 翼内肌　42. 上颌窦　43. 颈内动脉　44. 上颌神经　45. 三叉神经节　46. 动眼神经　47. 视神经　48. 蛛网膜下隙　49. 钩　50. 大脑中动脉和大脑外侧窝池　51. 杏仁体　52. 壳和前连合　53. 额骨　54. 辐射冠　55. 苍白球　56. 额上回

识中央沟相对较难,其识别方法是:①中央沟位于半球上缘中份稍偏后;②沟内常可见壁间回;③有与之伴行的中央前沟和中央后沟,④中央前回的髓突粗大,中央后回髓突较薄;⑤一般中央前回的髓突与下方的内囊后肢呈上、下垂直位。顶枕沟仍存在,是顶叶和枕叶的分界标志。壳后方的白质是内囊后肢,有听辐射经过。海马呈"鞋底状",形成侧脑室下角的下壁。此断层是海马的最大矢状切面,也是最佳显示位置。侧脑室下角下方的横沟为侧副沟,该沟与距状沟前份大致平行,沟的下方是枕颞内侧回。大脑外侧沟将大脑半球分为额叶与颞叶,沟内有大脑中动脉的水平段(M1)段。颞极深

面的白质内有一圆形灰质团块即杏仁体,它向后连尾状核尾。

小脑上方隔小脑幕与枕叶相邻,后上方为横窦,前下方是乙状窦,在立体结构上,小脑半球被横窦和乙状窦所环抱。小脑前方是颞骨岩部(内有颈内动脉岩骨段)和枕骨基底部,颈内动脉(颅外段)和颈内静脉呈前、后方位排列。

面颅部主要切及眶腔、上颌窦、口腔和面侧区深层的结构。眶腔内可见眼球及其上、下方的上直肌、下直肌和眶脂体。眶下方的上颌窦几乎呈"圆形",该窦后壁的后方可见翼静脉丛和靠近下颌骨的翼内肌(图1-41)。

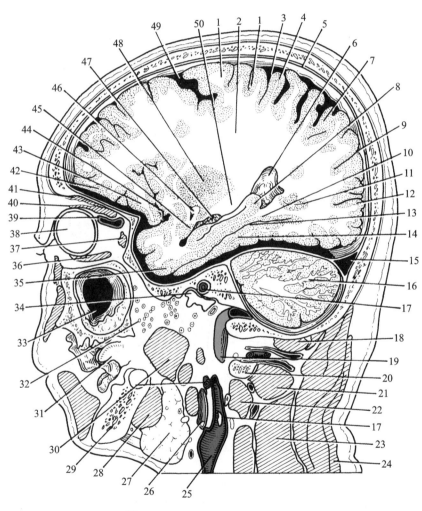

图 1-41　经壳的矢状断面(断层五)

1. 中央前回　2. 辐射冠　3. 中央沟　4. 中央后回　5. 硬脑膜　6. 侧脑室三角区　7. 顶上小叶　8. 海马　9. 顶枕沟　10. 海马旁回　11. 距状沟　12. 舌回　13. 侧副沟　14. 枕颞内侧回　15. 横窦　16. 上半月小叶　17. 颈内动脉　18. 头后大直肌　19. 颈内静脉　20. 寰椎横突　21. 头下斜肌　22. 颈半棘肌　23. 横突棘肌　24. 头夹肌　25. 颈总动脉　26. 下颌后静脉　27. 下颌下腺　28. 下颌舌骨肌　29. 下颌骨体　30. 翼内肌和翼外动脉　31. 颏舌肌　32. 翼静脉丛　33. 上颌窦　34. 颞下颌关节　35. 颞中回　36. 下直肌　37. 外直肌　38. 眼球　39. 眼上静脉　40. 上直肌　41. 上睑提肌　42. 眶回　43. 额下回　44. 大脑中动脉　45. 杏仁体　46. 前连合　47. 侧脑室下角　48. 壳　49. 中央前沟　50. 听辐射

## 六、颈内静脉层面（断层六）

此断面为正中矢状面右侧第5断层,经颈内静脉。

**关键结构:大脑沟、回,小脑,翼内肌,翼外肌。**

岛叶的出现使大脑半球内的白质区缩小,半球上缘依白质的髓突可辨认中央前回与中央后回。中央沟是三条纵行脑沟中最深的一条沟,且含有壁间回。此层面依中央沟、顶枕沟和外侧沟能同时辨认大脑半球五个叶(额叶、顶叶、枕叶、颞叶与岛叶)。岛叶深藏于外侧沟底,周围被岛环状沟环绕,呈三角形皮质区,其尖端向下称岛阈,正对外侧沟,后上方与缘上回和角回相对应。颞叶内可见侧脑室下

角,呈裂隙状,海马横卧于其下壁。

于小脑幕以下,小脑半球断面进一步变小,其后上方为横窦,前下方是乙状窦。

在颞骨岩部内,可见内听道及其内的面神经及前庭蜗神经。颈内动脉行于内耳道前下方。

眼球 eyeball、外直肌、下斜肌、眶脂体及泪腺出现于眶腔内。上颌窦变成小圆形,几近消失。颌面深层有**翼内肌** medial pterygoid 和**翼外肌** lateral pterygoid。于翼外肌下头与颈内静脉之间,可见翼静脉丛包绕着上颌动脉,后者正在向上发出脑膜中动脉。下颌神经已自卵圆孔穿出,其断面居上颌动脉下方,在翼外肌下头的深面,它发出运动支至咀嚼肌(图1-42)。

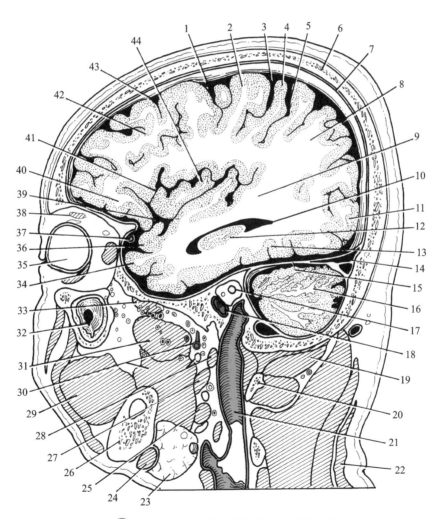

**图 1-42　经颈内静脉的矢状断面（断层六）**

1. 中央前沟　2. 中央前回　3. 中央沟　4. 中央后回　5. 中央后回　6. 顶骨　7. 硬脑膜　8. 顶上小叶　9. 听辐射　10. 侧脑室下角　11. 枕叶　12. 海马　13. 枕颞外侧回　14. 横窦　15. 小脑幕　16. 上半月小叶　17. 内耳道　18. 颈内动脉　19. 头后大直肌　20. 寰椎横突　21. 颈内静脉　22. 斜方肌　23. 下颌下腺　24. 下颌舌骨肌　25. 茎突舌骨肌　26. 下颌骨体　27. 茎突舌肌　28. 茎突咽肌和下颌神经　29. 颊肌　30. 上颌动脉和翼内肌　31. 翼外肌下头　32. 上颌窦　33. 翼外肌上头　34. 颞中回　35. 眼球　36. 颞上回　37. 大脑中浅静脉　38. 上睑提肌　39. 大脑中动脉　40. 额下回　41. 外侧沟　42. 额中回　43. 额上沟　44. 岛叶

## 七、茎突层面(断层七)

此断面为正中矢状面右侧第 6 断层,经茎突。

关键结构:**大脑沟、回,小脑,腮腺,翼外肌。**

此断层的特点是:大脑半球外侧沟出现;侧脑室全部消失。外侧沟后上方的脑回为**缘上回** supramarginal gyrus,缘上回前上方依次可见中央后沟、中央后回、中央沟、中央前回、中央前沟、额中回和额下回。中央沟内出现壁间回,这有助于识别中央沟。据崔志潭研究,国人中央沟壁间回的出现率:左半球 91%、右半球 83%,颞叶出现颞上、下沟及**颞横回** transverse temporal gyri 和颞上、中、下回。

围绕于颞上沟后方的为**角回** angular gyrus。

小脑幕下方可见小脑半球,被前下方的乙状窦和后上方的横窦环绕,前方为颞骨岩部,有中耳的鼓室位居其中。

眶腔内仅有部分眼球右侧壁和**泪腺** lacrimal gland,其他结构几乎消失。从颧骨向后是**颞肌** temporalis(位于颞窝内)和翼外肌。下颌骨后方为下颌后窝,窝内有颞浅动、静脉和**腮腺** parotid gland。下颌骨下方为下颌下淋巴结(图 1-43)。

## 八、颞下颌关节内侧份层面(断层八)

此断层为正中矢状面右侧第 7 断层,经颞下颌

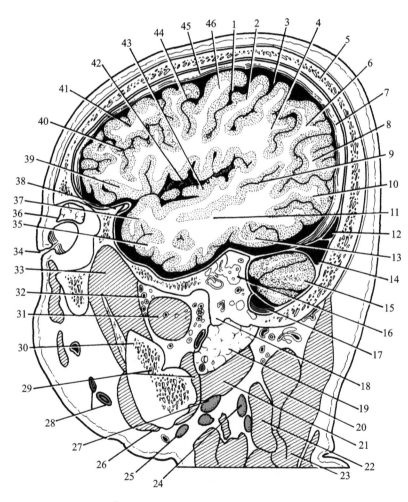

**图 1-43 经茎突的矢状断面(断层七)**

1. 中央沟 2. 中央后回 3. 中央后沟 4. 缘上回 5. 顶骨 6. 角回 7. 硬脑膜 8. 顶下小叶 9. 颞上沟 10. 枕叶 11. 颞下回 12. 岩上窦 13. 枕颞外侧回 14. 横窦 15. 小脑半球 16. 骨半规管 17. 乙状窦 18. 茎突 19. 腮腺 20. 头最长肌 21. 二腹肌后腹 22. 胸锁乳突肌 23. 头夹肌 24. 颈外侧深淋巴结 25. 下颌下淋巴结 26. 咬肌 27. 颈外侧浅淋巴结 28. 面动、静脉 29. 下颌骨和翼内肌 30. 下颌骨冠突 31. 翼外肌 32. 翼静脉丛 33. 颞肌 34. 外眦 35. 颞中回 36. 泪腺 37. 颞上回 38. 蝶骨小翼 39. 额下回 40. 额下沟 41. 额中回 42. 外侧沟和大脑中动脉 43. 颞横回 44. 中央前沟 45. 硬脑膜 46. 中央前回

关节内侧份。

关键结构:**大脑沟、回,小脑,腮腺**。

该断层对大脑半球上外侧面大部分脑沟、脑回均较易辨认,但须注意:①额上回已不存在。②勿将颞上沟误认为外侧沟。外侧沟是大脑半球最深、最明显的沟,前端对蝶骨小翼,它起自颞极前上方的外侧,向后上走行不远即分出短的前支、升支和长的后支,前支和升支呈"Y"或"V"形,两支之间为额叶的三角部,升支以后的皮质为岛盖部,两部分皮质为 Broca 区;前支以前的皮质为眶部。升支后方与之平行的脑沟分别是中央前沟、中央沟和中

央后沟,位于外侧沟后端的脑回为缘上回。围绕颞上沟末端的是角回。

颞叶出现三组平行的脑回,自上而下分别是颞上回、颞中回和颞下回。小脑幕残端下方为小脑,它几近消失,横窦与乙状窦相连通。

颌面部结构愈显复杂,位于颧骨后上方的为颞肌,后下方的为咬肌。颞骨内出现外耳道,其后上方为鼓室上隐窝,后下方是乳突和乳突小房,外耳道与关节结节之间是颞下颌关节,关节盘将关节腔分为上、下两部分。腮腺及其穿行血管(下颌后静脉和颈外动脉)位于下颌后窝内(图1–44)。

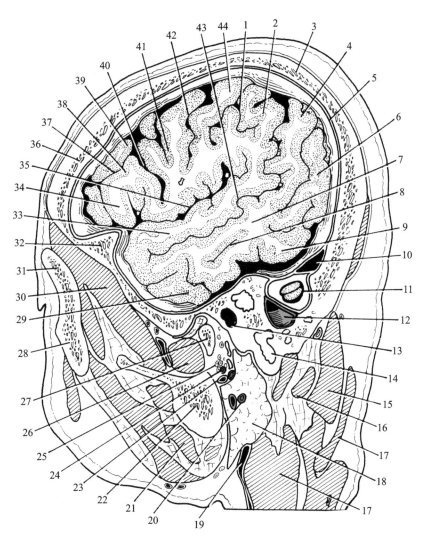

**图 1–44　经颞下颌关节内侧份的矢状断面(断层八)**

1. 中央后沟　2. 缘上回　3. 顶骨　4. 角回　5. 硬脑膜　6. 顶下小叶　7. 颞中回　8. 颞下沟　9. 枕颞外侧回　10. 横窦　11. 小脑半球　12. 乙状窦　13. 外耳道　14. 乳突小房　15. 头夹肌　16. 头最长肌　17. 胸锁乳突肌　18. 腮腺　19. 颈外静脉　20. 颈外动脉和下颌后静脉　21. 咬肌　22. 下颌支　23. 上颌静脉　24. 上颌动脉　25. 翼静脉丛　26. 翼外肌　27. 下颌头　28. 颧骨　29. 颞下回　30. 颞肌　31. 额骨颧突　32. 蝶骨小翼　33. 颞上回　34. 额下回　35. 外侧沟　36. 额骨　37. 额下沟　38. Broca 区　39. 额中回　40. 中央前沟　41. 中央前回　42. 中央沟　43. 颞上沟　44. 中央后回

### 九、颞下颌关节外侧份层面(断层九)

此断面为正中矢状面右侧第 8 断层,经颞下颌关节外侧份。

关键结构:**大脑沟、回,颞下颌关节,腮腺。**

此层面所示的为大脑半球上外侧面向外突出的部分脑沟、脑回。其前部自上而下是额下回,大脑外侧沟 lateral sulcus,颞上、中、下回。中央沟下端不与外侧沟相通。其前、后方分别为中央前回和中央后回的中、下份。外侧沟末端后方的为缘上回,颞上沟后方的为角回。颅后窝仅有乙状窦沟和其内走的**乙状窦** sigmoid sinus。

由乳突向前是外耳道、颞下颌关节、关节结节、颞肌和颧弓。胸锁乳突肌的前方有腮腺及穿经腮腺的颈外动脉和下颌后静脉(图 1-45)。

### 十、外耳道层面(断层十)

此断层为正中矢状面右侧第 9 断层,经外耳道。

关键结构:**颞骨鳞部,颞肌,腮腺。**

经右侧颞骨鳞部和颞窝的矢状断层。由浅入深依次可辨认:皮肤、浅筋膜、颞筋膜浅层、颞肌、颞筋膜深层和颞骨鳞部。

颞下窝内有横行的颞浅动、静脉。外耳道的前下方是腮腺及其鞘(图 1-46)。

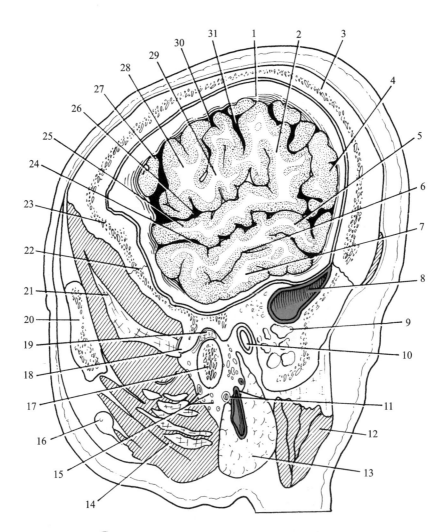

**图** 1-45　经颞下颌关节外侧份的矢状断面(断层九)

1. 硬脑膜　2. 缘上回　3. 顶骨　4. 角回　5. 颞中回　6. 颞下沟　7. 颞下回　8. 乙状窦　9. 乳突小房　10. 外耳道　11. 颈外动脉和下颌后静脉　12. 胸锁乳突肌　13. 腮腺　14. 咬肌　15. 翼静脉丛　16. 腮腺管　17. 下颌骨髁突　18. 关节结节　19. 关节盘　20. 颧弓　21. 颞肌　22. 蝶鳞缝　23. 蝶骨大翼　24. 颞上沟　25. 颞上回　26. 外侧沟　27. 额下回　28. 中央前回　29. 中央后回　30. 中央沟　31. 中央后沟

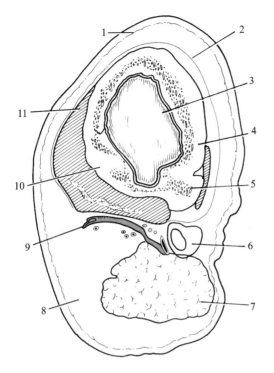

图1-46　经外耳道的矢状断面（断层十）

1. 皮肤　2. 帽状腱膜　3. 硬脑膜　4. 顶骨　5. 颞骨鼓部　6. 外耳道　7. 腮腺　8. 面部浅筋膜　9. 颞浅静脉　10. 颞骨鳞部　11. 颞肌

（孟海伟）

# 第六节　头部连续冠状断层解剖

## 一、额窦和大脑额极层面（断层一）

关键结构：**额窦，大脑额极，鼻中隔**。

此断面上的骨性结构为额骨和上颌骨，额骨内有两侧不相对称的额窦；上颌骨的下部为牙槽突，两侧的额突呈钳状向上伸展，连至额骨鼻棘两侧。

颅前窝被切及，内可见左、右大脑半球的**额极** frontal pole。额极至枕极的连线为大脑半球的长轴，在人类它和身体的长轴几乎成直角。据 Lang 记载，额叶的投影长度（额极至中央沟的距离）左侧为 94 mm，右侧为 88 mm，即左额叶长于右额叶，因此在标准的冠状断层中，自前向后，应先出现左额极。

左、右眼球出现，由外向内可见巩膜、脉络膜、视网膜、虹膜和晶状体，右眼球尚被切及角膜，左眼球的深面有玻璃体。面部表情肌在此断层内显示较好，眶周围有眼轮匝肌，鼻中隔两侧是左、右鼻腔，提上唇鼻翼肌和提上唇肌，口腔周围为口轮匝肌（图1-47）。

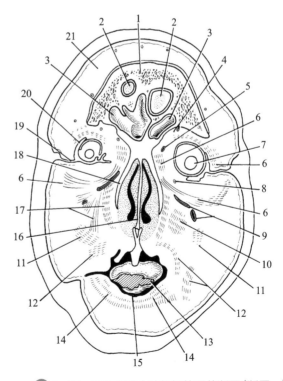

图1-47　经额窦和大脑额极的冠状断面（断层一）

1. 额骨　2. 额极　3. 额窦　4. 眶上静脉、神经　5. 滑车上静脉　6. 眼轮匝肌　7. 晶状体　8. 眶下静脉　9. 面静脉　10. 提上唇肌　11. 颧小肌　12. 口轮匝肌　13. 舌尖　14. 降下唇肌　15. 口腔　16. 鼻中隔　17. 提上唇鼻翼肌　18. 上颌骨额突　19. 外眦　20. 结膜囊　21. 头皮

51

## 二、额嵴层面(断层二)

关键结构:**额叶,眶,鼻腔。**

此断面上的颅腔由额骨围成,大脑镰上份包含上矢状窦,下端附着于额嵴。大脑额叶 frontal lobe 被切及,其内侧面为额内侧回,外侧面由上而下排列着额上、中、下回,底面由内侧向外侧为直回和眶回。

额窦位于额嵴两侧的下外方,左、右大小不对称。额窦的底壁为眶上壁,其内侧相当于筛窦前小房的顶。此壁最薄,额窦炎引起的眶壁骨膜下脓肿多位于此,额窦手术常选此处作为手术入路。**鼻腔** nasal cavity 内可见鼻中隔,两侧壁由上而下依次为中鼻甲、中鼻道、下鼻甲和下鼻道。左上颌窦首次

出现。

**眶** orbit 内出现眼球后份,由巩膜、脉络膜、视网膜和玻璃体组成。眼球的上方、下方和内侧分别可见提上睑肌与上直肌、下直肌与下斜肌和内直肌。上斜肌行于眶的上内侧,眼上静脉和泪腺则分别居眼球的内上方和外上方。眼球周围有眶脂体充填(图 1-48)。在 MRI 图像上,眶脂体呈高信号,眼外肌呈中等信号,眼上静脉因流空效应而不产生信号。

## 三、筛骨鸡冠层面(断层三)

关键结构:**额叶,眶,鼻腔,上颌窦,口腔。**

**大脑镰** cerebral falx 居大脑纵裂内,分隔左、右大脑半球,其上端含上矢状窦,下端附着于筛骨鸡

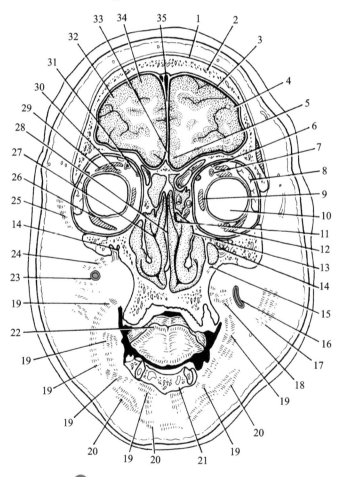

图 1-48 经额嵴的冠状断面(断层二)

1. 帽状腱膜 2. 额骨 3. 硬脑膜 4. 额下回 5. 额内侧回 6. 眶上神经 7. 眶上血管 8. 泪腺 9. 内直肌 10. 眼球 11. 中鼻甲 12. 下直肌 13. 下鼻甲 14. 眶下神经 15. 上颌骨 16. 面静脉 17. 颧大肌 18. 提上唇肌 19. 口轮匝肌 20. 降下唇肌 21. 下颌骨 22. 舌体 23. 面静脉 24. 颧小肌 25. 眼轮匝肌 26. 下斜肌 27. 中鼻道 28. 鼻中隔 29. 提上睑肌 30. 上直肌 31. 上斜肌 32. 额中回 33. 大脑镰 34. 额上回 35. 上矢状窦

冠。大脑额叶内髓质增多,其外侧形成三个明显的髓突,分别进入额上、中、下回,向内前下方伸出的为直回的髓突,额内侧回皮质较厚,有数个细小的髓突伸入。

眶近于四边形,中央有视神经的圆形断面,眼球外肌的断面呈扁椭圆形,分列于**视神经 optic nerve**周围。在视神经与上直肌之间有眼上静脉走行,泪腺出现于眶的外上部。鼻腔出现于此断层的中央,鼻中隔将其分为左、右两腔。在鼻腔外侧壁上,自上而下有中鼻甲、中鼻道、下鼻甲和下鼻道依次排列。上颌窦前部呈三角形,内上方有其开口,通向中鼻道。上颌骨下方不规则的腔隙为**固有口腔 proper cavity of mouth**,被舌和舌下腺的断面占据

(图1-49)。

## 四、上颌窦中份层面(断层四)

关键结构:**额叶,眶,鼻腔,鼻旁窦,口腔。**

在大脑半球各叶中,以额叶最大,约占半球表面的1/3。依细胞构筑、纤维联系和功能的不同,一般将额叶分为**中央前区 central frontal area**和前额区。中央前区包括中央前回、中央旁小叶前部和额上、中、下回的后部,相当于Brodman4区和6区,电刺激这些区域能产生躯体运动反应,故又称运动区。其余不能产生躯体运动的额叶皮质,称**前额区 prefrontal region**,包括额上、中、下回大部分,眶回,直回和额内侧回。前额区的人脑最发达,平均占

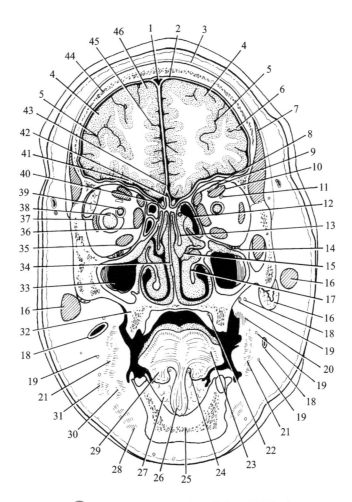

图1-49　经筛骨鸡冠的冠状断面(断层三)

1. 上矢状窦　2. 硬脑膜　3. 帽状腱膜　4. 额中回　5. 额下沟　6. 额下回　7. 颞肌　8. 上斜肌　9. 提上睑肌　10. 上直肌　11. 眼上静脉　12. 筛窦　13. 中鼻甲　14. 眶下动脉、神经　15. 中鼻道　16. 咬肌　17. 下鼻甲　18. 面静脉　19. 面动脉　20. 提口角肌　21. 颊肌　22. 腭大动脉　23. 舌横肌　24. 舌深动脉　25. 下颌骨　26. 颏舌肌　27. 舌下腺　28. 降下唇肌　29. 舌垂直肌　30. 降口角肌　31. 笑肌　32. 上颌骨　33. 上颌窦　34. 鼻中隔　35. 下直肌　36. 内直肌　37. 外直肌　38. 视网膜　39. 视神经　40. 嗅球　41. 眶回　42. 鸡冠　43. 大脑镰　44. 额骨　45. 额内侧回　46. 额上回

全部大脑皮质的 23.5%。此区与各叶皮质均有往返联系,其功能与人的抽象思维和高级智力活动有关,损害后多表现为第二信号系统高级神经活动障碍。

在此断层及其前方的几个断层中,除扣带回外,均为前额区。在大脑半球上外侧面上,由上而下依次可见额上回、额上沟、额中回、额下沟和额下回;内侧面由上而下依次为额内侧回、扣带沟、扣带回和直回;底面由外向内为眶回和直回,直回的下方可见**嗅球** olfactory bulb。

眶较前一断层变小,但仍大致呈四边形。视神经被其鞘包裹,周围可见眼球外肌的断面。眼上静脉移至视神经的外上方,而眼动脉则行于视神经

与上斜肌之间。**颧弓** zygomatic arch 居面部中份两侧,其下缘和内侧面有咬肌起始。颞肌起于**颞窝** temporal fossa,在颧弓与上颌窦之间下行(图 1–50)。

### 五、上颌窦后份层面(断层五)

关键结构:**前额区,扣带回,眶,鼻腔,上颌窦,口腔**。

大脑半球仍主要为前额区,其上外侧面和内侧面脑沟、脑回的配布大致同前一断层。脑底面,出现了眶回,嗅束沟下方为三角形的**嗅束** olfactory tract 断面,直回居嗅束沟和大脑纵裂之间。

眶已近尖部,眼球外肌的断面环绕于圆形的视神经断面周围。两眶之间为筛窦,其下方的鼻腔

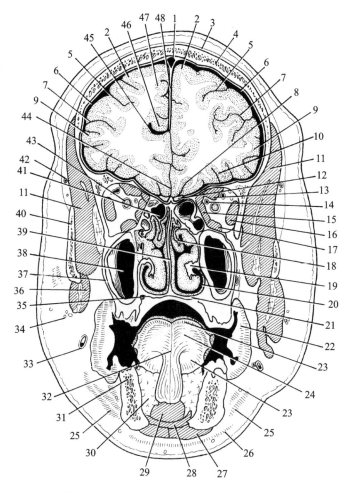

**图 1–50　经上颌窦中份的冠状断面(断层四)**

1. 上矢状窦　2. 额上回　3. 帽状腱膜　4. 额骨　5. 额上沟　6. 蛛网膜下隙　7. 额下沟　8. 嗅束沟　9. 额下回　10. 眶回　11. 颞肌　12. 嗅球　13. 上直肌　14. 眼上静脉　15. 内直肌　16. 外直肌　17. 下直肌　18. 中鼻甲　19. 下鼻甲　20. 下鼻道　21. 上颌骨　22. 颊肌　23. 舌垂直肌　24. 舌横肌　25. 降下唇肌　26. 口轮匝肌　27. 二腹肌前腹　28. 下颌舌骨肌　29. 颏舌骨肌　30. 舌下腺　31. 下颌骨　32. 颏舌肌　33. 面静脉　34. 面横动脉和面神经颧支　35. 腭大动脉　36. 咬肌　37. 上颌骨　38. 上颌窦　39. 鼻中隔　40. 颧骨　41. 筛窦　42. 颞浅静脉　43. 视神经　44. 大脑纵裂　45. 扣带沟　46. 扣带回　47. 额内侧回　48. 大脑镰

外侧壁上,自上而下排列着三个卷曲突起的结构,分别为上、中、下鼻甲,上颌窦后份出现,其断面近乎扁椭圆形。颞肌向下经颧弓的内侧止于**下颌骨冠突** coronoid process of mandible,咬肌的断面较前一断层明显增大,其前下方可见面动、静脉的断面。口腔由上、下颌骨、下颌舌骨肌和两侧的颊肌围成,内有舌及舌下腺的断面(图 1-51)。在 MRI $T_1$ 加权图像上,舌中隔由于含有脂肪而呈高信号;舌内肌呈较低信号,间以脂肪的高信号;舌下腺呈与肌相似的等信号,在 $T_2$ 加权图像上,舌下腺的信号介于肌与脂肪的信号之间。

## 六、大脑颞极层面(断层六)

关键结构:**前额区,扣带回,眶,颞极,翼腭窝**。

大脑半球内髓质进一步增多,发向各个脑回的**髓突** medullary process 亦非常明显。除**颞极** temporal pole 外,此断面上脑部结构的配布大致同前一断层。

在上颌窦后壁和蝶骨翼突之间可见翼腭窝,此窝内容有上颌动脉、翼腭动脉、上颌神经和翼腭神经节等(图 1-52)。此窝交通广泛,在颌面部深层解剖中是一个很重要的标志,临床常依此窝是否受累,作为手术适应证的选择或估计患者预后的依据。

## 七、胼胝体膝层面(断层七)

关键结构:**胼胝体膝,侧脑室前角,前床突,翼外肌**。

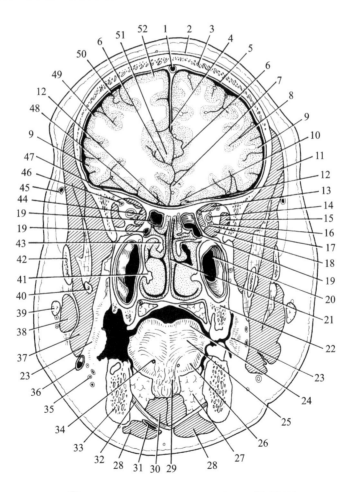

**图 1-51　经上颌窦后份的冠状断面(断层五)**

1. 上矢状窦　2. 帽状腱膜　3. 额骨　4. 大脑镰　5. 硬脑膜　6. 扣带沟　7. 额内侧回　8. 额下沟　9. 额下回　10. 直回　11. 颞肌　12. 嗅束　13. 上直肌　14. 视神经　15. 外直肌　16. 眼下静脉　17. 动眼神经　18. 下直肌　19. 筛窦　20. 上颌窦　21. 鼻中隔　22. 上颌骨　23. 颊肌　24. 舌垂直肌　25. 舌横肌　26. 舌体　27. 舌下腺　28. 二腹肌　29. 颏舌肌　30. 颏舌骨肌　31. 颏下静脉　32. 下颌舌骨肌　33. 下颌骨　34. 舌深动脉　35. 面动脉　36. 面静脉　37. 颞肌　38. 咬肌　39. 腮腺　40. 下颌骨冠突　41. 下鼻甲　42. 颧弓　43. 中鼻甲　44. 内直肌　45. 颞浅静脉　46. 眼上静脉　47. 上斜肌　48. 眶回　49. 额中回　50. 蛛网膜下隙　51. 扣带回　52. 额上回

55

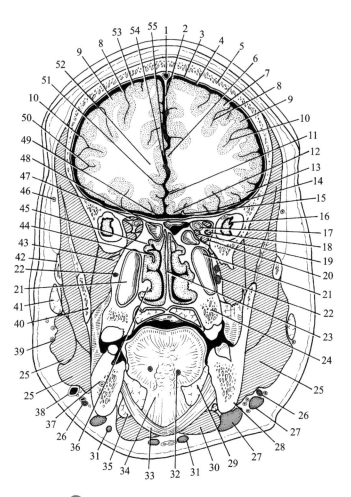

图1-52 经大脑颞极的冠状断面(断层六)

1. 上矢状窦　2. 大脑镰　3. 硬脑膜　4. 蛛网膜下隙　5. 额骨　6. 扣带回　7. 额上回　8. 额上沟　9. 额中回　10. 额下沟　11. 额内侧回　12. 直回　13. 额下回　14. 眶沟　15. 嗅束　16. 颞极　17. 视神经　18. 外直肌　19. 内直肌　20. 下直肌　21. 上颌窦　22. 上颌动脉　23. 鼻中隔　24. 上颌骨　25. 咬肌　26. 面动脉　27. 下颌下淋巴结　28. 下颌骨　29. 舌下腺　30. 二腹肌前腹　31. 颏下淋巴结　32. 舌动脉　33. 下颌舌骨肌　34. 颏舌骨肌　35. 下颌下腺　36. 下鼻甲　37. 下颌管和下牙槽神经　38. 面静脉　39. 腮腺管　40. 下颌骨冠突　41. 腮腺　42. 颧弓　43. 颞肌和上颌神经　44. 中鼻甲　45. 上鼻甲　46. 颞浅静脉　47. 上直肌　48. 筛窦　49. 嗅束和嗅束沟　50. 外侧沟前支　51. 扣带沟　52. 扣带　53. 额上回　54. 大脑前动脉　55. 大脑纵裂

胼胝体膝 genu of corpus callosum 和尾状核头出现,两者之间为**侧脑室前角** anterior horn of lateral ventricle。胼胝体膝上方为扣带回和额内侧回,下方为直回和眶回,两者借嗅束沟分开,嗅束沟下方为三角形的嗅束断面。大脑白质为半卵圆形中心前份,它向外上方发出四条髓突,上方的一条伸入额上回,中间的两条伸入额中回,下方的一条进入额下回。外侧沟出现,其上缘为岛盖,下缘为颞叶。

**前床突** anterior clinoid process 被切及,其内侧为左、右视神经,外下方为眶上裂,内可见动眼神经、滑车神经和眼神经的断面。

咽腔鼻部,即鼻咽部,出现于断层的中央,其后壁凹凸不平,为咽扁桃体,两侧可见**翼突** pterygoid process 内、外侧板和位于翼窝内的翼内肌。再向外,翼外肌上、下头出现(图1-53)。上头起自蝶骨大翼下面,下头起自蝶骨翼突外侧板的外面,两头肌束行向后外,止于下颌颈前面的翼肌凹及颞下颌关节的关节囊和关节盘。上、下两头之间有一筋膜隔,因此在 CT 和 MRI 图像上易于区分两头。应引起注意的是:在断层标本和 CT 图像上有时翼外肌可表现为三个部分或者更多。在颞下窝肿瘤和咀嚼功能紊乱等疾病的诊断中,正确理解翼外肌的解剖有重要意义。已有报道,咀嚼功能紊乱时,在 CT 图像上翼外肌有密度的改变。

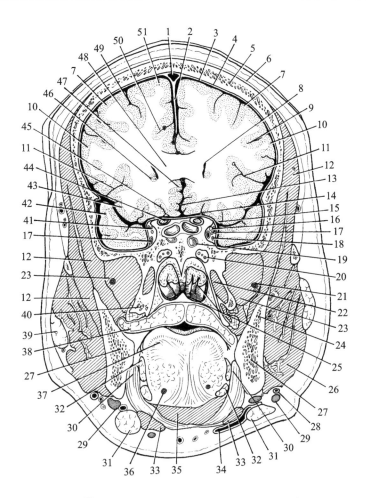

图 1-53　经胼胝体膝的冠状断面（断层七）

1. 上矢状窦　2. 大脑镰　3. 蛛网膜下隙　4. 硬脑膜　5. 额骨　6. 帽状腱膜　7. 额中回　8. 侧脑室前角　9. 额下沟　10. 额下回　11. 外侧沟前支　12. 颞肌　13. 大脑前动脉　14. 嗅束　15. 眶回　16. 动眼神经　17. 海绵窦　18. 眼神经　19. 蝶窦　20. 翼管　21. 上颌动脉　22. 翼内肌　23. 翼外肌　24. 下颌骨冠突　25. 鼻咽和咽扁桃体　26. 咬肌　27. 下颌骨　28. 面静脉　29. 下颌下淋巴结　30. 下颌舌骨肌　31. 下颌下腺　32. 舌下腺　33. 二腹肌前腹　34. 下颌后静脉　35. 颏舌骨肌　36. 舌动脉　37. 舌体　38. 腭大腺　39. 腮腺　40. 翼突　41. 滑车神经　42. 颞叶　43. 岛叶　44. 视神经　45. 嗅束沟　46. 尾状核　47. 胼胝体下区　48. 胼胝体膝　49. 额上沟　50. 扣带沟　51. 额上回

## 八、垂体层面（断层八）

关键结构：**垂体，Broca 区，隔区，伏隔核，内囊**。

大脑半球上外侧面借外侧沟分为上方的额叶、顶叶和下方的颞叶。额叶自上而下表现为额上回、额中回和额下回，额中回已近后部，为书写中枢；额下回为盖部，前一断层的额下回为三角部，两者合称 Broca 区，为前说话区。颞叶表现为颞上、中、下回和位于蝶鞍两侧的钩，钩周围的皮质又称**内嗅区** entorhinal area，为嗅觉皮质区。胼胝体干出现，构成侧脑室的顶。透明隔连于胼胝体嘴、膝与干之间，胼胝体嘴的下方为胼胝体下区。**胼胝体下回** subcallosal gyrus 与**终板旁回** paraterminal gyrus

合称**隔区** septal area，此区的纤维与海马联系密切，当受损时，表现为性行为、生殖行为、进食、饮水及情绪活动的改变。脑底面，视交叉上方的区域为**嗅三角** olfactory trigone。尾状核构成侧脑室的外下壁，其与壳之间为内囊前肢。**伏隔核** nucleus accumbens septi 位于尾状核头的内下方，并与其相连，它是腹侧纹状体的一部分，与某些药物的成瘾有关。

**蝶鞍** sella turcica 在两侧颞叶之间，额叶的下方，垂体居其中心，视交叉在垂体上方，漏斗自视交叉后方伸出，向下续于垂体柄，后者穿过**鞍膈** diaphragma sellae 的膈孔连于垂体。在 MRI 图像上，视交叉、垂体柄与垂体三者的影像相互连结而

57

成"工"字形外观。垂体的两侧为海绵窦中段,颈内动脉海绵窦段穿行其中,其外侧壁由上而下依次排列着动眼神经、滑车神经、眼神经和上颌神经,展神经则居颈内动脉与眼神经之间。此例标本蝶窦发育不佳,因此蝶鞍区较小,左、右侧海绵窦内出现了三叉神经节。下颌神经从三叉神经节下方发出,正在穿经卵圆孔(图 1-54)。

## 九、乳头体层面(断层九)

**关键结构:大脑沟、回,海马,内囊。**

侧脑室中央部位于胼胝体干与尾状核之间,经室间孔与两侧背侧丘脑之间的第三脑室相通。一般认为侧脑室前角居室间孔之前。大脑半球上外侧面自上而下依次可见额上回、额中回和中央前

回,额中回已为后部,是书写中枢所在处,中央前回为其下部,是头面部躯体运动区。尾状核与豆状核之间为内囊前肢,尾状核、豆状核与背侧丘脑之间是内囊膝,内囊后肢则位于背侧丘脑与豆状核之间。内囊膝和后肢的出现是中央前回下部出现的重要标志。依髓突可较容易地识别颞上、中、下回和海马旁回,颞横回为听觉中枢,位于颞上回的外侧裂面。**脚间窝** interpeduncular fossa 位于两侧大脑脚之间,其内可见乳头体和动眼神经。脑桥基底部被切及,其两侧可见三叉神经,前下方有基底动脉上行。

侧脑室下角出现于颞叶内,其上壁可见尾状核尾和杏仁体,内下壁由海马 hippocampus 构成。冠状断面较易显示海马及其周围毗邻。海马头因

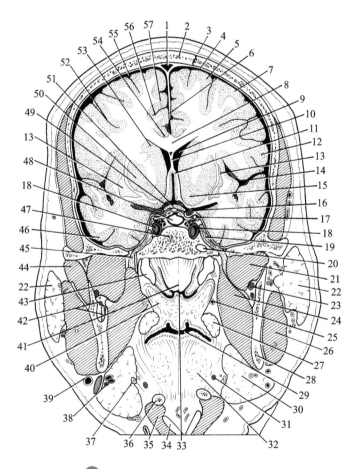

**图 1-54 经垂体的冠状断面(断层八)**

1. 上矢状窦　2. 顶骨　3. 帽状腱膜　4. 硬脑膜　5. 额上回　6. 大脑镰　7. 额中回　8. 胼胝体干　9. 侧脑室前角　10. 透明隔　11. 胼胝体嘴　12. 额下回　13. 屏状核　14. 外侧沟　15. 伏隔核　16. 大脑中动脉　17. 动眼神经和滑车神经　18. 颈内动脉　19. 三叉神经节　20. 蝶窦　21. 翼外肌　22. 腮腺　23. 上颌动脉　24. 翼内肌　25. 咽静脉　26. 咬肌　27. 腭扁桃体　28. 下颌骨　29. 口腔　30. 下颌下腺　31. 舌动脉　32. 舌根　33. 咽腔　34. 甲状软骨　35. 舌骨下肌群　36. 舌骨大角　37. 二腹肌中间腱　38. 面动脉　39. 面静脉　40. 软腭　41. 咽壁　42. 下牙槽神经和动脉　43. 咽鼓管软骨　44. 咬肌　45. 下颌神经　46. 颞下回　47. 蝶骨体　48. 垂体　49. 大脑前动脉　50. 豆状核　51. 视交叉　52. 额下沟　53. 尾状核　54. 扣带回　55. 额上沟　56. 扣带沟　57. 额内侧回

其上缘有海马足,而呈波形外观;海马体无波形外观,居海马沟与脉络裂之间;海马尾的特征是海马槽(亦称室床)形成海马伞 fimbria of hippocampus,后者又形成穹隆。在颞叶癫痫、缺氧后健忘症和 Alzheimer 病诊断中,测量海马和杏仁体的体积具有重要意义。据 Watson 等的 MRI 测量:右海马的体积为(5 263.8±652.3) mm³,左海马为(4 903.1±683.6) mm³;右杏仁体(3 443.3±209.5) mm³,左杏仁体(3 348.8±218.6) mm³,左、右侧的差别,具有统计学意义。但 Bhatia 等的研究指出整脑、颞叶和海马男性大于女性,但左、右侧差不明显(图 1-55)。

## 十、红核和黑质层面(断层十)

关键结构:**大脑沟、回,侧脑室,内囊,红核,黑质。**

大脑半球上外侧面借中央沟和外侧沟分为额叶、顶叶和颞叶。额叶自上而下可见额上回、额中回和中央前回,此处额中回为书写中枢,中央前回为第 1 躯体运动区。颞叶的外侧面上有颞上回、颞中回和颞下回,颞上回的外侧沟面可见颞横回,亦称 Heschl 回,为听觉皮质。通过信号的改变,fMRI 可研究听觉皮质的功能变化。颞叶的底面由外向内依次有枕颞外侧回、枕颞沟、枕颞内侧回和海马旁回。

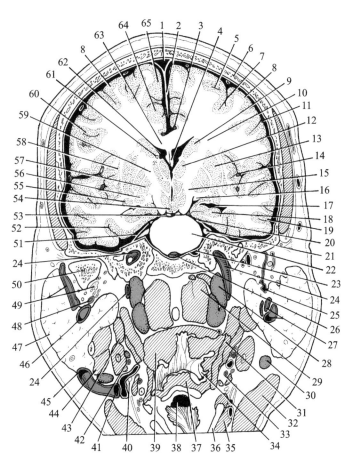

**图 1-55　经乳头体的冠状断面(断层九)**

1. 上矢状窦　2. 大脑镰　3. 大脑前动脉　4. 穹隆　5. 额上回　6. 顶骨　7. 额上沟　8. 额中回　9. 尾状核　10. 内囊前肢　11. 中央前沟　12. 背侧丘脑　13. 壳　14. 外侧沟　15. 内囊后肢　16. 视束　17. 侧脑室下角　18. 海马头　19. 颞中回　20. 滑车神经　21. 三叉神经　22. 脑桥　23. 岩下窦　24. 颈内动脉　25. 颞浅静脉　26. 基底动脉　27. 颈外动脉和下颌后静脉　28. 颈深淋巴结　29. 头长肌和颈长肌　30. 腮腺淋巴结　31. 茎突咽肌　32. 胸锁乳突肌　33. 舌动脉　34. 咽腔口部　35. 甲状舌骨肌　36. 甲状软骨　37. 会厌　38. 喉前庭　39. 咽缩肌　40. 舌下神经　41. 面静脉　42. 面动脉　43. 茎突舌肌　44. 茎突舌骨肌　45. 下颌后静脉前支　46. 上颌静脉　47. 腮腺　48. 上颌动脉　49. 颞浅静脉和面神经　50. 下颌头　51. 小脑幕　52. 侧副沟　53. 动眼神经　54. 乳头体　55. 尾状核尾　56. 杏仁体　57. 苍白球　58. 屏状核　59. 内囊膝　60. 中央前回　61. 终静脉　62. 侧脑室前角　63. 胼胝体干　64. 扣带回　65. 额内侧回

侧脑室中央部居胼胝体干下方,借**室间孔** interventricular foramen 通连第三脑室,其外下壁可见尾状核体、**终纹** terminal stria 和终静脉。终纹是杏仁体皮质内侧核群的传出通路,呈弓形位于尾状核内侧缘及丘脑之间,主要终止于穹隆柱外侧及前连合背侧的终纹核。终静脉,又称**丘纹上静脉** superior thalamostriate vein,位于尾状核与背侧丘脑之间的沟内,由后至前,至室间孔后缘弯曲向内后下行,移行为**大脑内静脉** internal cerebral veins。在脑血管造影时,显示一个静脉角,因此大脑内静脉的起始部位,也就是静脉角的顶点,临床上以静脉角作为室间孔的定位标准。一般情况下静脉角的位置和形态是比较恒定的,当脑实质性占位性病变时,往往影响静脉角的形态和位置。侧脑室下角位于颞叶内,其上方可见听辐射投射至颞横回,其内下壁上的隆起为海马体。

豆状核由壳和苍白球组成,其外侧条带状的灰质为屏状核,它将豆状核与岛叶之间的白质分为**外囊** external capsule 和**最外囊** extreme capsule。背侧丘脑构成第三脑室的侧壁,借"Y"形的**内髓板** internal medullary lamina 将其分为前核群、内侧核群和外侧核群。尾状核体借终纹和终静脉与背侧丘脑相分,越过丘脑后端的外侧时,变得很细,称尾状核尾。尾状核尾伸入颞叶,组成侧脑室下角的上壁。在豆状核和尾状核、背侧丘脑之间为内囊,由联系大脑皮质和皮质下结构的投射纤维组成。**红核** red nucleus 位于上丘平面,在新鲜标本上,富含血管,略呈粉红色,因而得名。其立体形态为长椭圆状,在冠状断面上,它居底丘脑核和黑质的内侧。红核的功能是经红核脊髓束兴奋对侧肢体的屈肌运动神经元,同时抑制该肢体的伸肌运动神经元。一侧红核损伤,常可引起对侧肢体的运动障碍,包括震颤、共济失调和舞蹈样运动,可能还有同侧眼球运动麻痹,这些症状合称 Benedikt 综合征。

**黑质** substantia nigra 在人类最发达,占据中脑全长并伸入间脑尾部。从切面上看,黑质可分为两部分,即背侧的致密部 compact part 和腹侧的网状部 reticular part。致密部由密集的大多角细胞和锥体细胞组成,细胞内含黑色素颗粒。这些黑色素在 4~5 岁时才出现。网状部紧靠大脑脚底,细胞含有丰富的铁元素而不含黑色素,在新鲜标本上呈淡红棕色。黑质纹体投射通常被看做是含多巴胺的通路,当其溃变时,会引起震颤麻痹(Parkinson 病)。

其表现为步行时上肢摆动减少、面部表情呆板和静止性震颤等。

**小脑幕** tentorium of cerebellum 下外缘附着于颞骨岩部,上内侧缘游离,为小脑幕切迹,恰在中脑大脑脚两侧,其上方为海马旁回,是小脑幕切迹疝的发生部位。小脑幕下方为颅后窝,内容有脑桥、延髓和小脑。此断面恰切及小脑前端,可见中央小叶翼和绒球。绒球位于第Ⅶ、Ⅷ对脑神经的下方(图 1-56)。

## 十一、小脑中脚层面(断层十一)

关键结构:**大脑沟、回,颞横回,内、外侧膝状体,下橄榄核。**

依中央沟和外侧沟可将大脑半球上外侧面由上而下分为额叶、顶叶和颞叶。额叶表现为额上回、额中回和中央前回。顶叶出现中央后回和缘上回,顶、额叶借中央沟分隔。颞叶内由上而下为颞上、中、下回。颞上回有一部分位于外侧沟的底,称颞上平面,此平面的前部有颞横回。颞上平面在颞横回后方的部分叫**颞平面** temporal plane,有 65% 的脑左侧颞平面大于右侧,仅有 11% 的脑右侧颞平面大于左侧。

两侧的下丘臂被切及,它们向上外走行,连于**内侧膝状体** medial geniculate body,参与听觉传导。内侧膝状体的外侧为**外侧膝状体** lateral geniculate body,是视觉传导路中第三级神经元胞体所在处。

在延髓的断面中,出现了**下橄榄核** inferior olivary nucleus。它位于延髓橄榄的深方,为一巨大多皱、囊袋状的灰质(图 1-57)。其主要传入纤维来自大脑皮质、红核、脊髓和小脑,传出纤维称橄榄小脑束,是小脑下脚的主要成分,主要投射至新小脑。下橄榄核在小脑对运动的控制,特别是对运动的学习和记忆中起重要作用。

## 十二、松果体和四叠体层面(断层十二)

关键结构:**大脑沟、回,松果体,四叠体。**

于大脑半球上外侧面,额叶呈现额上回、额中回和中央前回,顶叶可见中央后回和缘上回。颞叶外侧面由颞上回、颞中回和颞下回组成,底面由内向外依次为海马旁回、侧副沟、枕颞内侧回、枕颞沟和枕颞外侧回。

胼胝体压部居脑部断面的中心,其上方大脑纵裂的两岸为大脑半球内侧面,表现为额内侧回和扣带回;下方由上而下依次可见大脑内静脉、第三脑室松果体隐窝、松果体、**四叠体** quadrigeminal body

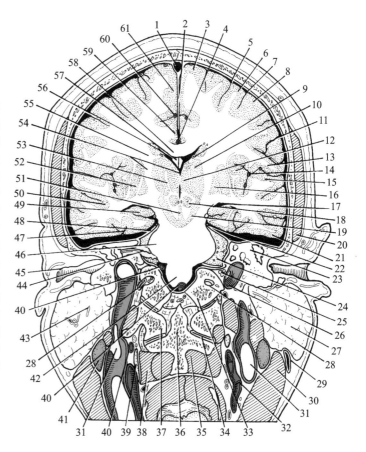

**图** 1-56　经红核与黑质的冠状断面（断层十）

1. 上矢状窦　2. 大脑镰　3. 额上回　4. 大脑前动脉 5. 额上沟　6. 额中回　7. 中央前沟　8. 中央前回　9. 尾状核和终静脉　10. 背侧丘脑外侧核群　11. 中央沟 12. 背侧丘脑内侧核群　13. 中央后回　14. 外侧沟及大脑中动脉　15. 颞横回　16. 苍白球　17. 侧脑室下角 18. 红核　19. 黑质　20. 颞肌　21. 枕颞外侧回　22. 滑车神经　23. 颞骨岩部　24. 绒球　25. 舌咽神经、迷走神经和副神经　26. 颈静脉窝　27. 腮腺　28. 舌下神经管与舌下神经　29. 颈外静脉　30. 胸锁乳突肌　31. 颈内静脉　32. 颈内动脉　33. 枕髁　34. 寰枢关节　35. 颈长肌　36. 枢椎齿突　37. 寰椎侧块　38. 头长肌　39. 迷走神经　40. 椎动脉　41. 颈外侧深淋巴结　42. 延髓 43. 面神经　44. 面神经和前庭蜗神经　45. 外耳道 46. 脑桥　47. 侧副沟　48. 小脑幕　49. 海马体　50. 颞上沟　51. 后穿质　52. 壳　53. 内髓板　54. 第三脑室与内囊后肢　55. 内囊前肢　56. 侧脑室　57. 穹隆　58. 胼胝体干　59. 扣带回　60. 扣带沟　61. 额内侧回

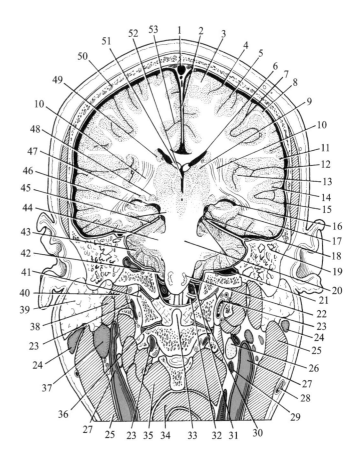

**图** 1-57　经小脑中脚的冠状断面（断层十一）

1. 上矢状窦　2. 大脑镰　3. 额上回　4. 额上沟　5. 中央前沟　6. 侧脑室　7. 中央沟　8. 中央后回　9. 背侧丘脑　10. 视辐射　11. 缘上回　12. 外侧沟　13. 颞横回 14. 颞上回　15. 颞上沟　16. 侧脑室下角　17. 侧副沟 18. 滑车神经　19. 乳突小房　20. 脑桥和小脑上动脉 21. 乙状窦　22. 下橄榄核　23. 椎动脉　24. 腮腺淋巴结 25. 胸锁乳突肌　26. 迷走神经下神经节　27. 颈内静脉 28. 颈外静脉　29. 颈内动脉　30. 寰椎侧块　31. 副神经 32. 第1颈神经　33. 枢椎齿突　34. 咽缩肌　35. 颈长肌 36. 寰枢外侧关节　37. 颈外侧深淋巴结　38. 二腹肌后腹　39. 腮腺　40. 头后大直肌　41. 寰枕关节和寰椎侧块　42. 小脑扁桃体　43. 小脑半球　44. 小脑中脚 45. 小脑幕和下丘臂　46. 海马体　47. 外侧膝状体　48. 内侧膝状体　49. 尾状核　50. 顶骨　51. 穹隆　52. 第三脑室　53. 扣带沟

和小脑。松果体两侧近乎椭圆形的灰质团块为**丘脑枕** pulvinar。侧脑室三角区出现于胼胝体压部的外下方,它向下外连通侧脑室下角。海马尾构成侧脑室下角的内下壁,向后连于海马伞。海马伞走向内后上方,移行为**穹隆脚** crus of fornix(图 1-58)。

## 十三、胼胝体压部层面(断层十三)

**关键结构:大脑沟、回,胼胝体压部,小脑幕。**

外侧沟已续为后支,在下一断层中消失。其与中央沟之间为顶叶,表现为中央后回、一部分顶下小叶和缘上回。中央沟与大脑纵裂之间为中央前回上部,其内侧面为中央旁小叶前部。据 fMRI 研究:手指的运动导致左躯体运动区凸面信号强度的改变;而脚趾的运动既在中央旁小叶前部,又在躯体运动区靠近大脑纵裂的上外侧面上出现信号强度的变化;肘部运动所产生的信号改变重叠于手指

运动信号改变区的内侧。外侧沟下方为颞叶,颞上、中、下回,自上而下依次排列。距状沟前部出现,其与胼胝体沟之间可见**扣带回峡** isthmus of cingulate gyrus。在颞叶底面由内侧至外侧依次可见海马旁回、侧副沟、枕颞内侧回、枕颞沟和枕颞外侧回。

**胼胝体压部** splenium of corpus callosum 大致位居断面的中央,在下一断层中消失。在大脑半球后部沟回的辨识中,胼胝体压部是一个重要的标志,它被认为是颞叶和枕叶在脑底面的分界。于胼胝体压部两侧,可见大致呈三角形的侧脑室三角区,它是侧脑室中央部、后角和下角的移行处,内有脉络丛。视辐射出现于侧脑室三角区外侧,它将胼胝体压部的纤维分为上、下两部,上部的纤维掠过视辐射外上方,联系枕、颞两叶的上外侧部;下部的纤维在侧脑室三角区外侧壁与视辐射之间形成一白质薄板,称为**毯** tapetum。

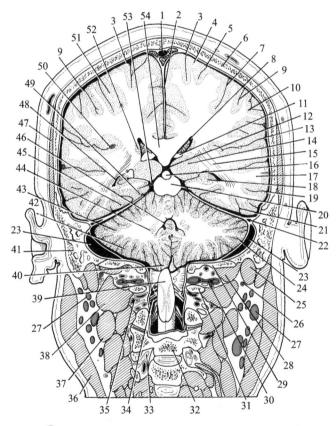

图 1-58 经松果体和四叠体的冠状断面(断层十二)

1. 上矢状窦　2. 大脑镰　3. 额上沟　4. 额中回　5. 中央前沟　6. 顶骨　7. 中央沟　8. 侧脑室三角区　9. 中央后沟
10. 缘上回　11. 穹隆脚　12. 大脑内静脉　13. 外侧沟　14. 丘脑枕　15. 视辐射　16. 松果体　17. 颞中回　18. 海马
19. 颞下沟　20. 四叠体　21. 枕颞沟　22. 岩上窦　23. 乙状窦　24. 下半月小叶　25. 二腹肌后腹　26. 枕动脉
27. 腮腺淋巴结　28. 头上斜肌　29. 枕骨　30. 椎动脉　31. 寰椎　32. 第 3 颈椎　33. 第 3 颈神经　34. 第 2 颈神经根
35. 椎静脉　36. 胸锁乳突肌　37. 头夹肌　38. 头下斜肌　39. 脊髓　40. 小脑扁桃体　41. 乳突　42. 二腹小叶
43. 上半月小叶　44. 齿状核　45. 枕颞内侧回　46. 第四脑室　47. 颞肌　48. 侧脑室下角　49. 海马旁回　50. 大脑
　　中动脉　51. 中央前回　52. 尾状核体　53. 大脑后动脉　54. 胼胝体压部

小脑幕下方为颅后窝,被小脑所占据(图1-59)。MRI质子密度图像和T₂加权图像在小脑灰、白质之间可提供优异的信号对比,因此在冠状断面上可清晰地辨认分布于小脑各小叶和蚓部的主要白质传导束;MRI T₁和T₂加权图像能使脑脊液与小脑实质之间的信号对比达到最大,可很好地显示小脑表面的沟和裂。

### 十四、侧脑室后角层面(断层十四)

关键结构:大脑沟、回,视辐射,小脑。

大脑镰上端含上矢状窦,下端连于小脑幕,两者呈"人"字形外观,并将脑分成三部分,即左、右大脑半球和小脑。于大脑镰与小脑幕交界处可见直窦,小脑幕两端包含横窦。在大脑半球的上外侧面上,自上而下依次可见中央后回、顶上小叶、顶内沟、顶下小叶、角回、颞中回和颞下回。中央后回的内侧面为中央旁小叶后部,为足部的躯体感觉皮质区。顶下沟向上与扣带沟之间为楔前叶,向下与距状前部之间是扣带回峡。左、右距状沟前部对称性地出现于大脑半球内侧面,其在侧脑室后角内侧壁上所形成的隆起,称禽距 calcar avis。距状沟有上、下唇,为视觉皮质区。在距状沟外侧端可见2个短小的脑回,称**距状隐回** crypto calcarine gyri。在枕叶的底面由内侧向外侧依次可见舌回、侧副沟、枕颞内侧回和枕颞外侧回。

**视辐射** optic radiation,又称**膝距束** calcarine tract,出现在侧脑室后角的外侧,向下绕过侧脑室的下壁止于视觉皮质,其背侧部的纤维差不多是直行向后

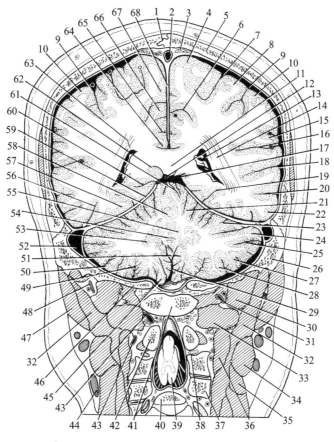

图1-59　经胼胝体压部的冠状断面(断层十三)

1. 矢状缝　2. 上矢状窦　3. 上矢状窦外侧陷窝和蛛网膜粒　4. 中央前回　5. 顶骨　6. 扣带沟　7. 中央沟　8. 中央后回　9. 中央后沟　10. 顶下小叶　11. 胼胝体压部　12. 大脑内静脉　13. 侧脑室三角区　14. 视辐射　15. 缘上回　16. 外侧沟　17. 大脑后动脉　18. 颞上沟　19. 侧副沟　20. 颞下沟　21. 方形小叶前部　22. 颞下回　23. 方形小叶后部　24. 上半月小叶　25. 水平裂　26. 乳突　27. 下半月小叶　28. 二腹小叶　29. 小脑溪　30. 头上斜肌　31. 颈深静脉　32. 头最长肌　33. 头下斜肌　34. 肩胛提肌　35. 颈最长肌　36. 颈长肌　37. 第4颈椎横弓　38. 第2神经　39. 脊髓　40. 第4颈椎椎体　41. 寰椎后弓　42. 枢椎椎弓　43. 椎静脉　44. 颈外侧浅淋巴结　45. 小脑扁桃体　46. 枕骨　47. 头夹肌　48. 枕动脉　49. 次裂　50. 前下裂　51. 蚓结节　52. 横窦　53. 齿状核　54. 蚓叶　55. 栓状核　56. 枕颞沟　57. 枕颞内侧回　58. 山坡　59. 小脑幕　60. 距状沟　61. 山顶　62. 扣带回峡　63. 毯　64. 扣带回　65. 顶下沟　66. 楔前叶　67. 中央旁小叶前部　68. 大脑镰

终止于视觉皮质,而其腹侧部的纤维在颞叶内行向前下,远达侧脑室下角的前部,甚至可至钩处,在此转折向后,形成一个纤维袢,称 Meyer 袢或颞袢,紧靠侧脑室的外侧壁后行,止于距状沟下唇(舌回)。

小脑居颅后窝,左、右两半球借蚓部相连。小脑蚓由上而下表现为山顶、山坡和蚓垂。小脑半球的上面,借原裂和后半月裂分为方形小叶和上半月小叶;下面通过水平裂、前裂和次裂分为下半月小叶、二腹小叶和小脑扁桃体(图1-60)。

## 十五、小脑镰层面(断层十五)

关键结构:大脑沟、回,小脑幕,小脑镰。

颅腔被大脑镰和小脑幕分成三个腔,被左、右大脑半球和小脑所占据。在大脑半球上外侧面自上而下依次可见中央后回、中央后沟、顶上小叶、顶

内沟、顶下小叶一部分、角回、颞上沟、颞中回和颞下回。大脑半球内侧面恰切及顶枕沟与距状沟交界处,顶枕沟上方为楔前叶,下方为楔叶,距状沟的下唇为舌回。因此,于此断面上,在大脑半球上外侧面借颞上沟可区分上方的顶叶和下方的颞叶;内侧面以顶枕沟为界,分开上方的顶叶和下方的枕叶;底面全为枕叶。在下一断层中,颞叶消失。在枕叶内,右侧脑室后角已至最后端,在下一断层中消失。视辐射仍清晰可辨,居侧脑室后角的外侧。小脑镰居左、右小脑半球之间,附着于枕内嵴(图1-61)。

## 十六、窦汇层面(断层十六)

关键结构:大脑沟、回,窦汇。

大脑镰、小脑幕和小脑镰交于**窦汇** confluence of sinuses,并分颅腔为四个部分,左、右大脑半球和

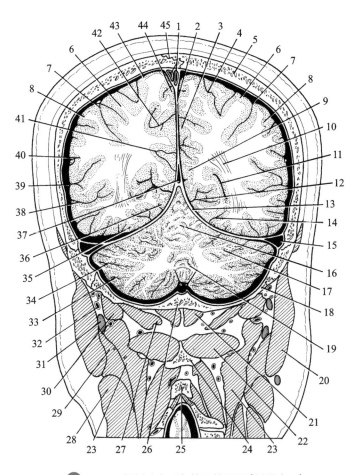

图 1-60 经侧脑室后角的冠状断面(断层十四)

1. 上矢状窦　2. 大脑镰　3. 楔前叶　4. 中央后沟　5. 顶骨　6. 顶上小叶　7. 顶内沟　8. 顶下小叶　9. 扣带回峡　10. 视辐射　11. 侧脑室后角　12. 距状沟前部　13. 小脑幕　14. 侧副沟　15. 横窦　16. 山坡　17. 上半月小叶　18. 枕骨　19. 蚓垂　20. 头夹肌　21. 头后小直肌　22. 头下斜肌　23. 头半棘肌　24. 枢椎椎弓　25. 第3颈椎椎弓　26. 枕内嵴　27. 颈半棘肌　28. 头后大直肌　29. 最长肌　30. 颈最长肌　31. 枕淋巴结　32. 枕静脉　33. 下半月小叶　34. 水平裂　35. 枕颞内侧回　36. 舌回　37. 直窦　38. 颞下沟　39. 颞上沟　40. 角回　41. 顶下沟　42. 扣带沟缘支　43. 中央后回　44. 中央旁小叶后部　45. 矢状缝

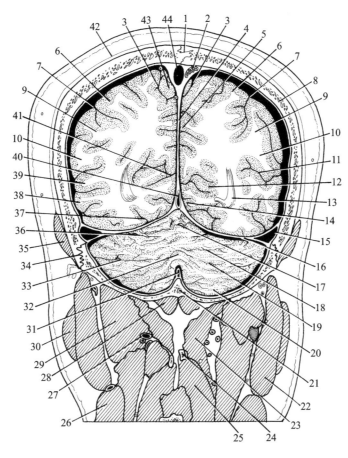

图 1-61　经小脑镰的冠状断面(断层十五)

1. 矢状缝　2. 上矢状窦外侧陷窝　3. 扣带沟缘支　4. 大脑镰　5. 楔前叶　6. 顶上小叶　7. 顶内沟　8. 顶骨　9. 顶下小叶　10. 角回　11. 颞上沟　12. 距状隐回　13. 视辐射　14. 舌回　15. 横窦　16. 小脑幕　17. 山坡　18. 后半月裂　19. 下半月小叶　20. 二腹小叶　21. 枕内嵴　22. 头夹肌　23. 头后大直肌　24. 枢椎棘突　25. 颈半棘肌　26. 肩胛提肌　27. 颈深静脉　28. 头后小直肌　29. 头半棘肌　30. 胸锁乳突肌　31. 小脑镰　32. 蚓垂　33. 小平裂　34. 人字缝　35. 枕额肌枕腹　36. 方形小叶后部　37. 侧副沟　38. 颞下回　39. 颞中回　40. 直窦　41. 距状沟　42. 帽状腱膜　43. 中央旁小叶后部　44. 上矢状窦

左、右小脑半球各居一腔。此断面上的大脑半球仅为顶叶和枕叶,在内侧面上两叶借顶枕沟相分,上方为楔前叶,下方为楔叶、距状沟和舌回;在上外侧面上,顶叶与枕叶之间并无明确界线。于顶叶内,顶内沟为最长的深沟,它分开顶上小叶和顶下小叶。

右侧脑室后角消失,由于左侧脑室后角比右侧长,仍存在。据研究,侧脑室后角左侧比右侧长,而右侧比左侧宽。又据 McRae 等发现:右利者侧脑室后角常是左长于右。故此例标本为右利者。

小脑半球已为最后份,被水平裂分为上、下半月小叶(图 1-62)。

### 十七、大脑镰后端层面(断层十七)

关键结构:大脑沟、回,大脑镰。

小脑半球及小脑幕已从断层中消失。大脑镰已为后缘,居大脑纵裂内,其上、下端可见上矢状窦的断面。大脑半球主要为枕叶,顶叶仅剩下顶枕沟以上的小部分。在枕叶的内侧面上,距状沟后部分开上方的楔叶和下方的舌回;于上外侧面,以**枕横沟** transverse occipital sulcus 为界,将枕上回和枕外侧回分开(图 1-63)。

### 十八、大脑枕极层面(断层十八)

关键结构:枕极。

此断层为头部连续冠状断层标本的最后一层,切及大脑半球的**枕极** occipital pole。颅骨表现为顶骨和矢状缝及枕骨和人字缝。上矢状窦已近最后端,居左、右枕极之间。(图 1-64)。

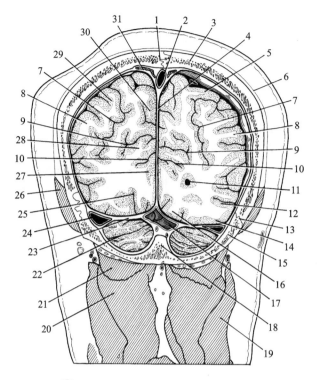

图 1-62　经窦汇的冠状断面（断层十六）

1. 矢状缝　2. 上矢状窦　3. 顶骨　4. 大脑镰　5. 顶上小叶　6. 帽状腱膜　7. 顶内沟　8. 角回　9. 顶枕沟　10. 距状沟后部　11. 侧脑室后角　12. 枕外侧回　13. 人字缝　4. 枕颞外侧回　15. 枕骨　16. 枕颞内侧回　17. 窦汇　18. 枕内隆凸　19. 头夹肌　20. 头半棘肌　21. 头后小直肌　22. 小脑半球　23. 小脑幕　24. 横窦　25. 枕颞沟　26. 枕额肌枕腹　27. 舌回　28. 楔叶　29. 顶下小叶　30. 楔前叶　31. 上矢状窦外侧陷窝

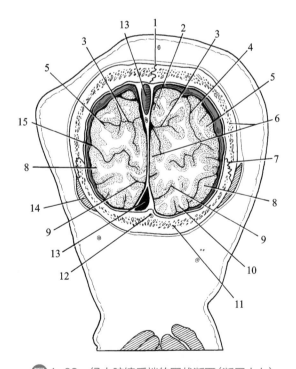

图 1-63　经大脑镰后端的冠状断面（断层十七）

1. 矢状缝　2. 楔前叶　3. 顶枕沟　4. 顶内沟　5. 枕上回　6. 顶骨和楔叶　7. 人字缝　8. 枕外侧回　9. 距状沟后部　10. 舌回　11. 枕骨　12. 枕导静脉　13. 上矢状窦　14. 枕额肌枕腹　15. 枕横沟

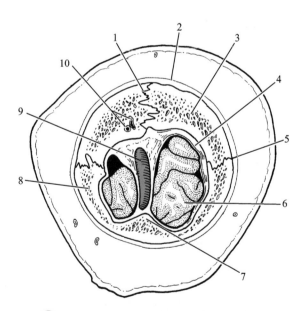

图 1-64　经大脑枕极的冠状断面（断层十八）

1. 矢状缝　2. 帽状腱膜　3. 顶骨　4. 硬脑膜　5. 人字缝　6. 枕极　7. 枕内隆凸　8. 枕鳞　9. 上矢状窦　10. 顶板障静脉

（孟海伟　刘树伟）

# 第七节 脑池断层解剖

脑 brain 外包被**硬脑膜** cerebral dura mater、**脑蛛网膜** cerebral arachnoid mater 和**软脑膜** cerebral pia mater。其中脑蛛网膜与软脑膜之间的腔隙称为**蛛网膜下隙** subarachnoid space，内充脑脊液。蛛网膜下隙在某些部位扩大为**蛛网膜下池** subarachnoid cisterns。由于蛛网膜下池主要位于脑周围，故又称**脑池** brain cisterns（图 1-65）。脑表面有较浅的"沟"和较深的"裂"，脑回间的脑沟相当于小溪，较深的脑裂则相当于小河，而脑池则相当于湖泊，脑沟和脑裂处的脑脊液最终都汇入脑池。重要的脑池有：

成对脑池：大脑纵裂池、大脑外侧窝池、大脑脚池、
　　　　　环池、脑桥小脑角池。

不成对脑池：{ 背侧：胼胝体周池、帆间池、大脑大静脉池、四叠体池、小脑上池、小脑延髓池、小脑溪。
　　　　　腹侧：终板池、交叉池、脚间池、桥池、延池

由于脑池和脑室内均为低密度的脑脊液，有时影像上两者易于混淆。因此，熟悉脑池的断层影像解剖（图 1-66），对病变的影像学定位诊断至关重要。MRI 可较好地显示脑池及内含结构（图 1-67）。CT 平扫即可观察较低密度的脑池，经脊髓蛛网膜下隙注入碘海醇或气体行脑池造影 CT 检查，可以更清晰地显示脑池，多用于观察鞍上池和脑桥小脑角池，以诊断空蝶鞍和蜗神经瘤等。

## 一、大脑纵裂池

**大脑纵裂池** cistern of cerebral longitudinal fissure 位于两侧大脑半球之间的大脑纵裂内，内有大脑镰插入，故此池分为左、右两部（图 1-68）。该池底部绕于胼胝体周围，称为胼胝体周池，向前下延为终板池，向后下续于大脑大静脉池。大脑纵裂池在不同横断面上的表现各异。例如，在胼胝体以上层面中所见为大脑纵裂池全长；在胼胝体出现的层面上大脑纵裂池分为前后两段，分别位于胼胝体断面的前后方；在较低的鞍上池层面则只见大脑纵裂池前段。

## 二、大脑外侧窝池

**大脑外侧窝池** cistern of lateral fossa of cerebrum

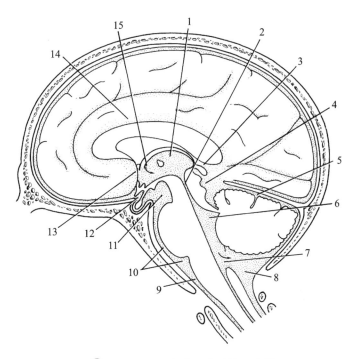

**图 1-65　正中矢状面上脑池示意图**

1. 第三脑室　2. 中脑水管　3. 大脑大静脉池　4. 四叠体池　5. 小脑上池　6. 第四脑室　7. 正中孔　8. 小脑延髓池　9. 延池　10. 桥池　11. 脚间池　12. 交叉池　13. 终板池　14. 大脑纵裂池　15. 室间孔

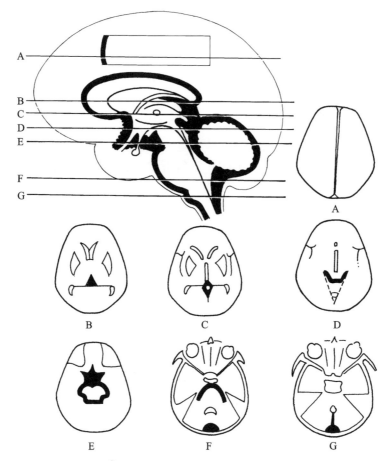

图 1-66 各脑池典型横断面示意图

A. 大脑纵裂池　B. 帆间池　C. 大脑大静脉池　D. 大脑外侧窝池和四叠体池

E. 鞍上池和环池　F. 桥池和脑桥小脑角池　G. 小脑延髓池和小脑溪

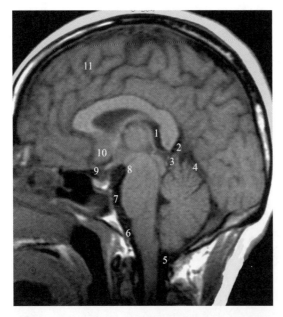

图 1-67 颅脑正中矢状面 MRI 图像（T₁ 加权像）

1. 帆间池　2. 大脑大静脉池　3. 四叠体池　4. 小脑上池

5. 小脑延髓池　6. 延池　7. 桥池　8. 脚间池　9. 交叉池

10. 终板池　11. 大脑纵裂池

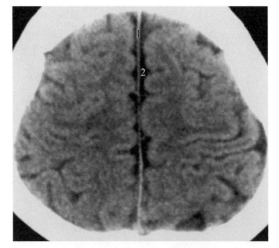

图 1-68 大脑纵裂池 CT 图像

1. 大脑镰　2. 大脑纵裂池

又名侧裂池,位于大脑外侧窝内。大脑外侧窝池在横断面上的典型表现呈横置的"Y"形,主干伸至岛叶表面即分为前后两支,前支较短伸向前内,后支较长伸向后方(图1-69)。其中前、后支又称为岛池,内侧对应的脑皮质即为脑岛叶。大脑外侧窝池内有大脑中动脉的岛叶段和大脑中深静脉经过。大脑外侧窝池在青年人可以不明显,老年人常较清晰,脑萎缩者明显增宽。

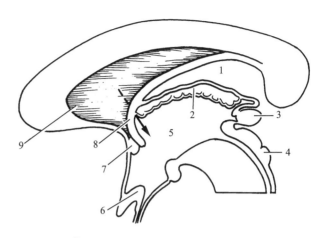

图1-70　脑正中矢状面帆间池示意图

1. 帆间池　2. 第三脑室脉络丛　3. 松果体　4. 四叠体　5. 第三脑室　6. 视交叉　7. 前连合　8. 穹隆　9. 透明隔

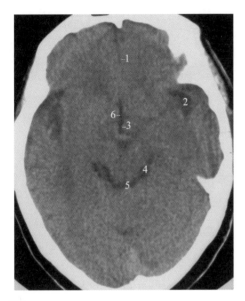

图1-69　大脑外侧窝池和四叠体池 CT 图像

1. 大脑纵裂池　2. 大脑外侧窝池　3. 第三脑室
4. 环池　5. 四叠体池　6. 终板池

### 三、帆间池

**帆间池** cistern of velum interpositum,又称中间帆腔或第三脑室上池,位于第三脑室顶的上方、穹隆体和穹隆连合的下方(图1-70)。它是一尖向前的三角区,两前外侧界为穹隆的内侧缘,后界为胼胝体压部(图1-71)。此腔可经胼胝体压部的下方通大脑大静脉池。在临床工作中,应注意帆间池与第三脑室顶部的区别:①帆间池的层面较高,第三脑室顶部层面较低;②帆间池后界是胼胝体压部,第三脑室顶部的后界为松果体;③帆间池为尖向前的三角区,不与侧脑室前角相连;而第三脑室前部为矢状位的狭长裂隙,前端可达侧脑室前角。

### 四、大脑大静脉池

**大脑大静脉池** Galen's vein cistern 是四叠体池向上的延续,居第三脑室的后方,上抵胼胝体压部。

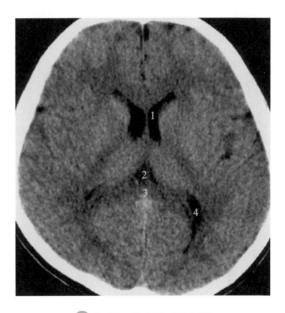

图1-71　帆间池 CT 图像

1. 侧脑室前角　2. 帆间池　3. 胼胝体压部　4. 侧脑室三角区

池内前有松果体,后有大脑大静脉。在 CT 图像上,大脑大静脉池在第三脑室上部与"V"形小脑幕影之间,与第三脑室上部共同显示为菱形低密度区(图1-72)。池内的松果体易于显影,如钙化则更为明显,而大脑大静脉须强化后才能看到。

### 五、四叠体池

**四叠体池** quadrigeminal corpus cistern 又称**上池** superior cistern,居中脑四叠体后面与小脑蚓部前缘之间(图1-69),两端向外连于环池翼部,向前外通环池本部。四叠体池和环池位于小脑幕切迹内,幕上或幕下的病变可经这些脑池延伸。例如,

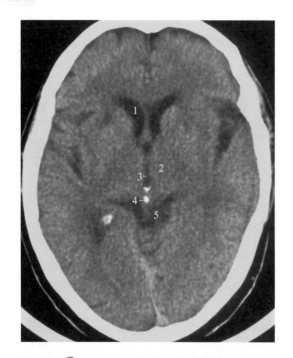

图1-72 大脑大静脉池 CT 图像

1. 侧脑室前角　2. 背侧丘脑　3. 第三脑室上部
4. 松果体　5. 大脑大静脉池

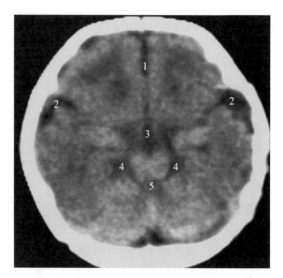

图1-73 环池和鞍上池 CT 图像

1. 大脑纵裂池　2. 大脑外侧窝池　3. 鞍上池
4. 环池　5. 四叠体池

小脑幕切迹疝可使这些脑池变窄或消失。

## 六、小脑上池

**小脑上池** superior cerebellar cistern 一般见于颅盖下部较低层面，为四叠体池向后的延续，位于小脑幕与小脑上面之间，以矢状断面显示较佳（图1-65,67）。

## 七、终板池

**终板池** terminal lamina cistern 位于终板前方、胼胝体嘴下方，两侧为大脑半球的旁嗅区和胼胝体下回（图1-65,67）。横断层较易显示终板池，常与四叠体池或大脑大静脉池同层。在终板上部层面，终板池位于前连合前方、胼胝体膝后方。在终板下部层面，终板池居终板前方、两侧胼胝体下区之间。在 CT 图像上，因终板较薄不显影，常看到终板池与第三脑室下部相通的假象。

## 八、环池

**环池** ambience cistern 分本部和翼部。环池本部围绕中脑大脑脚两侧，连接于四叠体池和脚间池之间（图1-73）。翼部向外伸向丘枕后下方，又名丘脑后池。环池内有大脑后动脉、小脑上动脉、脉络丛前动脉和后动脉、基底静脉和滑车神经。由四叠体池、环池和脚间池可勾画出中脑的轮廓。

## 九、鞍上池

### （一）位置与组成

**鞍上池** suprasellar cistern 为 CT 和 MRI 等影像学用语。鞍上池位于蝶鞍上方，是交叉池、脚间池或桥池在轴位扫描时的共同显影（图1-74）。

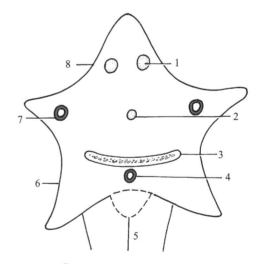

图1-74 鞍上池结构示意图

1. 视神经　2. 垂体柄　3. 鞍背　4. 基底动脉　5. 脑桥或大脑脚　6. 海马旁回　7. 颈内动脉　8. 额叶

1. **交叉池** chiasmatic cistern 位于视交叉周围，外界是颈内动脉，前方有大脑前动脉和前交通动脉。

**2. 脚间池** interpeduncular cistern 位于视交叉后方、脚间窝前方,内有动眼神经、大脑后动脉水平段等。

**3. 桥池** pontine cistern 位于斜坡与脑桥基底部之间,内有基底动脉,向两侧与脑桥小脑角池延续。

（二）类型

因扫描层面的不同和年龄与个体差异的影响,鞍上池可分为六角形、五角形和四角形等不同形态,分别阐述如下。

**1. 六角形鞍上池** 如 CT 扫描层面偏高或头偏前倾,则出现六角形鞍上池(图 1-73)。六角形鞍上池由交叉池和脚间池组成,包括一个前角、一对前外侧角、一对后外侧角和一个后角。前角伸向两大脑额叶之间,并延续为大脑纵裂池;前外侧角伸向额、颞叶之间,延续为大脑外侧窝池;后外侧角伸向大脑与中脑之间,延续为环池;后角则为脚间池。在前角和前外侧角之间的鞍上池前方为额叶的直回;在前、后外侧角之间的鞍上池侧方为颞叶的钩;在后外侧角和后角之间的鞍上池后方为中脑大脑脚底。六角形鞍上池内主要有视交叉或视束、颈内动脉、漏斗或垂体柄、乳头体、动眼神经和大脑后动脉水平段。

**2. 五角形鞍上池** CT 扫描时,头若呈后伸位,则出现五角形鞍上池。五角形鞍上池由交叉池和桥池组成,后方为脑桥基底部,其他毗邻关系同六角形鞍上池。池内主要有视交叉、颈内动脉、垂体柄、鞍背和基底动脉末端等(图 1-75)。

**3. 四角形鞍上池** 如扫描层面较高,因缺少后外侧角(大脑脚池不显影),则出现四角形鞍上池。池内主要有视交叉和视束、漏斗和乳头体。四角形鞍上池的毗邻:前是额叶直回,后为脚间窝,两侧为钩(图 1-76)。

**十、脑桥小脑角池**

**脑桥小脑角池** cistern of pontocerebellar angle 又名桥池侧突,为桥池向外侧的延续。其前外侧界为颞骨岩部的后内侧壁,后界为小脑中脚和小脑半球,内侧界为脑桥基底部或延髓上外侧部(图 1-77)。第四脑室外侧孔开口于此池,面神经和前庭蜗神经经此池入内耳道(图 1-78),小脑下前动脉和迷路动脉也越经此池。蜗神经瘤可使脑桥小脑

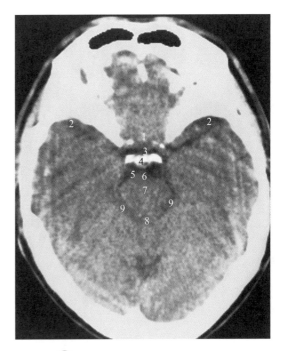

**图**1-75 五角形鞍上池 CT 图像

1. 大脑纵裂池 2. 大脑外侧窝池 3. 交叉池 4. 鞍背 5. 桥池 6. 基底动脉 7. 脑桥 8. 第四脑室上部 9. 环池

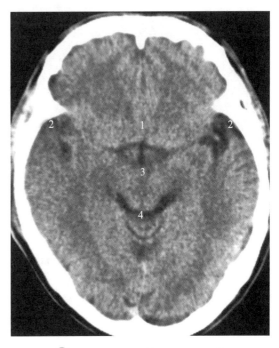

**图**1-76 四角形鞍上池 CT 图像

1. 大脑纵裂池 2. 大脑外侧窝池 3. 脚间池 4. 四叠体池

角池内出现肿块影并伴有内耳门、内耳道扩大或形态改变等。

**十一、小脑延髓池**

**小脑延髓池** cerebellomedullary cistern 又名

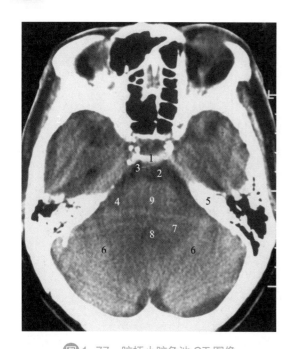

图1-77　脑桥小脑角池CT图像

1. 鞍背　2. 桥池　3. 基底动脉　4. 脑桥小脑角池　5. 颞骨岩部
6. 小脑　7. 小脑中脚　8. 第四脑室　9. 脑桥

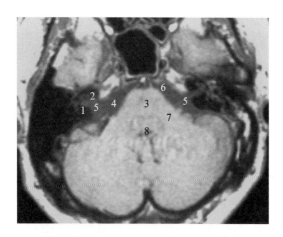

图1-78　经脑桥小脑角池的MRI图像

1. 颞骨岩部　2. 颈内动脉　3. 脑桥　4. 脑桥小脑角池
5. 第7,8对脑神经　6. 桥池　7. 小脑中脚　8. 第四脑室

枕大池,位于小脑半球后下方、延髓背面和枕鳞下部前方。池内有小脑下后动脉经过。在CT图

像上,小脑延髓池为位于小脑扁桃体与枕内隆凸之间的三角形低密度影(图1-79),其两侧为小脑半球的后下部。该池常被自枕内嵴散射出来的伪影所掩盖。

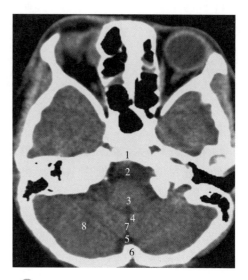

图1-79　小脑延髓池和小脑溪CT图像

1. 枕骨基底部　2. 延池　3. 延髓　4. 小脑扁桃体
5. 小脑延髓池　6. 枕内隆凸　7. 小脑溪　8. 小脑半球

### 十二、小脑溪

**小脑溪** cerebellar valley 又名小脑谷,位于小脑蚓部下方,两侧小脑扁桃体之间。小脑溪为一细长的间隙,它后通小脑延髓池,前通第四脑室(图1-79)。

### 十三、延池

**延池** medulla oblongata cistern 位于延髓腹侧与斜坡之间(图1-65,67,79)。左、右椎动脉在池内相互接近合成基底动脉。小脑下后动脉在池内起自椎动脉,舌下神经经延池进入舌下神经管,舌咽、迷走及副神经经此池向外侧至颈静脉孔。

(孟庆兰)

## ▶▶▶ 第八节　脑血管应用解剖 ◀◀◀

　　脑包括**端脑** telencephalon、**间脑** diencephalon、**小脑** cerebellum 和**脑干** brain stem,端脑和间脑通常合称为**大脑** cerebrum。脑各部都有丰富的血管分布。**脑血管** cerebral vessels 在形态结构、行程和配布上均有其特点,这是脑部血液供应的特殊需要

及脑功能的形态学基础。
　　脑血管的特点:①两种来源:脑的动脉来自**颈内动脉** internal carotid artery 和**椎动脉** vertebral artery,且在脑底部吻合成 Willis 环,该环是调节脑血液循环的潜在性代偿装置;②管壁较薄:脑动脉

壁很薄,类似颅外其他部位同等大小的静脉;③不同部位血供不同:脑浅层的动脉有丰富的吻合,皮质血供比髓质丰富,以视皮质最丰富;④与颅骨和硬脑膜血供无关:脑的血供与颅骨和硬脑膜的血供彼此无关,前者来自颈内动脉和椎动脉,后者来自颈外动脉;⑤两类分支:大脑半球的动脉可分为皮质支(营养皮质和浅层髓质)和中央支(营养基底核、内囊和间脑),均自成体系互不吻合;⑥行程弯曲:进入颅内的动脉行程极其弯曲,一般认为此乃脑动脉无搏动的主要原因;⑦动、静脉多不伴行:脑的动脉和静脉多不伴行;⑧无完整的静脉瓣:脑的静脉和硬脑膜静脉窦无完整的静脉瓣,但在某些部位(如上矢状窦的静脉入口处)却有能起导流作用的瓣状结构;⑨构成血脑屏障:脑毛细血管的内皮为紧密连接,无窗孔,周围被胶质细胞的足板所包绕,构成了血脑屏障(BBB)。某些区域缺乏 BBB,包括:松果体、下丘脑的正中隆起、垂体后叶、延髓极后区、后连合、终板和脉络丛;⑩皮质支在软脑膜内吻合丰富:皮质动脉在软脑膜内有丰富的吻合,在功能上相当于脑表面的"血液平衡池",但由此发出的穿支多为终动脉;⑪毛细血管疏密不一:毛细血管于不同脑区疏密不一,其密度与突触和神经毡的数量呈紧密的平行关系;⑫变异多:脑血管的变异甚多,尤其是脑底动脉环。

脑动脉无搏动的因素:①血管行程弯曲:颈内动脉和椎动脉均有几处极度弯曲的行程,可衰减压力和冲击;②密闭的颅腔:密闭的颅腔造成的特殊条件,使脑血管无论在睡眠时还是在活动状态下均不发生搏动;③丰富的吻合:动脉在软脑膜下的广泛吻合,分散并减弱了搏动;④管壁的构造特点:脑血管管壁的外膜和中膜均较薄,平滑肌亦少且缺乏外弹力膜。

## 一、大脑的血管

### (一)大脑的动脉

1. 脑的动脉系统 大脑的动脉有四个来源,即左、右颈内动脉和左、右椎动脉。颈内动脉及其发出的大脑前、中动脉等各级分支称为颈内动脉系,两侧椎动脉和由其合成的基底动脉及其各级分支称为椎－基底动脉系。以小脑幕为界,幕上大脑结构接受颈内动脉系和大脑后动脉的血液供应,幕下小脑和脑干等结构接受椎－基底动脉的血液供应。颈内动脉经颈内动脉管入颅,再穿海绵窦到

达脑底。椎动脉经枕骨大孔入颅后先在脑干前面两侧合并成基底动脉。颈内动脉上端发出向前内的大脑前动脉,向外的大脑中动脉和向后的后交通动脉。两侧大脑前动脉在视交叉上方彼此接近,然后折入大脑纵裂前部。在转折处,两侧大脑前动脉之间有前交通动脉相连。大脑中动脉直接外行,不参与大脑动脉环的构成。后交通动脉沿鞍上池外缘后行。基底动脉上端分为左、右大脑后动脉,分别沿脑桥上缘外行,并在鞍上池外缘接受由颈内动脉发出的后交通动脉,从而共同构成**大脑动脉环**(Willis 环)cerebral arterial circle。该环位于脑底下方,蝶鞍上方,环绕视交叉、灰结节和乳头体周围(图 1-80)。此环使两侧颈内动脉系和椎－基底动脉系相交通。在正常情况下,大脑动脉环两侧的血液不相混合,而是作为一种代偿的潜在装置。当此环某处发育不良或被阻断时,可在一定程度上通过大脑动脉环使血液重新分配和代偿,以维持脑的血液供应。据统计,国人约有 48% 的大脑动脉环发育不全或异常,其中常见的有:一侧后交通动脉管径小于 1 mm 的约占 27%,大脑后动脉起于颈内动脉的约占 14%,前交通动脉口径小于 1 mm 或缺如,两侧大脑前动脉起于一侧颈内动脉等。不正常的大脑动脉环易出现动脉瘤,前交通动脉和大脑前动脉的连接处是动脉瘤的好发部位。

(1) **颈内动脉系** system of internal carotid artery 颈内动脉平甲状软骨上缘水平起自颈总动脉,按其行程,以颅底的颈动脉管外口为界,分为颅外段和颅内段。

颅外段:又称为颈段,自颈总动脉分叉处至颅底,为颈内动脉各段中最长的一段。颈内动脉先在颈外动脉的后外侧上行,后转至颈外动脉的后内侧,沿咽侧壁达颅底。其特点是:①颅外段无分支;②起始部有颈动脉窦,为压力感受器;③位置深而难以触及。

颅内段:颅内段在血管造影像上分为五段(图 1-81,82)。

C5 段(颈动脉管段、岩骨段或神经节段):在颞骨岩部的颈动脉管内走行,先向上,后弯向前内,在颈动脉管内口处,隔着硬脑膜与三叉神经节紧邻。此段的特点是:全程大部行于骨性管道内,在入海绵窦处较为狭窄,并与咽鼓管和鼓室紧邻。

C4 段(海绵窦段):在后床突附近入海绵窦,稍上升后转为近水平位沿蝶骨体两侧的颈动脉沟呈

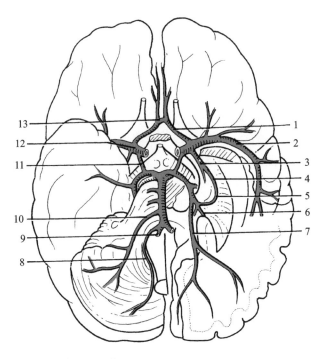

图 1-80 大脑动脉环

1. 大脑前动脉　2. 大脑中动脉　3. 脉络丛前动脉　4. 侧脑室脉络丛　5. 脉络丛后外动脉　6. 脉络丛后内动脉　7. 大脑后动脉　8. 小脑下后动脉　9. 椎动脉　10. 小脑下前动脉　11. 后交通动脉　12. 颈内动脉　13. 前交通动脉

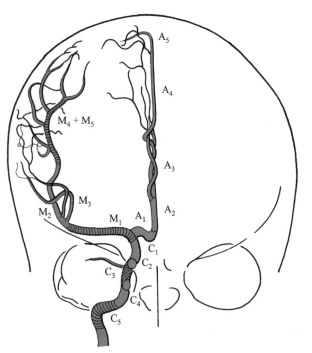

A. 颈内动脉造影简图

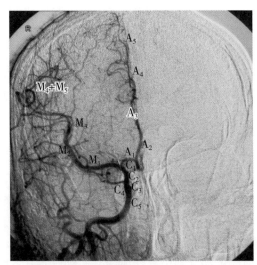

B. DSA 图像

图 1-81 颈内动脉造影图（前后位）

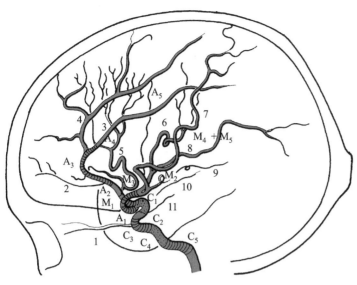
A. 颈内动脉造影简图

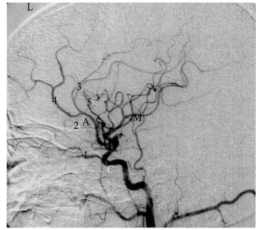
B. DSA 图像

图 1-82　颈内动脉造影图(侧位)

1. 眼动脉　2. 额极动脉　3. 胼周动脉　4. 胼缘动脉　5. 额顶升动脉　6. 顶后动脉　7. 角回动脉　8. 颞后动脉
9. 颞中动脉　10. 脉络丛前动脉　11. 后交通动脉

"S" 形前行,达前床突后沿前床突内侧的凹沟弯转向上,移行为前膝段。该段的特点是:在海绵窦内紧贴内侧的蝶窦侧壁,外侧与穿经海绵窦的动眼神经、滑车神经、三叉神经和展神经关系密切。

C3 段(前膝段或虹吸弯):在前床突附近,呈 "C" 形,自前床突内侧弯向后上穿海绵窦顶部的硬脑膜,眼动脉自此段或此段与海绵窦段移行处发出,向前伴视神经经视神经管入眶。

C2 段(交叉池段或床突上段):在海绵窦上方的蛛网膜下隙(交叉池)内水平后行,于前穿质下方续为后膝段。

C1 段(后膝段或终段):通常指参加 Willis 环的一段,在后床突前向前上至分叉处。此段发出后交通动脉、脉络丛前动脉、大脑前动脉和大脑中动脉。

C1 段分出大脑前动脉(A1 段)和大脑中动脉(M1 段)处称为颈内动脉分叉部,在颈内动脉造影的前后位片上,分叉部呈 "T" 形;在侧位片上,颈内动脉的 C4、C3 和 C2 三段呈 "C" 形弯曲,称为虹吸部,是动脉硬化的好发部位。

(2) **椎 - 基动脉系** system of vertebral and basilar artery

1) **椎动脉** vertebral artery:椎动脉分别起自锁骨下动脉,通常左侧为优势血管(达 60%)。根据椎动脉全程各部走行形态不同,将椎动脉分为五段,前四段为颅外段,第五段为颅内段(图 1-83,84)。

V1 段(横突孔段):是椎动脉在第 6~2 颈椎横突孔内上升的一段。

V2 段(横段):指椎动脉穿出枢椎横突孔后,横行向外的一段。

V3 段(寰椎段):指从枢椎外端弯曲向上,再垂直上行至寰椎横突孔为止的一段。

V4 段(枕骨大孔段):指自椎动脉 V3 段上端水平向内行一小段后,再弯向上垂直上行入枕骨大孔的一段。

V5 段(颅内段):指椎动脉入枕骨大孔后,斜向中线上行与对侧同名动脉汇合成基底动脉前的一段椎动脉。

椎动脉颅内段的主要分支有脑膜支、脊髓前动脉、脊髓后动脉、延髓动脉和小脑下后动脉。

2) **基底动脉** basilar artery:基底动脉于脑桥下缘由左、右椎动脉合成后,经脑桥基底沟上行至脑桥上缘,终末分为左、右大脑后动脉。基底动脉平均长约 3 cm,宽 1.5~4 mm,若管径超过 4.5 mm,则应考虑异常。正常基底动脉应位于鞍背和斜坡外侧缘以内的桥池内,否则应考虑基底动脉迂曲扩张。基底动脉的主要分支有:小脑下前动脉、迷路动脉、脑桥动脉、小脑上动脉和大脑后动脉。

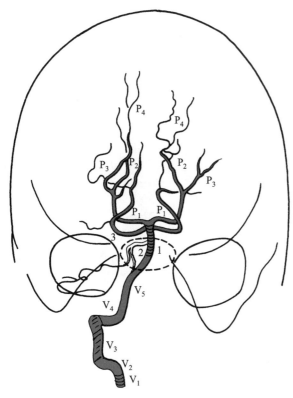

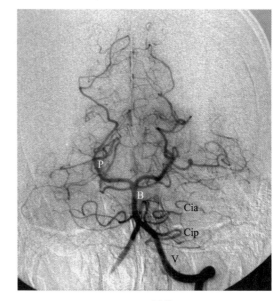

A. 椎动脉造影简图

B. DSA 图像

图 1-83　椎动脉造影图（前后位）

1. 基底动脉　2. 小脑下前动脉　3. 小脑上动脉

V：椎动脉　B：基底动脉　P：大脑后动脉　Cia：小脑下前动脉　Cip：小脑下后动脉

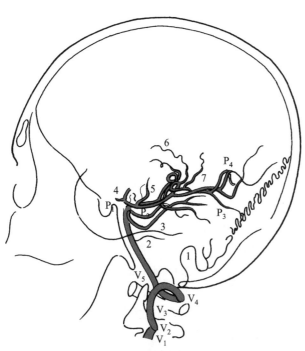

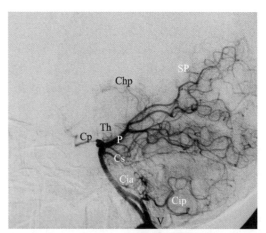

A. 椎动脉造影简图

B. DSA 图像

图 1-84　椎动脉造影图（侧位）

1. 小脑下后动脉（Cip）　2. 小脑下前动脉（Cia）　3. 小脑上动脉（Cs）　4. 后交通动脉（Cp）　5. 丘脑穿动脉（Th）

6. 脉络丛后动脉（Chp）　7. 胼胝体压部动脉（Sp）

2. 大脑的动脉

（1）**大脑前动脉** anterior cerebral artery　大脑前动脉行程和分段：大脑前动脉自颈内动脉发出后水平行向前内，进入大脑纵裂后，先在大脑额叶内面上行，继绕胼胝体膝向后改称胼周动脉，它沿胼胝体上缘后行至压部上方再转向后上成为楔前动脉至楔前。在脑动脉造影时，可将大脑前动脉分为五段（图 1-81，82）。

A1 段（水平段）：位于起始处与前交通动脉之间的部分，起始后向前内经视交叉背面折入大脑纵裂。该段发出中央支（深穿支）内侧豆纹动脉，经前穿质供应尾状核头和内囊的前肢。

A2 段（上行段）：自前交通动脉至胼胝体膝。该段在终板池内绕胼胝体向前上走行，自该段近端发出内侧豆纹动脉返支（Heubner 返动脉），该返支有时也可起自 A1 段或前交通动脉。约在胼胝体嘴和膝部平面还分别发出眶额动脉（额底内侧动脉）和额极动脉（额前内侧动脉），供应大脑额叶眶面和额极。

A3 段（膝段）：与胼胝体膝的弯曲一致，该段与 A2 段的分界相当于额极动脉发出处。

A4 段（胼周段）：位于胼胝体沟内，也叫胼周动脉。该段向上发出额中间内侧动脉和额后内侧动脉，这两支动脉多呈共干发自胼周动脉，行于扣带

沟内，称为胼缘动脉，也可分别自胼周动脉发出。

A5 段（终段）：即楔前动脉，为大脑前动脉的终末支，供应楔前叶。

大脑前动脉的分支分布：大脑前动脉的分支有三组，第 1 组为内侧豆纹动脉，包括返支的分支和基底支，供应壳、尾状核头、内囊前肢下部及下丘脑；第 2 组为胼胝体旁支，通常有 7~20 支细小的胼胝体动脉，分布于胼胝体和透明隔；第 3 组为皮质支，主要的皮质支包括：在胼胝体膝部的下方发出眶额动脉和额极动脉，分布于额叶眶面和额极；在胼胝体膝部上方向上发出胼缘动脉，转折向后行于扣带沟内，并沿途分出几条上行的分支。其中额前、中、后内侧动脉分布于额内侧回，中央旁动脉分布于中央旁小叶。所有这些分支的末端都绕过半球的上缘，分布于大脑半球上外侧面的上缘（图 1-85）。

（2）**大脑中动脉** middle cerebral artery　大脑中动脉是颈内动脉的延续，分出后立即进入大脑外侧窝内，向外上方行于岛叶表面。

大脑中动脉的行程和分段：大脑中动脉初经鞍上池前外侧角向外，在脑底横行一段后常先分为 2 条，而后折入大脑外侧窝改称侧裂动脉。脑动脉造影时，通常将其分为五段（图 1-81，82）。

M1 段（水平段或眶后段）：自颈内动脉分出后，

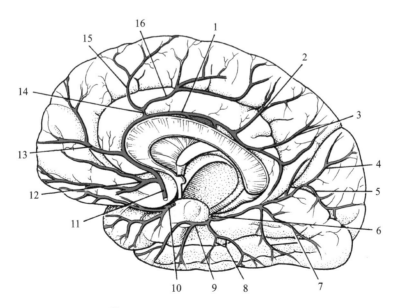

**图 1-85　大脑半球内侧面的动脉分布**

1. 胼周动脉　2. 中央旁动脉　3. 楔前动脉　4. 顶枕动脉　5. 距状沟动脉　6. 大脑后动脉　7. 颞下后动脉　8. 颞下中间动脉　9. 颞下前动脉　10. 大脑中动脉　11. 大脑前动脉　12. 额底内侧动脉　13. 额前内侧动脉　14. 胼缘动脉　15. 额中间内侧动脉　16. 额后内侧动脉

水平向外行至侧裂动脉分叉处,长约 3 cm。该段发出的中央支称外侧豆纹动脉,供应豆状核、内囊和尾状核。

M2 段(岛叶段):在岛叶表面,这些襻状的岛支行向外上并返折出外侧裂。

M3 段(侧裂段):为自岛叶段基部发出向中央沟上升的升动脉,分为小的眶额动脉(额底外侧动脉)和大的额顶升支(中央前沟动脉、中央沟动脉和中央后沟动脉)。额顶升支中的中央沟动脉、中央前沟动脉和中央后沟动脉可共干或分别自 M3 发出,形若蜡台,故称为蜡台动脉。该段还向颞叶发出颞前、中动脉。

M4 段(分叉段):为大脑中动脉分出顶后动脉、角回动脉和颞后动脉处。

M5 段:为大脑中动脉的终末支——角回动脉。

大脑中动脉的分支分布:大脑中动脉的分支分为两组,第 1 组为外侧豆纹动脉,供应壳的大部、苍白球外侧段、内囊前肢和后肢的上 2/3 及其邻近的辐射冠、尾状核头和体等。此组动脉是供应纹状体和内囊的主要动脉,容易破裂出血,故称其为"出血动脉"。第 2 组为皮质支(半球支),营养大脑半球上外侧面的大部和岛叶。其中由侧裂段动脉由前向后依次向上发出额底外侧动脉、中央前沟动脉、中央沟动脉和中央后沟动脉至额叶后部和顶叶前部;向后上发出顶后动脉至顶叶中部;向后发出角回动脉至顶叶的后部;向后下发出的颞后动脉至颞叶后部和枕叶前部。此外还向下发出颞中动脉

和颞前动脉至颞叶中部和前部(图 1-86)。

(3) **大脑后动脉** posterior cerebral artery　大脑后动脉为基底动脉的终支,跨越动眼神经上方,绕鞍上池后外侧角和环池后行跨至小脑幕上,经胼胝体压部下方进入距状沟分为距状沟动脉和顶枕动脉。

大脑后动脉的分段:脑动脉造影可将大脑后动脉分为四段(图 1-83,84):

P1 段(水平段或交通前段):为大脑后动脉绕大脑脚水平向外的一段,位于基底动脉分叉处与后交通动脉之间。该段发出中央支丘脑后穿动脉,供应丘脑和中脑。

P2 段(纵行段或环绕段):是围绕中脑上行的一段。该段经滑车神经和小脑幕切迹上方,发出主要分支为脉络丛后外侧动脉,供应后丘脑和侧脑室脉络丛,并与脉络丛后内侧动脉和脉络丛前动脉吻合。还发出丘脑膝状体动脉,供应内侧膝状体、丘脑枕、上丘臂和大脑脚,偶尔也发支供应外侧膝状体。

P3 段:为自 P2 段向外发出的颞下动脉,分前、中、后三支供应颞叶的下面。也有人将 P2 以后的所有部分统称为 P3 段。

P4 段:为自 P2 段向上发出的顶枕动脉、距状沟动脉和胼周后动脉(压部动脉)。其中顶枕动脉供应大脑半球内侧面的后 1/3 和部分上外侧面皮质;距状沟动脉供应枕叶和视皮质;胼周后动脉供应胼胝体压部,并与来自大脑前动脉的同名动脉

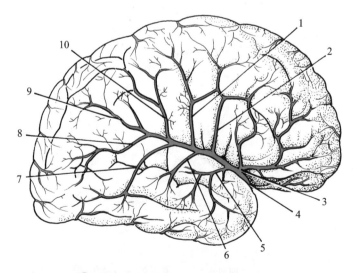

图1-86　大脑半球上外侧面的动脉分布

1. 中央沟动脉　2. 中央前沟动脉　3. 额底外侧动脉　4. 大脑中动脉　5. 颞前动脉
6. 颞间动脉　7. 颞后动脉　8. 角回动脉　9. 顶后动脉　10. 中央后沟动脉

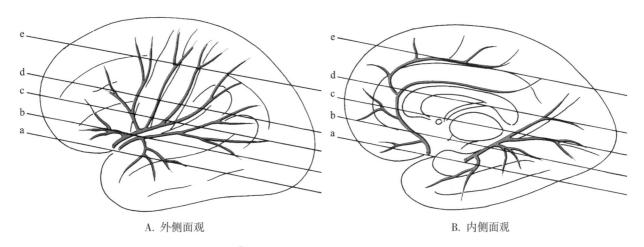

A. 外侧面观　　　　　　　　　　　　　B. 内侧面观

图1-87　大脑血管的层面图

a. 鞍上池层面　b. 第三脑室下部层面　c. 第三脑室上部层面　d. 帆间池层面　e. 半卵圆中心上部层面

吻合。

大脑后动脉的分支分布：大脑后动脉的主要分支有三组：第1组为中央支(穿动脉)，供应脑干、背侧丘脑、下丘脑和外侧膝状体。第2组为胼胝体压支，供应胼胝体后半上面。第3组为皮质支(半球支)，从大脑后动脉主干自前向后沿途依次发出颞下前、中、后动脉至颞叶下部。末端常分为两支，其中沿顶枕沟向后上行者为顶枕动脉，向后下沿距状沟后行者为距状沟动脉，本组供应颞叶底面、内侧面和枕叶的血液。这些皮质支的分布范围，在大脑半球内侧面大脑前动脉和大脑后动脉供应范围的分界为顶枕沟；在半球上外侧面大脑中动脉与大脑后动脉供应范围的分界为自颞下回向后的延长线。

3. 大脑动脉的断面区域配布

(1) 大脑动脉的CT解剖　在脑血管CT(angio-CT)或MRA轴位扫描层面中，能相对较好地显示大脑的血管，尤其是对大脑基底动脉环及其分支主干可获得较为完整的图像，但小脑和脑干的血管尚不能较好地显示。因此，本节主要以脑血管CT叙述大脑动脉的轴位扫描影像表现。

强化后所显示的血管有动脉也有静脉，其中大多数是动脉，静脉一般只能看到深静脉。扫描层面内的血管如与层面平行，可显示出条状的血管外形；如与层面垂直，则只显示血管的小圆形断面影。下述各层面血管的表现都是按较典型血管认定的，其中各血管主干及其较大的分支比较容易正确判定，但较小血管的分布变异较多，显影率也不高。采用由下向上逐层观察，在观察某一层面的血管时要与上下相邻层面对照，以求对脑血管有整体结构

的了解(图1-87)。

① 鞍上池层面的血管表现：鞍上池层面内的血管可因层面略有偏高或偏低而表现不同。若层面偏低则池影内主要显示左、右颈内动脉和基底动脉的断面，呈圆点状高密度影。若层面稍高则能显示较完整的大脑动脉环(图1-88)，可见自颈内动脉向前发出的大脑前动脉、向外发出的大脑中动脉和向后发出的后交通动脉。大脑前动脉沿池前缘向内行至池的前角(横行段)，两侧大脑前动脉彼此接近，有时可见其间有前交通动脉相连。大脑中动脉经池的前侧角向外伸出并继续横行。后交通动

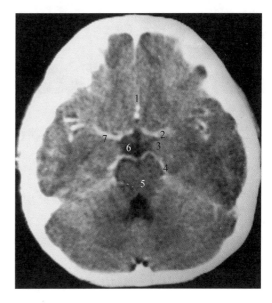

图1-88　鞍上池层面的血管表现

1. 大脑前动脉　2. 颈内动脉　3. 后交通动脉　4. 大脑后动脉　5. 中脑　6. 鞍上池　7. 大脑中动脉

79

脉很细,沿池影侧缘后行,后端与大脑后动脉相连。基底动脉向两侧分出左、右大脑后动脉,分别行于鞍上池后缘,在行至池的侧缘时接受后交通动脉的汇入,本干继续经后侧角向后伸出。两侧的大脑前动脉、颈内动脉、后交通动脉、大脑后动脉及单一的前交通动脉共同围成大脑动脉环。

② 第三脑室下部层面的血管表现:在此层面上分别显示大脑前、中、后动脉的部分影像(图1-89),为前一层面的向上延续。大脑前动脉在第三脑室下部前方,纵行于大脑纵裂内,显示较长的血管,是大脑前动脉在额叶内面的前行段的显影。在脑岛外侧沿大脑外侧窝底显示出一系列高密度的点状影为侧裂动脉或其分支的部分显影。大脑后动脉因主干的位置斜向后上,在本层面经常只见其断面影,位于中脑两侧和大脑脚底后方的环池内,呈点状或小段高密度影。

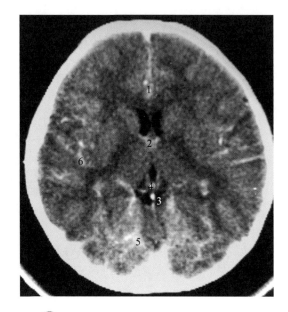

图1-90 第三脑室上部层面的血管表现
1. 大脑前动脉 2. 静脉角 3. 大脑大静脉 4. 松果体
5. 大脑后动脉 6. 大脑中动脉

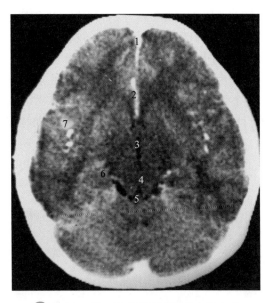

图1-89 第三脑室下部层面的血管表现
1. 大脑镰 2. 大脑前动脉 3. 第三脑室下部 4. 中脑
5. 四叠体池 6. 大脑后动脉 7. 大脑中动脉

③ 第三脑室上部层面的血管表现:此层面的大脑动脉表现与前一层面相似,特点是出现了部分大脑深静脉的影像(图1-90)。在大脑纵裂前段内(胼胝体膝部前方),常见一对高密度点状影,为大脑前动脉绕经胼胝体膝部前方时的断面影。沿侧裂底显影的多个小血管仍系侧裂动脉。大脑后动脉显示为沿丘脑后缘的小段血管影。

在第三脑室上部前端与侧脑室前角之间(室间

孔处)两侧各见弯曲的小段血管,是静脉角的显影。在第三脑室上部后段的两侧可见大脑内静脉的部分显影,它们后端相连汇成大脑大静脉的前端。

④ 帆间池层面的血管表现:本层面中,大脑前动脉仍在胼胝体膝部前方,呈高密度的点状影(图1-91)。沿大脑纵裂向前延伸的是额极动脉或额内前动脉。在侧裂底内弯曲走行的血管为侧裂动脉,由此向外横行于额顶叶盖部内的血管都是额顶升

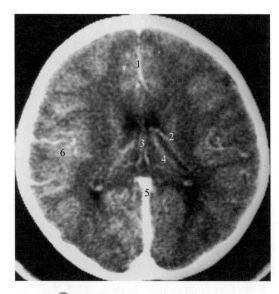

图1-91 帆间池层面的血管表现
1. 额极动脉 2. 丘纹静脉 3. 大脑内静脉
4. 脉络丛 5. 直窦 6. 额顶升动脉

支。在大脑镰后段与顶枕叶髓质之间的都属大脑后动脉发出的顶枕动脉。

在侧脑室前角与胼胝体压部之间,居中线两侧的并行血管为大脑内静脉。行于丘脑外缘的斜行血管为丘纹静脉。在大脑内静脉与丘纹静脉之间还可见脉络丛。正常情况下,两侧大脑内静脉平行并且分别显影,如一侧脑内有占位性病变可使两侧大脑内静脉重叠或向对侧移位。

⑤ 半卵圆中心上部层面的血管表现:大脑镰分隔两侧大脑半球,每侧半球内有半卵圆中心上部低密度影(图1-92)。半卵圆中心内侧的皮质主要由大脑前动脉供血,外侧的皮质由大脑中动脉供血。

(2) 大脑动脉的断面区域配布　根据前述大脑CT层面上的血管表现,可以了解大脑前、中、后三

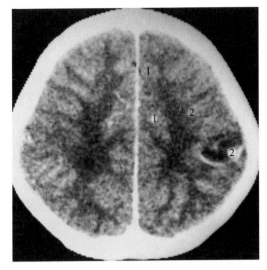

图1-92　半卵圆中心上部层面的血管表现
1. 大脑前动脉的分支　2. 大脑中动脉的分支

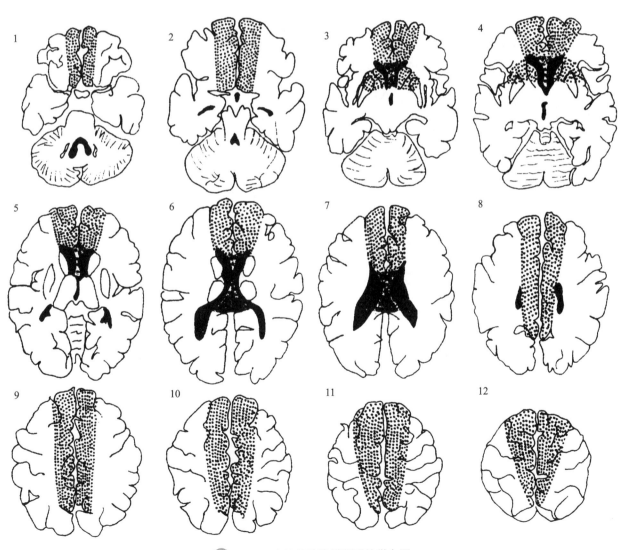

图1-93　大脑前动脉横断面的供血区
细点示半球支区;粗点示内侧豆纹动脉区;黑斑示胼胝体旁支区

动脉各自的供血范围,熟悉各层面上不同动脉的供血区有利于脑梗死的定位诊断。Berman 等人曾先后发表了关于大脑前、中、后三动脉在大脑横断面、冠状断面上供血区的研究成果,现将其大脑前、中、后动脉供血区的连续横断面层面图聚集如下,供参考应用(图 1-93,94,95)。

### (二) 大脑的静脉

1. **大脑外静脉** external cerebral veins 大脑外静脉汇集大脑皮质及其邻近髓质的静脉血。从皮质穿出的小静脉吻合成软膜静脉网,再汇集成较大的静脉,在软膜走行一段距离后,穿过蛛网膜下隙注入硬脑膜静脉窦(图 1-96,97)。

大脑上外侧面的浅静脉分为大脑上静脉、大脑中静脉和大脑下静脉三组。

(1) **大脑上静脉** superior cerebral veins 左右各有 8~12 条,收集大脑半球内侧面上部和外侧面上部的静脉血,行向大脑纵裂,注入上矢状窦。

(2) **大脑中静脉** middle cerebral veins 有 1~3 条,行于大脑外侧窝内,收集大脑外侧面中部的静脉血,行向前下注入海绵窦。大脑中静脉与大脑上、下静脉之间有较多的吻合。

(3) **大脑下静脉** inferior cerebral veins 有 1~7 条,收集大脑半球外面下部和半球下面的静脉血,向前上与大脑中静脉和大脑上静脉交通,向下与基

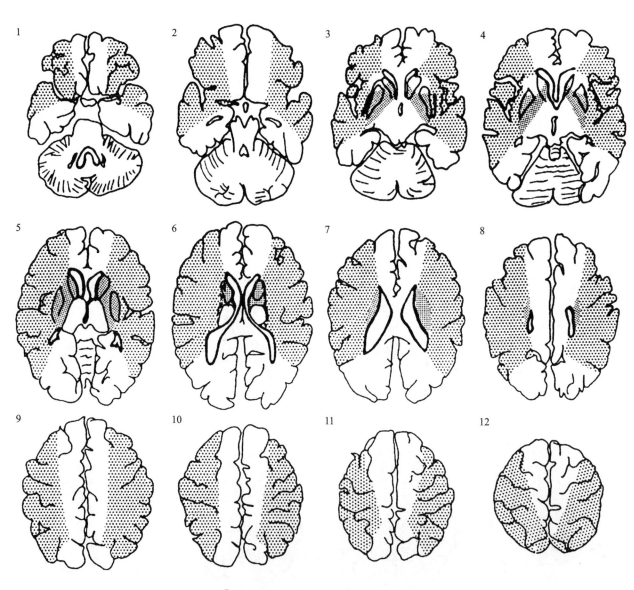

**图** 1-94 大脑中动脉横断面的供血区

粗点示半球支区;细点示外侧豆纹动脉区

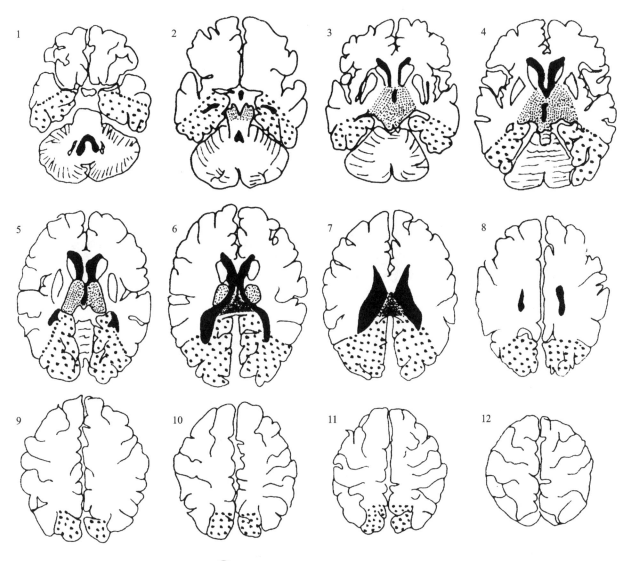

图 1-95 大脑后动脉横断面的供血区

粗点示半球支区;细点示穿动脉区;黑斑示胼胝体压支区

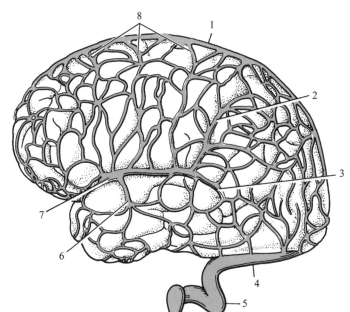

图 1-96 大脑外静脉

1. 上矢状窦 2. 上吻合静脉(Trolard 静脉) 3. 下吻合静脉(Labbe 静脉) 4. 横窦 5. 乙状窦 6. 大脑下静脉 7. 大脑中浅静脉 8. 大脑上静脉

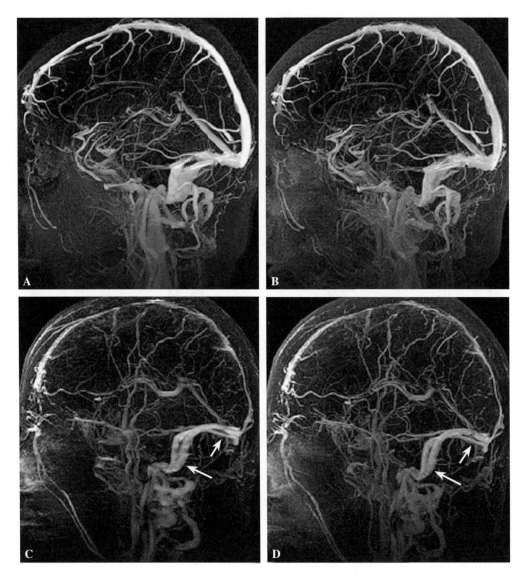

图 1-97　颅内静脉系统三维对比增强扰相梯度回波（SPGR）MR 血管成像（引自 Hu et al. 2007.）

A 和 B 为健康志愿者的图像，C 和 D 为上矢状窦血栓患者的图像。乙状窦（长箭所示）和横窦（短箭所示）有轻度斑点

底静脉和一些深静脉吻合，注入岩上窦和横窦。

大脑上、中静脉间的吻合为连接上矢状窦与颅底静脉窦的一种吻合静脉（上吻合静脉），多为干间吻合。其中大脑中静脉和前上方大脑上静脉间的吻合称为 Trolard 氏吻合。

大脑上、下静脉间的吻合位于大脑半球上外侧面后部，为上矢状窦与横窦之间的交通静脉（下吻合静脉）。根据吻合所在的位置，凡是位于外侧沟后方、大脑半球上外侧面枕叶附近的上矢状窦与横窦之间的直接交通，称为 Labbe 氏吻合。

2. **大脑内静脉** internal cerebral veins　大脑内静脉收集基底核区、深部髓质和脑室旁的静脉血，特点是静脉血从周围流向中央，最后集中于大脑大

静脉，向后与下矢状窦共同汇入直窦（图 1-98）。

**大脑大静脉**（Galen 静脉），在大脑大静脉池内，为两侧大脑内静脉合成的一条短而粗的静脉干，绕过胼胝体压部向后，约在大脑镰与小脑幕连结处前端与下矢状窦汇合，以锐角注入直窦。大脑大静脉壁薄而脆，易破裂出血。

大脑内静脉又名 Galen 氏小静脉，是大脑深部静脉的主干，左右各一，位于第三脑室顶中线两侧的脉络丛内，向后经松果体外上方绕过松果体，然后经胼胝体压部下方后行合成大脑大静脉。大脑内静脉在室间孔（Monro 氏孔）后缘由透明隔静脉（隔静脉）、丘脑纹状体静脉（丘纹上静脉）和脉络丛静脉合成，其属支丘脑纹状体静脉与大脑内静脉在

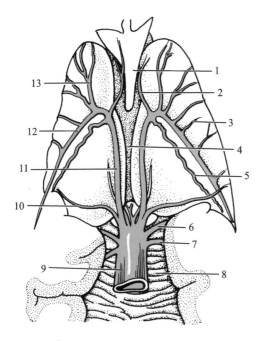

图 1-98 大脑大静脉及其属支

1. 透明隔 2. 透明隔静脉 3. 尾状核静脉 4. 第三脑
室 5. 脉络丛静脉 6. 基底静脉 7. 枕静脉 8. 小脑
蚓 9. 大脑大静脉 10. 侧脑室外侧静脉 11. 大脑内
静脉 12. 后终静脉 13. 前终静脉

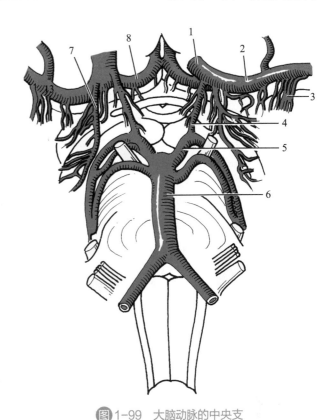

图 1-99 大脑动脉的中央支

1. 颈内动脉 2. 大脑中动脉 3. 中央支 4. 后交通动脉 5. 大
脑后动脉 6. 基底动脉 7. 脉络丛前动脉 8. 大脑前动脉

室间孔处形成的夹角称为静脉角,可根据静脉角位置的移位间接判断颅内占位病变。因此,静脉角为识别室间孔和脑血管造影时的定位标志。

## 二、脑基底灰质区的血管

### (一)大脑基底灰质区的动脉

所谓大脑基底灰质区是指位于大脑底部脑实质内由大脑基底核团(豆状核、尾状核、屏状核和杏仁体)、背侧丘脑和位于其间的内囊、外囊等所占的区域。该区不仅有重要的大脑基底核团,还有间脑的主要核团以及穿行于这些灰质核团之间的内囊投射纤维。因此,了解该区的血液供应,在临床上具有重要意义。

大脑基底灰质区的动脉主要是发自脑底部的Willis 环以及构成该环的大血管起始段发出的大量中央支(图 1-99),又称**穿支** perforating arteries。主要为三部分,即豆纹动脉、丘纹动脉和脉络丛前、后动脉。

**1. 内侧豆纹动脉** medial lenticulostriate arteries 大脑前动脉起始段发出内侧豆纹动脉和返支(Heubner 动脉),返支的再分支也归属于内侧豆纹动脉,供应内囊前肢下部、壳、尾状核头及下丘脑

(图 1-100)。

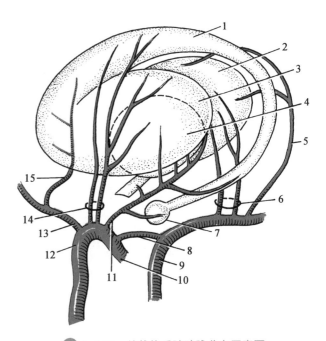

图 1-100 纹状体丘脑动脉分布示意图

1. 尾状核 2. 背侧丘脑 3. 壳 4. 苍白球 5. 脉络丛后动脉
6. 丘纹动脉 7. 杏仁体 8. 后交通动脉 9. 大脑后动脉
10. 大脑中动脉 11. 脉络丛前动脉 12. 颈内动脉 13. 大脑前
动脉 14. 外侧豆纹动脉 15. 内侧豆纹动脉

2. **外侧豆纹动脉** lateral lenticulostriate arteries **和脉络丛前动脉** anterior choroidal artery　大脑中动脉的起始段或颈内动脉的终末段发出外侧豆纹动脉和脉络丛前动脉(图 1-101)。其中脉络丛前动脉绕视束向后内侧行至外侧膝状体,最后进入侧脑室下角的脉络丛,沿途发出分支分布于内囊膝部和后肢的下部,主干供应纹状体的大部分(苍白球和尾状核)、杏仁体、下丘脑、灰结节、红核、黑质、视辐射、视束和海马等。外侧豆纹动脉自脉络丛前动脉起点外侧发出,有 2~3 支,外径平均 0.3 mm。向上绕过豆状核的下外侧面(在外囊内)转向内侧,跨过豆状核和内囊供应尾状核,有一支大的外侧支称为"出血动脉"。其中穿过前穿质的穿支分布于内囊前、后肢上部和纹状体的上部。

3. **丘纹动脉** thalamostriatum artery **和脉络丛后动脉** posterior choroidal artery　大脑后动脉(池段)发出丘纹动脉和脉络丛后动脉。其中丘纹动脉中的丘结节动脉不仅供应内囊后肢前部,还与丘穿动脉和丘膝动脉共同供应丘脑、下丘脑、后丘脑、中脑旁正中区和第三脑室侧壁等。脉络丛后动脉分为脉络丛后内侧动脉和脉络丛后外侧动脉两部分,分别发支供应背侧丘脑的后内侧部和背内侧部、内外侧膝状体和松果体等,其主干最终抵达侧脑室脉络丛后部。

4. **前、后交通动脉** anterior and posterior communicating arteries　前、后交通动脉的穿支前交通支发出穿支 3~13 条,供应视交叉、终板、下丘脑、旁嗅区、穹隆前柱和扣带回。自后交通动脉发出约 8 支穿支,外径约 0.3 mm。这些穿支穿后穿质,与大脑后动脉的穿支一起供应背侧丘脑内侧面、

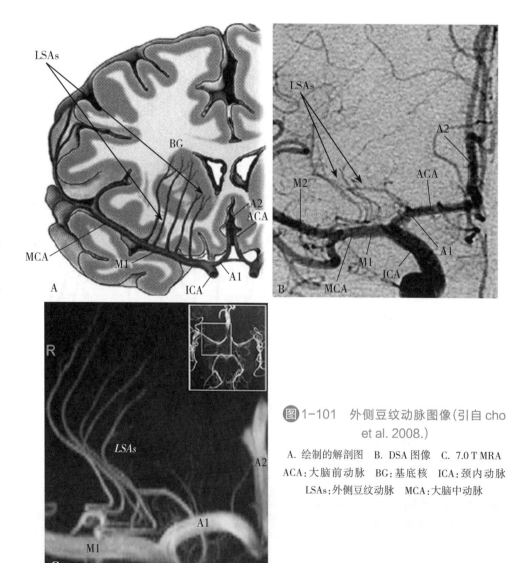

**图 1-101　外侧豆纹动脉图像**(引自 cho et al. 2008.)

A. 绘制的解剖图　B. DSA 图像　C. 7.0 T MRA

ACA:大脑前动脉　BG:基底核　ICA:颈内动脉

LSAs:外侧豆纹动脉　MCA:大脑中动脉

第三脑室侧壁、视束、视交叉和底丘脑，还有穿支供应内囊。

综上所述，颈内动脉的分支大脑前动脉和大脑中动脉的起始段发出的豆纹动脉和脉络丛前动脉，分别供应内囊的前肢、膝部和后肢，这是供应内囊的主要动脉来源。尤其是大脑中动脉的穿支（外侧豆纹动脉和脉络丛前动脉），主要分布于纹状体、内囊的膝部和后肢，这部分血管出血较为多见，可出现典型的三偏综合征。而大脑后动脉发出的丘纹动脉和脉络丛后动脉，除了其中的丘结节动脉有分支供应内囊后肢前部外，主要发出分支供应背侧丘脑。

### （二）大脑基底灰质区的静脉

大脑基底灰质区的静脉主要包括收集纹状体和内囊等处静脉回流的丘纹上静脉和收集间脑（主要是背侧丘脑）静脉回流的丘脑前静脉、丘脑上静脉和松果体静脉等。另有丘纹下静脉汇入大脑深静脉和基底静脉，这些静脉最终都汇入大脑大静脉。

## 三、小脑的血液供应

### （一）小脑的动脉

小脑的供血动脉主要有三对，包括来自椎动脉的小脑下后动脉，以及来自基底动脉的小脑下前动脉和小脑上动脉。

**1. 小脑下后动脉** inferior posterior cerebellar artery 小脑下后动脉为椎动脉颅内分支中最大的一支，其行程呈"S"状弯曲（图 1-102）。自椎动脉发出后先弯行向后，继而在舌咽神经、迷走神经和副神经根之间背面上行至延髓上端或脑桥下缘，在此转折向下，沿第四脑室底下外侧缘进入小脑溪（谷），于小脑下蚓前下方分为向内的蚓支和向外的半球支，分布于小脑下蚓部和小脑半球皮质（图 1-103）。

小脑下后动脉主要供应延髓、第四脑室脉络丛和小脑。其中小脑的供应区域中，除了小脑的后下面皮质外，还有小脑扁桃体和深部的齿状核。

**2. 小脑下前动脉** inferior anterior cerebellar artery 小脑下前动脉发自基底动脉下段，行向外下，经展神经、面神经和前庭蜗神经腹侧，至内耳门附近形成一小动脉襻，自襻发出迷路动脉，最后分成内、外侧支，分布于小脑下面的前外侧部（图 1-102）。

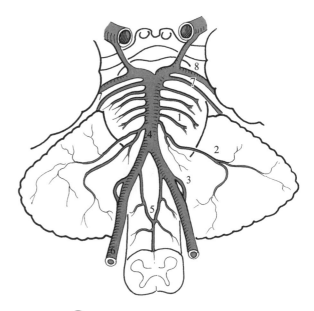

图 1-102　椎 - 基底动脉及其分支

1. 脑桥动脉　2. 小脑下前动脉　3. 小脑下后动脉　4. 基底动脉　5. 脊髓前动脉　6. 椎动脉　7. 小脑上动脉　8. 大脑后动脉

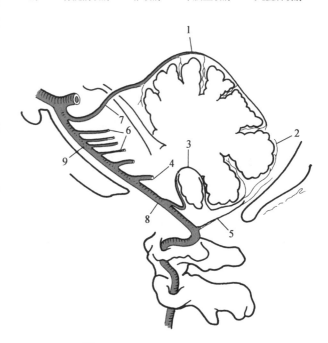

图 1-103　小脑动脉侧面示意图

1. 上蚓动脉　2. 下蚓动脉　3. 小脑下后动脉　4. 小脑下前动脉　5. 脑膜后动脉　6. 脑桥穿支　7. 小脑上动脉　8. 椎动脉　9. 基底动脉

小脑下前动脉的主要供应范围是：小脑半球前下面、绒球、蚓锥体、蚓结节和小脑深部髓质及齿状核，并有分支分布于脑桥和延髓。

**3. 小脑上动脉** superior cerebellar artery 小脑上动脉在脑桥上缘高度起自基底动脉，接近并平行于大脑后动脉外行，两者起点之间有动眼神经自脚间窝穿出。小脑上动脉行至中脑外侧后绕大脑脚转向后内,靠近滑车神经行至中脑背侧入四叠体池,全程可分为大脑脚段、环池段和四叠体池段。环池段向外发出缘支后,又向后发出半球支分布于小脑半球上面;四叠体池段发出上蚓动脉分布于小脑上蚓部(图 1-103)。

小脑上动脉的主要供应范围是:小脑半球上面、上蚓部、小脑上脚、小脑深部髓质和齿状核等中央核团,还有分支供应脑桥、松果体和第三脑室脉络丛。

### (二)小脑的静脉

根据小脑的静脉引流方向,可将小脑的静脉分为三群,上群向上汇入大脑大静脉;前群向前汇入岩上、下窦;后群向后或外侧汇入窦汇或横窦(图 1-104)。

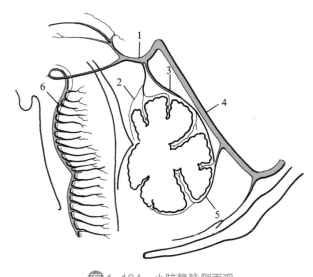

图 1-104 小脑静脉侧面观
1. 大脑大静脉 2. 小脑中央前静脉 3. 上蚓静脉
4. 直窦 5. 下蚓静脉 6. 脑桥中脑前静脉

1. 上群(Galen 静脉引流群)

(1) **小脑中央前静脉** precentral cerebellar vein 是单一的中线血管。自蚓部中央叶和小舌之间的裂内起始,沿第四脑室顶上行,在四叠体池内注入上蚓静脉或直接汇入大脑大静脉。

(2) **上蚓静脉** superior vermian vein 也多为单一的静脉,引流上蚓和小脑半球邻近部分的静脉血。自山坡处发起后弯向前,向上汇入大脑大静脉或直窦。侧位 X 线像上,上蚓静脉与直窦间的距离代表小脑上池,此池阻塞为小脑蚓部肿瘤的间接征象。

2. 前群(岩静脉引流群)

(1) **小脑半球上静脉** superior cerebellar vein 每侧两条,一条在原裂内,另一条在山坡后裂内。收集半球上面的静脉血,向前、向下环绕半球汇入岩静脉。

(2) **小脑半球下静脉** inferior cerebellar vein 有数条,其中最为恒定且有特征性的是"水平裂大静脉",该静脉起始于水平裂后部,行向脑桥小脑角,汇入岩上窦。

3. 后群(小脑幕引流群) **下蚓静脉** inferior vermian vein:为成对的旁正中静脉,是引流小脑下蚓的最大静脉。自锥状叶前方由小脑扁桃体上后、下后静脉合成,沿蚓部下面弯向后上行,接受半球下后部的小静脉,汇入直窦、窦汇或横窦。

## 四、脑干的血管

### (一)脑干的动脉

1. **延髓**的动脉 延髓动脉的出现率为 90%,多为 2 支,其外径平均为 0.4 mm。延髓动脉多发自椎动脉外侧壁,绕锥体和橄榄外行,分支供应橄榄、第Ⅸ~Ⅻ对脑神经根和延髓外侧结构,并与小脑动脉的延髓支、基底动脉的短旋动脉和脊髓前动脉的延髓支在延髓侧面吻合,诸动脉相互之间有密切的代偿关系。

延髓外侧部主要由小脑下后动脉和椎动脉的延髓支供应,血管阻塞时可引起延髓外侧综合征(Walenberg 征)。

2. **脑桥** pons 的动脉 为基底动脉两侧壁和后壁发出至脑桥的许多小支的总称,分为三组。

(1) **旁中央动脉**(旁正中动脉)paracentral arteries 每侧 4~6 支,长约 3 mm。自基底动脉背面发出,由基底沟两岸进入脑桥,分布于脑桥腹前内侧区。

(2) **短周边动脉**(短旋动脉)short circumference arteries 每侧 5~10 支,长约 2 cm。自基底动脉两侧发出,绕行于脑桥腹侧面,从脑桥腹外侧进入脑桥实质。该动脉分支间有吻合,主要供应脑桥腹外侧面的一个楔形区(图 1-105),并发分支供应延髓外侧部。

(3) **长周边动脉**(长旋动脉)long circumference arteries 每侧 1~3 支,长 2 cm 以上。发自基底动脉两侧,绕脑桥向上后行,至脑桥背面穿入脑实质。长周边动脉分为后外侧动脉、上外侧动脉和下外侧

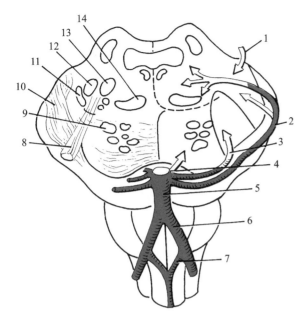

图 1-105  基底动脉脑桥支的供应区

1. 小脑上动脉的分支  2. 长周边动脉  3. 短周边动脉  4. 旁中央动脉  5. 基底动脉  6. 椎动脉  7. 脊髓前动脉  8. 三叉神经根  9. 锥体束  10. 小脑中脚  11. 小脑上脚  12. 三叉神经感觉核  13. 三叉神经运动核  14. 内侧丘系

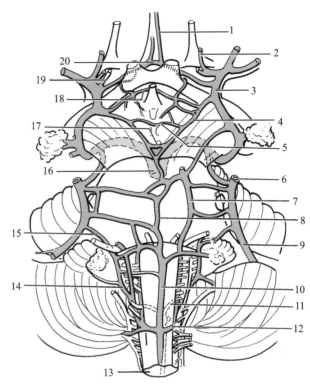

图 1-106  间脑和脑干腹侧面的浅静脉

1. 大脑前静脉  2. 额叶静脉  3. 基底静脉  4. 大脑脚静脉  5. 乳头体前静脉弓  6. 岩静脉  7. 脑桥外侧静脉  8. 脑桥正中静脉  9. 小脑前静脉  10. 延髓前正中静脉  11. 第四脑室侧隐窝静脉  12. 延髓前外侧静脉  13. 延髓后正中静脉  14. 延髓外侧静脉  15. 脑桥外侧静脉  16. 大脑大静脉  17. 后交通静脉  18. 视交叉后静脉弓  19. 纹体下静脉  20. 前交通静脉

动脉。下外侧动脉若缺如,其分布区由上外侧动脉、小脑下前动脉或小脑下后动脉的分支代偿。

3. **中脑的动脉**  中脑的动脉供应主要来自大脑后动脉近侧段发出的后穿动脉、四叠体动脉和脉络丛后内侧动脉,后交通动脉也可发分支进入中脑。

(二) 脑干的静脉

根据脑干静脉的引流方向,可将脑干静脉分为上、前两群。上群向上汇入大脑大静脉;前群主要向前汇入岩上、下窦。

1. 上群  **中脑后静脉** posterior mesencephalic vein:中脑后静脉较恒定,主要收集中脑后部和脑桥上部的静脉血。自大脑脚外侧面发起,在环池内绕脑干向后上和内侧延伸,最终汇入大脑大静脉(图 1-106)。

2. 前群

(1) **脑桥中脑前静脉** anterior pontomesencephalic vein 为脑桥和中脑腹侧面纵行的静脉干或静脉丛,多位于脑桥基底沟内。汇集脑桥和中脑内的小静脉后,向下延续为延髓前静脉,向上分为两支大脑脚静脉汇入基底静脉(图 1-106)。

(2) **岩静脉** pretrosal vein  又称为 Dandy 静脉,是起源于脑桥小脑脚池的短粗静脉干,由脑干的诸

多静脉属支汇合而成,向下外在内耳道上方汇入岩上窦。

3. **脑基底静脉环** basal vein circle  由大脑、间脑和脑干多处汇集的静脉血管连接而成,位置较 Willis 动脉环略偏后,较深且范围较大,并可分为前、后两个静脉环,同样是血管瘤的好发部位(图 1-106)。

(1) **脑底静脉前环** anterior basal vein circle  该环又名 Rosenthal 环。环的构成包括:前方的前交通静脉连接左、右大脑前静脉,后方的后交通静脉连接左、右大脑脚静脉,两侧连接基底静脉。此环基本上伴行于 Willis 动脉环,但位置较深,管径也较细小。

(2) **脑底静脉后环** posterior basal vein circle 该环由前方的后交通静脉连接左、右大脑脚静脉、两侧的基底静脉和后方的大脑大静脉构成。此环不与动脉伴行,位置也更加偏后。

(张卫光  孟庆兰)

▶▶▶ 第九节 蝶鞍区断层解剖 ◀◀◀

蝶鞍区是指颅中窝中央部的蝶鞍及其周围的区域。该区的主要结构有:蝶鞍、蝶窦、垂体、海绵窦、鞍上池、鞍周血管、神经以及下丘脑等。蝶鞍区范围小,结构多,毗邻关系复杂,且是疾病的多发部位。随着 CT、MRI 的应用及其分辨力的提高,蝶鞍区更多的结构和病变得以显示和诊断,如冠状薄层高分辨 CT(HRCT)能直接显示垂体,发现垂体微腺瘤。但蝶鞍结构的形态和位置变异较大,给影像学诊断增加了困难。因此,研究和学习蝶鞍区的局部解剖和断层解剖具有重要的临床意义。

### 一、蝶鞍区三维断层解剖

目前,MRI 和高分辨 CT 仍是检查蝶鞍区最适宜的影像学手段。一般使用 3 mm 以下层厚的连续冠状断层扫描,辅以矢状断层和横断层。有时还要进行增强扫描,以获取具有鉴别诊断价值的图像。

(一)冠状断层解剖

1. 经前床突的冠状断面(图 1-107) 前床突外侧缘为蝶鞍区的前界,于其内下方可见,眶尖部的结构:视神经及眼球外肌的断面。视神经走向断层的内后上方,正在穿越视神经管。在左、右视神经之间,筛窦显现其后份,上隔一薄层骨板与额叶

相邻,下方有鼻腔。

2. 经垂体的冠状断面(图 1-108) 蝶鞍区在两侧颞叶之间,额叶的下方,垂体居其中心。视交叉在垂体上方,漏斗自视交叉后方伸出,向下续于垂体柄,后者穿过鞍膈的膈孔连于垂体。在 MRI 冠状图像上,视交叉、垂体柄与垂体三者的影像相互连结而成"工"字形(图 1-109)。垂体的两侧为海绵窦中段颈内动脉海绵窦段穿行其中,其外侧壁由上而下依次排列着动眼神经、滑车神经、眼神经和上颌神经,展神经则居颈内动脉与眼神经之间。蝶窦位于垂体和海绵窦的下方,被隔板分成 2 个腔。

3. 经鞍背的冠状断面(图 1-110) 蝶鞍区在两侧颞叶之间,间脑的下方。在此断层中,鞍背为蝶鞍区的中心,其后上方可见基底动脉的末端,并向后发出大脑后动脉。鞍背的两侧为海绵窦后份,内有滑车神经和展神经穿行。海绵窦外下方、斜坡两侧,可见 Meckel 腔椭圆形的断面,内有三叉神经及其神经节。颈内动脉神经节段正行于颈动脉管内,恰经 Meckel 腔的下内侧。

(二)矢状断层解剖(图 1-111)

正中矢状面是显示垂体的理想断面。于此断面上可见垂体居垂体窝内,前、后叶分界明显,在

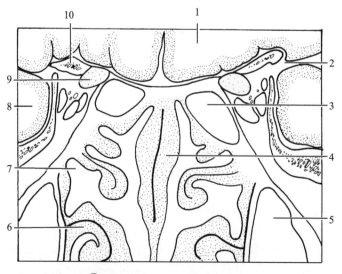

图1-107 经前床突的冠状断面

1. 额叶 2. 眶上裂 3. 筛窦 4. 鼻中隔 5. 上颌窦 6. 下鼻甲
7. 中鼻道 8. 颞叶 9. 视神经 10. 前床突

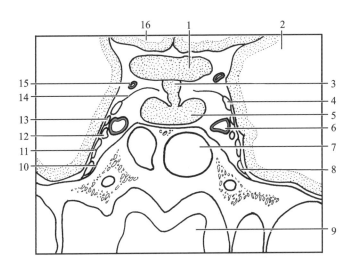

图 1-108　经垂体的冠状断面

1. 视交叉　2. 颞叶　3. 垂体柄　4. 动眼神经　5. 垂体　6. 颈内动脉　7. 蝶窦　8. 上颌神经　9. 鼻咽腔　10. 海绵窦　11. 眼神经　12. 展神经　13. 滑车神经　14. 鞍膈　15. 后交通动脉　16. 额叶

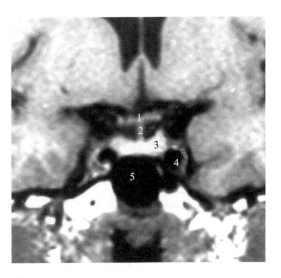

图 1-109　经垂体的 MRI 冠状图像（T₁加权像）

1. 视交叉　2. 垂体柄　3. 垂体　4. 颈内动脉　5. 蝶窦

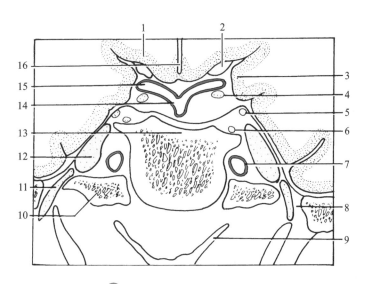

图 1-110　经鞍背的冠状断面

1. 背侧丘脑　2. 视束　3. 颞叶　4. 动眼神经　5. 滑车神经　6. 展神经　7. 颈内动脉　8. 卵圆孔　9. 鼻咽腔　10. 蝶骨大翼　11. 下颌神经　12. 三叉神经　13. 鞍背　14. 基底动脉　15. 大脑后动脉　16. 第三脑室

MRI $T_1$ 加权像中，脑神经、垂体柄及垂体前叶呈中等信号，垂体后叶呈高信号（图 1-110）；在 $T_2$ 加权像中，垂体前叶呈低信号，垂体后叶为略高信号。

（三）横断层解剖

1. 经垂体柄的横断面（图 1-113）　于鞍上池内，可见视交叉的长条形断面，其后方为垂体柄，两侧颈内动脉床突上段及其向外侧沟发出的大脑中动脉。于桥池内，可见基底动脉及其向两侧发出的小脑上动脉。动眼神经伸向前外侧，其外侧有大脑后动脉向后外走行。

2. 经鞍背的横断面（图 1-114）　鞍背为长条形断面，它是蝶鞍区的后界，其两侧动眼神经的断面呈椭圆形，向前下方穿行海绵窦。垂体上份被切及，居鞍背前方。前床突为此断面的重要结构，其前内侧有视神经的长条形断面，后内侧颈内动脉呈圆形管腔。

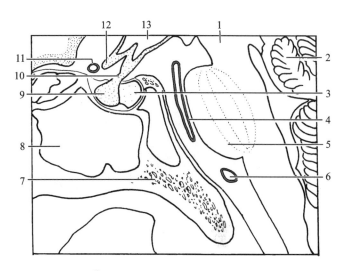

图 1-111　蝶鞍区正中矢状断面

1. 中脑　2. 小脑　3. 垂体后叶　4. 基底动脉　5. 脑桥　6. 椎动脉
7. 斜坡　8. 蝶窦　9. 垂体前叶　10. 垂体体柄　11. 前交通动脉
12. 视交叉　13. 第三脑室

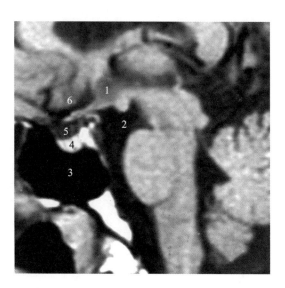

图 1-112　经垂体的 MRI 正中矢状面图像
（T₁加权像）

1. 第三脑室　2. 乳头体　3. 蝶窦　4. 垂体后叶
5. 垂体前叶　6. 视交叉

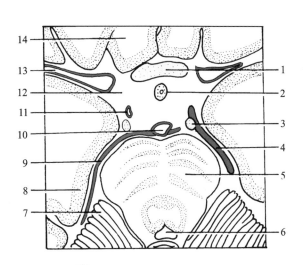

图 1-113　经垂体柄的横断面

1. 视交叉　2. 垂体柄　3. 动眼神经　4. 大脑后动脉　5. 脑桥
6. 第四脑室　7. 小脑　8. 颞叶　9. 小脑上动脉　10. 基底动
脉　11. 后交通动脉　12. 鞍上池　13. 大脑中动脉　14. 额叶

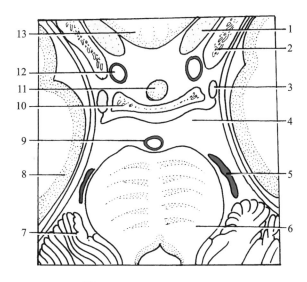

图 1-114　经鞍背的横断面

1. 视神经　2. 前床突　3. 动眼神经　4. 桥池　5. 小脑上动脉
6. 脑桥　7. 小脑　8. 颞叶　9. 基底动脉　10. 鞍背　11. 垂体
12. 颈内动脉　13. 额叶

3. 经垂体的横断面（图 1-115）　垂体呈现前、后叶，且两者界线清晰。鞍背呈长条形在垂体后方，基底静脉丛被切成大、小不等的圆形或长条形管腔。颈内动脉在海绵窦内穿行，其前外侧有眼神经正在穿行眶上裂。垂体的前方有蝶窦。

4. 经 Meckel 腔的横断面（图 1-116）　此断面切及蝶骨体及蝶窦。眼神经正在穿眶上裂，颈内动脉的圆形管腔居 Meckel 腔与蝶骨体之间。

## 二、蝶鞍的形态和大小

蝶鞍包括前床突、交叉前沟、鞍结节、垂体窝、鞍背和后床突，依前、后床突间距的不同，可将其形态分为三型：开放型（39%），间距大于 5 mm；闭锁型（21%），小于 2 mm；半开放型（40%），界于 2~5 mm。此三型与颅形及蝶窦的发育程度有关。蝶鞍的形态变异较多：①鞍桥，为前、后床突间的骨性桥连

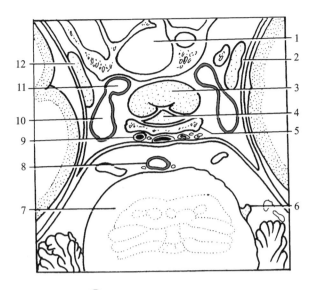

图 1-115 经垂体的横断面

1. 蝶窦 2. 海绵窦 3. 垂体前叶 4. 垂体后叶 5. 鞍背
6. 三叉神经 7. 脑桥 8. 基底动脉 9. 基底静脉窦 10. 颈内
动脉海绵窦段水平部 11. 颈内动脉海绵窦段前部 12. 眼神经

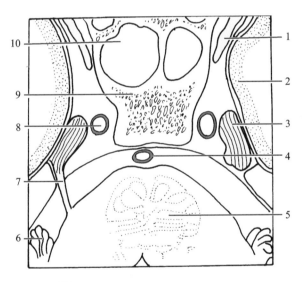

图 1-116 经 Meckel 腔的横断面

1. 眼神经 2. 颞叶 3. 三叉神经节 4. 基底动脉 5. 脑桥
6. 绒球 7. 三叉神经 8. 颈内动脉 9. 垂体窝底 10. 蝶窦

结,出现率为 6%,多为双侧性,有时不完整。此桥
在内分泌障碍、精神发育迟滞及癫痫患者中的 X
线可见率为 15%~38%。②颈动脉床突孔,前、中床
突之间有时有韧带连结,形成该孔,出现率为 10%。
孔内有颈内动脉经过,如此孔过小,可影响颈内动
脉的血液循环,须手术切断韧带。③前床突缺如。
④前、后床突侧移。

中国人蝶鞍的前后径为 11~12 mm,深度 6~
9 mm,鞍底横径为 14~15 mm。

## 三、鞍膈

Busch 依膈孔的形状将鞍膈分为三型:Ⅰ型为
鞍膈完整,有垂体柄通过,占 41.9%;Ⅱ型为鞍膈不
完整,垂体柄周围有 3 mm 大小的开口,占 37.6%;
Ⅲ型周围仅为宽 2 mm 或更窄的硬膜环,占 20.5%。
第Ⅲ型中,有的垂体完全暴露,但有蛛网膜覆盖。
正常鞍膈下凹或平直,若上凸可能提供垂体扩张性
病变的早期征象。少数垂体受压于鞍底,在断面上
可出现空蝶鞍。

## 四、鞍底

正常鞍底形状有平直型(49%)、下凹型(46%)
和上凸型(5%)三种,下凹型中心下凹深度 87%
的在 2 mm 以内,最深 3.5 mm,所有上凸型的高度
都小于 1.00 mm。正常鞍底侧角呈光滑圆形,而尖
锐侧角提示鞍内肿瘤。26% 的正常人鞍底不呈水
平状,坡度大多在 5° 以内,最大 8°,这种倾斜系蝶
窦发育不对称所致。如倾斜高度超过 2 mm 应为
异常。垂体病变,鞍底骨质的变化发生较早。

颅咽管,又称垂体管,一般认为是 Rathke 囊经
过蝶骨处的管道未闭合所致,在成年人其出现率为
0.42%。颅咽管上口位于垂体窝底最低处的正中线
上,骨孔为卵圆形至圆形,直径为 1.0~1.5 mm,管向
下并稍向后方,开口于犁骨与蝶骨体相交角处,但
通常不完整,为一盲管。该管内含有伸人的黏膜及
骨膜组织,另外,均有一条静脉,向上注入海绵窦,
有时有异位垂体组织。Rathke 囊肿和颅咽管癌为
蝶鞍区的常见病变。

## 五、蝶窦

蝶窦的形态和大小变化很大。在新生儿仅为
一小腔,青春期后完全发育。最初向后伸人鞍前区,
继而扩大到蝶鞍的下后方。蝶窦可位于鞍前部或
鞍后部,甚至伸入枕骨的斜坡。

根据气化的程度,可分蝶窦为三型:①硬化型
(2.5%)。窦不发育或较小,此型不适合经蝶垂体手
术;②鞍前型(15%),蝶窦仅部分气化,窦后壁位于
蝶鞍的前方,手术有一定困难;③鞍型(75%~86%),
蝶窦发育充分,呈前、下、后半弧形包绕蝶鞍,十分
适合经蝶垂体手术。

蝶窦内通常有隔分隔窦腔,隔的大小、形状、厚
薄、所在部分、完整与否以及与鞍底的关系有很多

变异。据国人资料,90% 的窦腔内有隔,有一隔分两腔者占 70%,有两隔分三腔者占 10%,有三隔分四腔者占 3.3%。

## 六、垂体

### (一)垂体上缘形状

垂体上缘的形状可分为下凹型(30 例)、平直型(16 例)和上凸型(9 例),平直和下凹两型占 83.6%。平直型与年龄未见特殊关系,下凹型有随年龄增长而增多的倾向,而上凸型中 50~59 岁者仅见 1 例,余 8 例均在 40 岁以下,女性多于男性。因此不能仅依垂体上缘上凸来诊断垂体肿瘤。

### (二)垂体柄

横断 CT 图像上,垂体柄呈小圆形结构,位于中线鞍上池内,视交叉后面,鞍背前上方。由于血管丰富和缺乏血脑屏障,且四周围绕脑脊液,故 CT 上大多能见到,并显示均匀强化,冠状 CT 扫描可显示漏斗的全长。90% 的人漏斗与基底动脉居同一平面,正常垂体柄大小一般不超过基底动脉,但 1% 的可大于基底动脉。漏斗一般位于中线,其偏移常系微腺瘤的早期征象,但正常也可有轻微偏移。

### (三)垂体高度

垂体高度测量是诊断微腺瘤的主要方法之一。垂体高度是指冠状面上鞍底上缘至腺体上缘的最大距离。目前认为垂体高度的标准应依性别和年龄不同而分别制定。腺体平均高度女高于男,年轻妇女垂体最高,以后随年龄增大而逐渐变低,这与月经周期及更年期有关。女性以垂体高度 +(年龄 × 1/20)计算,此值 >9.0 mm 为可疑,>10 mm 为异常。男性垂体高度 >6.5 mm 为可疑,>7.7 mm 为异常,一生变化不明显。男性垂体内局部低密度罕见,若出现,应高度怀疑垂体病变。目前垂体高度及男性腺内有无低密度区可作为判断垂体是否正常的有用指标。

## 七、海绵窦

显示海绵窦的最佳断层是冠状断层。海绵窦位于蝶鞍两旁,两侧形状和大小对称,外缘平面或稍外凸,颈内动脉、动眼神经、滑车神经、眼神经、展神经和上颌神经穿经海绵窦。下列三个 CT 征象,应考虑为异常海绵窦:①大小不对称;②形状不对称,尤其外侧壁;③窦内局限性异常密度区。

## 八、鞍周血管

鞍周血管主要是颈内动脉和大脑动脉环,Willis 环的血管结构在增强 CT 上能清楚显示,但很少能见到整个 Willis 环。MRA 常能显示 Willis 环及其主要分支。

## 九、鞍周神经

### (一)视神经、视交叉与视束

**视交叉** optic chiasma 长约 8 mm,宽 10 mm,厚 3~5 mm,其与蝶鞍及垂体的关系有三种类型(图 1-117):①正常型(87%),视交叉直接位于垂体和鞍

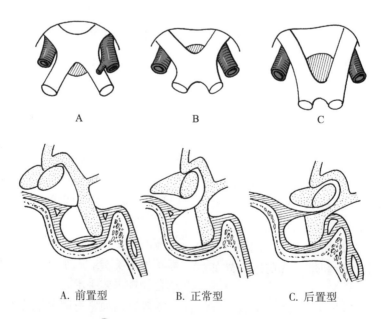

A.　　　　　　B.　　　　　　C.

A. 前置型　　　B. 正常型　　　C. 后置型

**图 1-117　视交叉与蝶鞍的位置关系**

膈中部的上方;②前置型(3%),视交叉前缘至鞍结节或其前方;③后置型(10%),视交叉的后缘位于鞍背或其后方。视交叉与蝶鞍一般并非直接接触,两者之间的距离为 1~10 mm,故垂体瘤生长扩大冲破鞍膈后还需一定时间才能出现视交叉受压症状。CT 和 MRI 易于显示视神经、视交叉与**视束** optic tract。

### (二) 动眼神经

**动眼神经** oculomotor nerve 自中脑的脚间窝发出(图 1-118),在脚间池的一段 MRI 横断图像易于显示,动眼神经在后床突前外侧,即在后床突与小脑幕游离缘的最前端穿硬脑膜入海绵窦,在 MRI 冠状图像上,于海绵窦外侧壁可以显示动眼神经。

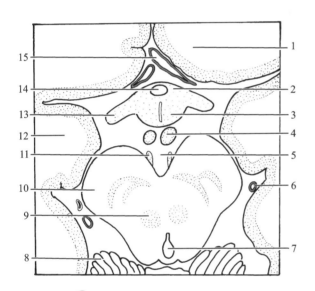

**图 1-118 经动眼神经的横断面**

1. 额叶　2. 终板　3. 下丘脑　4. 乳头体　5. 脚间池　6. 大脑后动脉　7. 中脑水管　8. 小脑　9. 红核　10. 大脑脚　11. 动眼神经　12. 颞叶　13. 视束　14. 第三脑室　15. 大脑前动脉

### (三) 滑车神经

**滑车神经** trochlear nerve 在脑干背侧上髓帆处完全交叉后出脑,经环池,穿行于大脑后动脉及小脑上动脉之间至脑干腹侧,在后床突稍后方、动眼神经之尾外侧、小脑幕游离缘的下方,穿硬脑膜至海绵窦外侧壁,先从动眼神经下方,继而从动眼神经之外侧绕至其上方,经眼球外肌总腱环外侧的眶上裂入眶。由于滑车神经纤细,且走行复杂,故 CT 和分辨力较低的 MRI 都不能显示。采用高空间分辨率 3D-CISS 序列,MRI 可显示滑车神经(图1-119)。

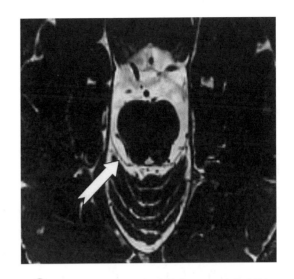

**图 1-119 MR 高空间分辨率 3D-CISS 序列图像可显示滑车神经**

长箭所示为滑车神经

### (四) 三叉神经与 Meckel 腔

**三叉神经** trigeminal nerve 是最粗大的脑神经,连于小脑中脚,经脑桥小脑角池上份行向前外侧,进入 Meckel 腔(图 1-120)。在腔内,三叉神经感觉根与三叉神经节(**半月神经节** trigeminal ganglion 或 Gasserian 神经节)相连,运动根经过节的下面入下颌神经。三叉神经节的凸面朝向前外方,由此发出眼神经、上颌神经和下颌神经。眼神经向前穿入海绵窦外侧壁,位于滑车神经的下方,穿过海绵窦后经眶上裂入眶。上颌神经水平向前行于海绵窦

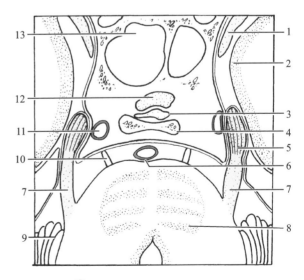

**图 1-120 经三叉神经的横断面**

1. 眼神经　2. 颞叶　3. 垂体后叶　4. 鞍背　5. 三叉神经节　6. 基底动脉　7. 三叉神经　8. 脑桥　9. 小脑　10. 展神经　11. 颈内动脉　12. 垂体前叶　13. 蝶窦

侧壁,由圆孔出颅进入翼腭窝。下颌神经经卵圆孔出颅。MRI T$_1$加权像比 T$_2$加权像能更有效地评价三叉神经,尤其是冠状断层图像,不仅能显示海绵窦内的脑神经,而且还能左、右对照观察圆孔和卵圆孔处的上颌神经和下颌神经。MRI 横断图像和 CT 可被用来评价脑池内的三叉神经。MRI 矢断层图像对诊断三叉神经节和 Meckel 腔的病变非常有用。

    Meckel 腔,又叫**三叉神经腔** trigeminal cavity,位于颞骨岩部尖端,是颅后窝伸向颅中窝后内侧部的一个硬膜隐窝,其开口处恰位于小脑幕游离缘的下方,内耳道和鞍背的中点。在三叉神经压迹处,三叉神经节位于 Meckel 腔内,三叉神经在进入 Meckel 腔时,蛛网膜亦随之突入腔内,在周围部与三叉神经节的结缔组织相连(图 1-121)。蛛网膜下隙包绕神经根,直达神经节处。因蛛网膜与神经节融合的部位不同,蛛网膜下隙沿神经节和近段神经根向前延伸的距离而有变化。据国人资料,在三叉神经节上面,蛛网膜一般延至节的中部和包绕神经节的结缔组织融合,从而阻断蛛网膜下隙进一步延伸;在神经节下面(深面),蛛网膜一般至节的中部稍前方与节融合,蛛网膜下隙可沿下颌神经延伸至三叉神经节的近侧 2/3 部(图 1-122)。这种毗邻关系要求在向三叉神经节作注射治疗时,一定要防止药液注入蛛网膜下隙,以免扩散侵入脑干。

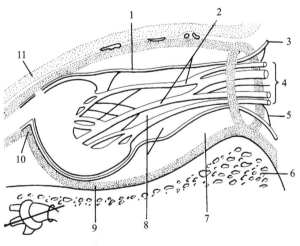

图 1-121　三叉神经腔

1. 蛛网膜囊　2. 三角部根束　3. 蛛网膜　4. 感觉根　5. 外侧池
6. 颞骨岩部　7. 硬膜下隙　8. 三叉神经池　9. 硬膜囊　10. 蛛
网膜粒　11. 颅中窝硬脑膜

    Meckel 腔内的蛛网膜下隙称三叉神经池,它向后经腔口与脑桥小脑角池相通,因此,行 Amipaque

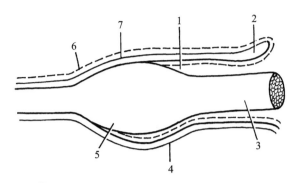

图 1-122　蛛网膜下隙与三叉神经节的关系

1. Meckel 腔　2. 岩上窦　3. 三叉神经感觉根　4. 颅骨内膜
5. 三叉神经节　6. 蛛网膜　7. 硬脑膜

脑池造影 CT 检查时,可被增强。在静脉增强的 CT 图像上,Meckel 腔呈不被增强的低密度影。以眦耳线,1.5 mm 薄层 CT 扫描,即使不行增强扫描,亦能显示 Meckel 腔。但是,无论使用何种扫描,三叉神经节均不单独显像。

    在横断层中,Meckel 腔位于海绵窦下份的外侧壁内,颈内动脉外侧(图 1-116)。在薄层断层中,还可见到三叉神经自脑桥,经脑桥小脑角池,进入 Meckel 腔的情形(图 1-120)。在冠状断层中,Meckel 腔位于海绵窦的外下方,颈内动脉外上方(图 1-110)。在 MRI 冠状图像中,Meckel 腔为一卵圆形结构,因含有脑脊液、神经根和神经节,其信号略高于脑脊液。静脉注入顺磁性造影剂 Gd-DTPA 后,可见到海绵窦内的脑神经或邻近的硬脑膜发生强化,但正常 Meckel 腔不被强化。矢状断层有利于显示 Meckel 腔及三叉神经节,它们位于颈内动脉的上方。理想的矢状断层还可切及三叉神经自脑桥,经脑桥小脑角池,连于三叉神经节的情形(图 1-123)。

    (五) 展神经

    **展神经** abducent nerve 从延髓脑桥沟出脑经桥池前行,在颞骨岩部尖端入海绵窦,经眶上裂入眶。横断层可显示展神经桥池段(图 1-120);冠状断层中,在海绵窦外侧壁上可见到展神经(图 1-108)。

## 十、下丘脑

    下丘脑(丘脑下部)指丘脑下沟以下第三脑室侧壁和底上的结构,前界为视交叉,后界为乳头体的后缘。灰结节位于中线视交叉的后方,乳头体居其后方,紧靠中线,呈成对的小圆形软组织结构,恰在基底动脉和大脑脚的前方。

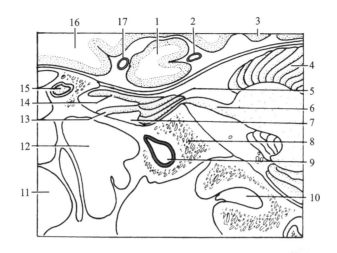

**图 1-123 经 Meckel 腔的矢状断面**

1. 钩 2. 大脑后动脉 3. 枕叶 4. 小脑 5. 三叉神经节 6. 三叉神经 7. Meckel 腔 8. 颞骨岩部 9. 颈内动脉 10. 舌下神经管 11. 下鼻甲 12. 蝶窦 13. 上颌神经 14. 眼神经 15. 视神经 16. 额叶 17. 大脑中动脉

（张绍祥）

# ▶▶▶ 第十节 颞骨 CT 解剖 ◀◀◀

颞骨内部的结构细小而复杂,层厚大于 3 mm 的断层标本和影像无法显示其全貌。与 MRI 相比,CT 具有更高的空间分辨力,故显示颞骨的解剖结构以高分辨力 CT(HRCT)的薄层扫描(层厚 ≤1 mm)为佳。

## 一、横断层解剖

1. 弓状隆起层面 该层面呈三角形。底朝向后外侧,尖指向前内侧,三角形尖部呈高密度影的白色骨质内有一与三角形的高相垂直的呈横裂状较低密度影,为前骨半规管的顶部截面。三角形外侧部,由网状薄骨板形成许多含气小腔,为乳突小房。三角形中部有一较大的腔,为鼓室上隐窝,其下方与鼓室相通(图 1-124)。

2. 弓状下窝层面 该层面亦呈三角形。三角形尖部的白色骨质内有前、后分布的两个圆形孔状低密度影,为前骨半规管的截面;在两个孔之间有一内外走向的弧形管状低密度影为弓状下窝(弓形下窝),内有细小血管通过。三角形后外侧部,有许多含气小腔,为乳突小房。三角形中部,前骨半规管外侧有一长方形的含气腔,为鼓室上隐窝(图 1-125)。

3. 内耳道上壁层面 该层面呈细长的三角

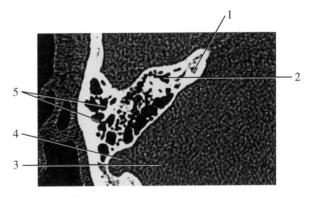

**图 1-124 弓状隆起层面 CT 图像**

1. 前骨半规管 2. 鼓室上隐窝 3. 小脑半球 4. 乙状窦 5. 乳突小房

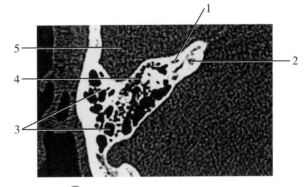

**图 1-125 弓状下窝层面 CT 图像**

1. 前骨半规管 2. 弓状下窝 3. 乳突小房 4. 鼓室上隐窝 5. 颞叶

形,三角形尖部的前方有一指样压迹,为三叉神经压迹,该压迹后外侧有一黑色区域为内耳道上壁。内耳道上壁后外侧有凹陷,为弓状下窝,该窝后外侧有一灰色逗点状管样低密度影,为前骨半规管与后骨半规管形成的总骨脚,由总骨脚向外侧斜行的管状低密度影为后骨半规管。弓状下窝前外侧有圆形灰色低密度影,为前骨半规管。前骨半规管的外侧有一前后走向的低密度影,为含气空腔,是鼓室上隐窝(上鼓室),向后方与乳突窦相通(图1-126)。

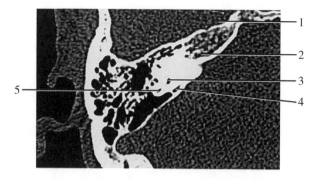

图1-127　内耳道上 1/6 部层面 CT 图像

1. 三叉神经压迹　2. 内耳道　3. 总骨脚　4. 前庭水管
5. 后骨半规管

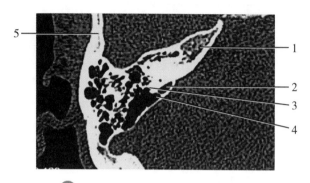

图1-126　内耳道上壁层面 CT 图像

1. 内耳道　2. 弓状下窝　3. 总骨脚　4. 后骨半规管　5. 颞骨鳞部

**4. 内耳道上 1/6 部层面**　三角形的断面尖部前方有三叉神经压迹,该压迹后外方有一椭圆形灰色的管状低密度影,为内耳道。内耳道外后方,白色骨质内有三个孔样低密度影,前方者较大,呈灰色为前骨壶腹。其后内侧的圆形孔为总骨脚。总骨脚后外方有一与总骨脚相连的椭圆形灰色低密度影,为后骨半规管。总骨脚后方有一向后外方斜行的细管样低密度影为前庭水管。

白色骨质外侧,由前内向后外侧斜行的空腔为鼓室上隐窝,该隐窝向后外通乳突窦,中间稍狭窄处是乳突窦入口。乳突窦两侧有许多含气小腔,为乳突小房(图1-127)。

**5. 内耳道上 2/6 部层面**　该层面亦呈三角形,三角形尖端前面有三叉神经压迹,其后外侧有一与颅后窝相通的管道截面为内耳道。内耳道底前方有一前后走向的灰色管道样低密度影,为面神经管。内耳道底外侧有一大的圆形灰色低密度影,为前骨半规管壶腹;与其相连的,弯向外后方的灰色半圆形低密度影是外骨半规管。外骨半规管不与总骨脚相连。外骨半规管后端内侧,有一圆形灰色管道样低密度影为总骨脚。总骨脚后方有一向

后外斜行的管道样低密度影为前庭水管。外骨半规管后方椭圆形的灰色管道样低密度影,是后骨半规管。

外骨半规管外后方有一向后外斜行的宽大长方形含气空腔,前方为鼓室上隐窝,后外侧为乳突窦。其余含气空腔,前方为鼓室上隐窝,后外侧为乳突窦。其余含气小腔是乳突小房,并与乳突窦相通。在该层面后外侧部,内侧缘骨板有一弧形凹陷为乙状窦沟,内有乙状窦(图1-128)。

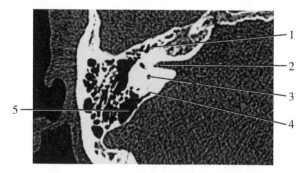

图1-128　内耳道上 2/6 部层面 CT 图像

1. 面神经管　2. 内耳道　3. 总骨脚　4. 前庭水管　5. 乳突窦

**6. 内耳道中上部层面**　该层面亦呈三角形,三角形尖部前面有三叉神经压迹。尖部后外侧有一宽大的管状低密度影,为内耳道。内耳道底前方有一前后走向的灰色弧形低密度影,为面神经管(面神经迷路段)。面神经管道前部有一结节状低密度影是膝神经节。内耳道底外侧有一呈环形的较低密度影,前部粗大者为前庭,后方与前庭相连的半圆形管道为外骨半规管。前庭后方,有一向后外斜行的管状低密度影为前庭水管。外骨半规管后方白色骨质内有一灰色圆形低密度影是后骨半

规管。外骨半规管外后方有一呈哑铃形含气黑色空腔,其前部为鼓室上隐窝,后部为乳突窦,中间稍狭窄处是乳突窦入口,鼓室上隐窝经乳突窦入口与乳突窦相通。乳突窦外侧有许多乳突小房,与乳突窦相通连。乙状窦沟仍位于该层面后方的内侧(图1-129)。

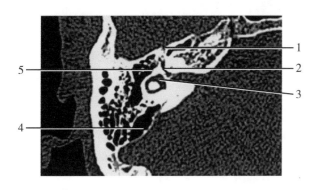

图1-129 内耳道中上部层面 CT 图像

1. 膝神经节 2. 面神经管迷路段 3. 前庭 4. 乳突窦
5. 鼓室上隐窝

7. 内耳道中下部层面 该层面呈三角形,三角形中部白色骨质内有向内侧横行的宽大管道为内耳道。内耳道底前方有一椭圆形的灰色低密度影为耳蜗。耳蜗的前外方有一自前内向后外行走的灰色管状低密度影,是岩大神经管裂孔,其后外方是面神经管。内耳道底外侧有一较大的长方形低密度影为前庭。前庭后外侧有一小而圆的孔样低密度影,为后骨半规管。前庭外前方与前庭相连的管状低密度影,是外骨半规管。

岩大神经管裂孔外侧,有一大的不规则空腔,为鼓室上隐窝,内有听小骨,为高密度影。白色圆形位于内前方的小骨是锤骨头,其后方白色的不规则形小骨是砧骨,两骨构成**锤砧关节** malleoincudal articulation。锤骨头与砧骨体有韧带与周围骨质相连。鼓室上隐窝外后方,后骨半规管外侧,有一长方形的含气腔是乳突窦。其他含气小腔是乳突小房(图 2-130)。

8. 平内耳道下 2/6 部层面 该层面中部,位于内耳道底前方的长方形管状低密度影是耳蜗。内耳道底外侧的大圆孔状低密度影为前庭,其后方有与其相连的管道样低密度影,为后骨壶腹及后骨半规管。内耳道后方有一斜向后外侧的管状较低密度影,为前庭水管。

在前庭的前外方,有一不规则的含气大空腔,

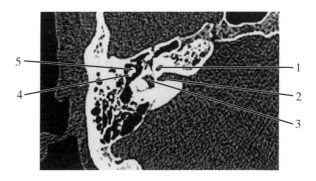

图1-130 内耳道中下部层面 CT 图像

1. 耳蜗 2. 内耳道 3. 前庭 4. 砧骨体 5. 锤骨体

是鼓室上隐窝,内有听小骨。前方呈扁圆形者,为锤骨头,其后方有粗大的砧骨体,砧骨的短脚向后外侧伸出,与骨壁相连,砧骨长脚向前下内伸出。砧骨与前庭之间,由前内向后外穿行的较低密度细管状阴影,为面神经管。鼓室上隐窝后外侧,有乳突窦的腔隙,其与乳突小房相连通。在该层面后部,内侧骨板凹陷处为乙状窦沟,内有乙状窦(图1-131)。

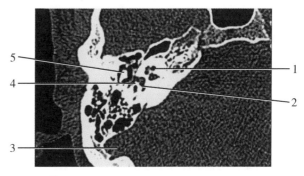

图1-131 内耳道下 2/6 部层面 CT 图像

1. 耳蜗 2. 后半规管 3. 乙状窦 4. 面神经鼓室段 5. 砧骨体

9. 内耳道下 1/6 部层面 该层面与上位层面很相似,呈三角形的层面中部,白色骨质内的低密度影为内耳迷路。该层面的内后方有向内侧横行的宽管状低密度影为内耳道。内耳道底前方,有两层管道状低密度影,是耳蜗的蜗螺旋管。内耳道底外侧有近似卵圆形的低密度影,是前庭。此层面内,前庭与耳蜗并不相连。前庭的后外方有一似火柴的较低密度影,火柴头为后骨壶腹,与前庭相邻,火柴杆指向外后方,是后骨半规管。紧贴内耳道后方的一向后外走行的低密度细管状阴影是前庭水管。

耳蜗与前庭的外侧,有一大的不规则腔隙,该腔隙与前庭紧邻,是鼓室上隐窝和鼓室。鼓室上隐

窝内有听小骨,锤骨头位于前方,扁圆形,其后外侧有两个突起者是砧骨,锤骨头与砧骨体形成砧锤关节。砧骨体向外伸出短脚与骨壁相连结,砧骨体向内下伸出长脚与镫骨相接。鼓室内侧壁,前庭外侧与鼓室相邻的凹陷处是前庭窗,由镫骨底封闭。鼓室后壁上出现向前凸起的锥隆起,其内侧的隐窝为锥隐窝,后外侧较大的凹陷为面神经隐窝,三者呈"ω"形排列。

鼓室上隐窝与鼓室外后方有乳突窦,其与乳突小房相通连。该层面后部内侧缘,向内凹陷的骨壁为乙状窦沟,内有乙状窦(图1-132)。

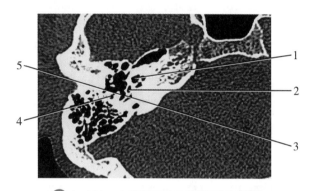

图1-132　内耳道下 1/6 部层面 CT 图像

1. 蜗螺旋管　2. 前庭　3. 锥隐窝　4. 面神经管　5. 锥隆起

10. 外耳道上壁层面　该层面内耳道已消失,外耳道上壁出现,在层面中央白色骨质内的较低密度影为耳蜗。耳蜗由三个相邻的蜗螺旋管截面组成,前方一个大而圆,为耳蜗第二圈;后内方是两个小而圆的灰色管道断面,为耳蜗底圈。耳蜗外后方的椭圆形较低密度影是前庭,前庭与耳蜗仍不相连。前庭与中耳鼓室之间有一薄的骨板相隔。

耳蜗与前庭的外侧为鼓室,其内可见三块呈高密度影的听小骨;前方较粗大的为锤骨柄,其后内方较小的白色圆形截面是砧骨长脚。砧骨长脚为前庭之间的细小的呈高密度影的结构为镫骨,与前庭相邻。鼓室外侧可见呈高密度影的骨性外耳道上壁。鼓室后壁面神经隐窝、锥隆起、锥隐窝三者仍呈"ω"形排列。鼓室后外侧长方形黑色含气大腔是乳突窦,其余小腔是乳突小房,它们与乳突窦相通连。乙状窦沟的位置与上一层面相同,内有乙状窦(图1-133)。

11. 外耳道上 1/3 部层面　该层面仍呈三角形。层面中部白色骨质内的较低密度影为耳蜗,前方一个较大而圆者为耳蜗第二圈;后方两头粗中间

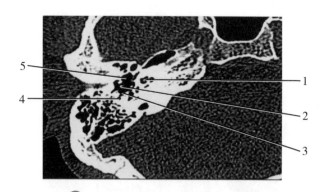

图1-133　外耳道上壁层面 CT 图像

1. 蜗螺旋管　2. 镫骨　3. 镫骨肌窝　4. 面神经管　5. 鼓室

细的灰条影是耳蜗底圈。耳蜗后方,乳突小房内侧的圆形较低密度影是颈静脉窝,内有颈内静脉。耳蜗前方,有一向外后斜行的条状较低密度影是彭膜张肌,直通鼓室连于锤骨柄。

耳蜗外侧的鼓室内可见两块听小骨,前方呈扁圆形者为锤骨柄,后方较小是砧骨长脚。鼓室外侧斜行管道为外耳道。外耳道后大的含气空腔为乳突窦,其他含气小腔是乳突小房。乳突窦后方,层面内侧缘凹向内侧者为乙状窦沟,内含乙状窦(图1-134)。

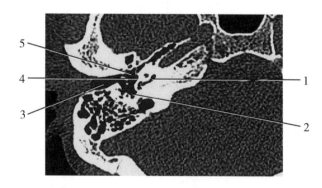

图1-134　外耳道上 1/3 部层面 CT 图像

1. 蜗螺旋管第一圈　2. 面神经隐窝　3. 外耳道
4. 锤骨柄　5. 鼓室

12. 外耳道中 1/3 部层面　该层面呈宽厚的三角形,层面中部白色骨质内的横行管道状低密度影,为耳蜗底圈(蜗螺旋管第一周),其前方的耳蜗第二圈接近消失。耳蜗底圈的后缘与鼓室内缘交界处是蜗窗(俗称圆窗),蜗窗后外侧的凹陷称**蜗窗小窝** fossula of fenestra cochleae(俗称圆窗龛 round window niche)。在白色骨质前方有条状呈较低密度影的鼓膜张肌,从前内斜向后外进入鼓室。

白色骨质外侧不规则的含气黑色大腔是鼓室。

鼓室内的高密度条形白影,由前外走向后内,是锤骨柄。鼓室后壁面神经隐窝、锥隆起、锥隐窝三者仍呈"ω"形排列。锥隆起深面的低密度影为镫骨肌,面神经隐窝深面的低密度影为面神经管乳突部。

颞骨岩部前缘有呈长条状的低密度影为颈内动脉水平段。耳蜗底圈的后方,黑色的乳突小房内侧的圆形低密度影为颈静脉窝。此层面上,颈静脉窝隔菲薄的骨质与蜗窗小窝和锥隐窝(鼓窦)相邻。鼓室外侧有外耳道与外界相通。外耳道后方,有许多乳突小房与乳突窦相通连。乳突内侧缘仍有乙状窦沟及乙状窦(图 1–135)。

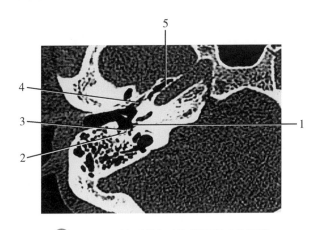

图 1–135　外耳道中 1/3 部层面 CT 图像

1. 蜗窗小窝　2. 面神经管乳突部　3. 面神经隐窝　4. 鼓膜张肌　5. 颈内动脉岩部

13. 外耳道下 1/3 部层面　该层面中部,白色骨质内的弧形管道状低密度影是耳蜗底圈。耳蜗底圈后缘的凹陷为蜗窗小窝,其与颈静脉孔的距离更短。

白色骨质内前方有一较宽大的管状低密度影,直达岩部尖端,是颈动脉管,内有颈内动脉岩骨段。该管前方有一黑色管状低密度影与其相交成锐角,直通鼓室,是咽鼓管。耳蜗后内方有一管状带密度影与其相连,是**蜗水管** cochlear aqueduct,有外淋巴与静脉通过。蜗水管的外后方为颈静脉孔及颈内静脉。耳蜗外侧不规则的黑色空腔为鼓室,外耳道与其相连通向外侧,鼓室后有一圆形低密度影为面神经管。外耳道后方有乳突小房,乳突内侧有乙状窦沟(图 1–136)。

## 二、冠状断层解剖

用 HRCT 对下颌头后 1/4 至乳突尖中部进行

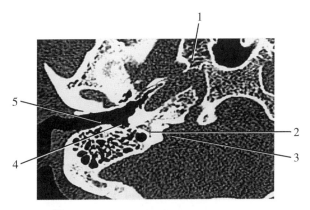

图 1–136　外耳道下 1/3 部层面 CT 图像

1. 蝶骨体　2. 蜗水管　3. 颈静脉窝　4. 鼓室　5. 外耳道

冠状面平扫。层厚为 1 mm,共有 13 个层面。

1. 下颌头后 1/4 部层面　该层面呈长方形。层面内侧半中部有一卵圆形大的管道样较低密度影,是颈动脉管截面,内有颈内动脉岩骨段。该管向下方的开口为颈动脉管外口。颈动脉管外方与下颌关节之间的圆形低密度影是咽鼓管,其上方有一呈稍高密度影的圆形孔状结构,是鼓膜张肌半管,管内有鼓膜张肌。鼓膜张肌外侧,下颌关节内上方,有一不规则的呈低密度影的含气黑色腔隙,是鼓室前部。层面内侧上方的高密度影为颞骨岩部,其也枕骨基底部有一缝隙,内有软骨结合,称岩枕结合。下颌窝下方的高密度影为下颌头(图 1–137)。

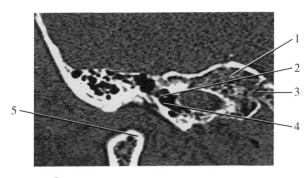

图 1–137　下颌头后 1/4 部层面 CT 图像

1. 颞骨岩部　2. 鼓膜张肌　3. 岩下窦沟　4. 咽鼓管　5. 下颌头

2. 颈动脉管外口前部层面　该层面近似长方形,内侧半白色骨质内有圆形的较低密度孔状结构,为耳蜗的冠状截面。耳蜗的内下方有一灰色长管状较低密度影为颈动脉管。耳蜗外侧的不规则的黑色腔隙,是鼓室及其上方的鼓室上隐窝;该隐窝的顶壁为鼓室盖。鼓室外侧的含气小腔,是乳突小房。颞骨岩部内侧与枕骨基底部之间仍为岩枕结合（图 1-138）。

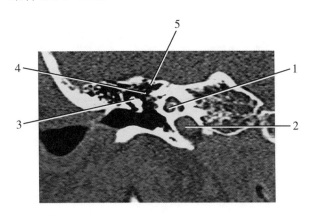

图 1-138 颈动脉管外口前部层面 CT 图像

1. 耳蜗　2. 颈动脉管外口　3. 锤骨头　4. 鼓室　5. 鼓室盖壁

3. 颈动脉管外口中部层面　该层面近似长方形。位于层面内侧半白色骨质内的呈较低密度影的卵圆形截面是耳蜗。耳蜗内下方的管状较低密度影是颈动脉管，内有颈内动脉通过。耳蜗外侧的不规则的黑色大腔隙是鼓室。鼓室内有一类似倒置水滴样的高密度影，为锤骨；其上方圆隆光滑的部分为锤骨头，下方是锤骨柄及其突起。锤骨头有锤骨上韧带与上方骨壁相连。鼓室上方有鼓室上隐窝，顶壁为鼓室盖。鼓室外侧有许多含气小腔是乳突小房（图 1-139）。

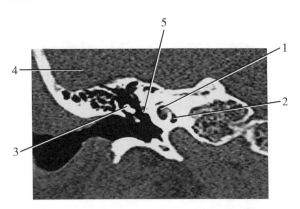

图 1-139 颈动脉管外口中部层面 CT 图像

1. 耳蜗　2. 蜗螺旋管　3. 锤骨头　4. 颞叶　5. 匙突

4. 颈动脉管外口后部层面　该层面中部白色骨质内，有一呈螺旋形的低密度影，为蜗螺旋管，蜗螺旋管内下方的管状较低密度影是颈动脉管外口。耳蜗外下方有不规则的黑色大腔是中耳鼓室，鼓室内可见一蝌蚪样高密度影，即锤骨；其上方大而圆

的部分为锤骨头，其下方细小杆状者是锤骨柄。锤骨柄内侧，可见鼓室内侧壁上一向外呈高密度影的喙状突起，为**匙突** cochleariform process，是由鼓膜张肌半管的骨壁向后向外延伸形成的骨性结构，鼓膜张肌肌腱经此外呈直角向外弯曲而达到锤骨颈的内侧面。鼓室向外侧通外耳道，向上通鼓室上隐窝。鼓室外侧的众多含气小腔为乳突小房（图 1-140）。

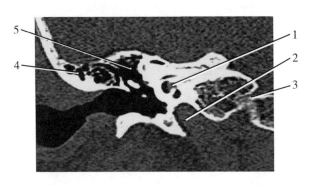

图 1-140 颈动脉管外口后部层面 CT 图像

1. 蜗螺旋管　2. 颈动脉管外口　3. 岩下窦沟　4. 乳突小房
5. 鼓室上隐窝

5. 外耳道前 2/7 部层面　该层面中部呈高密度影的骨质内，可见蜗螺旋管，为上下排成 2 周的较低密度影。在鼓室内侧壁，耳蜗外侧的凹陷区是前庭窗前缘；蜗螺旋管外侧有蜗窗。耳蜗外侧不规则呈低密度影的含气空腔是鼓室，其上方有鼓室上隐窝。中耳鼓室内有椭圆形呈高密度影的砧骨体，由体向内下方伸出细的砧骨长脚，长脚末端连接着方形的镫骨。鼓室向外侧经外耳道与外界相通。鼓膜位于外耳道底，分隔外耳道与鼓室。该层面内侧颞骨岩部与枕骨之间有岩枕结合。该结合的下方有一圆形孔为颈静脉孔。其内下方弧形切迹为舌下神经管剖面（图 1-141）。

6. 外耳道前 3/7 部层面　层面中部骨质内的管状低密度影，向内侧横行是内耳道，内耳道底中间的骨嵴称横嵴。内耳道底与中耳之间呈上下方向排列的管道样低密度影为内耳的截面，其上方的管道是前骨半规管，向外侧的管道是外骨半规管，中部扩大的部分为前庭，前庭下方连蜗螺旋管。在鼓室内侧壁，前庭外侧壁的凹陷部分是前庭窗，蜗管外侧壁的隐凹为蜗窗。内耳外侧有上下斜行不规则的长方形黑色空腔，是中耳鼓室。其上部为鼓室上隐窝，下部为鼓室，中部有听小骨。鼓室中部

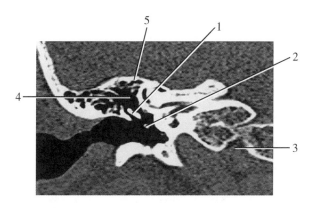

图 1-141　外耳道前 2/7 部层面 CT 图像
1. 砧骨长脚　2. 镫骨　3. 舌下神经管
4. 鼓室上隐窝　5. 鼓室盖壁

可见两个纽扣样高密度影,位于外上方稍大的高密度影是砧骨长脚,位于前庭窗外侧的略小的高密度影是镫骨。鼓室向外侧借鼓膜与外界相隔。鼓膜位于外耳道与鼓室之间(图 1-142)。

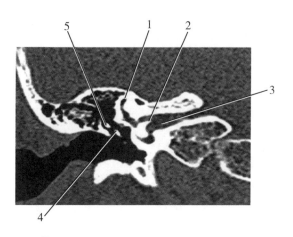

图 1-142　外耳道前 3/7 部层面 CT 图像
1. 前半规管　2. 横嵴　3. 内耳道　4. 镫骨　5. 砧骨

7. 外耳道中部层面　该层面的内侧半和外侧半都有长方形的大管状低密度影与内外侧相通,这两个管状截面分别是内耳道与外耳道,内耳道底中间的骨嵴是横嵴。在内耳道底的外侧,颞骨岩部骨质中有一大的椭圆形低密度影,是前庭。前庭外上方白色骨质内有一椭圆形灰色小孔样低密度影,为前骨半规管。前庭外侧白色骨质内也有一个椭圆珠笔形灰色小孔样低密度影,是外骨半规管。前庭与外骨半规管截面下方的一不规则的黑色空腔是鼓室,此层面鼓室内已无听小骨。前庭后方有一低密度影的陷凹与鼓室相通,此隐凹称为蜗窗小窝,此隐凹的开口为蜗窗,由第二鼓膜封闭。鼓室外侧

的长方形管道样低密度影是外耳道。在前、外骨半规管外侧的大的不规则黑色空腔为乳突窦。该窦间有一斜行的骨性间隔是乳突窦间隔。乳突窦外侧有许多近圆形的黑色小腔为乳突小房,与乳突窦相通。颞骨岩部内下方与枕骨相邻处有一裂孔是颈静脉孔。其内下方有一指状凹,是舌下神经管剖面(图 1-143)。

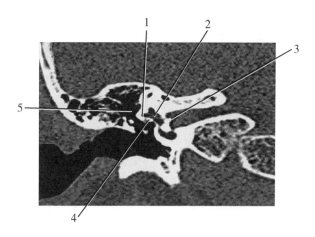

图 1-143　外耳道中部层面 CT 图像
1. 外半规管　2. 前庭　3. 横嵴　4. 前庭窗　5. 乳突窦

8. 外耳道后 3/7 部层面　该层面的内、外侧半有内耳道和外耳道。内耳道向内侧开口,位于白色骨质内侧缘,呈低密度影。外耳道向外侧开放,在白色骨质外侧缘,为低密度影。在内耳道底白色骨质中有一圆锥形的低密度影是前庭,其外侧有一椭圆形孔状低密度影,为外骨半规管。在前庭上方,靠近上缘处的白色骨质内有一圆形孔样低密度影,为前骨半规管。

外骨半规管的外侧有一大的黑色空腔为乳突窦,窦内有一斜行乳突窦间隔。乳突窦外侧有许多含气小腔为乳突小房与乳突窦相通连。在该层面内侧下方,颞骨岩部与枕骨之间有一长椭圆形压迹是颈静脉孔,在颈静脉孔内侧,枕骨上有一灰色圆形孔为舌下神经管层面(图 1-144)。

9. 外耳道后 2/7 部层面　该层面内侧部白色骨质中有呈"三点和一横"排列的低密度影。位于层面上缘处的"一点",近似圆形,是前骨半规管一个脚的截面;位于中部的"一点",呈椭圆形,为前骨半规管另外一个脚的断面;另"一点"较大,位于下方,呈大椭圆形,是前庭的截面。"一横"位于中间"一点"的外侧,呈横小管状,为外骨半规管的截面。前庭与前骨半规管内侧仍有内耳道部分断面。

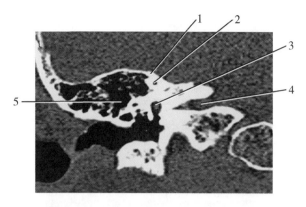

图 1-144 外耳道后 3/7 部层面 CT 图像

1. 弓状隆起 2. 前半规管 3. 前庭 4. 内耳道 5. 乳突窦

外骨半规管外侧由上而下的近长方形黑色空腔是乳突窦,其外侧有许多含气小腔为乳突小房。在庭外下方有一上下斜行的呈低密度影管道为面神经管乳突段,向外上直达乳突窦。乳突窦外方有一大而圆的黑色腔隙是外耳道,其与乳突窦有骨质相隔。该层面内下方,颞骨岩部与枕骨之间光滑较大的裂孔是颈静脉孔;该孔内侧,枕骨上有一弧形切迹,是舌下神经管(图 1-145)。

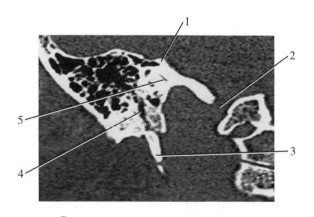

图 1-145 外耳道后 2/7 部层面 CT 图像

1. 弓状隆起 2. 颈静脉孔 3. 茎突 4. 面神经管 5. 外半规管

10. 经外耳道后 1/7 部层面 该层面内侧缘上部的切迹为内耳道断面,外侧缘下部的圆形黑色孔是外耳道的断面。该层面内侧半白色骨质内有三个呈放射状排列的管状低密度影,上方垂直的管状低密度影为前骨半规管,中部横行者是外滑半规管,下方斜行者为前庭。外骨半规管外侧,纵行长方形的黑色空腔为乳突窦,许多乳突小房与乳突窦相通。层面内下方颞骨与枕骨之间有一个长椭圆形切迹,为乙状窦沟,内有乙状窦通过(图 1-146)。

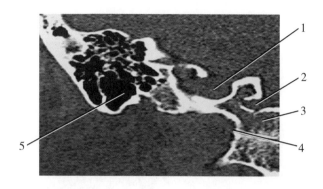

图 1-146 外耳道后 1/7 部层面 CT 图像

1. 乙状窦 2. 舌下神经管 3. 枕髁 4. 寰枕关节 5. 乳突窦

11. 乳突前缘层面 该层面近似正方形,在层面内侧半白色骨质内,有上、下两个似圆形低密度影,上方的一个稍大,呈椭圆形,是前骨半规管;下方的一个稍小呈圆形,是外骨半规管。外骨半规管外侧的纵行长方形低密度影是乳突窦。乳突窦外侧许多乳突小房与乳突窦相通。颞骨岩部内下方,枕骨上有一弧形压迹为乙状窦沟,内有乙状窦。乙状窦沟内侧也有一向内凹的弧形切迹,为舌下神经管(图 1-147)。

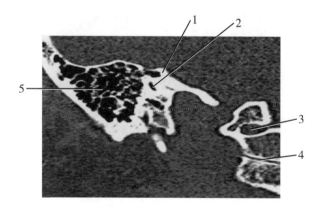

图 1-147 乳突前缘层面 CT 图像

1. 弓状隆起 2. 外半规管 3. 舌下神经管 4. 寰枕关节 5. 乳突小房

12. 乳突前部层面 该层面呈方形,内侧半白色骨质层面中有两个低密度影,位于外侧的一个管状低密度影,呈新月形,是后骨半规管;位于内侧的椭圆形低密度影,是外骨半规管。后骨半规管外侧有一大的不规则黑色空腔是乳突窦。许多乳突小房与乳突窦相通。该层面内侧颞骨岩部与枕骨交界处有一弧形切迹,为乙状窦沟,内有乙状窦,乙状窦沟内侧,枕骨髁上方,亦有一凸向外侧的弧形切迹,为舌下神经管(图 1-148)。

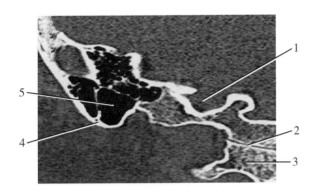

**图 1-148 乳突前部层面 CT 图像**
1. 乙状窦　2. 寰枕关节　3. 寰椎侧块　4. 乳突　5. 乳突窦

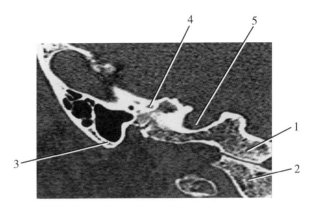

图 1-149　乳突中部层面 CT 图像
1. 枕髁　2. 寰枕侧块　3. 乳突　4. 后半规管　5. 乙状窦

13. 乳突中部层面　该层面内侧半在白色骨质内有一呈弧形的管状低密度影为后骨半规管。后骨半规管外下方有一大的黑色空腔，为乳突窦。有许多乳突小房与乳突窦相通。该层面内下方在枕骨上有一凹陷，是乙状窦沟（图 1-149）。

经乳突后部层面中，内耳迷路截面已消失，层面呈现出乳突窦和乳突小房的结构。薄薄的骨板形成网状，大小不等的网眼就是乳突小房，较大的空腔为乳突窦。

（熊俊平）

# 第 2 章

# 颈　部

▶▶▶ 第一节　概　述 ◀◀◀

## 一、境界和分部

**颈部** neck 介于头部、胸部和上肢之间,连接头、躯干和上肢。颈部外形一般为前后径稍长的椭圆柱形,但与年龄、性别、体型等有关。颈部上界为下颌骨下缘、下颌角、乳突尖端、上项线与枕外隆凸的连线,下界是胸骨颈静脉切迹、胸锁关节、锁骨上缘和肩峰至第 7 颈椎棘突的连线。颈部以斜方肌前缘为界分为前方的固有颈部和后方的项部;固有颈部即狭义的颈部,以胸锁乳突肌前、后缘为界分为颈前区、胸锁乳突肌区和颈外侧区。

颈部后方的支持结构为脊柱颈段,其前方有从头部降入胸腔的呼吸道、消化道的颈段,两侧有纵行的大血管和神经,颈根部有胸膜顶、肺尖及斜行于颈和上肢之间的大血管和神经,颈部各结构之间填充有结缔组织,并形成若干筋膜和筋膜间隙。

## 二、标志性结构

与颈部断层有关的主要标志性结构有:

1. **舌骨** hyoid bone　位于颈前区,颏隆凸的下方,向后适对第 3~4 颈椎椎间盘平面,舌动脉和甲状腺上动脉在此平面由颈外动脉发出,其寻找标志为两侧的舌骨大角。

2. **甲状软骨** thyroid cartilage　位于舌骨体下方,为颈部最明显的标志结构,其上缘平第 4 颈椎上缘,相当于颈总动脉分出颈内、外动脉的分叉处;喉结为男性第二性征的标记。

3. **环状软骨** cricoid cartilage　紧接甲状软骨下方,相当于第 6 颈椎高度。此平面是喉与气管、咽与食管的分界标志,椎动脉由此平面穿入第 6 颈椎横突孔,肩胛舌骨肌下腹跨越颈动脉鞘前方。

4. **胸锁乳突肌** sternocleidomastoid　位置浅表,斜行于颈部的两侧,为颈部最明显的肌性标志,是颈部分区的重要标志。其前缘中点深面是颈总动脉;后缘中点深面为颈丛皮支集中穿出处。颈动脉鞘居其深面,在其两侧深层有胸膜顶。在颈部横断层中,自上而下两侧的胸锁乳突肌越来距离越近,直至胸锁关节上方。

5. **胸骨上窝** suprasternal fossa　居胸骨颈静脉切迹上方,为触诊气管的部位。

6. **锁骨上大窝** great supraclavicular fossa　为锁骨中段、胸锁乳突肌起端后缘和斜方肌前缘之间的凹陷,窝中可摸到第 1 肋,窝的上外侧部底有臂丛自内上向外下经过,锁骨上内方可触到锁骨下动脉的搏动。

## 三、颈部器官的配布规律

### (一)颈筋膜和筋膜间隙

1. **颈部筋膜**　颈部有颈浅筋膜和颈深筋膜。前者较薄,内含颈阔肌,其深面有皮神经、浅静脉、浅淋巴结和浅淋巴管。后者较特殊,位于颈浅筋膜和颈阔肌的深面,围绕颈、项部器官和肌群,并在大血管、神经周围形成筋膜鞘和筋膜间隙,由浅入深分为 3 层(图 2-1)。

(1)浅层　又称**封套筋膜** investing fascia,包裹整个颈部,在胸锁乳突肌和斜方肌处分成两层,夹包形成两肌的鞘;向后连于项韧带和第 7 颈椎棘突,在前方正中形成颈白线。封套筋膜在舌骨上方覆盖口底,并分浅、深两层包裹下颌下腺,构成其筋膜鞘;在腮腺处也分浅、深两层形成腮腺鞘。在舌

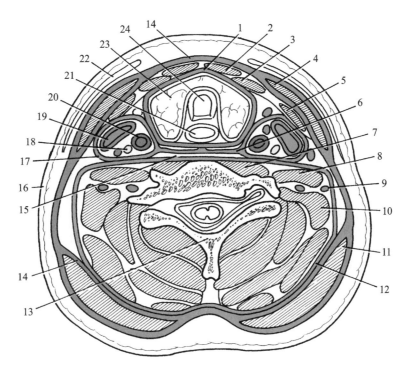

图2-1 颈筋膜和筋膜间隙（横断面）

1. 气管前筋膜 2. 胸骨舌骨肌 3. 胸骨甲状肌 4. 胸锁乳突肌 5. 肩胛舌骨肌 6. 翼状筋膜 7. 颈长肌和头长肌 8. 前斜角肌 9. 淋巴结 10. 中斜角肌 11. 斜方肌 12. 椎前筋膜 13. 颈椎 14. 封套筋膜 15. 咽后间隙 16. 浅筋膜 17. 颈动脉鞘 18. 迷走神经 19. 颈内静脉 20. 颈总动脉 21. 食管 22. 颈阔肌 23. 甲状腺 24. 气管

骨下方,封套筋膜分为浅、深两层,浅层向下附着于胸骨柄和锁骨前缘;深层包绕舌骨下肌群形成舌骨下肌群筋膜鞘,向下附着于胸骨柄和锁骨的后缘。在胸骨柄上方,封套筋膜浅、深两层之间形成胸骨上间隙。

（2）**中层** 又称**气管前筋膜** pretracheal fascia 或内脏筋膜。位于舌骨下肌群深层,向上附于舌骨、甲状软骨和环状软骨,并包绕颈部脏器(喉、气管、咽、食管、甲状腺和甲状旁腺等)。包绕甲状腺 thyroid gland 部分,形成甲状腺假被膜;向下经胸骨柄后方与纵隔筋膜相连;在气管的前方形成气管前筋膜。

（3）**深层** 又分为**翼筋膜** alar fascia 和**椎前筋膜** prevertebral fascia,翼筋膜位于椎前筋膜前方,向两侧部分筋膜包裹**颈总动脉** common carotid artery (或**颈内动脉** internal carotid artery)、**颈内静脉** internal jugular vein 和**迷走神经** vagus nerve,形成颈动脉鞘 carotid sheath。椎前筋膜被覆于椎体、椎前肌和斜角肌的表面,上达颅底;下行与胸内筋膜相连续。在此筋膜深面有交感神经干、膈神经和颈丛,浅面有颈部大血管和颈深淋巴结。该层筋膜向两侧包被锁骨下血管和臂丛根部,然后进入腋窝形成腋鞘。

**2. 颈部筋膜间隙** 主要有:

（1）**胸骨上间隙** suprasternal space 又称 Burn 间隙,位于胸骨上方,在封套筋膜浅、深两层之间,内有胸锁乳突肌胸骨头、颈前静脉下段、颈浅静脉弓、淋巴结和脂肪组织等。

（2）**内脏间隙** visceral space 为包绕咽、喉、气管颈段、食管颈段、甲状腺和颈部大血管周围的疏松结缔组织。此间隙的前部位于颈深筋膜中层和气管之间的部分,称气管前间隙 pretracheal space (图2-2)。由于此间隙与纵隔前间隙相延续,感染时可互相蔓延。

（3）**咽后间隙** retropharyngenl space 咽后间隙位于咽和食管后壁与椎前筋膜之间,向下通向后纵隔。其感染多来自咽后淋巴组织的炎症,若形成脓肿则可导致呼吸困难和吞咽障碍。

（4）**椎前间隙** prevertebral space 位于颈椎和椎前筋膜之间,颈椎结核所致的寒性脓肿经此间隙并向下延至后纵隔,向两侧蔓延至锁骨上大窝,甚至腋窝。

（5）**危险间隙** danger space 位于翼筋膜与椎前筋膜之间,Grodinsky 和 Holyoke 称之为第四间

107

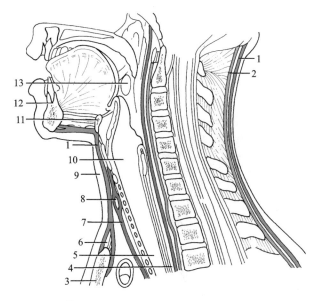

图2-2　颈筋膜和筋膜间隙(矢状断面)

1. 封套筋膜　2. 椎前筋膜　3. 胸骨柄　4. 食管　5. 气管　6. 胸骨上间隙　7. 气管前筋膜　8. 甲状腺峡　9. 浅筋膜　10. 喉　11. 舌骨　12. 下颌骨　13. 腭扁桃体

隙。上至颅底,下至后纵隔。

(二) 颈部主要脏器和血管、神经配布的规律性

1. 从纵断面上观　脊柱颈段位于中轴部位,其前方紧贴咽和食管颈段,喉和气管颈段则位于最前方,甲状腺附于喉和气管颈段的前外侧,颈部大血管和神经干纵向排列于两侧(图2-2)。

2. 从横断面上观　可将颈部深层结构分为后方的支持格,前方的内脏格和两侧的血管神经格(图2-1)。支持格:颈深肌群、椎体以及臂丛根部和交感干等藏于颈深筋膜深层之内;内脏格:咽、食管、喉、气管及甲状腺由颈深筋膜中层包裹;血管神经格:在支持格与内脏格之间的左右侧,有颈动脉鞘包绕的颈总动脉、颈内静脉和迷走神经。斜方肌、胸锁乳突肌和舌骨下肌群共同包被于颈深筋膜浅层内,是颈部的套状结构。颈部脏器随颈部活动而发生位置变化,当头后仰时,颈前部变长,颈部气管与皮肤接近。当头旋转时,喉、气管、血管等结构移向旋转侧,而食管则移向对侧。

## 四、颈部断层解剖结构的特点

临床上行颈部影像检查时,常应用横断层。在CT图像中,喉和气管的软骨呈高密度影像,肌肉、甲状腺、血管和淋巴结等呈中等密度影像。

1. 颈部横断层分层方法　一般以甲状软骨上缘平面(约平第4颈椎)为界,分为上、下两段。第4颈椎以上为上颈段,与面下部结构相重叠。其主要结构有位于中间的舌骨、咽和咽后间隙,以及位于两侧的颈动脉鞘等结构(见第一章第三节);第4颈椎以下为下颈段,其断面外形呈前后径稍长的椭圆形,但与年龄、性别、体型等密切相关;女性和小儿颈部皮下脂肪较多,轮廓较圆;瘦体型者颈细而长,胖体型者颈粗而短。

2. 颈部横断层解剖　主要观察颈部器官、大血管、神经干和颈椎在横断面上的形态、位置、大小和毗邻关系。横断面上颈部主要结构被颈深筋膜所包裹,并以椎前筋膜和咽后间隙为界,分为前、后两部分。前部中间为内脏格,两侧为血管神经格;后部为支持格,即脊柱区。内脏格内喉和气管在前,咽和食管在其后,甲状腺包绕于两部分的前外侧。两侧血管神经格对称,有完整的颈动脉鞘为边界,在鞘内颈总动脉位于内侧,颈内静脉位于外侧,迷走神经位于两者之后。支持格由脊柱颈段、椎前肌、斜角肌及枕下肌等构成(见第七章)。在颈根部的横断面上,血管神经格内还可见到胸膜顶和肺尖,以及向两侧延伸的锁骨下血管和臂丛等结构。

3. 甲状腺的断层解剖　颈部横断层上甲状腺位于内脏格,有完整的内脏筋膜包裹,形成假被膜。侧叶紧贴于甲状软骨、环状软骨或(和)上位气管软骨环的前外侧,断面形态为内侧锐薄外侧圆钝的楔形,一般呈对称分布。甲状腺峡部位于第2~4气管软骨环前方。侧叶上极达甲状软骨中部(平对第5颈椎间盘),下极至第5~6气管软骨环(第7颈椎至第1胸椎椎间盘)。随断面下移,甲状腺体积逐渐变大。甲状腺前邻舌骨下肌群,前内侧贴近喉和咽,后外侧有颈总动脉、颈内静脉、迷走神经,以及喉返神经和颈交感干经过(图2-1)。甲状腺肿大时,可压迫邻近器官而发生呼吸困难、咽下不适、声音嘶哑及霍纳(Horner)征。甲状腺前方的层次结构由浅入深为皮肤、浅筋膜、封套筋膜、舌骨下肌群。

4. 喉的断层解剖　喉larynx是一个结构复杂、功能重要的器官,可从不同断面显示其重要结构。显示喉室和声门旁间隙最好的平面是冠状面,会厌前间隙最好的显示平面是矢状面和横断面,评价声门下区的最好平面是横断面,评价梨状隐窝最好的平面是横断面或冠状面,环状软骨后部也即喉的后壁最好的显示平面是横断面和矢状面。

(汪华侨　刘树伟)

# 第二节　颈部连续横断层解剖

颈部横断层上接颅底、下连胸部的横断层,鼻咽部和颈根部断面分别在颅底和胸部断面中描述,本节仅选择第4颈椎以下的6个层面加以介绍。在所述连续横断层上,将按其断面分区(内脏格、血管神经格和支持格),依次观察喉和气管、咽和食管、甲状腺、颈动脉鞘及其内容等器官结构的形态、位置、毗邻及其变化规律(图2-3~8)。

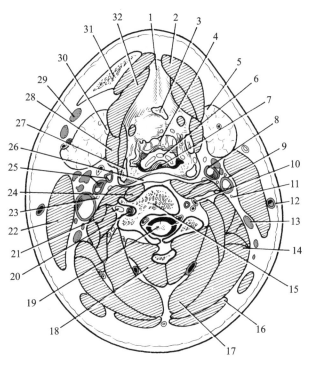

**图2-3　经会厌和舌骨大角的横断面(断层一)**

1. 颏舌肌　2. 二腹肌前腹　3. 舌骨体　4. 舌扁桃体　5. 下颌下腺　6. 会厌软骨　7. 喉咽　8. 颈总动脉　9. 颈内静脉　10. 椎静脉　11. 副神经　12. 颈外静脉　13. 颈外侧深淋巴结　14. 头夹肌　15. 第4颈椎　16. 斜方肌　17. 头半棘肌　18. 颈半棘肌　19. 脊髓　20. 椎动脉　21. 第4颈神经　22. 胸锁乳突肌　23. 迷走神经　24. 颈长肌　25. 颈内外、动脉　26. 咽后间隙　27. 舌骨大角　28. 舌骨舌肌　29. 下颌下淋巴结　30. 二腹肌中间腱　31. 下颌骨　32. 下颌舌骨肌

## 一、会厌和舌骨大角层面(断层一)

此断层经第4颈椎椎体。

关键结构:喉,下颌下间隙,下颌下腺,颈总动脉及其分叉。

此断面达咽腔喉部,下颌骨几近消失。以舌骨

为标志,前方为面部结构,后方为上颈部结构。在面部结构中,舌下间隙消失,下颌体内面有参与构成口底的颏舌肌和两侧的下颌舌骨肌,颏舌肌以短腱起自颏棘,肌腹向后逐渐增宽达舌骨体。**会厌** epiglottis 呈新月状。咽壁腭咽肌的外侧可见呈水滴状的**舌骨大角** greater horn of hyoid bone,舌骨舌肌、下颌舌骨肌与封套筋膜之间为下颌下间隙,其内有下颌下腺和面动、静脉,封套筋膜形成下颌下腺筋膜鞘。前方的内脏格、后方的支持格及两侧的血管神经格均由完整的筋膜层包裹。舌骨与颈椎之间为内脏格,由前向后依次为舌扁桃体、会厌、喉咽部、咽缩肌及咽后间隙;内脏格向外为血管神经格,位于断面两侧的中份,颈深筋膜中层包绕颈总动脉(或颈内动脉)、颈内静脉和迷走神经形成的血管神经间隙(颈动脉鞘),上起颅底,下达前纵隔,其积脓或积血可向下蔓延至前纵隔。其外侧有胸锁乳突肌,且位置逐步前移,其外侧有颈外静脉伴行。

在项部,斜方肌厚度、宽度均增加,封套筋膜包绕该肌,向前延续又分别包绕胸锁乳突肌和下颌下腺形成各自的鞘。头半棘肌、颈半棘肌位居斜方肌深面。颈椎横突的两侧出现了前、中斜角肌。

**颈总动脉**分叉处高度的个体差异和侧差较大,在断面的右侧切至颈总动脉分叉部(图2-3)。据刘远健观察32例断层标本发现颈总动脉分叉平面在舌骨及其平面以上者占86%(55侧),最高甚至达第2颈椎椎体。

## 二、舌骨体层面(断层二)

此断层经第4颈椎间盘和舌骨体。

关键结构:梨状隐窝,舌骨,会厌,颈动脉鞘。

狭窄水平的咽后间隙的前方为内脏格,后方为支持格,两侧为血管神经格,在其内有颈动脉鞘,鞘内颈总动脉居内侧,颈内静脉在外侧,迷走神经位于两者之间的后方;下颌下腺位于下颌下间隙内,并被封套筋膜包裹。舌骨体呈弧形,位于喉和会厌的前方,它们之间的白色区是纤维结缔组织。会厌上部出现于舌骨后方,两者间连有**舌会厌襞** glossoepiglottic fold,会厌后方为喉咽。其两侧的深谷,即为**梨状隐窝** piriform recess,是异物常易滞留

的部位;在此平面以下,咽外侧间隙消失。80%的舌骨位于第4颈椎及颈4、5椎间盘高度(图2-4)。颈动脉鞘内:左侧为颈总动脉,右侧为颈内、外动脉的分叉处;颈内静脉越向下管腔越粗,迷走神经却越来越细;颈外静脉几乎是垂直下行,而胸锁乳突肌的位置却不断前移,本断层中颈外静脉已位于该肌的后外侧。

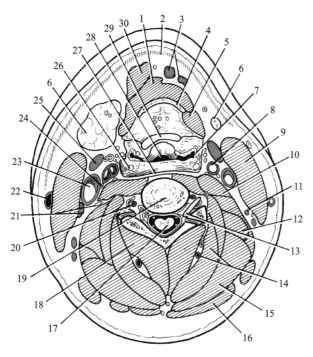

**图2-4 经舌骨体的横断面(断层二)**

1. 胸骨舌骨肌和肩胛舌骨肌上腹 2. 颈阔肌 3. 下颌下淋巴结 4. 舌骨体 5. 甲状舌骨肌 6. 下颌下腺 7. 梨状隐窝 8. 颈总动脉 9. 胸锁乳突肌 10. 前斜角肌 11. 耳大神经和副神经 12. 肩胛提肌 13. 第5颈神经 14. 头半棘肌和颈深静脉 15. 头夹肌 16. 斜方肌 17. 脊髓 18. 颈半棘肌 19. 第4颈椎间盘 20. 椎动脉 21. 颈外侧深淋巴结与交感干 22. 颈外静脉 23. 颈内静脉 24. 迷走神经 25. 颈外侧深淋巴结 26. 甲状软骨上角 27. 咽后间隙 28. 喉咽 29. 会厌软骨 30. 二腹肌前腹

在项部,肌群愈渐丰厚,宽大的斜方肌、胸锁乳突肌被封套层包绕,头夹肌的前方出现了肩胛提肌,其深面是头半棘肌和颈半棘肌。

### 三、甲状软骨上份和喉前庭层面(断层三)

此断层经甲状软骨上份和第5颈椎体。

关键结构:喉前庭,甲状软骨和颈动脉鞘。

该断层颈部的四个格均有完整的筋膜层包裹。

喉和咽位于内脏格,**甲状软骨**是断层影像诊断中指示喉腔位置的标志性结构,其呈"八"字形向后张开,其间可见**喉前庭**laryngeal vestibule向后与喉咽相通。口底已消失。颈椎、椎前肌群、项部肌群由椎前筋膜形成支持格,占据断面后份的较大区域。血管格位于断面两侧的中份,胸锁乳突肌深面,由深筋膜中层形成颈动脉鞘,鞘内颈总动脉位于内侧,颈内静脉居外侧,两者之间的后方为迷走神经。此层面是呼吸道和消化道的交叉部,在喉口外侧常有异物滞留,咽后壁淋巴组织的脓肿和增生亦十分多见(图2-5)。

### 四、甲状软骨中份和喉中间腔层面(断层四)

此断层经第6颈椎和甲状软骨中份。

关键结构:甲状软骨,甲状腺,喉中间腔,咽后间隙和颈部筋膜。

皮肤与封套筋膜之间为颈浅筋膜,内有颈阔肌、颈浅静脉和皮神经等结构。颈深筋膜的三层结构清晰可见。封套筋膜(浅层)在颈前部分浅、深两叶包绕舌骨下肌群,在颈侧部包绕胸锁乳突肌和斜方肌,形成两肌的鞘。内脏筋膜(中层)包裹颈部深层结构,并将其分隔成若干区域:包绕甲状腺,形成其假被膜;在咽后壁形成颊咽筋膜,此膜上附颅底,向下随食管入后纵隔;在颈侧区形成颈动脉鞘,鞘内可见颈深淋巴结。椎前筋膜(深层)在两侧覆盖前、中、后斜角肌,向后与颈后部筋膜相续,此筋膜的深面可见颈交感干。

在内脏格内有喉、前庭襞和前庭裂、杓状软骨和两侧出现的甲状腺上极。甲状软骨板前端靠近,后端分开,略呈倒置的"V"形,其前端为**喉结**laryngeal prominence。甲状软骨之间始见缩窄呈矢状位的**喉中间腔**intermedial cavity of larynx,呈椭圆形,其后外侧可见杓状软骨,位于喉后壁的上份,后表面被**杓横肌**transverse arytenoid覆盖。喉咽腔呈弧形裂隙状,位于喉的后方。血管神经格内完整的颈动脉鞘外侧为胸锁乳突肌,鞘的前方有时可见进入甲状腺的喉上神经、甲状腺上动、静脉(图2-6)。

在超声检查中,可根据**甲状腺**超声图像观察其形态、测量其大小,并可以观察其血流图像。在CT和MR检查中,甲状腺表现为包绕于喉和气管、咽和食管前外侧的均质、对称的楔形结构。

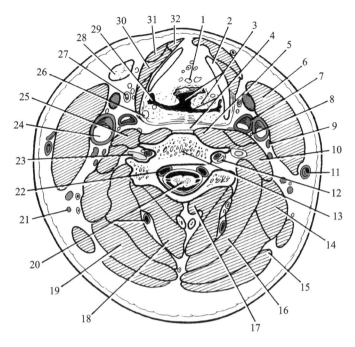

图2-5　经甲状软骨上份和喉前庭的横断面(断层三)

1. 会厌软骨　2. 甲状软骨　3. 喉前庭与杓状会厌襞　4. 喉咽、咽后间隙　5. 头长肌和颈长肌　6. 胸锁乳突肌　7. 颈总动脉　8. 迷走神经　9. 颈外侧深淋巴结　10. 中、后斜角肌　11. 颈外静脉　12. 椎动、静脉　13. 第5颈椎　14. 肩胛提肌　15. 斜方肌　16. 头半棘肌　17. 颈棘肌　18. 颈半棘肌　19. 头夹肌　20. 脊髓　21. 颈外侧浅淋巴结　22. 椎内静脉丛　23. 第5颈神经　24. 颈内静脉　25. 前斜角肌　26. 甲状软骨上角　27. 甲状腺上动、静脉　28. 下颌下腺　29. 梨状隐窝　30. 甲状舌骨肌　31. 肩胛舌骨肌上腹　32. 胸骨舌骨肌

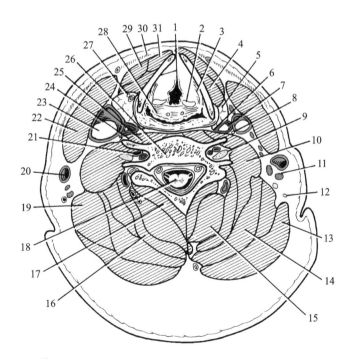

图2-6　经甲状软骨中份和喉中间腔的横断面(断层四)

1. 喉中间腔和甲状软骨　2. 杓状软骨　3. 甲杓肌　4. 甲状舌骨肌　5. 甲状腺　6. 交感干　7. 颈总动脉　8. 迷走神经　9. 第6颈神经　10. 中、后斜角肌　11. 颈外侧浅淋巴结　12. 副神经　13. 斜方肌　14. 头夹肌与颈夹肌　15. 颈半棘肌　16. 头半棘肌　17. 颈棘肌　18. 脊髓　19. 肩胛提肌　20. 颈外静脉　21. 椎动、静脉　22. 胸锁乳突肌　23. 颈内静脉　24. 头长肌　25. 颈长肌　26. 第6颈椎　27. 甲状腺上动、静脉　28. 杓横肌　29. 肩胛舌骨肌上腹　30. 颈阔肌　31. 胸骨舌骨肌

### 五、声襞和环状软骨板层面（断层五）

此断层经第 6 颈椎间盘及环状软骨。

关键结构：环状软骨，声襞，甲状腺，颈动脉鞘。

此层面上内脏格内仍为喉、甲状腺，呈矢状位的喉中间腔渐窄，其两侧的白色结构为**声襞** vocal fold，左、右两侧声襞之间为**声门裂** fissure of glottis，是喉腔中最狭窄的部位，成人男性长约 2.3 cm，女性长约 1.7 cm。声门裂处黏膜下组织较疏松，炎症时易水肿，也是喉癌的好发部位。小儿喉较小，常因水肿而引起喉阻塞，出现呼吸困难。

声门裂后端两侧有**杓状会厌襞** aryepiglottic fold，分隔喉腔和咽腔。甲状软骨前端已融合成拱形，可见喉结。内脏格中央为呈半环形的环状软骨，位于甲状软骨下角的内侧，软骨周围有运动软骨的肌附着，其外侧为甲状腺侧叶，断面体积增大，包被于内脏筋膜中。咽腔较窄，向下续为**食管** esophagus。两侧的胸锁乳突肌向前正中线靠拢，颈外静脉已位于其后方。内脏格中喉腔的声襞间为声门裂。

项部斜方肌变宽厚，其深面依次是肩胛提肌、头夹肌、头半棘肌、颈棘肌。颈椎横突的外侧，前、中斜角肌之间为斜角肌间隙，有臂丛经过（图 2-7）。

### 六、环状软骨和声门下腔层面（断层六）

此断层经第 7 颈椎及环状软骨。

关键结构：环状软骨，声门下腔，甲状腺，颈动脉鞘。

颈前区由浅入深为皮肤、浅筋膜（颈阔肌）、封套筋膜包绕胸锁乳突肌、内脏筋膜包绕舌骨下肌群和甲状腺、椎前筋膜、椎前肌、颈椎。内脏格内的喉腔由狭窄的声门裂逐渐扩大变圆，移行为**声门下腔** infraglottic cavity，通气管，且被环状软骨环绕。环状软骨外侧为甲状腺侧叶（下极），体积较大，包被于内脏筋膜中，呈内侧锐薄、外侧圆钝的楔形，一般呈对称分布。甲状腺前邻舌骨下肌群，前内侧贴近喉、咽，后外侧有颈总动脉、颈内静脉、**迷走神经** vagus nerve、**喉返神经** recurrent laryngeal nerve 及**颈交感干** cervical sympathetic trunk 经过，甲状腺肿大时可压迫诸结构。喉前方的层次由浅入深为皮肤、浅筋膜和颈阔肌、舌骨下肌群。急性喉阻塞时，切开上述层次，经甲状软骨下缘和环状软骨弓之间的

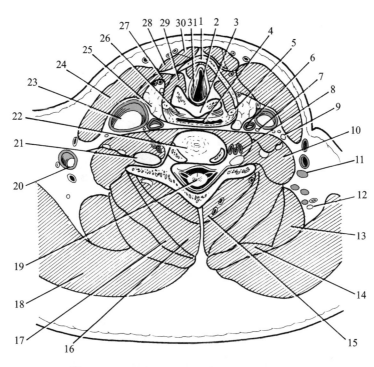

图 2-7　经声襞和环状软骨板的横断面（断层五）

1. 甲状软骨　2. 声门下腔　3. 环状软骨　4. 喉咽　5. 甲状软骨下角　6. 颈总动脉　7. 迷走神经　8. 椎动、静脉　9. 交感干　10. 中、后斜角肌　11. 颈外侧浅淋巴结　12. 副神经　13. 肩胛提肌　14. 颈夹肌与头夹肌　15. 颈棘肌　16. 颈半棘肌　17. 头半棘肌　18. 斜方肌　19. 脊髓　20. 颈外静脉　21. 臂丛　22. 第 6 颈椎间盘　23. 颈内静脉　24. 胸锁乳突肌　25. 甲状腺　26. 环杓后肌　27. 甲状舌骨肌　28. 肩胛舌骨肌上腹　29. 环甲肌　30. 胸骨舌骨肌　31. 声襞

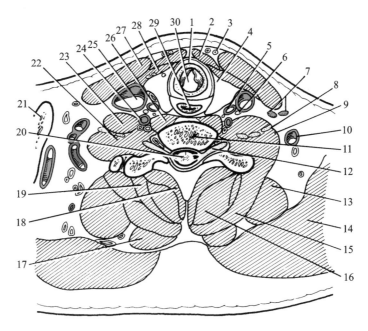

图2-8 经环状软骨和声门下腔的横断面(断层六)

1. 环状软骨 2. 胸骨舌骨肌 3. 颈前静脉 4. 甲状腺 5. 颈总动脉 6. 迷走神经 7. 颈外侧浅淋巴结 8. 臂丛 9. 中斜角肌 10. 颈外静脉 11. 第7颈椎 12. 第7颈神经 13. 肩胛提肌 14. 斜角肌 15. 头夹肌 16. 颈半棘肌 17. 小菱形肌 18. 多裂肌 19. 头半棘肌 20. 脊髓 21. 锁骨 22. 后斜角肌 23. 前斜角肌 24. 椎动、静脉 25. 颈内静脉 26. 颈长肌 27. 胸锁乳突肌 28. 胸骨甲状肌 29. 食管 30. 声门下腔

环甲膜达声门下腔,以改善通气状况。咽腔已续为食管。椎前筋膜浅面、胸锁乳突肌与斜方肌之间为颈后三角,内有副神经、臂丛根部、血管和结缔组织,该三角是颈部 CT 和 MRI 影像中恒定看到的结构,为确定方位的标志性区域。

项部斜方肌深层依次是小菱形肌、肩胛提肌、头夹肌、头半棘肌、颈棘肌。颈椎体前方的颈长肌被椎前筋膜覆盖;颈椎横突两侧为前、中、后斜角肌,斜角肌间隙内有臂丛穿过。右侧锁骨被切及,其内侧为颈后三角、锁骨上淋巴结和锁骨下血管,是胃癌、食管癌易转移处(图 2-8)。

(汪华侨 刘树伟)

# ▶▶▶ 第三节 喉断层解剖及 CT 图像 ◀◀◀

**喉** larynx 因其特殊位置和功能在呼吸系统中占有重要的地位,它不仅仅是呼吸的通道,还具有发音功能,而且是男性第二性征的标志。临床上喉的疾病在颈部疾病中占有很大的比例,尤其是一些恶性浸润性肿瘤及声带疾病容易引起患者失声和吞咽困难。近年来,随着 CT、MRI 等影像诊断技术的广泛应用和各种新型治疗手段的发展,从断层影像解剖的角度更加深入研究喉有着重要的临床意义。

## 一、喉应用解剖

### (一) 喉的位置

喉位于颈前部内脏格内,结构复杂,以软骨为支架,相互间通过关节、韧带和弹性纤维膜连接在一起,并配布有喉肌。

成年男性的喉上下直径约 5 cm,左右直径约 4 cm,女性比男性小 25%;其上界为舌骨,平对第 4~5 颈椎之间,下界为环状软骨下缘,平第 7 颈椎下缘,后方对第 4~6 颈椎;女性的喉较男性稍高,小儿的喉较成人高,老年人的较低。喉随年龄的增长逐渐下降。

喉上方借韧带连于舌骨,下方借肌固定于胸骨,故当吞咽或发声时,喉可上下移动,也可随头转动向左右移动。喉前方被皮肤、颈浅筋膜及舌骨下肌群所覆盖,后壁与喉咽部相邻,两侧有颈部血管、神经及甲状腺侧叶等结构。

（二）喉的软骨

会厌软骨为弹性软骨,基本不骨化,其下部与甲状舌骨膜之间借脂肪组织分隔,中线处微向后方隆凸,名会厌结节。甲状软骨、环状软骨和成对的杓状软骨大部为透明软骨,20 岁后开始骨化,而以甲状软骨板后缘出现最早。环状软骨在女性 17 岁便开始骨化,在男性,21 岁开始骨化,25 岁以后无不骨化者。其中甲状软骨和环状软骨骨化后,内有骨髓腔。喉软骨是 CT、MRI 研究喉结构的重要标志,在 MRI 和 CT 图像上均呈较高信号或密度,据此可定位并寻找其他结构。

（三）喉内间隙

在甲状舌骨膜、甲状软骨与会厌软骨之间有充满疏松结缔组织的潜在性间隙,以方形膜将该间隙分为三部分,该间隙容积平均为 2.8 ml,其中男性平均为 4.5 ml,女性平均为 1.4 ml。

**1. 会厌前间隙 preepiglottic space** 呈楔形,位于会厌前方与甲状舌骨膜之间,上方正中有舌骨会厌韧带,向上与舌会厌正中襞相延续,其两侧为会厌谷,构成了会厌前间隙的顶。当吞咽时,因甲状软骨上升,会厌前间隙缩短,脂肪体变厚,压会厌向后,使喉口关闭(图 2-9)。

**2. 声门旁间隙 paraglottic space** 又称喉旁间隙,位于会厌和方形膜两侧与甲状软骨侧板之间,向前内借方形膜与会厌前间隙完全相隔,向后伸入到杓状会厌襞,并与梨状隐窝相邻,两侧喉旁间隙经喉后部相通(图 2-10)。

上述间隙因有出入喉的血管、神经、淋巴管等结构,且组织疏松。临床上若发生癌肿,常会沿这些间隙扩散。

（四）喉腔的分部

解剖学上将喉腔分为喉前庭、喉中间腔和声门下腔三部分(图 2-10),而影像诊断图像上将喉腔划分为:①声门上区,为声门裂水平以上的区域,包括会厌舌面(含会厌游离缘)、杓会厌皱襞、杓间区、会厌喉面、前庭襞及喉室;②声门区,声门裂(包括声带)向下 5~10 mm 区域以及前连合及后壁;③声门下区,指声门区以下至环状软骨下缘平面以上的内腔,为弹性圆锥和环状软骨共同围成的上窄下宽呈圆锥形的结构。其依据是该三个区域的深层淋巴管彼此无交通,而这两种分区法的描述有所不同,应注意区别。

（五）喉腔内的主要结构

**1. 声带** **声带 vocal cords** 是以弹性圆锥游离

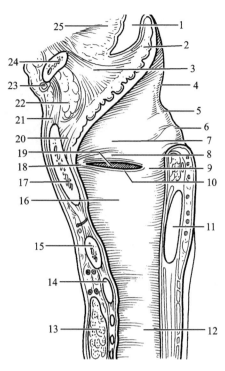

**图 2-9** 喉的结构示意图(正中矢状面,右半内面观)

1. 会厌谷 2. 会厌 3. 舌骨会厌韧带 4. 杓状会厌襞 5. 楔状结节 6. 小角结节 7. 喉前庭 8. 前庭襞 9. 软骨间部(声门裂) 10. 声襞 11. 环状软骨板 12. 气管 13. 甲状腺峡 14. 气管软骨 15. 环状软骨弓 16. 声门下腔 17. 甲状软骨 18. 前连合 19. 喉中间腔 20. 甲状会厌韧带 21. 甲状舌骨正中韧带 22. 会厌前间隙 23. 甲状舌骨膜 24. 舌骨 25. 舌根

上缘为支架(称声韧带),外侧附着声带肌,内面覆盖固有膜和黏膜上皮层而形成的突向喉腔内的部分。声带肌来自甲杓肌内侧部下份的肌纤维,较室带肌发达,构成了声带的肌部。也有认为声带肌纤维的走向并不仅仅是与声带平行的纵肌,还有斜行纤维存在。固有膜常分为三层:浅层与黏膜上皮层结合紧密称覆被部,其下方有一疏松的间隙,称 Reink's 间隙,正常情况下难以发现,声带水肿时变得明显,该间隙存在于声带全长,上下距声带游离缘 2 mm;固有膜的中层和深层则称为移行部,两层紧密结合构成声韧带。声带的覆被部中部最厚,利于振动,而移行部的中段最薄。声带振动时,不是所有层一起振动,而主要是覆被部振动。但由于喉的调节及呼吸压状态的改变,有时移行部甚至体部也可出现振动。声带结构年龄变化的研究证明,20 岁以前是声带的发育期,至 20 岁时发育结束,30 岁后开始发生退行性变化。

**2. 声门前连合** 位于甲状软骨上切迹与下缘连线的中点以上不超过 0.3 mm,即甲状软骨下切

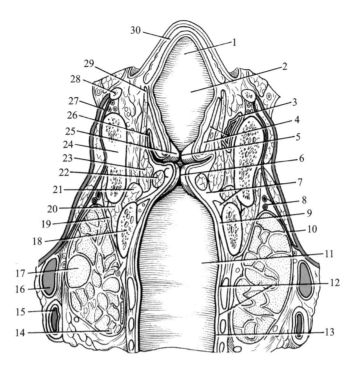

图2-10 喉的结构示意图(冠状断面,前半后面观)

1. 会厌 2. 喉前庭 3. 喉室突 4. 方形膜 5. 前庭裂 6. 声门裂 7. 喉纤维弹性膜 8. 甲状腺上动、静脉 9. 环状软骨气管韧带 10. 胸骨甲状肌 11. 声门下腔 12. 环状韧带 13. 气管黏膜 14. 甲状腺下血管 15. 锁骨下动脉 16. 锁骨下静脉 17. 甲状腺 18. 环状软骨 19. 环杓后肌 20. 环甲肌 21. 环杓侧肌 22. 声带肌 23. 甲杓侧肌 24. 甲状软骨 25. 前庭襞 26. 喉室 27. 甲状舌骨肌 28. 舌骨大角 29. 杓状会厌肌 30. 会厌软骨

迹上方约 1 cm 处。其组织厚度约为 1.52 mm。以喉侧位体片显示甲状软骨角隅与声带前连合间软组织厚约 2 mm。CT 轴位扫描且声带外展时,其前连合的软组织厚度比正常时应小于 2 mm,声带外展时,于声带前连合处不应看到任何组织,声带黏膜基本附于软骨膜上;声门气道与甲状软骨内面之间的软组织厚度在 1 mm 以上即考虑为异常。

3. 声门后连合和环杓关节　**环杓关节** cricoarytenoid joint 囊薄而松弛,后部的纤维组织较厚,形成环杓后韧带,起自环状软骨板上缘,略向外上方止于杓状软骨底内后部。声门后连合是指两侧的杓状软骨底之间、环状软骨板上缘的部分,由环咽韧带内面覆盖黏膜,外面附着杓间肌而形成。

## 二、喉断层解剖及 CT 图像

喉是一个结构复杂、功能重要的器官,可从不同断面显示其重要结构。显示喉室和声门旁间隙最好的平面是冠状面,会厌前间隙最好显示平面是矢状面和横断面,评价声门下区的最好平面是横断面,评价梨状隐窝最好的平面是横断面或冠状面,环状软骨后部也即喉的后壁最好的显示平面是横断面和矢状面。

### (一) 喉正中矢状断层解剖

在喉腔中部的外侧壁上,可见两个呈矢状位的黏膜皱襞。上方的为**前庭襞** vestibular fold,由喉黏膜覆盖前庭韧带而成;下方的为**声襞** vocal fold,与由其覆盖的声韧带和声带肌一起构成声带。男性声带长约 20 mm,女性的长约 15 mm。两襞前方有甲状软骨前角的断面,两襞后方为杓横肌,两襞中间向外侧的凹陷为**喉室** ventricles of larynx。声襞下方为声门下腔(图 2-9)。

### (二) 喉冠状断层解剖

冠状断层可显示喉的全貌,断面中央矢状裂隙为喉腔,其向两侧扩展的腔隙为喉室。喉室上方向内突出的皱襞为前庭襞,两前庭襞之间的裂隙称前庭裂;下方向内突出的皱襞为声襞,两声襞之间的裂隙叫声门裂(声门)。声门裂是喉腔中最狭窄的部分,成年男性的长约 23 mm,女性的长约 17 mm。喉腔可借前庭裂和声门裂分为上部的**喉前庭** laryngeal vestibule(喉上腔)、下部的**声门下腔** infraglottic cavity(喉下腔)及中间的**喉中间腔** intermedial cavity of larynx(图 2-10)。声带以下的黏膜下组织比较疏松,炎症时易引起水肿。小儿喉腔较小,常因水肿而引起喉阻塞,出现呼吸困难。

声门裂大小和声带的厚薄与不同年龄阶段、发育状况、发声等声带运动状态有密切关系。临床扫描常在声带呈外展位下进行,CT 扫描时形似三角形,前部宽约 2 mm,后部宽约 9 mm,中部上下厚约 5 mm,在 Robert 对喉冠状位的 MRI 研究中发现,活体声带肌阴影垂直距离约为 13 mm。朱继明等对声带测量结果是:男性声带膜部宽 4.17 mm,厚 3.81 mm,软骨部宽 3.96 mm,厚 4.34 mm;女性声带膜部宽 4.39 mm,厚 3.23 mm,软骨部宽 3.48 mm,厚 3.41 mm。

CT 和 MRI 扫描时,因声带含脂肪较少,而以声带肌为主导致声带的信号与肌信号强度相仿或略高于肌信号;其外侧与甲状软骨之间可见薄的低密度区,为向下延伸的喉旁间隙。后部已见成对的锥形杓状软骨位于环状软骨板的侧顶部,呼吸时,杓状软骨局部侧移接近甲状软骨板,发声时,杓状软骨向上,其内侧的肌突滑动并旋转声带内收,在冠状扫描时,则可发现与声带相对应的前庭襞,因含脂肪较多,其信号常高于声带。

**(三) 喉 CT 解剖**

有关喉的主要横断层解剖结构已在本章第二节叙述,这里仅介绍有关层面的 CT 解剖图像。

1. 舌骨层面　舌骨呈半环形高密度影,由中间的舌骨体及两侧的舌骨大角构成,其后方与咽之间为舌根,在舌骨体之间有一亮缝,为其纤维结合处,不要误认为骨折。舌骨在 CT 图像上是非常有用的标志。除标志着喉的开始外,舌骨大角后外方常指示着颈总动脉的分叉。颈总动脉分叉处的淋巴结是喉癌淋巴结转移最为多见的一站。

会厌软骨和舌根之间为会厌前间隙的顶,在正中线上见舌会厌正中襞,襞的两侧为含气的会厌谷(图 2-11)。

2. 会厌层面　会厌 epiglottis 是喉口前方的弧形密度稍高影,弓拱向前。会厌软骨是弹性软骨,很少钙化,在 $T_1$、$T_2$ 加权像上相当于骨骼肌的中等信号强度,很容易与周围间隙内高信号的脂肪区别。会厌的侧缘为杓状会厌襞,前方有会厌谷 epiglottic vallecula。老人因会厌基质变性收缩,弹性减退而呈"Ω"形(图 2-12)。

3. 甲状软骨上份层面　因切及甲状软骨切迹,故两甲状软骨板前方未相连。左右甲状软骨板

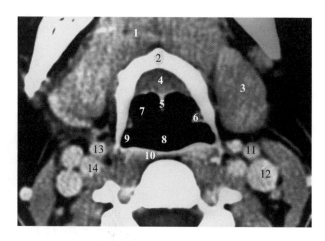

**图 2-11　经舌骨的 CT 图像**

1. 下颌舌骨肌　2. 舌骨　3. 下颌下腺　4. 舌根　5. 舌会厌正中襞　6. 杓状会厌襞　7. 会厌谷　8. 喉咽　9. 梨状隐窝　10. 咽上缩肌　11. 面静脉　12. 颈内静脉　13. 颈外动脉　14. 颈内动脉

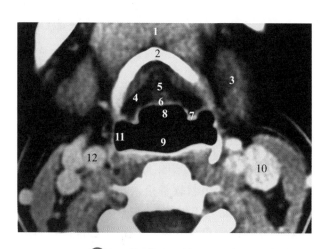

**图 2-12　经会厌的 CT 图像**

1. 下颌舌骨肌　2. 舌骨　3. 下颌下腺　4. 会厌谷　5. 舌会厌正中襞　6. 会厌　7. 杓状会厌襞　8. 喉前庭　9. 喉咽　10. 颈内静脉　11. 梨状隐窝　12. 颈总动脉

向后方敞开,成年男性成约 90° 角,女性成 120° 角。青春期后,甲状软骨即发生不同程度的钙化和骨化。这在 MRI 图像上表现为高信号周边衬以薄的低信号带。杓状会厌襞参与围成喉口 aperture of larynx,后方的两侧是梨状隐窝 piriform recess(图 2-13)。

4. 梨状隐窝层面　切及杓状会厌襞下份,其内可见小角软骨,小角软骨是一对锥状弹性软骨,位于杓状软骨尖之上。杓状会厌襞后方两侧为梨状隐窝,属喉咽的一部分,上至会厌顶,下至前庭襞水平。两侧杓状会厌襞之间为喉前庭,再前方有会厌前间隙,两侧为喉旁间隙,咽喉部肿瘤常沿这些间隙扩散(图 2-14)。

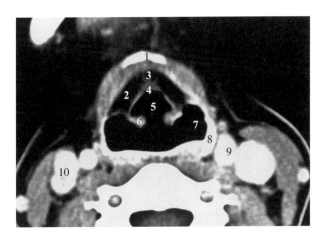

图2-13 经甲状软骨上份的 CT 图像

1. 舌骨 2.喉旁间隙 3.会厌前间隙 4.会厌 5.喉前庭 6.杓状
会厌襞 7. 梨状隐窝 8. 甲状软骨 9.颈总动脉 10.颈内静脉

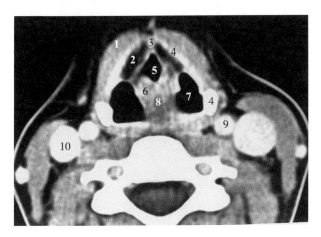

图2-14 经梨状隐窝的 CT 图像

1. 舌骨下肌群 2.喉旁间隙 3.会厌前间隙 4.甲状软骨 5.喉
前庭 6.小角软骨 7.梨状隐窝 8.杓状会厌襞 9.颈总动脉
10. 颈内静脉

5. 前庭襞层面 即杓状软骨上突平面,见完整的甲状软骨呈弓形围在喉的前方和侧方,正前方向前凸出形成喉结;其后方为喉前庭下份、**前庭襞** vestibular fold 及其间的**前庭裂** rima vestibuli。喉的后方出现**杓状软骨** arytenoid cartilage 的上部,杓状软骨在男性 25 岁、女性 21 岁,开始骨化。**甲状软骨** thyroid cartilage 在 20 岁以后始钙化,故在扫描时,其侧板后部首先出现密度不均匀的阴影。随着年龄增长,骨钙化程度也随之加强,至 65 岁左右完全骨化。故检查时应据其年龄做出准确判断以免误诊。

该断面的喉腔为前庭裂,两侧缘为前庭襞,扫描时信号强度因含有脂肪略高于喉肌。会厌前间

隙则成为很小的部分,在两侧甲状软骨板后部的内侧,可见含气的梨状隐窝(图 2-15)。

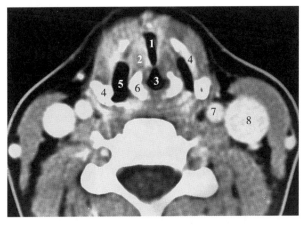

图2-15 经前庭襞的 CT 图像

1. 喉前庭 2.前庭襞 3.前庭裂 4.甲状软骨 5.梨状隐窝 6.杓
状软骨 7. 颈总动脉 8.颈内静脉

6. 声襞层面 在 CT 图像上,**声襞和声门裂**通常位于杓状软骨和环状软骨共同显示的层面,声门裂是喉腔最狭窄的区域,声门前连合增厚提示癌肿的浸润(图 2-16)。

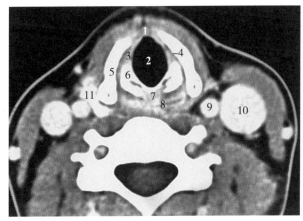

图2-16 经声襞的 CT 图像

1. 前连合 2. 声门裂 3. 声襞 4. 喉旁间隙 5. 甲状软
骨 6. 杓状软骨 7. 环状软骨 8. 喉咽 9. 颈总动脉 10. 颈
内静脉 11. 甲状腺

7. 环状软骨层面 **声门下腔**出现。老年人**环状软骨** cricoid cartilage 易发生钙化,故在 CT 图像上呈现低信号区,软骨的中央见脂肪性骨髓的高信号髓腔,青年人的环状软骨常与周围脂肪呈等信号。而**弹性圆锥** conus elasticus 将声门下深层结构分为一个前间室和两个侧间室:前间室居中线呈楔形,两个侧间室与声带下面相连,喉旁间隙位于其

117

上方,两侧侧间室在后中线相通(图 2-17)。喉周各间隙位置狭小,结构复杂,喉周各间隙的关系对临床上微小的喉占位性病变进行明确定位,判断病变的扩散途径有重要意义。MRI 声门下区黏膜的厚度正常为 1 mm 以下,大于 1 mm 即为异常。

8. 环状软骨下份层面 **环状软骨**下份出现,声门下腔呈一椭圆形管腔,向下续于**气管** trachea(图 2-18)。

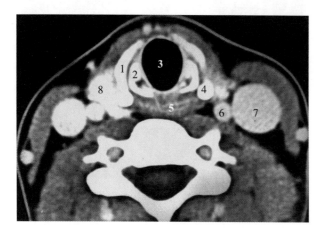

图 2-17 经环状软骨的 CT 图像

1. 甲状软骨 2. 环状软骨 3. 声门下腔 4. 甲状软骨下角 5. 食管 6. 颈总动脉 7. 颈内静脉 8. 甲状腺

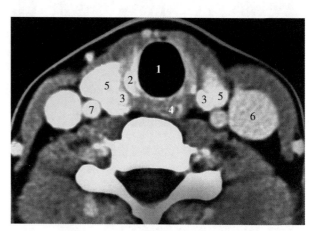

图 2-18 经环状软骨下份的 CT 图像

1. 声门下腔 2. 环状软骨 3. 甲状软骨下角 4. 食管 5. 甲状腺 6. 颈内静脉 7. 颈总动脉

(汪华侨 刘树伟)

# 第 3 章

# 胸　部

## 一、境界

胸部上方以颈静脉切迹、胸锁关节、锁骨上缘、肩峰至第 7 颈椎棘突的连线与颈、项部分界；下方借膈与腹部结构为邻；两侧上部以三角肌前、后缘上份和腋前、后襞下缘与胸壁相交处的连线与上肢分开。胸部结构与颈、腹部结构重叠，故在横断层解剖中通常以第 1 胸椎上缘平面为胸部的上界，下界为心尖消失平面。

## 二、标志性结构

1. **颈静脉切迹** jugular notch　后方平对第 2、3 胸椎之间的椎间盘，左、右头臂静脉通常在此平面内合成。

2. **胸骨角** sternal angle　胸骨角平面是胸部的重要平面，其标志性意义主要有：①通过第 2 胸肋结合，为计数肋的标志性平面。②后方平对第 4、5 胸椎之间的椎间盘；③是上、下纵隔的分界平面；④平对主动脉弓的起端和止端；⑤气管在此平面分叉形成气管杈；⑥奇静脉弓在此平面跨越右主支气管，并向前汇入上腔静脉；⑦左主支气管于此平面越过食管的前方，形成食管的第二个狭窄；⑧胸导管在此平面由右转向左行。

3. **剑突** xiphoid process　剑突上端两侧与第 7 肋骨相接，与胸骨体结合形成剑胸结合，平面后方平对第 9 胸椎。

4. **肋** rib **和肋间隙** intercostal space　从第 2 至第 5 肋间隙，取 6 个断面，即可显示心的结构：①平第 2 肋间隙断面，可见两腔（右心房、右心室）、一口（肺动脉口）；②平第 3 肋断面，可见三腔（左、右心房，右心室）、两口（主、肺动脉口）；③平第 3 肋间隙断面，可见四腔（左、右心房与左、右心室）、一口（主动脉口）；④平第 4 肋至第 4 肋间隙断面，可见四腔（左、右心房和左、右心室）、两口（左、右房室口）；⑤平第 5 肋断面，可见三腔（右心房，左、右心室）；⑥平第 5 肋间隙断面，可见两腔（左、右心室）。利用上述结果，可任意选取相应结构的最佳显示断面。

5. **肋弓** costal arch　肋弓最低点平对第 3 腰椎。

6. **乳头** nipple　男性乳头一般在锁骨中线与第 4 肋间隙交界处，女性者一般略低，并偏外下方，值得注意的是因年龄、哺乳和胖瘦等原因，女性乳头位置变化较大。

（王　凡）

## 一、第 1 胸椎椎体上份层面（断层一）

关键结构：气管，食管，甲状腺，颈动脉鞘。

**气管** trachea 位于上纵隔中心位置，**甲状腺** thyroid gland 从前面和两侧包绕气管，**食管** esophagus 位于气管的左后方，甲状腺假被膜将甲状腺、气管和食管包绕。在胸锁乳突肌的深面可见颈动脉鞘及其内容：**颈总动脉** common carotid artery、**颈内静脉** internal jugular vein 和**迷走神经** vagus nerve。椎动、静脉位于颈动脉鞘的后方。后 2/3 为第 1 胸椎椎体及项部肌和前、中斜角肌。前、中斜角肌之间的间隙有臂丛的上、中、下干经过(图 3-1)。

### 二、胸膜顶层面(断层二)

关键结构:气管,食管,胸膜顶,锁骨下动脉,星状神经节,颈动脉鞘。

上纵隔内诸器官的位置及毗邻关系与上一平面接近。**胸膜顶** cupula of pleura 位于上纵隔后外侧,其前方为臂丛和锁骨下动脉,后方与第 1 肋为邻,内侧有胸椎体和**星状神经节** stellate ganglion,外侧可见第二肋间隙、臂丛。前、中斜角肌之间为臂丛和锁骨下动脉。膈神经位于椎前筋膜深面与前斜角肌之间(图 3-2)。

### 三、左、右静脉角层面(断层三)

关键结构:锁骨下动、静脉,颈总动脉,气管,食管,肺尖。

断层经第 2 胸椎椎体。甲状腺消失,两肺尖段出现。左、右喉返神经分别行于食管的左侧和气管的右侧。颈内静脉与锁骨下静脉正在合成**头臂静脉** brachiocephalic vein。**锁骨下静脉** subclavian vein 内有多个静脉瓣,有颈外静脉、颈横静脉和椎静脉汇入。锁骨下静脉常呈开放状态,其原因,一是管壁与周围筋膜紧密附着有关;二是上述静脉从不同的方向汇入有关。气管、食管两侧为分布至颈部和上肢的大血管干:颈总动脉和锁骨下动脉。锁骨下动脉经肺尖的前方、臂丛经肺尖的前外侧至腋窝(图 3-3)。

### 四、颈静脉切迹层面(断层四)

关键结构:肺尖,气管,胸腺,颈根部血管。

上纵隔内的结构位于胸腔中部,**胸腺** thymus 出现。上纵隔前宽后窄,呈倒"三角"形。左、右头臂静脉分别位于纵隔的前外侧角,食管构成三角的后角。在头臂静脉的前外侧可见膈神经和胸廓内血管,后内侧可见迷走神经。食管的右前方有气管,两者之间左侧有**喉返神经** recurrent laryngeal nerve。在纵隔的右侧面可见右头臂静脉、气管、食管的右侧壁和椎体的右缘。**头臂干** brachiocephalic trunk 位于气管的右前方。右肺紧贴气管的右侧壁;在纵隔的左侧面,可见左头臂静脉、左锁骨下动脉和椎体的左缘。胸膜腔进一步扩大,两肺和胸膜腔分别位于上纵隔的后外侧。肋胸膜与纵隔胸膜的前返折线是胸膜腔的最前

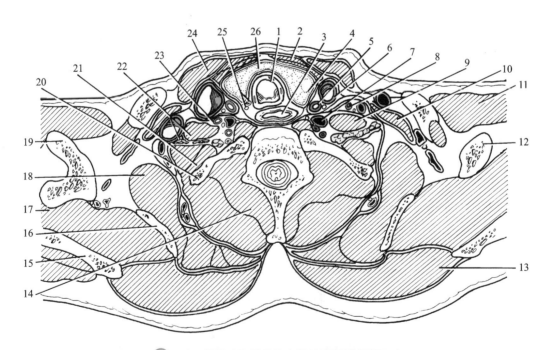

**图 3-1 经第 1 胸椎椎体上份的横断面(断层一)**

1. 气管 2. 胸骨舌骨肌 3. 食管 4. 甲状腺侧叶 5. 左颈总动脉 6. 左颈内静脉 7. 左椎静脉 8. 肩胛上动脉 9. 前斜角肌、颈外静脉 10. 肩胛舌骨肌 11. 三角肌 12. 左喙突 13. 斜方肌 14. 竖脊肌 15. 肩胛冈 16. 肩胛骨上角 17. 冈上肌 18. 前锯肌 19. 右喙突 20. 第 1 肋 21. 中、后斜角肌 22. 前斜角肌和臂丛 23. 右颈横动脉 24. 胸锁乳突肌 25. 右喉返神经、甲状腺下动脉 26. 甲状腺峡

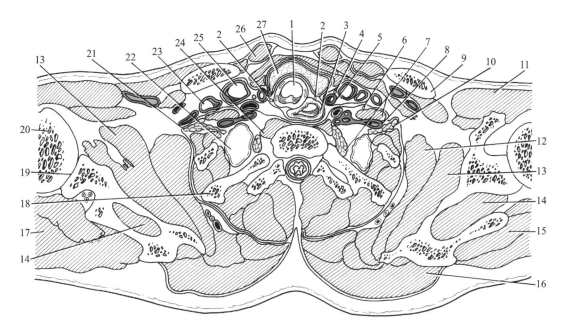

图 3-2　经胸膜顶的横断面（断层二）

1. 气管　2. 喉返神经　3. 食管　4. 左迷走神经　5. 左颈总动脉　6. 左膈神经　7. 前斜角肌、星状神经节　8. 左锁骨下动脉　9. 锁骨　10. 臂丛　11. 三角肌　12. 前锯肌　13. 肩胛下肌　14. 冈上肌　15. 小圆肌　16. 斜方肌　17. 三角肌　18. 第2肋　19. 肩关节　20. 肱骨头　21. 臂丛　22. 胸膜顶　23. 右锁骨下静脉　24. 颈长肌　25. 颈内静脉　26. 胸锁乳突肌　27. 甲状腺

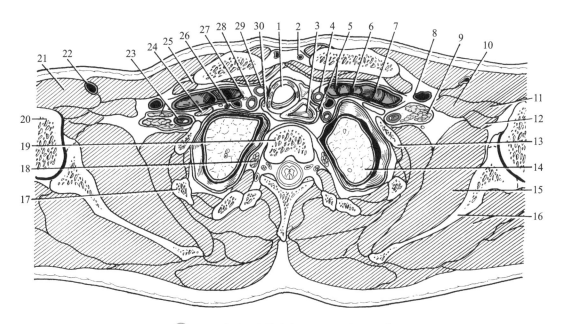

图 3-3　经左、右静脉角的横断面（断层三）

1. 气管　2. 颈前静脉　3. 食管　4. 左颈总动脉　5. 左喉返神经、颈内静脉　6. 锁骨下静脉　7. 颈外静脉汇入口　8. 肩胛上静脉　9. 臂丛　10. 胸小肌　11. 肱二头肌短头　12. 喙肱肌　13. 第1肋　14. 肺尖　15. 肩胛下肌　16. 肩胛骨和冈下肌　17. 第2肋　18. 胸交感神经节　19. 第2胸椎椎体　20. 肱骨头　21. 三角肌　22. 头静脉　23. 右锁骨下动脉、臂丛　24. 前斜角肌　25. 锁骨下肌　26. 胸廓内动脉　27. 迷走神经　28. 右锁骨下动脉　29. 右颈总动脉　30. 右喉返神经

121

点,它位于锁骨胸骨端深面。后反折线在食管与椎体之间,并在食管的后方略伸向后正中线,形成**食管后隐窝** retroesophageal recess。以上这些结构分别在纵隔和肺的内侧面形成一些压迹。纵隔内,某些结构的病变,如淋巴结肿大,可突向纵隔的表面形成压迹。CT检查时,若压迹消失和右肺与气管的右侧壁未相贴,提示有病变(图3-4)。

### 五、第3胸椎椎体层面(断层五)

关键结构:主动脉弓三大分支,气管,食管,胸腺和左、右头臂静脉。

该断层经第3胸椎椎体,胸腔和肺的面积逐渐增大,但其形态以及它们之间的位置关系同上一断层。上纵隔内,头臂干位于气管的前方,左颈总动脉位于气管的左侧,前邻左头臂静脉,该静脉右移逐步靠近右头臂静脉。左锁骨下动脉位于气管的左侧,紧贴左纵隔胸膜。右迷走神经离开头臂静脉的深面至气管的右侧壁。**胸导管** thoracic duct 位于食管、左锁骨下动脉和左肺之间,紧贴纵隔胸膜,左侧胸膜的病变常累及胸导管。胸导管在此或相近层面损伤常可引起左侧乳糜胸。气管在不同的平面与不同的结构相毗邻,但后面恒定地与食管相毗

邻。气管的右侧壁与右纵隔胸膜紧贴,而左侧则隔以大动脉。

正常气管的形态变化较大,多数呈马蹄形(C形),也可呈梨形、圆形、卵圆形、方形、三角形等。慢性阻塞性肺气肿患者的气管常呈"军刀鞘"样,横断面上的特点是前后径大于左右径一倍以上。

**血管前间隙** prevascular space 位于胸骨柄后方、大血管的前方,两侧为纵隔胸膜,胸腺、低位的甲状腺位于此间隙内(图3-5)。

### 六、上腔静脉合成处层面(断层六)

关键结构:左、右肺上叶,主动脉弓三大分支,气管和食管。

该断层经第4胸椎椎体。于上纵隔内,左头臂静脉行向右与右头臂静脉汇合成**上腔静脉** superior vena cava。上纵隔管道结构排列的特点是:气管居中,左侧是主动脉弓上发出的三大分支,其根部的边线与正中面呈约45°角。左、右头臂静脉在它们的前方,胸腺位于左头臂静脉前面。从前向后,纵隔右侧面是右头臂静脉、气管、食管;纵隔左侧面是左头臂静脉及主动脉弓发出的三大分支。右膈神经和右迷走神经分别位于右头臂静脉和气管

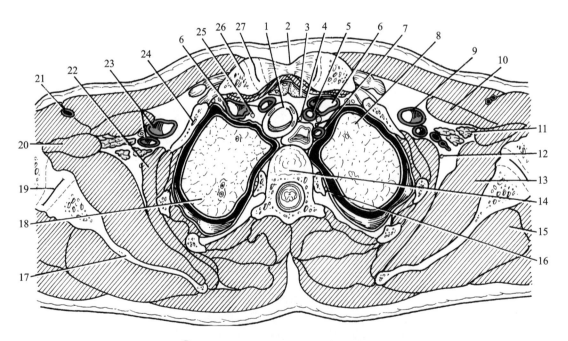

**图3-4 经颈静脉切迹的横断面(断层四)**

1. 气管　2. 颈静脉切迹　3. 胸腺　4. 左喉返神经　5. 左颈总动脉　6. 头臂静脉　7. 胸导管和左锁骨下动脉　8. 左肺上叶　9. 左腋静脉　10. 胸小肌　11. 臂丛　12. 胸长神经　13. 肩胛下肌　14. 第2胸椎间盘　15. 左冈下肌　16. 胸交感干　17. 肩胛骨　18. 右肺上叶　19. 肩关节腔　20. 肱二头肌短头和喙肱肌　21. 头静脉　22. 前锯肌　23. 右腋动、静脉　24. 第1肋　25. 迷走神经和头臂干　26. 锁骨　27. 胸锁关节腔

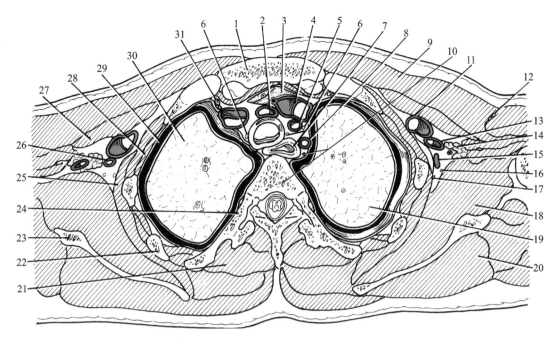

图3-5 经第3胸椎椎体的横断面(断层五)

1. 胸骨柄 2. 头臂干 3. 胸腺 4. 左头臂静脉 5. 左颈总动脉 6. 迷走神经 7. 食管和左喉返神经 8. 左锁骨下动脉
9. 胸大肌 10. 胸导管、第3胸椎椎体 11. 腋静脉 12. 头静脉 13. 腋动脉 14. 臂丛 15. 腋淋巴结内侧群 16. 肩胛
下神经 17. 胸长神经 18. 肩胛下肌 19. 左肺上叶 20. 冈下肌 21. 竖脊肌 22. 第3肋 23. 肩胛骨 24. 第4肋
25. 前锯肌 26. 肩胛下动脉 27. 胸小肌 28. 肋间肌 29. 胸膜腔 30. 右肺上叶 31. 胸廓内动脉

的右侧。主动脉弓三大分支的内、外侧分别是左喉返神经和左迷走神经。左膈神经则位于左头臂静脉的外侧。胸导管位于食管与左纵隔胸膜之间。右肺前面是尖段,后面是后段。左肺是尖、后段(图3-6)。

上纵隔管道结构常见的变异有:一是主动脉弓上的分支异常,如右颈总动脉和右锁骨下动脉可单独起自主动脉弓、左椎动脉起自主动脉弓、食管后右锁骨下动脉起自主动脉弓、左颈总动脉和左锁骨下动脉共干起自主动脉弓等,故主动脉弓上可有2~6支不等。二是左上腔静脉常在主动脉三大分支的外侧。上纵隔另一变异是胸骨后甲状腺。左头臂静脉是区别胸骨后甲状腺的要点,其前面是胸腺,后面是异常的甲状腺。

### 七、主动脉弓层面(断层七)

关键结构:第4胸椎间盘,第一肋间隙,主动脉弓,心包上隐窝。

该断层前经过第一肋间隙,后经第4胸椎间盘,是认识纵隔上部管道结构的关键平面。两侧胸膜前反折线和肺的前缘向中线靠近。肺的横断面呈牛角形。上纵隔因上腔静脉逐渐行向深面、胸腺减少和两肺的增大,失去了"三角形"的外观而变窄。在 CT 和 MRI 图像上,**主动脉弓** aortic arch 的影像清楚易辨,常作为识别邻近结构的标志。**心包上隐窝** superior recess of pericardium 呈弯月状,位于主动脉弓的右前方,前方为胸腺。左心包膈血管、左膈神经、左迷走神经位于主动脉弓的外侧。主动脉弓的内侧从前向后依次是上腔静脉、气管、食管。气管食管沟与主动脉弓之间有左喉返神经。食管、主动脉弓、椎体之间有胸导管。

**气管前间隙** pretracheal space 位于大血管和气管之间。此间隙向上经胸廓上口与颈部的气管前间隙相续连,向下达气管隆嵴平面。此间隙在主动脉弓平面和主动脉肺动脉窗平面最大,间隙由主动脉弓、上腔静脉、奇静脉弓和气管围成。间隙内有气管前淋巴结(奇静脉弓上淋巴结)和心包上隐窝。气管前间隙的左侧是主动脉肺动脉窗间隙。该断层气管前间隙内有两个奇静脉弓上淋巴结,其出现率为 100%(图 3-7)。

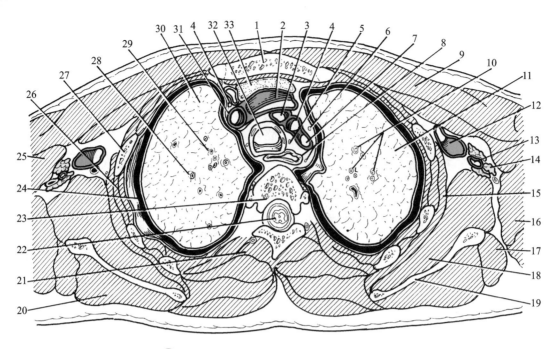

图3-6 经上腔静脉合成处的横断面(断层六)

1. 胸骨柄　2. 左头臂静脉　3. 头臂干　4. 左颈总动脉　5. 左喉返神经　6. 左迷走神经　7. 左锁骨下动脉　8. 食管、胸导管　9. 胸大肌　10. 尖后段支气管、动脉　11. 左肺上叶　12. 腋静脉　13. 腋动脉　14. 臂丛　15. 前锯肌　16. 大圆肌　17. 小圆肌　18. 肩胛下肌　19. 肩胛骨　20. 冈下肌　21. 竖脊肌　22. 脊髓　23. 第4胸椎椎体　24. 胸膜腔　25. 肱二头肌　26. 肋间肌　27. 第2肋　28. 后段支气管　29. 尖段支气管　30. 右肺上叶　31. 右头臂静脉　32. 气管　33. 胸腺

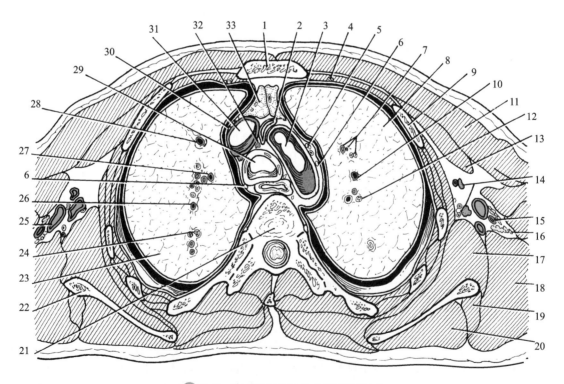

图3-7 经主动脉弓的横断面(断层七)

1. 胸骨柄　2. 心包上隐窝　3. 主动脉弓　4. 胸廓内血管　5. 左膈神经　6. 迷走神经　7. 前段支气管和动脉　8. 左肺上叶　9. 第2肋　10. 尖后段静脉　11. 胸大肌　12. 尖后段支气管和动脉　13. 胸小肌　14. 腋淋巴结　15. 腋动脉　16. 臂丛　17. 肩胛下肌　18. 大圆肌　19. 小圆肌　20. 冈下肌　21. 第4胸椎间盘　22. 肩胛骨　23. 右肺上叶　24. 后段支气管和动脉　25. 腋静脉　26. 后段静脉　27. 尖段静脉段内支　28. 尖段静脉段间支　29. 气管　30. 右膈神经　31. 上腔静脉　32. 气管前淋巴结　33. 胸腺

## 八、奇静脉弓层面（断层八）

关键结构:奇静脉弓,升主动脉,降主动脉和心包上隐窝。

此断面为胸骨角平面,可见前后稍扁呈卵圆形的**气管杈** bifurcation of trachea、主动脉弓起止端、**奇静脉弓** arch of azygos vein、食管第二个狭窄和主动脉肺动脉窗。奇静脉弓位于纵隔右侧面,并从后方行向前,形成平滑向外的隆凸。100% 的奇静脉弓淋巴结(气管前淋巴结)和心包上隐窝位于升主动脉、上腔静脉、奇静脉弓和气管杈围成的气管前间隙内。后纵隔因奇静脉弓、气管、食管和胸主动脉的存在而较宽。此平面纵隔外形特点与颈静脉切迹平面正好相反,前者前宽后窄,呈倒"三角"形;后者前窄后宽,呈正"三角"形。心包上隐窝增大,环行围绕升主动脉的周围。升主动脉前面由心包上隐窝分隔胸腺,后方为一无浆膜覆盖的心包裸区。在 CT 检查时,心包上隐窝的积液可能会被误诊为主动脉夹层瘤、淋巴结肿大,或是右肺小的转移病灶。主动脉升部与主动脉胸部之间至纵隔左缘,在 CT 图像上呈一低密度空隙,放射学上称**主动脉肺动脉窗** aorticopulmonary window。其范围是指主动脉弓下缘和肺动脉杈上缘之间 1~2 cm 的小区域,其左外侧界为纵隔胸膜,内侧界为气管,前方为主动脉升部,后方为食管和主动脉胸部。此区含有动脉韧带、左下气管旁淋巴结和左喉返神经。正常情况下 CT 难以显示该区淋巴结,有时可辨认出动脉韧带。肺癌转移至此区淋巴结,常引起声音嘶哑(图 3-8)。右迷走神经比较恒定地位于气管、食管和奇静脉之间的三角形间隙内。胸导管位于食管与胸主动脉之间。

右肺上叶的段支气管和血管出现于肺门区,为右肺门的第一断层。奇静脉弓可作为右肺门开始的标志。右肺斜裂出现。肺段静脉位于相应肺段支气管和肺段动脉的前方或前内侧。因左主支气管长,左肺上叶支气管发出平面较右侧为低,斜裂也未出现。

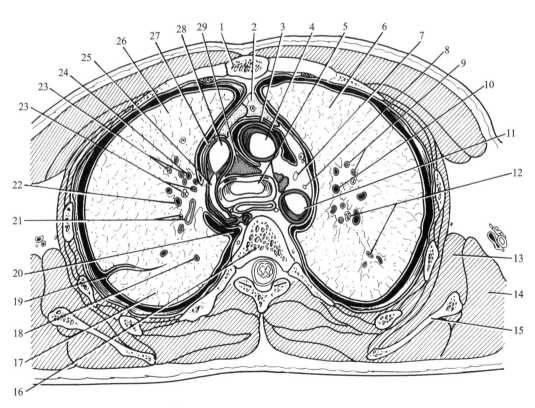

**图 3-8　经奇静脉弓的横断面(断层八)**

1. 胸骨角　2. 胸腺　3. 心包上隐窝　4. 升主动脉　5. 气管杈和左下气管旁淋巴结　6. 左肺上叶　7. 动脉韧带　8. 左迷走神经　9. 前段动脉　10. 尖后段静脉段间支　11. 胸主动脉　12. 尖后段支气管　13. 肩胛下肌　14. 大圆肌　15. 肩胛骨　16. 第 5 胸椎椎体　17. 右肺下叶　18. 上段静脉上支　19. 右肺斜裂　20. 奇静脉食管隐窝　21. 后段支气管和动脉　22. 后段静脉　23. 尖段支气管、动脉　24. 尖段静脉　25. 奇静脉弓　26. 右肺上叶　27. 右膈神经　28. 上腔静脉　29. 右气管支气管淋巴结

## 九、肺动脉杈层面（断层九）

关键结构：肺动脉干，肺动脉杈，左、右主支气管，两肺斜裂。

**肺动脉干** pulmonary trunk 分为左、右肺动脉，形成状若"三叶草"的**肺动脉杈** pulmonary bifurcation。有 35% 的左肺动脉高于右肺动脉一个断层，有 65% 的三者在同一断层面。左肺动脉长轴与矢状面的夹角约为 $41.2° \pm 6.1°$；而右肺动脉较为水平，其长轴与矢状面的夹角约为 $75.5° \pm 6.8°$。心包上隐窝围绕着升主动脉、肺动脉干的前方和左侧，直至肺动脉干与左肺动脉交角处。在肺动脉杈和右肺动脉的后方有左、右主支气管。**隆嵴下间隙** subcarinal space 是指前为肺动脉杈和右肺动脉，两侧为左、右主支气管，后为食管所围成的间隙，内有隆嵴下淋巴结，其出现率为 100%。

肺门区结构将肺内侧面分为纵隔部、肺门区与脊柱部三个部分，将肺与纵隔之间的胸膜腔分为前、后两部，后部伸入食管与奇静脉之间形成**奇静脉食管隐窝** azygoesophageal recess。

在左肺门区，因左主支气管比右主支气管长，故在此断层，只有肺静脉和肺动脉，呈前后排列。左肺动脉的外侧从前向后是：前段支气管、尖后段支气管和尖后段动脉，其关系较为恒定。

在右肺门区，从前向后是肺静脉、肺动脉和支气管。右肺动脉的后外侧由前向后是右肺上叶支气管、后升动脉，后者的出现率为 20%。在右肺上叶支气管与右肺动脉之间有肺门淋巴结（图 3-9）。

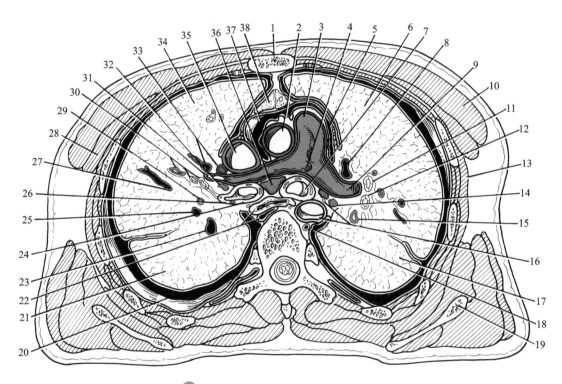

图 3-9 经肺动脉杈的横断面（断层九）

1. 胸骨体 2. 升主动脉 3. 肺动脉干 4. 动脉韧带凹 5. 心包上隐窝 6. 左肺上叶 7. 左主支气管 8. 左上肺静脉 9. 左肺动脉 10. 胸大肌 11. 前段支气管 12. 尖后段支气管 13. 前锯肌 14. 左支气管淋巴结 15. 尖后段动脉 16. 胸主动脉、左迷走神经 17. 左肺下叶 18. 左胸膜腔 19. 肩胛骨 20. 右胸膜腔 21. 右肺下叶 22. 奇静脉和食管 23. 右肺上段静脉 24. 右主支气管 25. 后段静脉叶间支 26. 右肺上叶支气管 27. 后段静脉段间支 28. 胸小肌 29. 升动脉 30. 前段支气管、动脉 31. 右肺上叶动脉 32. 右肺门淋巴结 33. 尖段静脉 34. 右肺上叶 35. 上腔静脉 36. 隆嵴下淋巴结 37. 心包上隐窝 38. 胸腺

## 十、肺动脉窦层面（断层十）

关键结构：肺动脉窦，左冠状动脉，叶间动脉，中间支气管，左肺上叶支气管。

纵隔的结构为心底和出入心底的大血管，**心包横窦** transverse sinus of pericardium，**心包斜窦** oblique sinus of pericardium，左、右心耳，食管和胸主动脉。肺动脉瓣呈两前一后排列。该断层及以下，胸导管行于胸主动脉与奇静脉之间。心包横窦位于升主动脉、肺动脉干的根部与左心房之间。左肺下叶的一部分肺组织呈小舌状伸入胸主动脉与左肺下叶动脉之间，抵达左主支气管的后壁，如果舌状的肺组织被推出两大血管之外，提示左肺门区或左肺下叶有病变（常见有肿大的淋巴结）。右主支气管和中间支气管的后外侧壁直接与肺组织相邻，CT 影像上，在它们与肺之间出现较高密度影像时，可能有病变。右肺叶间动脉经上腔静脉与中间支气管之间至肺门，其位置关系较为恒定，是 CT 测量右肺动脉心包段管径的理想部位。

两肺斜裂前移，肺下叶增大。肺门区的结构由前向后排列关系是，右肺门：右上肺静脉、叶间动脉、中间支气管；左肺门：左上肺静脉、左主支气管及左肺上叶支气管、左肺下叶动脉（图 3-10）。

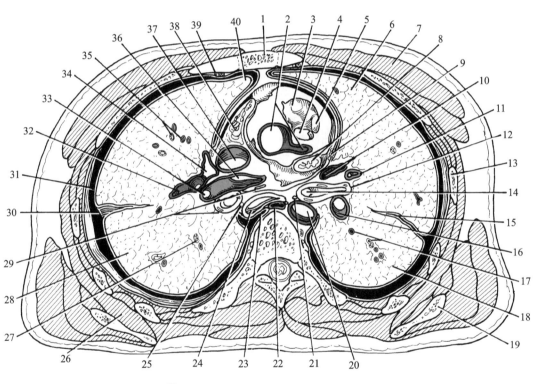

**图 3-10　经肺动脉窦的横断面（断层十）**

1. 胸骨体　2. 升主动脉、左冠状动脉　3. 肺动脉右瓣　4. 肺动脉左窦　5. 肺动脉前窦　6. 左肺上叶　7. 胸大肌　8. 心包横窦体部和左心耳　9. 左膈神经、心包膈血管　10. 左上肺静脉和前段静脉　11. 舌动脉干　12. 左肺上叶支气管　13. 第 3 肋　14. 左主支气管　15. 左肺斜裂　16. 左肺动脉叶间部　17. 上段支气管、静脉　18. 左肺下叶　19. 肩胛骨　20. 胸主动脉　21. 左迷走神经　22. 奇静脉　23. 奇静脉食管隐窝　24. 食管　25. 右迷走神经　26. 前锯肌　27. 上段支气管　28. 右肺下叶　29. 中间支气管和心包斜窦　30. 右肺斜裂　31. 胸膜腔　32. 后段静脉　33. 升动脉　34. 右肺上叶静脉　35. 前段支气管、动脉　36. 右肺动脉降干（叶间部）　37. 上腔静脉心包内段　38. 右心耳　39. 右胸廓内血管　40. 右肺上叶

### 十一、左、右上肺静脉层面(断层十一)

关键结构:主动脉窦,右心室流出道,左、右上肺静脉和左、右上肺动脉。

心及心包将纵隔分为前、中、后纵隔。前纵隔为一潜在间隙。中纵隔为心和心包。位于后纵隔内的结构是食管、胸主动脉、奇静脉和胸导管。在中纵隔的结构是出入心底的大血管、心包横窦和心包斜窦、左心耳和右心耳。以升主动脉根部为中心结构,右心室流出道位于左前方,右心房和右心耳位于右侧,左心房横位于后方。在左心房和食管之间为心包斜窦。左、右上肺静脉汇入左心房。主动脉窦为一前两后,即右窦(右冠状动脉窦)、后窦和

左窦(左冠状动脉窦)。在左心耳和左上肺静脉开口之间均有一皱褶。房间隔呈横位,在房间隔、主动脉右后窦和左心房之间为**主动脉下隐窝** inferior recess of aorta。

右肺水平裂出现,它与斜裂之间的肺组织为右肺中叶,斜裂后为下叶。右肺门区的结构由前向后排列关系是:右上肺静脉、中叶支气管和下叶支气管。右肺下叶支气管的外侧是右下叶动脉,后方是上段静脉。中叶支气管的前外侧是内侧段动脉和外侧段动脉。左肺门区的结构是上、下舌段支气管,相应的肺动脉与它们紧邻。左肺下叶支气管位于胸主动脉与左肺下叶动脉之间,向后外侧发出上段支气管(图 3-11)。

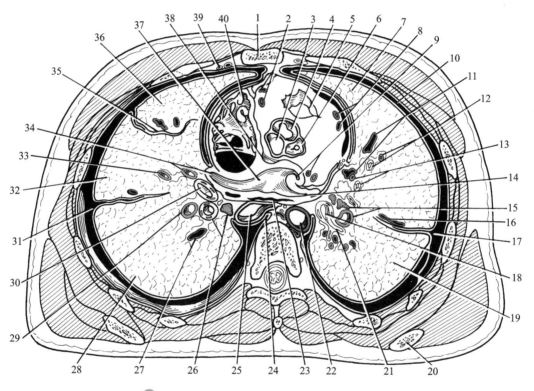

图3-11 经左、右上肺静脉的横断面(断层十一)

1. 胸骨体 2. 右冠状动脉和心小静脉 3. 主动脉后窦 4. 主动脉右窦 5. 右心室流出道 6. 主动脉左窦 7. 左肺上叶 8. 左冠状动脉前室间支和心大静脉 9. 左心耳和左冠状动脉旋支 10. 胸膜腔 11. 上舌段静脉 12. 上舌段支气管、动脉 13. 下舌段支气管、动脉 14. 左上肺静脉 15. 左肺下叶动脉和肺门淋巴结 16. 下舌段静脉 17. 左肺斜裂 18. 左肺下叶支气管 19. 左肺下叶 20. 肩胛骨 21. 左肺上段支气管 22. 胸主动脉 23. 心包斜窦 24. 奇静脉食管隐窝 25. 食管 26. 右肺门淋巴结和右肺下叶支气管 27. 上段静脉 28. 右肺下叶 29. 右肺下叶动脉 30. 右肺中叶支气管 31. 右肺斜裂 32. 右肺中叶 33. 右肺外侧段动脉 34. 右肺内侧段动脉和右肺上叶静脉 35. 水平裂 36. 右肺上叶 37. 左心房 38. 主动脉下隐窝 39. 右胸廓内动脉 40. 右心耳

## 十二、左、右下肺静脉层面（断层十二）

关键结构：左、右下肺静脉，左、右心室，左、右心房，肺门区的结构。

纵隔内可见心的四个心腔，房间隔与室间隔相连续，自右后斜向左前呈"S"形。右半心位于房间隔和室间隔的右前方；左半心位于房间隔和室间隔的左后方。左、右下肺静脉汇入左心房。左心房隔心包右侧与食管相邻，左侧与胸主动脉相邻。

纵隔的右侧是右肺中叶和下叶，左侧是上、下

舌段和左肺下叶。出入肺门区的血管和支气管集中在叶、段门部（第二肺门）。右肺中叶外侧段支气管、动脉走行向外，内侧段支气管、动脉走行向前内，根据它们的走行方向可区别它们。右肺下叶底段支气管和动脉均为两个干，内前底段支气管和动脉位于前外侧，后底段和外侧底段支气管和动脉位于后内侧。左肺上叶内，上舌段支气管和血管已较小，位于前部；下舌段支气管较为粗大，位于后部。左肺下叶支气管位于斜裂和左下肺静脉之间，其后外侧是外侧底段和后底段的动脉干（图3-12）。

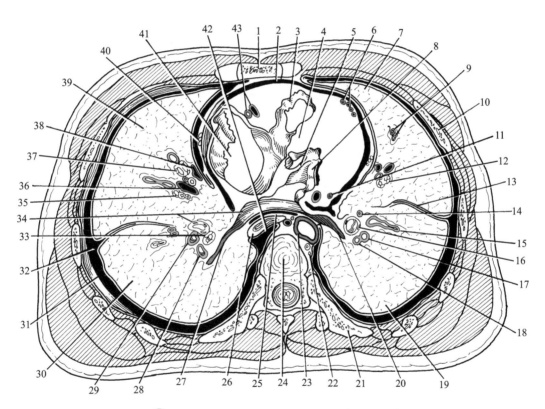

图 3-12　经左、右下肺静脉的横断面（断层十二）

1. 胸骨体　2. 心包腔　3. 右心室　4. 室间隔肌部　5. 二尖瓣前瓣　6. 左冠状动脉前室间支　7. 左肺上叶　8. 左心室　9. 上舌段支气管和动脉　10. 第3肋　11. 左冠状动脉旋支　12. 下舌段支气管　13. 左肺斜裂　14. 左肺内侧底段动脉　15. 左肺前底段动脉　16. 左肺下叶支气管基底干　17. 左肺外侧底段动脉　18. 左肺后底段动脉　19. 左肺下叶　20. 左下肺静脉　21. 第7肋　22. 内脏大神经　23. 胸主动脉　24. 椎间盘　25. 心包斜窦　26. 食管　27. 右下肺静脉　28. 右肺外后底段动脉　29. 右肺前底段动脉　30. 右肺下叶　31. 胸膜腔　32. 右肺斜裂　33. 右肺外后底段支气管　34. 右肺内前底段支气管和左心房　35. 外侧段支气管　36. 外侧段静脉　37. 内侧段支气管　38. 内侧段静脉　39. 右肺中叶　40. 心包膈、血管和膈神经　41. 右心房　42. 奇静脉食管隐窝　43. 右冠状动脉和心小静脉

### 十三、底段总静脉层面(断层十三)

关键结构:左、右心室,左、右心房,左、右肺底段上、下静脉。

纵隔内可见心的四个心腔,房室间隔呈"一"字形,自右后斜向左前,与矢状面约成 45° 角。纵隔的右侧是右肺中叶和下叶,左侧是下舌段和左肺下叶。右肺中叶外侧段支气管、动脉走行向外,内侧段支气管、动脉走行向前内,根据它们的走行方向可区别它们。右肺下叶的底段支气管和动脉均可区分。内侧底段和前底段支气管和动脉位于底段上静脉的前外侧,后底段和外侧底段支气管和动脉位于底段上静脉的后内侧。左肺下舌段支气管和血管贴近纵隔面。左肺下叶各底段支气管和动脉的区分与右肺下叶的基本相同,底段上、下静脉已合成**底段总静脉** common basal vein(图 3-13)。

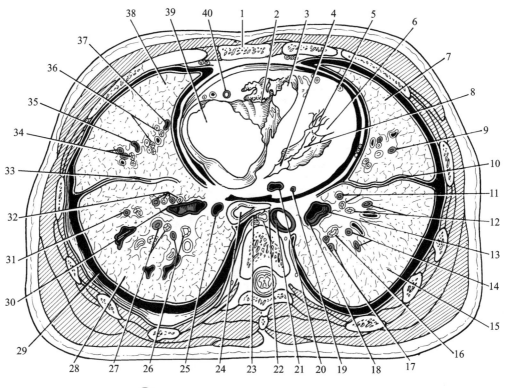

**图 3-13 经底段总静脉的横断面(断层十三)**

1. 胸骨体 2. 三尖瓣 3. 右心室 4. 左心房 5. 前乳头肌 6. 后乳头肌 7. 左肺上叶 8. 左心室 9. 下舌段、动脉 10. 左肺斜裂 11. 左肺内侧底段支气管、动脉 12. 左肺前底段支气管、动脉 13. 左底段上静脉 14. 左肺外侧底段动脉 15. 左肺下叶 16. 左肺外后底段支气管 17. 左肺后底段动脉 18. 左底段下静脉 19. 左冠状动脉旋支 20. 心大静脉 21. 胸主动脉 22. 奇静脉和胸导管 23. 奇静脉食管隐窝 24. 食管 25. 右底段下静脉 26. 右肺后底段支气管、动脉 27. 右肺外侧底段支气管、动脉 28. 右肺下叶 29. 胸膜腔 30. 右底段上静脉 31. 右肺前底段支气管和动脉 32. 右肺内侧底段支气管、动脉 33. 右肺斜裂 34. 外侧段支气管、动脉 35. 外侧段静脉 36. 内侧段支气管、动脉 37. 内侧段静脉 38. 右肺中叶 39. 右心房 40. 右冠状动脉

## 十四、冠状窦层面(断层十四)

关键结构:左心室和右心室,右心房。

纵隔内可见左心房消失,剩下三个心腔(左心室和右心室、右心房)。**冠状窦** coronary sinus 开口于右心房。右肺斜裂前方为中叶,后方为下叶。中叶为内侧段和外侧段;右肺下叶的底段支气管和动脉可均区分。左肺斜裂前方为下舌段,后方为下叶的四个底段。**左肺韧带** left pulmonary ligament 出现,可作为划分肺段的标志。左肺韧带至段间静脉的连线可作为内前底段和外侧、后底段的界线。外侧底段和后底段以用段间静脉区分开来。左肺下舌段支气管和血管贴近纵隔面(图 3-14)。

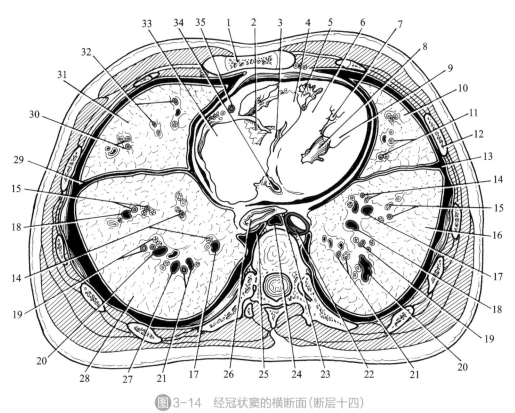

**图 3-14　经冠状窦的横断面(断层十四)**

1. 胸骨体　2. 三尖瓣前尖　3. 三尖瓣后尖　4. 右心室　5. 隔缘肉柱　6. 室间隔　7. 前乳头肌　8. 左心室　9. 后乳头肌　10. 左肺下舌段　11. 下舌段支气管和动脉　12. 第4肋　13. 左肺斜裂　14. 内侧底段支气管和动脉　15. 前底段支气管和动脉　16. 左肺下叶　17. 内侧底段静脉　18. 前底段静脉　19. 外侧底段支气管和动脉　20. 外侧底段静脉　21. 后底段支气管和动脉　22. 胸主动脉　23. 胸导管　24. 奇静脉　25. 奇静脉食管隐窝　26. 食管　27. 后底段静脉　28. 右肺下叶　29. 右肺斜裂　30. 外侧段支气管和动脉　31. 右肺中叶　32. 内侧段支气管和动脉　33. 右心房　34. 冠状窦　35. 右冠状动脉

## 十五、膈腔静脉孔层面(断层十五)

关键结构:左心室,右心室,右心房。

右膈穹出现,其左后方可见**腔静脉孔** vena caval foramen。心呈现三个心腔(左心室和右心室、右心房)。纵隔的右侧是右肺中叶和下叶,左侧是下舌段和左肺下叶。右肺下叶的底段支气管和动脉均可区分。左肺下舌段支气管和血管贴近纵隔面,左肺韧带和段间静脉的连线可作为内前底段和外侧底段、后底段的界线(图 3-15)。

## 十六、左、右肺韧带层面(断层十六)

关键结构:左、右肺韧带及位于后纵隔内的结构。

断层后经第 8 胸椎间盘,前经第 6 肋软骨,肝已出现。中纵隔内可见左、右心室。后纵隔内有食管、胸主动脉、奇静脉和胸导管。右胸膜腔伸入食管和奇静脉之间形成食管奇静脉隐窝。纵隔的右侧是右肺中叶和下叶,左侧是左肺下舌段和下叶。双肺借肺韧带系于中纵隔与后纵隔之间(图 3-16)。

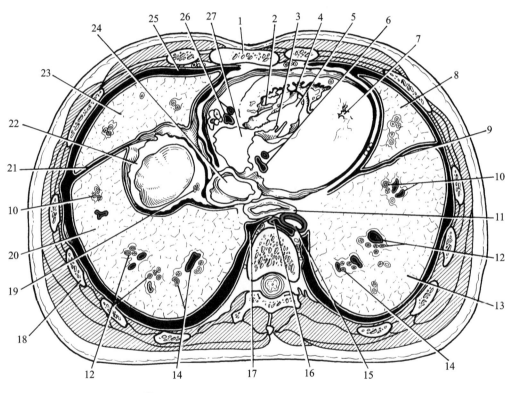

**图 3-15 经膈腔静脉孔的横断面(断层十五)**

1. 胸骨体　2. 腱束　3. 三尖瓣　4. 前乳头肌　5. 右心室　6. 右冠状动脉后室间支和心中静脉　7. 左心室　8. 左肺下舌段　9. 左肺斜裂　10. 前底段支气管和血管　11. 食管　12. 外侧底段支气管和血管的分支　13. 左肺下叶　14. 后底段支气管和血管的分支　15. 胸主动脉　16. 奇静脉　17. 奇静脉食管隐窝　18. 第6 肋　19. 心包膈血管和膈神经　20. 右肺下叶　21. 右肺斜裂　22. 膈右穹隆　23. 右肺中叶　24. 下腔静脉　25. 胸膜腔　26. 右冠状动脉和心小静脉　27. 右心房

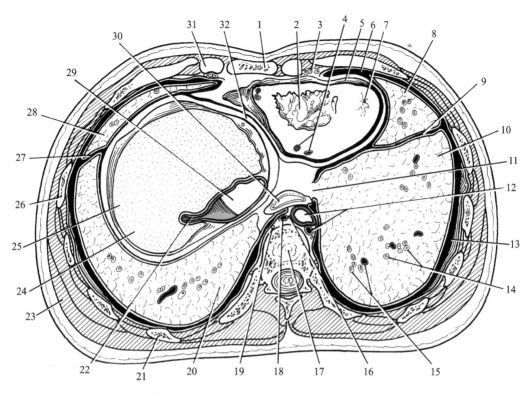

图3-16　经左、右肺韧带的横断面(断层十六)

1. 胸骨体　2. 右心室　3. 胸廓内动脉　4. 右冠状动脉后室间支、心中静脉　5. 心包腔　6. 肋纵隔隐窝　7. 左心室　8. 左肺下舌段　9. 左肺斜裂　10. 左肺下叶　11. 左肺韧带　12. 胸主动脉和半奇静脉　13. 胸膜腔　14. 外侧底段支气管和血管的分支　15. 后底段支气管和血管的分支　16. 胸导管　17. 第8胸椎间盘　18. 奇静脉　19. 内脏大神经　20. 右肺下叶　21. 第8肋　22. 肝右静脉　23. 背阔肌　24. 肝右后叶　25. 肝右前叶　26. 第5肋　27. 右肺斜裂　28. 右肺中叶　29. 下腔静脉　30. 食管　31. 第6肋软骨　32. 膈

（王　凡）

## 第三节　纵隔连续矢状断层解剖

### 一、左静脉角层面(断层一)

关键结构:左静脉角,左心室,左肺上、下叶,左锁骨下动脉。

此断层为正中矢状面左侧第3断层,经左静脉角。左颈内静脉在胸锁乳突肌深面下降,于锁骨后上方与左锁骨下静脉合成**左头臂静脉** left brachiocephalic vein。左锁骨下动脉居左锁骨下静脉的后上方,下方紧邻胸膜顶。**左心室** left ventricle 心腔出现,其内可见**前乳头肌** anterior papillary muscle,在心断面的上份,可见**心大静脉** great cardiac vein 和**左冠状动脉** left coronary artery 前室间支。心的前上毗邻左肺上叶,后方紧邻左肺下叶,下方藉膈与肝左外叶相邻。

在左肺门内,可见左肺动脉在左肺上叶支气管的上方呈"八"字形分支并夹持左肺上叶支气管。左肺下叶支气管分出上段支气管后,继续行向下外侧(图3-17)。

### 二、左胸锁关节层面(断层二)

关键结构:左肺根,心,主动脉弓,左锁骨下动脉。

此断层为正中矢状面左侧第2断层,经左胸锁关节。左肺根位于**主动脉弓** aortic arch 下方和**胸主动脉** thoracic aorta 的前方,其前下方为心。**左主支气管** left principal bronchus 的上方为左肺动脉,左上、下肺静脉分别居其前方和下方。肺门淋巴结呈椭圆形,有数个分散于支气管与肺动、静脉上方、

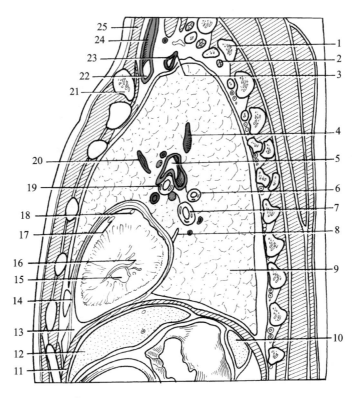

图 3-17　经左静脉角的矢状断面(断层一)

1. 第 1 胸椎横突　2. 第 1 胸神经　3. 肋颈干　4. 胸主动脉　5. 左肺动脉　6. 左肺上段支气管　7. 左肺下叶
支气管基底干　8. 左肺斜裂　9. 左肺下叶　10. 脾　11. 膈　12. 肝左外叶　13. 心包前下窦　14. 纤维性心
包　15. 左心室　16. 前乳头肌　17. 心大静脉　18. 左冠状动脉前室间支　19. 左肺上叶支气管　20. 尖后段静
脉　21. 锁骨　22. 左锁骨下静脉　23. 左锁骨下动脉　24. 左颈内静脉　25. 胸锁乳突肌

前方和下方。

　　心占据下纵隔的大部分,由右心室和左心室组成。左心室内可见前乳头肌,其与右心室间借室间隔相分。心大静脉和左冠状动脉前室间支位于心的上份。**心包** pericardium 围绕着心,在第 4 肋软骨下缘至第 6 肋软骨下缘之间与胸前壁直接相贴,此区称为心包裸区,临床上常于此区进行心包穿刺,以避免伤及胸膜和肺。

　　**左锁骨下动脉** left subclavian artery 发自主动脉弓末端,其起始部多出现于正中矢状面左侧第 2 断层(48.4%)。主动脉弓发出左锁骨下动脉后,即延续于主动脉胸部,其后方紧邻左胸膜腔。**副半奇静脉** accessory hemiazygos vein 位于主动脉胸部上端与左胸膜腔之间。**胸导管** thoracic duct 紧邻左锁骨下动脉的后方。左头臂静脉被胸锁乳突肌和胸骨甲状肌所掩盖,其后上方可见**左颈总动脉** left common carotid artery 和椎动脉(图 3-18)。

## 三、左颈总动脉起始处层面(断层三)

　　关键结构:左颈总动脉,心,肺动脉干,左主支气管。

　　此断层为正中矢状面左侧第 1 断层,经左颈总动脉起始处。在上纵隔内,主动脉弓位于胸骨柄上份与食管之间,后方平对第 3 胸椎间盘,向上发出左颈总动脉。左颈总动脉起始处多出现于正中矢状面左侧第 1 断层左表面(61.3%)。左头臂静脉行于左颈总动脉与胸骨甲状肌之间,正对胸骨柄上缘。主动脉弓的前下方可见**胸腺** thymus 向下延伸入前纵隔,其下份被左肺上叶的一部分掩盖。

　　心位于中纵隔内,其前份的腔是右心室,向上通过**动脉圆锥** conus arteriosus 与**肺动脉干** pulmonary trunk 相连。左心室出现于右心室左上方,其内可见**二尖瓣前尖** anterior cusp of mitral valve。**左心耳** left auricle 位于肺动脉干的后方,其后上方紧邻左上肺静脉,其下方有右冠状动脉行向后下。

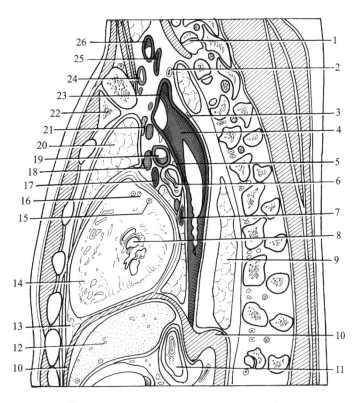

图3-18　经左胸锁关节的矢状断面(断层二)

1. 第2肋头关节　2. 胸导管　3. 副半奇静脉　4. 主动脉弓　5. 左迷走神经　6. 左主支气管　7. 左下肺静脉　8. 前乳头肌　9. 左肺下叶　10. 膈　11. 食管腹部　12. 肝左外叶　13. 心包腔　14. 右心室　15. 心大静脉　16. 左冠状动脉前室间支　17. 左上肺静脉　18. 气管支气管上淋巴结　19. 左肺动脉　20. 左肺上叶　21. 左膈神经　22. 胸骨柄　23. 左锁骨下动脉　24. 左头臂静脉　25. 椎动脉　26. 左颈总动脉

胸主动脉从第5胸椎椎体前方下降,至第12胸椎椎体前方穿主动脉裂孔,延续为腹主动脉(图3-19)。

## 四、正中矢状面(断层四)

关键结构:心,肺动脉干,主动脉弓,气管与左主支气管。

此断层为正中矢状面右侧第1断层的左表面,即正中矢状面。右心室居心的前部,向上通动脉圆锥,并借肺动脉口与肺动脉干相连。肺动脉干经主动脉口的前方升向后上达主动脉弓的下方,分为左、右肺动脉。在动脉圆锥后方和左心房的前方可见到主动脉口及位于其内的主动脉瓣。**左心房** left atrium 位于主动脉口的后方,隔心包与**食管**相邻。在主动脉口和肺动脉干后方可见**心包横窦**呈“Y”形裂隙。

主动脉弓居胸骨柄上份后方,其前方为胸腺,

后方紧邻气管,气管基本上位于正中矢状面,向下分为左、右主支气管,气管隆嵴平第5胸椎体的中1/3处。左主支气管的后方紧邻食管。食管的前方与左心房之间可见**心包斜窦**。在第5~10胸椎体高度,**奇静脉** azygos vein 行于食管与脊柱之间(图3-20)。

## 五、头臂干起始处层面(断层五)

关键结构:升主动脉,头臂干,心,心包上隐窝,气管。

此断层为正中矢状面右侧第2断层,经头臂干起始处。以胸骨角平面区分上、下纵隔。于上纵隔内,**头臂干** brachiocephalic trunk 发自主动脉弓是本断层的重要特征,据对30例胸部连续矢状断层标本观测:41.9%的头臂干起始于正中矢状面。头臂干前方为左头臂静脉,胸腺位于胸骨柄的后方,其下端伸至胸骨体上份与右心室上份之间。在头臂

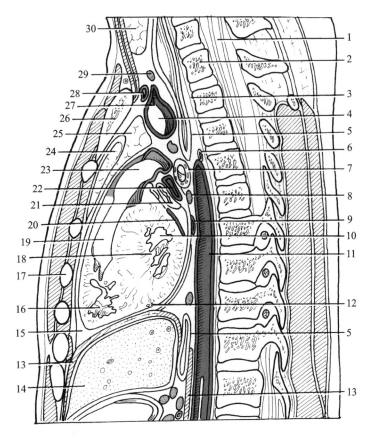

图 3-19 经左颈总动脉起始处的矢状断面
(断层三)

1. 脊髓 2. 第1胸椎椎体 3. 前纵韧带 4. 主动
脉弓 5. 食管 6. 胸导管 7. 左主支气管 8. 隆嵴
下淋巴结 9. 左下肺静脉 10. 左心室 11. 胸主动
脉 12. 心中静脉 13. 膈 14. 肝左外叶 15. 心包
腔 16. 右心室 17. 第4肋软骨 18. 二尖瓣前尖
19. 动脉圆锥 20. 右冠状动脉 21. 左心耳 22. 左
上肺静脉 23. 肺动脉干 24. 胸腺 25. 左肺上叶
26. 胸骨柄 27. 左颈总动脉 28. 左头臂静脉
29. 锁骨上淋巴结 30. 甲状腺

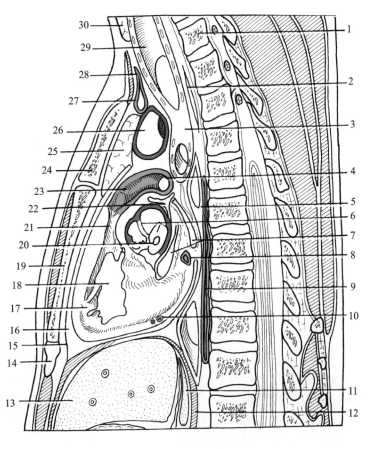

图 3-20 正中矢状面(断层四)

1. 第1胸椎椎体 2. 右胸膜腔 3. 左主支气管 4. 右
肺动脉 5. 食管 6. 主动脉瓣前半月瓣 7. 左心
房 8. 心大静脉 9. 奇静脉 10. 心中静脉 11. 肝
尾状叶 12. 膈 13. 肝左外叶 14. 剑突 15. 纤
维心包 16. 心包腔 17. 右心室前乳头肌 18. 右
心室 19. 胸骨体 20. 主动脉瓣后半月瓣 21. 动
脉圆锥 22. 心包横窦 23. 肺动脉干 24. 胸骨
柄 25. 胸腺 26. 主动脉弓 27. 左头臂静脉
28. 甲状腺下静脉 29. 气管 30. 甲状腺

干的后方,可见气管及其向右分出的右主支气管。

心占据下纵隔的绝大部分,右心室位于心的前部,其内可见三尖瓣的前尖贴于右心室前壁,隔侧尖位于前尖的后方。在主动脉口与主动脉弓之间,升主动脉出现。右肺动脉居升主动脉后方,其与左心房之间可见心包横窦。于第5~9胸椎前方可见食管胸部偏向右侧的部分,其前壁与左心房后壁隔心包相邻。奇静脉位于食管与第5胸椎椎体之间(图3-21)。

### 六、右胸锁关节层面(断层六)

关键结构:心,右主支气管,右肺动脉。

此断层为正中矢状面右侧第3断层,经右胸锁关节。右心室消失,心的大部分为右心房,**下腔静脉** inferior vena cava 于右心房后份的下方注入。升主动脉右侧份被切及,居右心房的上方,其前方为胸腺,后方为右肺动脉。左心房居右心房的后上方,

后邻食管胸段最右侧的部分。

右主支气管于胸骨角平面行向右下,其后方与右胸膜腔之间可见奇静脉。右肺和右胸膜腔出现,居纵隔的后方(图3-22)。

### 七、上腔静脉层面(断层七)

关键结构:上腔静脉,右肺根,右心房。

此断层为正中矢状面右侧第4断层,经上腔静脉。右颈内静脉下行于胸锁乳突肌的后方,在锁骨后上方与右锁骨下静脉合成右头臂静脉,后者与左头臂静脉于右第1胸肋结合后方合成**上腔静脉** superior vena cava。上腔静脉几乎垂直下行,至右第3肋软骨水平,自右心耳后方汇入右心房。对30例胸部连续矢状断层标本研究后得出:上腔静脉多出现于正中矢状面右侧第3断层(48.4%)和第4断层(32.3%)。下腔静脉在膈以下接受肝右静脉,然后向上穿过膈注入右心房。

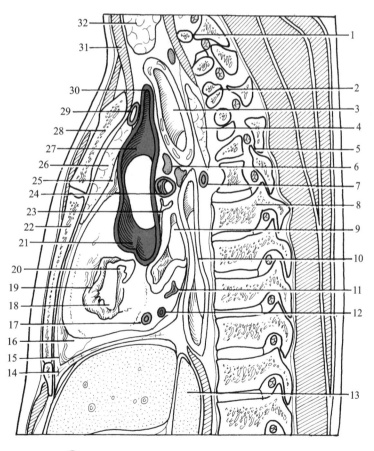

**图 3-21　经头臂干起始处的矢状断面(断层五)**

1. 第1肋骨头　2. 第3肋头关节　3. 气管　4. 右肺上叶　5. 关节突关节　6. 隆嵴下淋巴结　7. 奇静脉　8. 第6胸椎椎体　9. 左心房　10. 食管　11. 心大静脉　12. 右冠状动脉后室间支　13. 肝尾状叶　14. 膈　15. 纤维性心包　16. 心包腔　17. 心中静脉　18. 右心室　19. 三尖瓣前尖　20. 三尖瓣后尖　21. 主动脉瓣　22. 胸骨体　23. 心包横窦　24. 右肺动脉　25. 心包上隐窝　26. 胸腺　27. 主动脉弓　28. 胸骨柄　29. 左头臂静脉　30. 头臂干　31. 胸骨甲状肌　32. 甲状腺

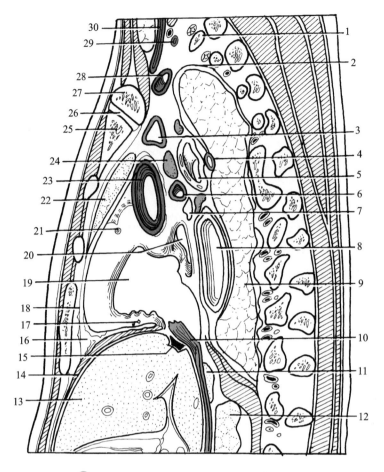

图 3-22　经右胸锁关节的矢状断面（断层六）

1. 第1肋　2. 胸膜顶　3. 左头臂静脉　4. 奇静脉　5. 右主支气管　6. 右肺动脉　7. 心包斜窦　8. 食管　9. 右肺下叶　10. 下腔静脉　11. 肝尾状叶　12. 右肾上腺　13. 肝左外叶　14. 膈　15. 肝左静脉口　16. 心包腔　17. 右冠状动脉后室间支　18. 纤维性心包　19. 右心房　20. 左心房　21. 右冠状动脉　22. 胸腺　23. 升主动脉　24. 隆嵴下淋巴结　25. 胸骨柄　26. 胸锁关节　27. 锁骨　28. 右锁骨下动脉　29. 右椎动脉　30. 右颈总动脉

右肺根出现于上腔静脉后方，其上方可见奇静脉弓注入上腔静脉。于右肺根内，自上而下依次可见右肺上叶支气管、右肺动脉、右肺中间支气管、右上肺静脉和右下肺静脉。右肺中叶出现于右心耳与上腔静脉的前方，右肺上叶和下叶则位于心和上腔静脉的右方，斜裂尚未伸入此处（图 3-23）。

## 八、右心房右侧份层面（断层八）

关键结构：右心房，右肺门。

此断层为正中矢状面右侧第 5 断层，经右心房右侧份。颈外静脉于锁骨后方汇入锁骨下静脉，锁骨下动脉和臂丛的干行于前、中斜角肌之间的斜角肌间隙中，其下方紧邻胸膜顶。

心仅存右心房的右侧部分，其内面有平行的梳状肌。

肺断面明显增大，并出现斜裂。上叶尖段支气管位于肺门的最上方，斜向外上方进入肺尖，前段支气管和后段支气管分别走向前下方和后上方，进入相应肺段。叶间动脉居斜裂内，正在分出中叶动脉和下叶动脉。中叶支气管已分出，行向前下外而至右肺中叶。下叶支气管较粗，已分出上段支气管和内侧底段支气管（图 3-24）。

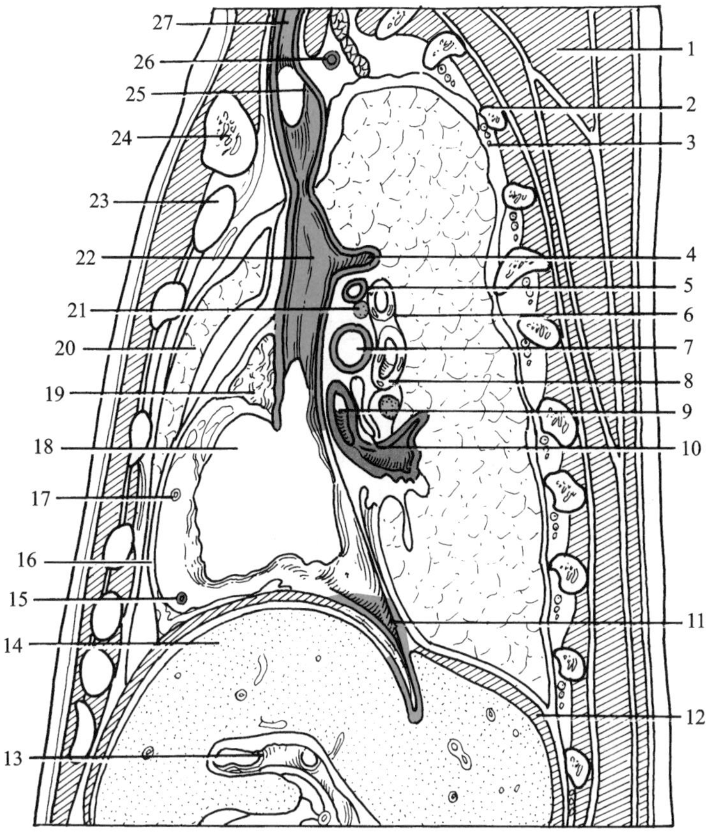

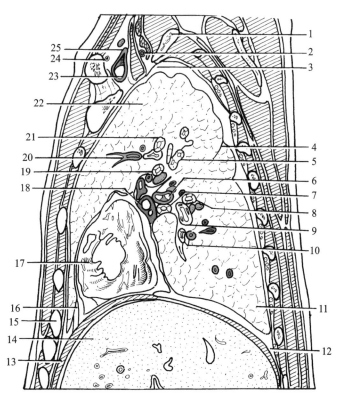

**图 3-23　经上腔静脉的矢状断面（断层七）**

1. 肩胛提肌　2. 第 3 肋　3. 肋间后血管、神经　4. 奇静脉弓　5. 右肺上叶动脉　6. 右肺上叶支气管　7. 右肺动脉　8. 中间支气管　9. 右上肺静脉　10. 右下肺静脉　11. 下腔静脉　12. 膈　13. 肝门静脉左支矢状部　14. 肝右叶　15. 右冠状动脉右缘支　16. 纤维性心包　17. 右冠状动脉　18. 右心房　19. 右心耳　20. 右肺中叶　21. 右肺门淋巴结　22. 上腔静脉　23. 第 1 肋软骨　24 锁骨　25. 右锁骨下静脉　26. 右锁骨下动脉　27. 右颈内静脉

**图 3-24　经右心房右侧份的矢状断面（断层八）**

1. 第 1 肋　2. 右锁骨下动脉　3. 胸膜顶　4. 斜裂　5. 右肺后段支气管　6. 叶间动脉　7. 中叶支气管　8. 右肺上段支气管　9. 右肺下叶支气管基底干　10. 右肺内侧底段支气管、动脉　11. 右肺下叶　12. 肋膈隐窝　13. 膈　14. 肝右叶　15. 第 6 肋软骨　16. 纤维性心包　17. 右心房　18. 右上肺静脉　19. 右肺前段支气管　20. 右肺前段动脉　21. 右肺尖段支气管　22. 右肺上叶　23. 右锁骨下静脉　24. 颈横静脉　25. 颈外静脉

（王　凡）

139

## ▶▶▶ 第四节　纵隔连续冠状断层解剖 ◀◀◀

### 一、胸骨柄层面（断层一）

关键结构：胸腺，左心室，右心室

上纵隔居胸骨柄下方,由胸腺和脂肪组织充填。下纵隔由心及周围的心包所占据。心 2/3 位于中线的左侧,1/3 位于中线右侧。**左心室**位于心的左侧,有较厚的室壁围绕。右心室位于右侧,在房室口见三尖瓣附着,前尖位于上方,后尖位于下方,隔侧尖靠近内侧,并通过腱索连于室壁上的乳头肌。前尖左上方为右心室流出道,它向左上方延伸,与肺动脉口相连（图 3-25）。

### 二、肺动脉口层面（断层二）

关键结构：胸腺,右心房,左心室,肺动脉口。

上纵隔仍为胸腺及脂肪占据。左心室腔较前一断面增大。腔内能见二尖瓣前尖的腱索行向右下方与左心室前乳头肌相连。**右心房** right atrium 已出现,位于心的右下方,右心耳位于右心房的右侧和上方,内有许多梳状肌。**肺动脉口** orifice of pulmonary trunk 和**主动脉口** aortic orifice 介于右心房和左心室之间上方。肺动脉口位于主动脉口的左上方,腔内有肺动脉瓣附着（图 3-26）。

### 三、升主动脉层面（断层三）

关键结构：升主动脉,左心室,头臂静脉,上腔静脉。

此断层经过主动脉口和升主动脉。上纵隔内胸腺消失,气管位于上纵隔最上方中间。气管下方见左头臂静脉行向右下与右头臂静脉汇合成上腔静脉。上腔静脉垂直下行汇入右心房。右心房腔较前一断面缩小,腔内见**冠状窦口** orifice of coronary sinus 开口于右心房的左下壁,左心室通过流出道向右上与主动脉口相续,腔内可见二尖瓣,其中前尖靠右侧,较大,介于左房室口与主动脉口之间;后尖位于右下方,较小,二尖均通过腱索与乳头肌相连。主动脉口位于左心室的右上方,附有主动脉右瓣和后瓣。升主动脉由主动脉口行向右上,然后弯向左上。在它的右侧与上腔静脉之间隔以心包腔,在影像诊断时要注意与主动脉夹层动脉瘤相鉴别。肺动脉干位于升主动脉左侧凹陷处（图 3-27）。

### 四、肺动脉杈层面（断层四）

关键结构：肺动脉杈,主动脉弓,左心房。

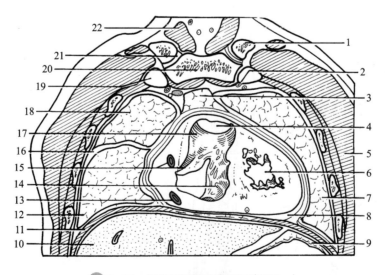

**图 3-25　经胸骨柄的冠状断面（断层一）**

1. 锁骨　2. 胸廓内动脉　3. 胸腺　4. 肺动脉口　5. 胸大肌　6. 左心室　7. 左肺上叶　8. 心包腔　9. 胃　10. 肝右叶　11. 膈　12. 右肺中叶　13. 右冠状动脉　14. 三尖瓣隔侧尖　15. 三尖瓣前尖及右冠状动脉　16. 水平裂　17. 动脉圆锥　18. 右肺上叶　19. 第 1 肋　20. 胸骨柄　21. 胸锁关节　22. 胸锁乳突肌

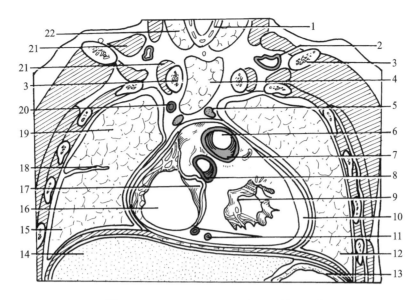

**图** 3-26 经肺动脉口的冠状断面(断层二)

1. 气管 2. 左锁骨下静脉 3. 锁骨 4. 胸腺 5. 前纵隔淋巴结 6. 肺动脉口 7. 肺动脉瓣 8. 主动脉口 9. 二尖瓣前尖 10. 心包腔 11. 右冠状动脉和心中静脉 12. 左肺上叶 13. 胃 14. 肝右叶 15. 右肺中叶 16. 右心房 17. 三尖瓣隔侧尖 18. 水平裂 19. 右肺上叶 20. 胸廓内动脉 21. 胸锁乳突肌 22. 甲状腺

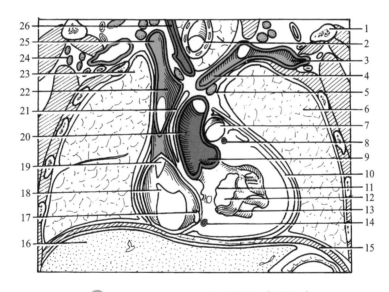

**图** 3-27 经升主动脉的冠状断面(断层三)

1. 锁骨 2. 气管与甲状腺 3. 左锁骨下静脉 4. 左头臂静脉 5. 左上气管旁淋巴结 6. 左肺上叶 7. 肺动脉干 8. 左冠状动脉 9. 主动脉瓣 10. 心包腔 11. 二尖瓣前尖 12. 左心室 13. 二尖瓣后尖 14. 右冠状动脉 15. 膈 16. 肝右叶 17. 冠状窦口 18. 右心房 19. 上腔静脉口 20. 升主动脉 21. 心包腔 22. 上腔静脉 23. 右肺上叶 24. 锁骨上淋巴结 25. 右头臂静脉 26. 椎动脉

**气管**位置较前一层面更低,呈椭圆形,其周围可见气管旁淋巴结。食管位于气管的左上方,切面呈一弯月,在活体上根据充盈状况,食管形态变化较大。主动脉弓位于气管的左下方,常能见其发出左颈总动脉或左锁骨下动脉。肺动脉干以及分支左、右肺动脉在断层上呈一长椭圆形,并且左侧较

右侧高。左肺动脉越始处与主动脉弓左下方之间裂隙为心包上隐窝的一部分。上腔静脉位于右肺动脉右侧,上端有奇静脉的开口。在上腔静脉下方见下腔静脉汇入右心房,汇入处下方见肝左、中静脉开口。左心室较前一断层显著缩小,大部分为左心房所占据,左心耳位于左心房的左上方(图3-28)。

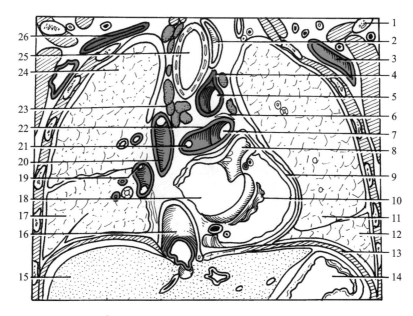

图 3-28  经肺动脉杈的冠状断面 (断层四)

1. 锁骨  2. 食管  3. 左锁骨下静脉  4. 左颈总动脉  5. 主动脉弓  6. 心包横窦  7. 左肺动脉  8. 左心耳  9. 心包腔  10. 左心室  11. 左肺上叶  12. 左肺下叶  13. 膈  14. 胃  15. 肝右叶  16. 下腔静脉  17. 右肺中叶  18. 左心房  19. 右肺中叶动脉  20. 上腔静脉  21. 右肺动脉  22. 肺动脉杈  23. 气管旁淋巴结  24. 右肺上叶  25. 气管  26. 右锁骨下动脉

## 五、气管杈层面 (断层五)

关键结构:气管杈,左心房。

断面内气管位置进一步降低,末端分出左、右主支气管,形成呈"人"字形的**气管杈** bifurcation of trachea。食管和胸主动脉位于气管及左主支气管的左侧。在左、右主支气管的两侧,肺门诸结构出现。右主支气管行向外下行时发出上叶支气管,然后向下延续为中间支气管分支至右肺中、下叶。右肺动脉位于中间支气管的外上方。左主支气管向左下方经肺门伸至肺实质,延续为左肺下叶支气管。在"人"字形的气管杈下方可见**隆嵴下淋巴结** subcarinal nodes,再向下是左心房,这是心最靠后的一部分,四周仍有心包所围绕。填充于冠状沟的心外脂肪位于左心房的左下方(图 3-29)。

## 六、食管层面 (断层六)

关键结构:食管,胸主动脉,左、右肺门。

该层面通过后纵隔的食管。食管自第 2 胸椎下方始,先稍偏向右,自心包后方向下逐渐行向左前下,穿膈的食管裂孔,移行于食管腹段并与胃的贲门相接。**奇静脉弓** arch of azygos vein 位于食管上部的右侧,恰位于右肺斜裂内侧端处。在食管由右向左偏斜处,其前方被心包最后部分所遮掩,心包两侧分别为右下肺静脉和左下肺静脉,前者较后者低。胸主动脉位于食管上部的左侧,切面呈椭圆形,胸主动脉将进一步向下,在下一层面较完整出现。胸导管出现在胸主动脉左上方与纵隔胸膜之间。

右肺下叶后底段支气管位于右下肺静脉外侧,行向后下;外侧底段支气管行向外下。左肺下叶支气管位于肺门中心的位置,左下肺静脉位其内下方,左肺动脉位于外上方。在支气管周围可见气管支气管淋巴结(图 3-30)。

## 七、奇静脉层面 (断层七)

关键结构:奇静脉,胸主动脉。

此层面为纵隔冠状断层的最后一个层面,后纵隔的区域进一步变窄,仅剩位于脊柱前方的部分。食管已消失,**奇静脉**出现。胸主动脉位于奇静脉左侧,向下逐渐行向脊柱的前方,穿膈的主动脉裂孔移行为腹主动脉。主动脉右后壁可见肋间后动脉的开口(图 3-31)。

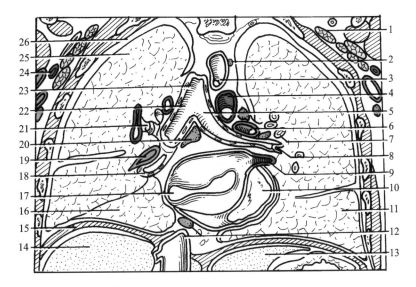

**图 3-29 经气管权的冠状断面(断层五)**

1. 臂丛 2. 胸导管 3. 食管 4. 主动脉降部 5. 左主支气管 6. 左肺动脉 7. 左肺上叶支气管舌干 8. 左肺下叶支气管 9. 左上肺静脉 10. 左心室 11. 左肺下叶 12. 下腔静脉和后纵隔淋巴结 13. 肝左叶 14. 肝右叶 15. 膈 16. 右肺下叶 17. 左心房 18. 右肺中叶支气管 19. 右肺动脉降干 20. 隆嵴下淋巴结 21. 右肺上叶支气管 22. 右主支气管 23. 气管 24. 腋动脉 25. 右肺上叶 26. 胸膜腔

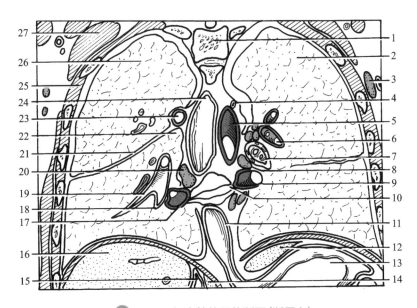

**图 3-30 经食管的冠状断面(断层六)**

1. 第1胸椎 2. 左肺上叶 3. 腋淋巴结 4. 胸导管 5. 胸主动脉 6. 左肺动脉 7. 左肺下叶支气管 8. 左气管支气管淋巴结 9. 左下肺静脉 10. 心包 11. 食管 12. 肝左叶 13. 胃 14. 肝尾状叶 15. 下腔静脉 16. 肝右叶 17. 右下肺静脉 18. 右肺后底段支气管 19. 右肺外侧底段支气管 20. 右气管支气管淋巴结 21. 右肺斜裂 22. 右肺下叶 23. 奇静脉弓 24. 食管 25. 肋间外肌 26. 右肺上叶 27. 肩胛下肌

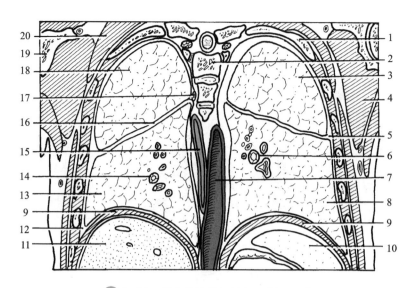

图 3-31　经奇静脉的冠状断面(断层七)

1. 第 1 肋　2. 第 2 胸椎　3. 左肺上叶　4. 肩胛下肌　5. 左肺斜裂　6. 左肺内前底段支气管　7. 胸
主动脉　8. 左肺下叶　9. 膈　10. 脾　11. 肝右叶　12. 肋膈隐窝　13. 右肺下叶　14. 右肺后底段
支气管　15. 奇静脉　16. 右肺斜裂　17. 肋间后静脉　18. 右肺上叶　19. 肩胛骨　20. 前锯肌

（黄海辉）

## ▶▶▶　第五节　纵隔淋巴结断层解剖　◀◀◀

**纵隔淋巴结** mediastinal lymph nodes 于 CT 图
像上表现为在纵隔一定部位出现的无强化的软组
织密度影,低于血管密度,多呈圆形或椭圆形,不能
像血管那样向外延伸。目前,CT 是显示纵隔淋巴
结较为精确的方法之一,已常规用于肺癌的术前分
期诊断。但这些淋巴结分布复杂,数目众多,大小
不一,给分析纵隔的 CT 图像带来一定困难,常致
误诊。因此,学习纵隔淋巴结的断层解剖具有重要
的临床意义。

### 一、纵隔淋巴结的分区

关于纵隔淋巴结的分区,目前国际上多采用
美国胸科学会肺局部淋巴结图(American Thoracic
Society map of regional pulmonary nodes,ATS)(图 3-32,
33,表 3-1),该图是在美国癌分期和结局报告联席委
员会(American Jiont Committee for Cancer Staging and
End Results Reporting,AJC)制定的肺局部淋巴结分
类法的基础上改良而成的一种新的分区法。

ATS 图中纵隔淋巴结分区的主要划线为"一
竖、四横、一斜"。竖线为气管的正中垂线,区分开
气管左、右侧的淋巴结群。四条横线中第一条横线
为经主动脉弓上缘的水平线,将右侧的气管旁淋巴

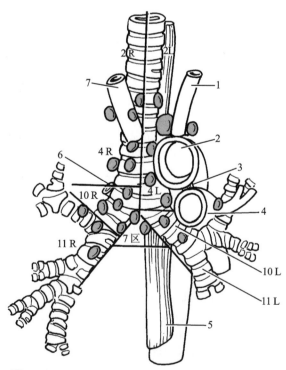

图 3-32　肺局部淋巴结 ATS 图(6 区和 8 区因位于
其他区的前或后而未能绘入)

1. 左颈总动脉　2. 主动脉弓　3. 动脉韧带　4. 左肺动脉
5. 食管　6. 奇静脉弓　7. 头臂干

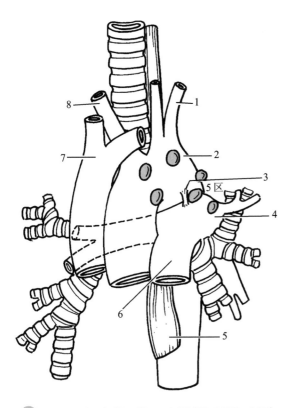

结分为上方的 2R 区和下方的 4R 区,将左侧的气管旁淋巴结分为上方的 2L 区和下方的 4L 区;第二条横线为经奇静脉弓上缘的水平线,分开 4R 区和 10R 区;第三条横线为经气管隆嵴上缘的水平线,分开 4L 区和 10L 区;第四条横线为经左肺下叶支气管起始部的水平线,为 7 区的下界和 11L 区的上界。斜线为自右肺上叶支气管起始部斜向右上的线,是 10R 区和 11R 区的分界。

肺癌的淋巴转移有特定的、复杂的途径,了解纵隔淋巴结的分区对掌握肺癌的淋巴转移、术前分期和预后等均有重要作用。肺癌的淋巴转移可分为三站:第 1 站(N1)为 ATS 图中的 10、11 区;第 2 站(N2)包括 2、4、5、6、7、8 和 9 区;如果癌细胞侵及斜角肌淋巴结或更远的淋巴结,则为远距离转移,即第 3 站。ATS 图中的第 10 区和第 4 区被认为是预测肺癌可切除性和生存率的关键部位。

### 二、纵隔淋巴结的数目和大小

关于纵隔淋巴结的数目和大小,各家的研究结果并不一致。现介绍美国人 Glazer 用 CT 图像及日本人 Kiyono 用 40 具整尸的研究结果(表 3-2 至表 3-4)。

**图 3-33　肺局部淋巴结 ATS 图(示 5 区和 6 区)**
1. 左锁骨下动脉　2. 主动脉弓　3. 动脉韧带　4. 左肺动脉
5. 食管　6. 肺动脉干　7. 上腔静脉　8. 头臂干

表 3-1　肺局部淋巴结 ATS 图注解

| 区 | 名　称 |
| --- | --- |
| X | **锁骨上淋巴结** supraclavicular nodes |
| 2R | **右上气管旁淋巴结** right upper paratracheal nodes:居气管中线右侧,位于头臂干起点平面对应的气管右缘处与肺尖之间 |
| 2L | **左上气管旁淋巴结** left upper paratracheal nodes:居气管中线左侧,位于主动脉弓的顶和肺尖之间 |
| 4R | **右下气管旁淋巴结** right lower paratracheal nodes:居气管中线右侧,位于奇静脉上缘和头臂干起点平面对应的气管右缘处之间(包括一些气管前和腔静脉旁淋巴结) |
| 4L | **左下气管旁淋巴结** left lower paratracheal nodes:居气管中线左侧,位于主动脉弓的顶和气管隆嵴平面之间,动脉韧带内侧(包括一些气管前淋巴结) |
| 5 | **主动脉肺淋巴结** aortopulmonary nodes:包括主动脉下和主动脉旁淋巴结,位于动脉韧带、主动脉或左肺动脉的外侧,左肺动脉第 1 支的近侧 |
| 6 | **前纵隔淋巴结** anterior mediastinal nodes:升主动脉或头臂干前方的淋巴结(包括一些气管前和主动脉前淋巴结) |
| 7 | **隆嵴下淋巴结** subcarinal nodes:居气管隆嵴下方隆嵴下间隙内,左肺下叶支气管起始平面以上 |
| 8 | **食管旁淋巴结** paraesophageal nodes:居气管后方和食管两侧(包括气管后淋巴结) |
| 9 | **肺韧带淋巴结** right or left pulmonary ligament nodes:居双侧肺韧带内 |
| 10R | **右气管支气管淋巴结** right tracheobronchial nodes:居气管中线右侧,从奇静脉上缘平面至右肺上叶支气管起始处 |

续表

| 区 | 名 称 |
|---|---|
| 10L | **左支气管旁淋巴结** left peribronchial nodes：居气管中线左侧,气管隆嵴平面与左肺上叶支气管起始部之间,动脉韧带内侧 |
| 11 | **肺内淋巴结** intrapulmonary nodes：左、右肺内及主支气管或支气管隆嵴远侧的淋巴结(包括叶间、叶和段淋巴结) |

表 3-2　56 例 CT 受检者中正常纵隔淋巴结的数目

| 区 | 检出淋巴结的患者数(%) | 平均数目($\overline{X} \pm S$) | 最大数目 |
|---|---|---|---|
| 2R | 53(94.6) | 2.1 ± 1.3 | 6 |
| 2L | 42(75.0) | 1.9 ± 1.6 | 6 |
| 4R | 56(100) | 3.2 ± 2.0 | 10 |
| 4L | 47(83.9) | 2.1 ± 1.6 | 7 |
| 5 | 33(58.9) | 1.2 ± 1.1 | 3 |
| 6 | 48(85.7) | 4.8 ± 3.5 | 12 |
| 7 | 53(94.6) | 1.7 ± 1.1 | 6 |
| 8R | 32(57.1) | 1.0 ± 1.1 | 4 |
| 8L | 25(44.6) | 0.8 ± 1.2 | 6 |
| 10R | 56(100) | 2.0 ± 1.3 | 7 |
| 10L | 39(69.6) | 1.0 ± 0.8 | 3 |

表 3-3　40 例尸体中正常纵隔淋巴结的数目

| 区 | 具有淋巴结的尸体数目(%) | 平均数目($\overline{X} \pm S$) | 最大数目 |
|---|---|---|---|
| 2R | 32(80) | 2.5 ± 2.2 | 11 |
| 2L | 27(68) | 2.1 ± 2.2 | 7 |
| 4R | 39(98) | 4.8 ± 2.8 | 11 |
| 4L | 39(98) | 4.5 ± 2.9 | 16 |
| 5 | 23(58) | 1.1 ± 1.4 | 6 |
| 6 | 34(85) | 1.7 ± 3.9 | 15 |
| 7 | 40(100) | 1.9 ± 1.4 | 6 |
| 8R | 23(58) | 1.2 ± 1.4 | 6 |
| 8L | 20(50) | 1.1 ± 1.4 | 5 |
| 9R | 4(10) | 0.1 ± 0.4 | 2 |
| 9L | 14(35) | 0.5 ± 0.8 | 3 |
| 10R | 38(95) | 3.5 ± 2.3 | 10 |
| 10L | 36(90) | 2.4 ± 1.9 | 7 |

表 3-4　正常纵隔淋巴结的大小

| 区 | 平均短横径(mm) | | 范围(尸体)(mm) |
|---|---|---|---|
| | CT(56 例) | 尸体(40 例) | |
| 2R | 3.5 | 3.7 | 1.3~8.6 |
| 2L | 3.3 | 2.9 | 1.2~6.0 |
| 4R | 5.0 | 4.0 | 1.0~13.4 |
| 4L | 4.7 | 4.1 | 1.0~14.0 |
| 5 | 4.7 | 3.6 | 0.8~8.7 |
| 6 | 4.1 | 3.3 | 1.0~9.5 |
| 7 | 6.2 | 5.6 | 1.3~14.0 |
| 8R | 4.4 | 3.7 | 1.0~7.7 |
| 8L | 3.8 | 2.9 | 1.0~7.1 |
| 9R | 2.4 | | 1.8~9.0 |
| 9L | | 3.2 | 1.6~7.0 |
| 10R | 5.9 | 4.5 | 1.2~14.8 |
| 10L | 4.0 | 3.5 | 1.0~8.7 |

由表 3-2 和表 3-3 可知,纵隔淋巴结的数目以 6 区和 4 区为最多,其次为 2 区和 10R 区。**气管旁淋巴结**右多于左。

从纵隔淋巴结的大小特点来看,气管旁淋巴结右大于左,下大于上。**隆嵴下淋巴结**(7 区)常见由 2~3 个淋巴结融合成一淋巴巨结,为纵隔内最大的淋巴结。正常纵隔淋巴结的径线最大值标准称为纵隔淋巴结肿大的**阈值** threshold。Glazer 以 10 mm 作为 CT 横扫时纵隔淋巴结肿大的短横径阈值;Kiyono 等以 8~12 mm 作为纵隔淋巴结肿大的短横径阈值(表 3-5),而以 10~25 mm 作为纵隔淋巴结肿大的长横径阈值。目前,多数学者认为纵隔淋巴结肿大的阈值应以短横径为标准,并应根据纵隔的不同区域分别确定。前者是因为短横径受纵隔淋巴结的空间方位和形态变化等影响较小,因而较为准确;后者是

因为不同区域的正常纵隔淋巴结大小差别较大,因而按区域分别确定纵隔淋巴结肿大的阈值则更为可靠。按纵隔各区淋巴结的大小排列,最大的是隆嵴下淋巴结(7 区),其次是右气管支气管淋巴结(10R),然后依次为 4 区、5 区和 10L 等。因此,Kiyono 等建议正常纵隔淋巴结的最大短横径标准为:7 区为 12 mm;4 区和 10R 为 10 mm;其余各区均为 8 mm。

临床实践证明,确定纵隔淋巴结是否有癌细胞转移,不能只看淋巴结的大小,还要考虑到炎症和结核等引起的良性增生以及肺癌的细胞类型等。也就是说淋巴结肿大不一定是癌细胞转移,而癌细胞转移的淋巴结早期又不一定肿大。假阳性和假阴性的存在明显影响诊断的准确率,因此有人提出即使定为病理性淋巴结肿大,也不能判断其为良性或恶性。另外,阈值确定的高与低与诊断的敏感

表 3-5　判断纵隔淋巴结肿大的阈值

| 区 | 短横径(mm) | | 区 | 短横径(mm) | |
|---|---|---|---|---|---|
| | CT | 尸体 | | CT | 尸体 |
| 2 | 7 | 8 | 8R | 10 | 8 |
| 4 | 10 | 10 | 8L | 7 | 8 |
| 5 | 9 | 8 | 9 | — | 8 |
| 6 | 8 | 8 | 10L | 10 | 8 |
| 7 | 11 | 12 | 10R | 7 | 10 |

性和特异性密切相关,有研究证实:当阈值由 5 mm 提高到 15 mm 时,敏感性从 95% 降至 48%,而特异性从 23% 升至 93%,两者互为消长。

### 三、纵隔淋巴结的断层解剖

#### (一)主动脉弓三大分支层面

前纵隔淋巴结(6 区)位于血管前间隙内,可分为左、右群,左群常位于左颈总动脉起始处左前方,或沿左头臂静脉排列;右群见于右头臂静脉前方,此群较常见,数目亦多于左群,老年人常钙化。于气管左、右侧分别可见左上支气管旁淋巴结(2L)和右上支气管旁淋巴结(2R)(图 3-34)。于正常 CT 图像上,前纵隔淋巴结很少见到,左、右上气管旁淋巴结较常见,但以 2R 更常见(图 3-35)。

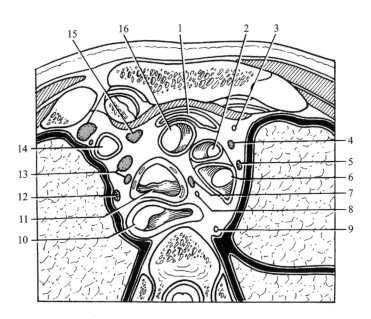

图 3-34  经主动脉弓三大分支的横断面

1. 左头臂静脉  2. 左颈总动脉  3. 左膈神经  4. 前纵隔淋巴结(6 区)  5. 左迷走神经  6. 左锁骨下动脉  7. 左上气管旁淋巴结(2L)  8. 左喉返神经  9. 胸导管  10. 食管  11. 气管  12. 右迷走神经  13. 右上气管旁淋巴结(2R)  14. 右头臂静脉  15. 前纵隔淋巴结(6 区)  16. 头臂干

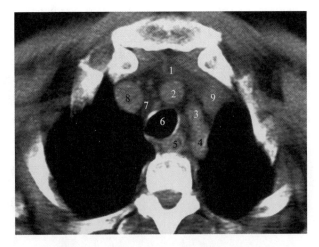

图 3-35  经主动脉弓三大分支的 CT 图像

1. 血管前间隙  2. 头臂干  3. 左颈总动脉  4. 左锁骨下动脉  5. 食管  6. 气管  7. 右上气管旁淋巴结(2R)  8. 右头臂静脉  9. 左头臂静脉

（二）主动脉弓层面

前纵隔淋巴结（6区）右群依然可见，位于胸腺右叶的右前方。在上腔静脉与气管之间，可见2个右下气管旁淋巴结（4R）（图3-36）。在CT图像上（图3-37），上腔静脉后方和气管之间为一低密度三角区，称**气管前间隙**或气管前腔静脉后间隙，该间隙内常见直径小于7 mm的右下气管旁淋巴结（4R）。

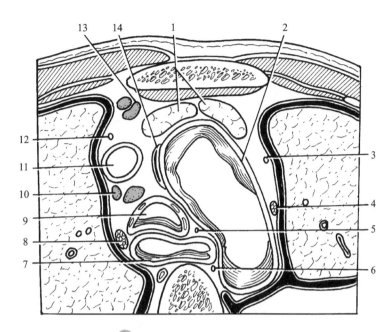

图3-36 经主动脉弓的横断面

1. 胸腺 2. 主动脉弓 3. 左膈神经 4. 左迷走神经 5. 左喉返神经 6. 胸导管 7. 食管 8. 右迷走神经 9. 气管 10. 右下气管旁淋巴结（4R） 11. 上腔静脉 12. 右膈神经 13. 前纵隔淋巴结（6区） 14. 心包上隐窝

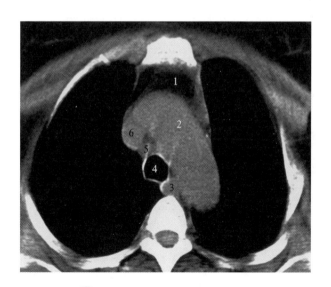

图3-37 经主动脉弓的CT图像

1. 血管前间隙 2. 主动脉弓 3. 食管 4. 气管
5. 右下气管旁淋巴结（4R） 6. 上腔静脉

149

（三）主动脉肺动脉窗层面

　　在上腔静脉前方的血管前间隙内可见 3 个前纵隔淋巴结(6 区)，此处淋巴结在断层标本上恒定存在。右气管支气管淋巴结(10R)位于上腔静脉与气管权之间，此区常见一较大的淋巴结位于奇静脉弓的内下方，该结称为**奇静脉淋巴结** azygos vein lymph node。在气管权左侧与动脉韧带之间可见左下气管旁淋巴结(4L)。于动脉韧带外侧，左肺动脉第一支的周围有 3 个**主动脉肺淋巴结**(5 区)。于气管权后方、食管的右侧可见右**食管旁淋巴结**(8R)(图 3-38,39)。

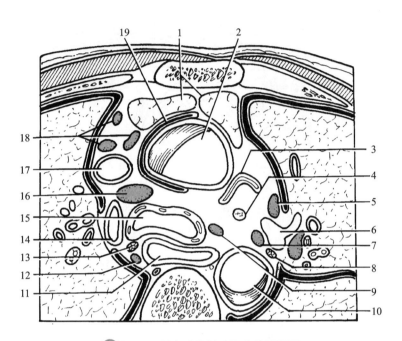

**图** 3-38　经主动脉肺动脉窗的横断面

1. 胸腺　2. 升主动脉　3. 肺动脉干　4. 动脉韧带　5. 主动脉肺淋巴结(5 区)　6. 左肺动脉第 1 支　7. 主动脉肺淋巴结(5 区)　8. 左迷走神经　9. 左下气管旁淋巴结(4L)　10. 降主动脉　11. 食管　12. 右食管旁淋巴结(8R)　13. 右迷走神经　14. 奇静脉弓　15. 气管权　16. 右气管支气管淋巴结(10R)　17. 上腔静脉　18. 前纵隔淋巴结(6 区)　19. 心包上隐窝

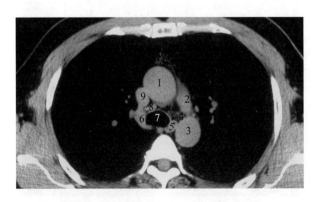

**图** 3-39　经主动脉肺动脉窗的 CT 图像

1. 升主动脉　2. 左肺动脉　3. 胸主动脉　4. 左下气管旁淋巴结(4L)　5. 食管　6. 奇静脉弓　7. 气管　8. 奇静脉淋巴结(10R)　9. 上腔静脉

（四）肺动脉权和隆嵴下间隙层面

气管已分为左、右主支气管,在隆嵴下间隙内可见一巨大的隆嵴下淋巴结(7区),为纵隔内最大、最常见的淋巴结。在左肺动脉外侧、左肺尖后段支气管的内侧可见一主动脉肺淋巴结(5区),而左支气管旁淋巴结(10L)则居左主支气管的外侧、左肺动脉内后方(图3-40,41)。

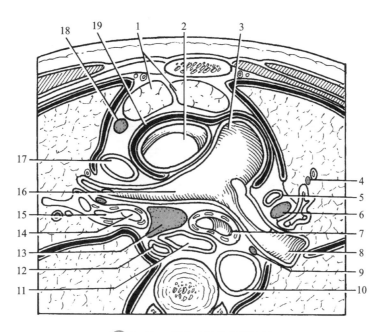

图3-40 经肺动脉权的横断面

1. 胸腺 2. 升主动脉 3. 肺动脉干 4. 左肺前段淋巴结(11L) 5. 左上肺静脉属支 6. 主动脉肺淋巴结(5区) 7. 左主支气管 8. 左肺动脉 9. 左支气管旁淋巴结(10L) 10. 降主动脉 11. 食管 12. 奇静脉 13. 隆嵴下淋巴结(7区) 14. 右主支气管 15. 右肺上叶支气管 16. 右肺动脉 17. 上腔静脉 18. 前纵隔淋巴结(6区) 19. 心包上隐窝

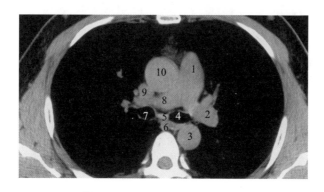

图3-41 经肺动脉权的CT图像

1. 肺动脉干 2. 左肺动脉 3. 胸主动脉 4. 左主支气管 5. 隆嵴下淋巴结(7区) 6. 食管 7. 右主支气管 8. 右肺动脉 9. 上腔静脉 10. 升主动脉

（五）右肺动脉和左肺上叶支气管层面
右肺动脉后方和食管前方仍可见隆嵴下淋巴

结(7区)，左、右肺门内可见左、右支气管肺淋巴结
(11L,10R)（图3-42,43）。

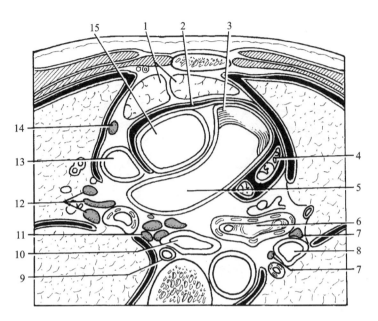

图3-42　经右肺动脉和左肺上叶支气管的横断面

1. 胸腺　2. 心包上隐窝　3. 肺动脉干　4. 左心耳　5. 右肺动脉　6. 左肺上
叶支气管　7. 左支气管旁淋巴结(10L)　8. 左肺下叶动脉　9. 奇静脉　10. 食
管　11. 隆嵴下淋巴结(7区)　12. 右肺门淋巴结(11R)　13. 上腔静脉　14. 前
纵隔淋巴结(6区)　15. 升主动脉

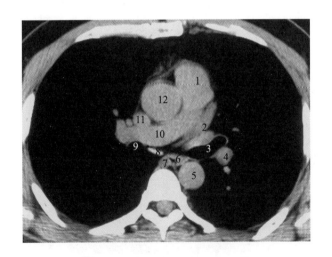

图3-43　经右肺动脉的 CT 图像

1. 肺动脉干　2. 左心耳　3. 左肺上叶支气管　4. 左肺下叶动脉　5. 胸
主动脉　6. 食管　7. 奇静脉　8. 隆嵴下淋巴结(7区)　9. 中间支气
管　10. 右肺动脉　11. 上腔静脉　12. 升主动脉

（六）上肺静脉层面

此层面可见食管两侧的食管旁淋巴结(8R, 8L),左、右肺门内有**支气管肺淋巴结**(11R,11L),在正常 CT 图像上,上述淋巴结罕见(图 3-44,45)。

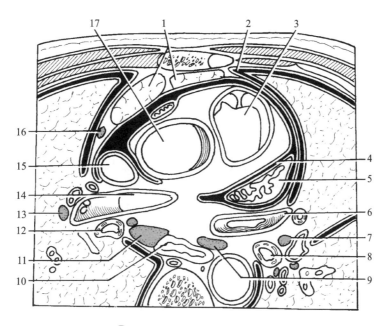

图 3-44　经上肺静脉的横断面

1. 胸腺　2. 肋纵隔隐窝　3. 肺动脉口　4. 心包横窦　5. 左心耳　6. 左上肺静脉　7. 左肺门淋巴结(11L)　8. 左肺下叶支气管　9. 左食管旁淋巴结(8L)　10. 食管　11. 右食管旁淋巴结(8R)　12. 中间支气管　13. 右肺门淋巴结(11R)　14. 右上肺静脉　15. 上腔静脉　16. 前纵隔淋巴结(6 区)　17. 升主动脉

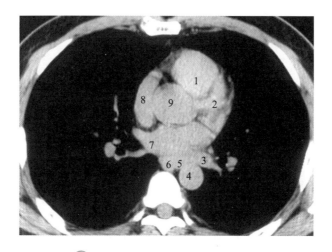

图 3-45　经右上肺静脉的 CT 图像

1. 肺动脉圆锥　2. 左心耳　3. 左下肺静脉　4. 胸主动脉　5. 左食管旁淋巴结(8R)　6. 食管　7. 右上肺静脉　8. 右心耳　9. 升主动脉

## 四、易被误诊为淋巴结肿大的纵隔内结构

### (一) 纵隔血管

**1. 迷走右锁骨下动脉** 是纵隔内最多见的动脉先天性畸形,发生率为 0.5%。它起自主动脉弓的后面,自左向右在食管和气管后方呈倾斜走行。正确诊断的依据是头臂干较正常细小。

**2. 右主动脉弓** 主动脉弓位于右侧,在解剖标本中的出现率为 0.7%,男性多于女性。

**3. 左肺动脉** 主动脉肺动脉窗 CT 表现为脂肪密度区,恰位于主动脉弓下方和左肺动脉上方之间。当切及左肺动脉上缘时,其图像类似主动脉肺动脉窗内增大的淋巴结。

**4. 左头臂静脉** 大小和形态有很大变异,偶可见明显扩张而类似增大的淋巴结。

**5. 右上肋间静脉** 于脊柱右侧可见右上肋间静脉,类似增大的后纵隔淋巴结。

**6. 左上肋间静脉** 在汇入左头臂静脉前,走行在主动脉弓的外侧,可类似主动脉外侧增大淋巴结或主动脉夹层动脉瘤。常见于侧支循环致肋间静脉扩张的患者,如上腔静脉阻塞、下腔静脉汇入半奇静脉内。

**7. 永存的左上腔静脉** perpetual left superior vena cava 是体静脉回流中最多见的解剖变异(0.3%),该静脉由左颈内静脉和左锁骨下静脉汇合而成,沿纵隔左侧走行,通过主动脉弓的下方和左肺动脉前方,汇入冠状窦。约有 85% 的人仍有右上腔静脉。

**8. 奇静脉** 可发生迂曲而位于气管隆嵴前方,类似气管前增大的淋巴结。如扩张的奇静脉在中间支气管后方突入奇静脉食管隐窝内,则类似增大的隆嵴下淋巴结。

**9. 上肺静脉** 部分上肺静脉可类似于气管旁淋巴结增大。

### (二) 心包上隐窝

主动脉后隐窝在 50% 病例中表现为一弧线状、新月状或三角形水样密度结构。15% 病例,该结构较大而类似增大的淋巴结,主动脉前隐窝也类似主动脉旁淋巴结增大。

### (三) 左、右心耳

左心耳的顶部位于主动脉的后外侧及左肺上静脉的前方,类似增大的淋巴结。当右心耳显著时,可类似增大的前纵隔淋巴结或胸腺肿瘤。

### (四) 胸腺

正常胸腺的大小、形态、位置和密度依年龄不同而异,勿误认为纵隔肿块。

### (五) 胸内甲状腺

胸内甲状腺多位于前纵隔内,使邻近血管向后和向外移位,有时可伸入到大血管后方而类似增大的气管旁淋巴结。

(黄海辉)

## ▶▶▶ 第六节 心超声解剖 ◀◀◀

随着超声技术的不断发展和新方法的应用,二维和三维心超声图像已成为全面反映和系统评价心的形态、结构和功能的首选工具。常用的心超声图像包括**经胸超声心动图**(transthoracic echocardiography,TTE)和**经食管超声心动图**(transesophageal echocardiography,TEE),两者均是由声束通过扫查心获得图像。TTE 的探头置于胸壁,声束由前向后扫描,图像近区(扇尖)显示紧邻胸前壁的心的结构,远区(扇沿)显示远离胸前壁的结构;TEE 的探头位于心后方的食管内,声束从后向前扫描,故图像显示的近、远区结构与 TTE 相反。

本节旨在通过与超声相应的心标本切面,来认识和理解超声图像中心的形态特征和结构配布。

## 一、心的位置、外形和毗邻

**心** heart 是一个中空的肌性器官,形似倒置的圆锥体,表面裹以心包,位于胸腔的中纵隔内。心约 2/3 位于身体正中线的左侧,1/3 位于正中线的右侧,前方平对胸骨体和第 2~6 肋软骨,后方平对第 5~8 胸椎,上方连于出入心的大血管,下方为膈,两侧邻胸膜腔和肺。在胸骨体下部和左侧第 4~6 肋软骨处,心的前面未有肺组织遮盖,是 TTE 探查心之径路。食管紧邻心之后方,不受肺和胸壁之影响,故 TEE 显示的心的结构更多,图像更清晰,是心超声的新窗口。

**心尖** cardiac apex 由左心室构成,朝向左前下方,接近于左侧第 5 肋间锁骨中线内侧 1~2 cm 的

胸前壁。

**心底** cardiac base 朝向右后上方,大部分由左心房、小部分由右心房构成。左心房两侧分别有左、右肺静脉开口;右心房上、下各有上腔静脉和下腔静脉开口。心底部上方(确切位置是在心的上面),有起于右心室,行于左心耳右侧的肺动脉干,以及起于左心室,经肺动脉干后方和上腔静脉左侧的升主动脉。

**胸肋面** sternocostal surface 亦称前面,朝向前上方。由于在发育过程中,心沿其纵轴发生轻度向左旋转,故该面大部分由右心室和右心房构成,左侧小部分由左心耳和左心室构成。**膈面** diaphragmatic surface 亦称下面,对向膈,大部分由左心室,小部分由右心室构成。

**冠状沟** coronary sulcus,是近心底处呈额状位的环形沟,在心的上面被肺动脉根中断,冠状沟是心表面分隔后方心房和前方心室的标志。心室的胸肋面和膈面分别有自冠状沟走向心尖右侧心切迹的**前室间沟** anterior interventricular groove 和**后室间沟** posterior interventricular groove,它们分别与室间隔的前、下缘一致,是左、右心室在心表面的分界线。

## 二、经胸超声心切面解剖

心的在体纵轴呈右后上向左前下,即自右肩斜向左肋弓方向,与人体正中线构成约45°角。心的轴线包括从心尖到心底之间的纵轴和与之相垂直的横轴。沿纵轴所作的矢状切和横切,分别称为长轴切面和心尖切面;沿横轴所作的冠状切和横切,分别称为短轴切面和水平切面。心的轴线不同于人体躯干的纵轴和横轴。

**(一)胸骨旁心长轴切面系列**

1. 左心室长轴切面 将探头置于胸骨左缘第3~4肋间,声束自心尖向后近似垂直通过主动脉口,作近似矢状位的左心室斜切面。切面中的室间隔前、后分别为**右心室** right ventricle 和**左心室** left ventricle。左心室的右后方为左心房,两者之间为**左房室口** left atrioventricular orifice 及其二尖瓣。二尖瓣前尖向右经主动脉口延续为主动脉壁,前尖的前方为左心室流出道。在左心室的后壁附有后乳头肌,其借腱索连于二尖瓣。超声图像为左心室的收缩期,二尖瓣呈关闭状态,而主动脉口为开放期(图 3-46A,B)。

2. 右心室流入道长轴切面 探头在上述切面位置稍向右下倾斜,声束自右心室前面向后通过右心房,作近似矢状位的斜切面。切面前后分别为右心室和右心房,以及房室口上的**三尖瓣** tricuspid valve。超声图像为右心室的舒张期(图 3-47A,B)。

3. 右心室流出道切面 探头在右心室长轴切面位置向左上倾斜,声束自右心室流出道向左后经过左心室,作近似冠状位的斜切面。切面两侧为左、右心室,右心室向后依次为右心室流出道(长轴)、**肺动脉瓣** pulmonary valve 和和肺动脉。超声图像为心室的收缩期(图 3-48A,B)。

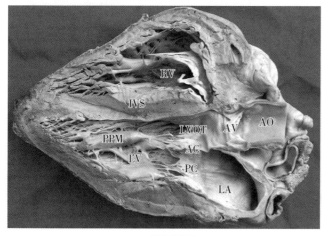

A. 标本切面

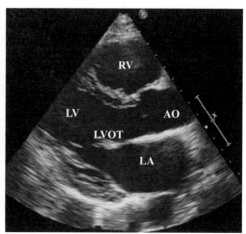

B. 超声图像

**图 3-46 左心室长轴切面**

RV:右心室　IVS:室间隔　LVOT:左心室流出道　AV:主动脉瓣　AO:主动脉　PPM:后乳头肌　LV:左心室
LA:左心房　AC:二尖瓣前尖　PC:二尖瓣后尖

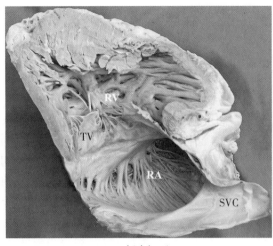

A. 标本切面　　　　　　　　　　B. 超声图像

图 3-47　右心室流入道长轴切面

RV:右心室　TV:三尖瓣　RA:右心房　SVC:上腔静脉

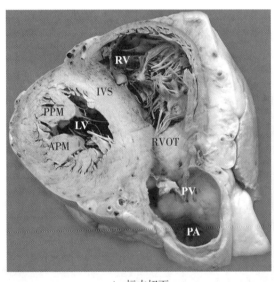
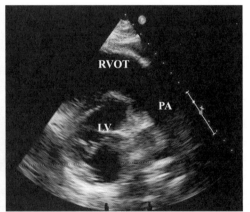

A. 标本切面　　　　　　　　　　B. 超声图像

图 3-48　右心室流出道切面

RVOT:右心室流出道　RV:右心室　PV:肺动脉瓣　PA:肺动脉　IVS:室间隔　LV:左心室　PPM:后乳头肌　APM:前乳头肌

（二）胸骨旁心短轴切面系列

1. 二尖瓣水平短轴切面　探头置于胸骨左缘第 3、4 肋间,声束自胸肋面向下通过**二尖瓣** mitral valve 至膈面,作垂直于心纵轴的冠状切面。切面两侧为左、右心室,左心室内显示二尖瓣的前尖和后尖,前尖与前上方的室间隔之间为左心室的流出道。右心室近房室口处亦可见三尖瓣的前尖,前尖的前上方为右心室流出道。超声图像为左心室舒张期,二尖瓣前、后尖呈鱼口状(图 3-49A,B)。

2. 左心室乳头肌水平短轴切面　探头在二尖瓣水平短轴基础上再向左下倾斜,声束方向亦相同。该切面中央为凸向右的**室间隔** interventricular septum,左、右心室分别呈典型的圆形和星月形。左心室壁较厚,前、后**乳头肌** papillary muscle 分别位于切面的“2、3”点钟和“7、8”点钟处;右心室壁薄,约为左心室壁厚度的 1/3(图 3-50A,B)。

3. 左心室心尖水平短轴切面　探头在上述短轴切面基础上进一步向左下倾斜,声束通过心尖作

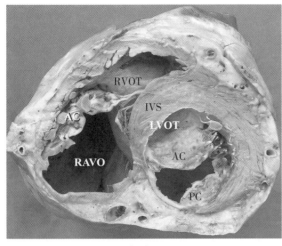
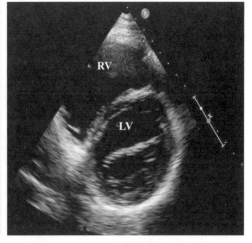

| A. 标本切面 | B. 超声图像 |
|---|---|

图3-49 二尖瓣水平短轴切面

RVOT:右心室流出道　IVS:室间隔　LVOT:左心室流出道　PC:后尖　AC:前尖　RAVO:右房室口　RV:右心室　LV:左心室

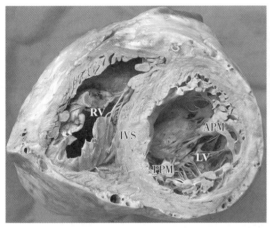
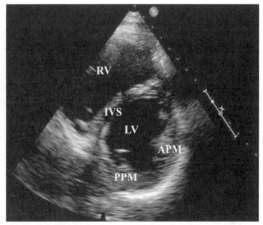

| A. 标本切面 | B. 超声图像 |
|---|---|

图3-50 左心室乳头肌水平短轴切面

RV:右心室　IVS:室间隔　APM:前乳头肌　PPM:后乳头肌　LV:左心室

垂直于心纵轴的切面。该切面显示左心尖的室壁和小而圆的心腔(图 3-51A,B)。

(三)胸骨旁大血管水平短轴切面系列

1. 主动脉瓣水平切面　探头置于胸骨左缘第3肋间,略向右上方倾斜,声束自右心室流出道前壁向后经主动脉口,作近似水平位的横切面。切面中央为主动脉口及其主动脉瓣。主动脉口的后方和左侧分别为左、右心房。右心室的流出道从前方横过主动脉口,其左侧端的肌壁为室上嵴,恰位于三尖瓣前尖的前方。超声图像显示为心室的收缩期,主动脉口呈开放状态(图 3-52A,B)。

2. 肺动脉分叉切面　探头在主动脉水平短轴切面位置再向上倾,声束自右心室前壁向右后上经右心室流出道至肺动脉分叉,作近似水平位的斜切面。切面中央为主动脉 aorta 的短轴切面,其前方的弓形肌肉隆起为室上嵴。室上嵴的右前方为右心室流出道的长轴,向后经肺动脉口(瓣)连于肺动脉干。肺动脉干在主动脉的右后方分为左、右肺动脉,右肺动脉经主动脉后方行向左侧。主动脉的左前方为右心房及其右心耳,右心房向右前借右房室口通连右心室。超声图像显示为心室收缩期(图 3-53A,B)。

(四)心尖切面系列

1. 心尖四腔心切面　探头水平置于心尖区,声束自心尖向右后方至心底,作近似水平位的横切

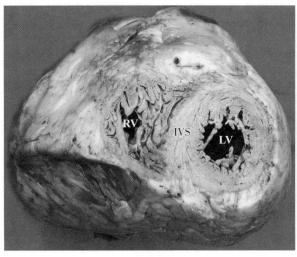

| A. 标本切面 | B. 超声图像 |

图 3-51 左心室心尖水平短轴切面

RV:右心室　IVS:室间隔　LV(AP):左心室(心尖)

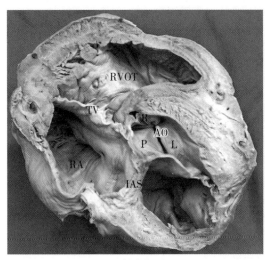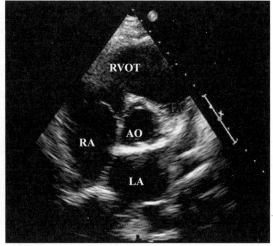

| A. 标本切面 | B. 超声图像 |

图 3-52 主动脉瓣水平短轴切面

RVOT:右心室流出道　TV:三尖瓣　RA:右心房　IAS:房间隔　LA:左心房　AO:主动脉口

R:右半月瓣　P:后半月瓣　L:左半月瓣

面。切面的前、后分别显示心室和心房,左、右心室和心房之间为室间隔和房间隔,房间隔中央部为菲薄的卵圆窝。在左、右房室口可见到二尖瓣和三尖瓣,它们与房间隔、室间隔一起呈十字交叉。在左心房的后外侧壁上分别有左、右肺静脉的入口。超声图像显示心室为收缩期,房室瓣呈关闭状态(图3-54A,B)。

2. 心尖五腔心切面　探头在四腔心位置再略向前上倾斜,声束自心尖经主动脉根至心底,为近似水平位的横切面。结构配布与四腔心基本相同,

仅在二尖瓣和三尖瓣与室间隔和房间隔的十字交叉处显示第五个腔,即主动脉口,以及左心室前壁的前乳头肌(图 3-55A,B)。

3. 心尖左心两腔心切面　探头位置在心尖四腔心切面的基础上,再作顺时针旋转约90°,声束自心尖向右后至心底,作近似矢状位的纵切面。显示整个左心腔的长轴,即前方的左心室和后方的左心房,以及房室口处的二尖瓣前尖。前尖的深面为左心室的流出道。左心房右侧伸向前的为左心耳,左侧壁上的为冠状窦(图 3-56A,B)。

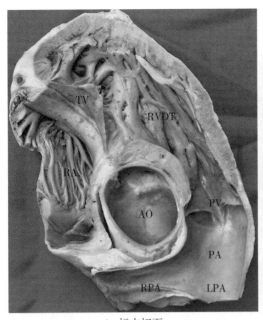
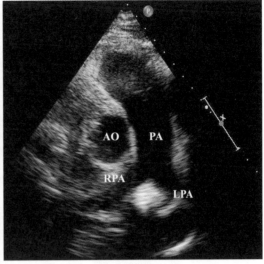

A. 标本切面　　　　　　　　　　　B. 超声图像

图3-53　肺动脉分叉切面

AO:主动脉　RVOT:右心室流出道　PV:肺动脉瓣　PA:肺动脉　RPA:右肺动脉
LPA:左肺动脉　RA:右心房　TV:三尖瓣

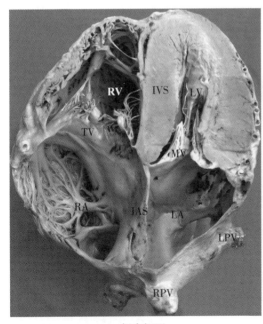
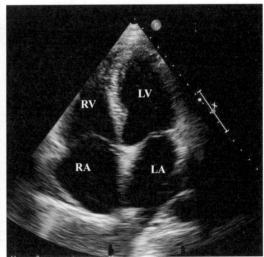

A. 标本切面　　　　　　　　　　　B. 超声图像

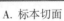3-54　心尖四腔心切面

RV:右心室　IVS:室间隔　LV:左心室　TV:三尖瓣　MV:二尖瓣　RA:右心房　IAS:房间
隔　LA:左心房　LPV:左肺静脉　RPV:右肺静脉

159

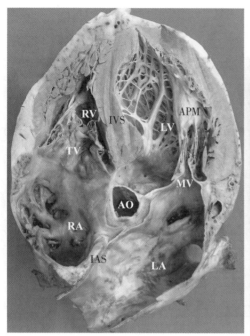
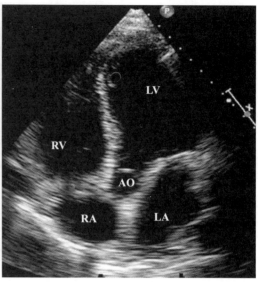

A. 标本切面　　　　　　　　　　　B. 超声图像

图3-55　心尖五腔心切面

RV:右心室　IVS:室间隔　LV:左心室　APM:前乳头肌　TV:三尖瓣　AO:主动脉口　MV:二尖瓣
RA:右心房　IAS:房间隔　LA:左心房

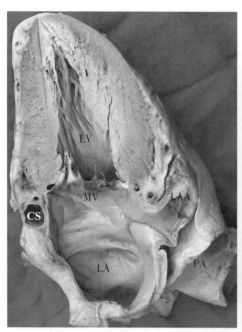

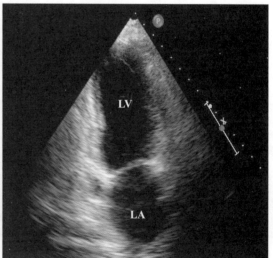

A. 标本切面　　　　　　　　　　　B. 超声图像

图3-56　心尖左心两腔心切面

LV:左心室　MV:二尖瓣　CS:冠状窦　LAA:左心耳　LA:左心房　PA:肺动脉

### 三、经食管超声心切面解剖

#### (一)主动脉根部短轴切面

1. 主动脉瓣水平短轴切面 探头距切牙约31 cm,相当于第六胸椎水平,声束在主动脉根部作由后向前的水平扫描。切面由上向下观,中央为主动脉根,显示主动脉口的右、后、左半月瓣。主动脉口的前方为右心室的流出道;后方两侧分别为左、右心房及其房间隔。超声图像显示心室为收缩期,主动脉瓣呈开放状态(图 3-57A,B)。

2. 主动脉窦水平短轴切面 探头略高于主动脉瓣短轴水平,由上向下观。切面主要观察**主动脉窦** aortic sinus 及其冠状动脉主干的近侧段,左、右冠状动脉于"3"点和"8"点处分别起于主动脉的左窦和右窦。因左冠状动脉起点高于右冠状动脉,故左、右冠状动脉在超声中常不在同一图像中显示。切面后方的左、右心房均向前突出构成心耳,其中左冠状动脉在左心耳的内侧分成前室间支和旋支,右冠状动脉则横过右心耳的前方。主动脉前方为右心室流出道(图 3-58A,B)。

#### (二)左心耳切面

探头在主动脉根部短轴切面位置稍后退并顺

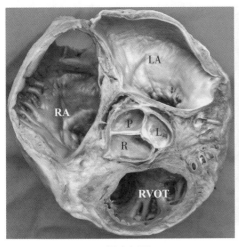
A. 标本切面

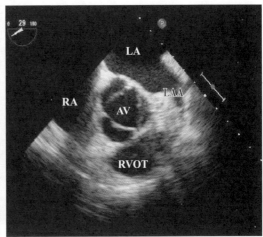
B. 超声图像

**图 3-57 主动脉瓣水平短轴切面**

LA:左心房  R、L、P:主动脉右、左、后半月瓣  RVOT:右心室流出道  RA:右心房  LA:左心耳  AV:主动脉瓣

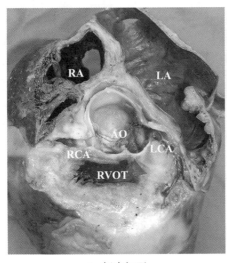
A. 标本切面

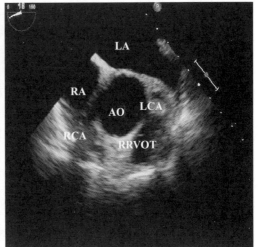
B. 超声图像

**图 3-58 主动脉窦短轴切面**

RA:右心房  LA:左心房  AO:主动脉口  RCA:右冠状动脉  LCA:左冠状动脉  RVOT:右心室流出道

时针旋转,声束由后向前水平通过左心耳。切面显示左心耳呈典型的楔形,位于主动脉和右心室流出道的右侧,腔内含有梳状肌 pectinate muscles。主动脉的左侧为右心耳。主动脉后壁与心房前壁之间的间隙为心包横窦(图 3-59A,B)。

### (三) 二心房切面

探头距切牙约 34 cm,相当于第七、八胸椎之间水平,在水平位上探头作逆时针旋转,声束由左后向右前水平通过心房。切面前后分别为右、左心房,及其之间的房间隔。房间隔的中份为菲薄的**卵**

**圆窝** fossa ovalis,其右端相对于主动脉窦。左、右心房的右侧为左、右房室口(图 3-60A,B)。

### (四) 冠状窦切面

探头距切牙约 45 cm,相当于第 11~12 胸椎,声束近心膈面的**冠状窦** coronary sinus 后方向前上扫描。切面由上向下观,在左心房后壁近房室口的膈面处,显示横行于冠状沟内的冠状窦(已被切开),该窦向左经**冠状窦口** orifice of coronary sinus,开口于右心房(图 3-61A,B)。

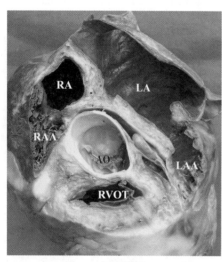
A. 标本切面

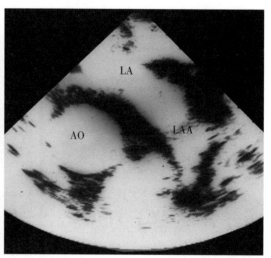
B. 超声图像

图3-59 左心耳切面
RA:右心房 LA:左心房 RAA:右心耳 LAA:左心耳 AO:主动脉口 RVOT:右心室流出道

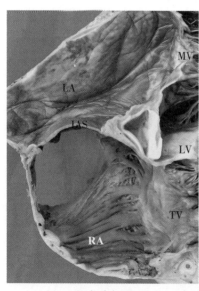
A. 标本切面

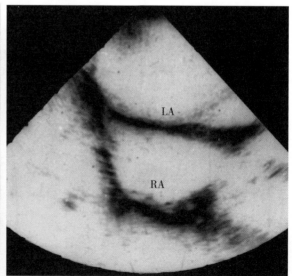
B. 超声图像

图3-60 二心房切面
LA:左心房 IAS:房间隔 MV:二尖瓣 RA:右心房 TV:三尖瓣 LV:左心室

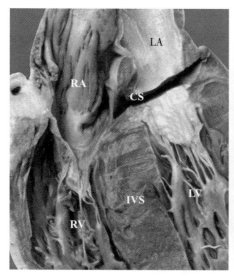

| A. 标本切面 | B. 超声图像 |
| --- | --- |

图 3-61　冠状窦切面

RA:右心房　CS:冠状窦　LA:左心房　RV:右心室　IVS:室间隔　LV:左心室

（李文生）

# ▶▶▶　第七节　肺段与肺内管道应用解剖　◀◀◀

## 一、肺段的概念

每个肺段支气管的分支与其所属的肺组织构成一个肺段,亦称**支气管肺段**(bronchopulmonary segments)。肺段呈圆锥形,尖朝向肺门,为肺段支气管入口;底朝向肺表面,构成肺的胸膜面。肺段之间借结缔组织和肺静脉段间支分隔,偶尔有小动脉及小支气管越过段间隔,但肺段从形态和功能上都可作为一独立单位。

根据肺段支气管的分布,左、右肺通常各有 10 个肺段。左肺上叶的尖段和后段支气管以及下叶内侧底段和前底段支气管常共干,因此左肺也可分为 8 个肺段(表 3-6,图 3-62)。

### (一) 右肺肺段

右肺肺段比较恒定,可分为 10 个段。上叶分为尖段、后段和前段;中叶分为外侧段和内侧段;下叶分为上段、内侧底段、前底段、外侧底段和后底段。

表 3-6　肺段的名称

| 右肺 | | 左肺 | |
| --- | --- | --- | --- |
| 上叶 | 尖段($S_1$)<br>后段($S_2$)<br>前段($S_3$) | 上叶 | 尖后段($S_{1+2}$)<br><br>前段($S_3$) |
| 中叶 | 外侧段($S_4$)<br>内侧段($S_5$) | | 上舌段($S_4$)<br>下舌段($S_5$) |
| 下叶 | 上段($S_6$)<br>内侧底段($S_7$)<br>前底段($S_8$)<br>外侧底段($S_9$)<br>后底段($S_{10}$) | 下叶 | 上段($S_6$)<br>内前底段($S_{7+8}$)<br><br>外侧底段($S_9$)<br>后底段($S_{10}$) |

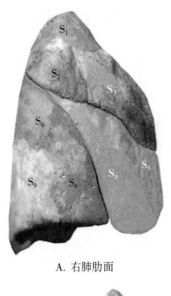

A. 右肺肋面

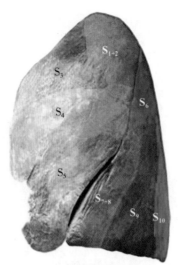

B. 左肺肋面

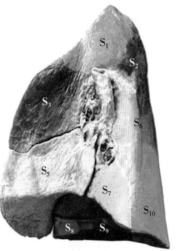

C. 右肺纵隔面和膈面

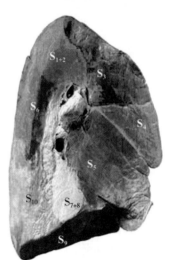

D. 左肺纵隔面和膈面

图 3-62 肺段模式图

1. 尖段（$S_1$） 为右肺尖的部分,常以第一肋压迹和尖前切迹的平面与前段和后段分界。

2. 后段（$S_2$） 位于右肺尖下方的后外侧部。上方与尖段相接,前方与前段相邻,两者间一般无明显分界。下方借斜裂面与下叶的上段相邻。肋面与胸壁内面相邻接。椎旁面与胸椎椎体相邻。

3. 前段（$S_3$） 位于右肺尖下方的前内侧部。上方与尖段相接,两者以第一肋压迹和尖前切迹为界。后方与后段相接,两者间无明显分界。下方借水平裂面与中叶相邻。肋面与胸壁内面相邻。纵隔面与右心房、上腔静脉等器官毗邻。

4. 外侧段（$S_4$） 位于中叶的外侧部。上方借水平裂面与上叶的前段相邻。后下外方借斜裂面与下叶的前底段相邻。内侧与内侧段相接,两者间

有时在肋面或斜裂面上有副裂或切迹分界。

5. 内侧段（$S_5$） 位于中叶内部。上方借水平裂面与上叶的前段相邻。外侧与外侧段相接,两者间有时借副裂或切迹分隔。下方为膈面,与膈相邻。内侧面为纵隔面,稍凹陷,与心包相邻。

6. 上段（$S_6$） 位于下叶的上部,为下叶中最大的一段。前上面为斜裂,与上叶后段相邻,有时与上叶的后段融合。下方与各底段相接,肋面紧贴胸壁内面。椎旁面与食管和胸椎相邻。

7. 内侧底段（$S_7$） 位于下叶的内下部,前面为斜裂面,与中叶相邻。外侧与前底段相接,其下部偏内侧有下腔静脉沟。后外侧与外侧底段相接。后方与后底段相接。底面为膈面,与膈相邻。后上方与上段相接。

8. 前底段$(S_8)$　位于肺下叶的前下部。后上方与上段相接。前面为斜裂面,与中叶相邻。后方与外侧底段相接。内侧与内侧底段相接。外侧面为肋面,紧贴胸壁内面。底面为膈面,与膈相邻。

9. 外侧底段$(S_9)$　位于下叶下部的后外侧。前内方与前底段相接,后内方与后底段相接,外侧面为肋面,与胸壁内面相邻。底面为膈面,依附于膈上面。上方与上段相接。内侧与内侧底段相接。

10. 后底段$(S_{10})$　位于下叶的后下部,上方与上段相接。前方与内、外侧底段相接。后外侧面为肋面,紧贴胸壁内面。内侧面为椎旁面,与胸椎相邻。底面为膈面,与膈相邻。

### (二) 左肺肺段

左肺常分为8个肺段。上叶分为尖后段、前段、上舌段与下舌段;下叶分为上段、内前底段、外侧底段与后底段。

1. 尖后段$(S_{1+2})$　包括肺尖及上叶的后上部,前下方与前段相接,并以尖前切迹为界。下方借斜裂面与下叶上段相邻。后外侧面为肋面,与胸壁内面相邻。内侧面即椎旁面,与胸椎椎体相邻。

2. 前段$(S_3)$　位于上叶上部的前下部、尖后部的前下方,为尖前切迹与第一心切迹之间的区域。后上方与尖后段相接。下方与上舌段相接,它们之间以第一心切迹为界。外侧面即肋面,与胸壁内面相邻。内侧面为纵隔面,有左头臂静脉沟与同名静脉相邻。后下方有一小部分借斜裂面与下叶相邻。

3. 上舌段$(S_4)$　位于上叶下部(舌叶)的上半部。上方与前段相接。下方与下舌段相接。外下方借斜裂面与下叶的内前底段相邻。外侧面为肋面,与胸壁内面相邻。内侧面为纵隔面,与心包相邻。

4. 下舌段$(S_5)$　位于上叶的最下部。上方与上舌段相接。后方借斜裂面与内前底段相邻。外侧面为肋面,与胸壁内侧面相邻。内侧面为纵隔面,与心包相邻。

5. 上段$(S_6)$　位于下叶的上部。前方借斜裂面与上叶后段和前段相邻,有时与上叶后段有肺实质融合现象。下方与各底段相接,有时与底段之间出现裂隙分隔。肋面与胸壁内面相贴。椎旁面与胸主动脉和胸椎椎体相邻。

6. 内前底段$(S_{7+8})$　位于下叶下部的前内侧部。上方与上段相接。前上方借斜裂面与舌叶的上、下舌段相邻。后方与外侧底段和后底段相接。外

侧面为肋面,与胸壁内面相邻。内侧面与心包相邻。底面为膈面,与膈相贴。

7. 外侧底段$(S_9)$　位于下叶基底的后外侧部。前内方与内前底段相接。外侧面为肋面,与肋胸膜相贴。底面为膈面,与膈相邻。

8. 后底段$(S_{10})$　位于下叶的后下部。上方与上段相接。后外侧面为肋面,与胸壁内面相贴。内侧面为椎旁面,与胸椎椎体相邻。底面为膈面,与膈相贴。

## 二、肺内管道

肺由肺实质和肺间质构成,肺实质包括肺内各级支气管和肺泡等,肺间质是肺内血管、淋巴管、神经和结缔组织的总称。支气管、肺动脉和肺静脉是肺内的主要管道结构。

### (一) 支气管

成年人气管在第4胸椎椎体平面分为左、右主支气管,分叉平面可高至第4胸椎椎体上缘,或低至第6胸椎椎体中份。右主支气管较短粗,与气管方向较为一致,入右肺门后,即由后外侧发出短的上叶支气管,本干继续下行进入斜裂称中间支气管。中间支气管又分为右肺中、下叶支气管。左主支气管较细长,入左肺门后,分为上、下叶支气管而分别进入左肺上、下叶(图 3-63)。

1. **右肺上叶支气管** right superior lobar bronchus 入上叶后向外上方发出尖段支气管$(B_1)$,向后外上方发出后段支气管$(B_2)$,向前下方发出前段支气管$(B_3)$。据国人资料:右肺上叶支气管分为 $B_1$、$B_2$、$B_3$ 的三分支型者占 67.5%,两支合干的二分支型者占 25.2%。

2. **右肺中叶支气管** right middle lobar bronchus 分为外侧段支气管$(B_4)$和内侧段支气管$(B_5)$(占 84.4%)。

3. **右肺下叶支气管** right inferior lobar bronchus 先发出上段支气管$(B_6)$,行向后外上,再发四个底段支气管。右肺下叶支气管的分支类型比较恒定。

4. **左肺上叶支气管** left superior lobar bronchus 首先分为上、下两干,上干分为尖后段支气管$(B_{1+2})$和前段支气管$(B_3)$,尖后段支气管$(B_{1+2})$行向后上再分为尖段支气管$(B_1)$和后段支气管$(B_2)$,前段支气管$(B_3)$近水平方向走行。下干亦称舌干(或舌叶支气管),行向前下方分为上舌段支气管$(B_4)$和下舌段支气管$(B_5)$。这种分支类型在国人材料中均

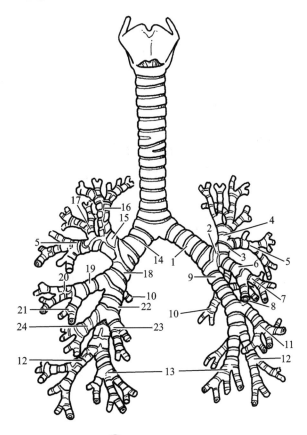

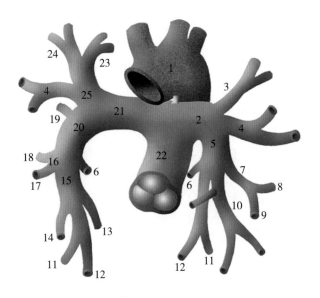

图3-64 肺动脉

1. 主动脉弓　2. 左肺动脉　3. 尖后段动脉　4. 前段动脉　5. 左肺下叶动脉　6. 上段动脉　7. 舌段动脉干　8. 上舌段动脉　9. 下舌段动脉　10. 内前底段动脉　11. 外侧底段动脉　12. 后底段动脉　13. 内侧底段动脉　14. 前底段动脉　15. 基底动脉干　16. 右肺中叶动脉　17. 内侧段动脉　18. 外侧段动脉　19. 升动脉　20. 右肺叶间动脉　21. 右肺动脉　22. 肺动脉干　23. 尖段动脉　24. 后段动脉　25. 右肺上叶动脉

图3-63　支气管树

1. 左主支气管　2. 左肺上叶支气管　3. 上干　4. 尖后段支气管　5. 前段支气管　6. 下干　7. 上舌段支气管　8. 下舌段支气管　9. 左肺下叶支气管　10. 上段支气管　11. 内前底段支气管　12. 外侧底段支气管　13. 后底段支气管　14. 右主支气管　15. 右肺上叶支气管　16. 尖段支气管　17. 后段支气管　18. 中间支气管　19. 中叶支气管　20. 外侧段支气管　21. 内侧段支气管　22. 右肺下叶支气管　23. 内侧底段支气管　24. 前底段支气管

占 2/3 以上。

　　**5. 左肺下叶支气管** left inferior lobar bronchus 先向后外侧发出上段支气管（$B_6$）（占 90%）；本干行向下后外，分为各底段支气管，但内侧底段与前底段支气管共干，外侧底段和后底段支气管共干者较多。

　　（二）肺动脉

　　肺动脉干由右心室发出后，在主动脉弓下方分为左、右肺动脉。右肺动脉较长、较平、较低，行向右经主动脉和上腔静脉后方、奇静脉弓下方进入右肺。左肺动脉较短、较陡、较高，向左经胸主动脉前方入左肺（图 3-64，65）。

　　**1. 右肺动脉** right pulmonary artery　入肺门后立即分出右肺上叶动脉（前干），本干继续向右下行称叶间动脉，叶间动脉在斜裂处分为右肺中叶动脉

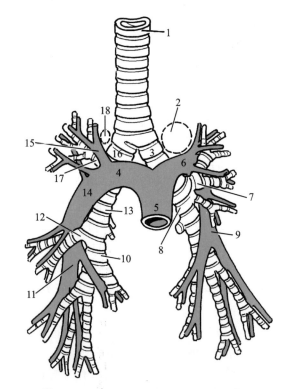

图3-65　肺动脉与支气管的位置关系

1. 气管　2. 主动脉弓　3. 左主支气管　4. 右肺动脉　5. 肺动脉干　6. 左肺动脉　7. 左肺上叶支气管　8. 左肺下叶支气管　9. 左肺下叶动脉　10. 右肺下叶动脉　11. 右肺下叶动脉　12. 中叶支气管　13. 中间支气管　14. 右肺叶间动脉　15. 右肺上叶动脉　16. 右主支气管　17. 右肺上叶支气管　18. 奇静脉弓

和下叶动脉。

(1) 右肺上叶动脉　可有1~4支,以2~3支为多(82%~92%)。从分支类型上看,右肺上叶动脉的分支与支气管分支相应者为数不多(约16%)。但在分布上,动脉与支气管基本相互伴行。

1) 尖段动脉($A_1$):可有1~3支,其中1支者占73.3%,2支者占22.7%。

2) 后段动脉($A_2$):可有1~3支,其中1支者占51.3%,2支者占45.3%。17.3%发自前干,42%发自前干和升动脉,40.7%发自升动脉。升动脉发自叶间动脉,81%分布至后段($S_2$)。

3) 前段动脉($A_3$):可有1~4支,其中1支者占68%,2支者占26%。61%来自前干,39%来自前干和升动脉。

(2) 右肺中叶动脉　右肺中叶的动脉可有1~3支,以2支者占多数,占60%以上。但它的分支类型比较复杂,分为外侧段动脉($A_4$)和内侧段动脉($A_5$),同时分布至外侧段($S_4$)和内侧段($S_5$)的仅占1/3。

(3) 右肺下叶动脉　右肺下叶的动脉可有3~8支,以4~6支者较多。肺段动脉的分支类型异常复杂,但其分布似较右上叶和右中叶与相应支气管伴行更紧密。右肺下叶动脉进入下叶后,首先发出上段动脉($A_6$),本干继续下行并转向同名支气管的外后方,称为基底动脉干。由基底动脉干呈辐射状依次分出内侧底段动脉($A_7$)、前底段动脉($A_8$)、外侧底段动脉($A_9$)和后底段动脉($A_{10}$),它们与相应的肺段支气管伴行,分别分布于各同名肺段。

2. **左肺动脉** left pulmonary artery　左肺动脉进入肺门后,即呈弓形(左肺动脉弓)从左主支气管的前上方绕至上叶支气管的后下方,易名为左肺下叶动脉。左肺下叶动脉至叶间裂处分出舌动脉干,然后沿舌叶支气管的后方降入左肺下叶。

(1) 左肺上叶动脉　至左肺上叶的动脉不形成总干,均是一些短小的分支。尖后段动脉($A_{1+2}$)和前段动脉($A_3$)发自左肺动脉弓,前者以2支者占多数,后者多为1支。舌动脉干在斜裂处发自左肺下叶动脉,多为1支,然后发出上、下舌段动脉($A_4$、$A_5$),分别进入上、下舌段($S_4$、$S_5$)。

(2) 左肺下叶动脉　上段动脉($A_6$)以单干2分支型多见,在舌动脉干起点稍上方发自左肺下叶动脉,它在上段支气管($B_6$)的上方进入上段($S_6$)。左肺下叶动脉进入下叶后,一般立即分为内前底段

动脉($A_{7+8}$)和外后底段动脉,前者分布于内前底段,后者再分为外侧底段动脉($A_9$)和后底段动脉($A_{10}$),于相应支气管的外侧进入同名肺段。

(三) 肺静脉

肺静脉有段内支和段间支两种属支,段内支常行于亚段间或更细支气管间,段间支行于肺段之间,引流相邻两肺段的静脉血。两肺的静脉最后汇集成四条肺静脉(图3-66),出肺门后均位于肺根的前下部,从两侧穿过心包进入左心房。

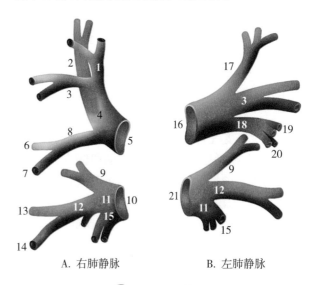

A. 右肺静脉　　　　B. 左肺静脉

图3-66　肺静脉

1. 尖段静脉　2. 后段静脉　3. 前段静脉　4. 上叶静脉　5. 右上肺静脉　6. 外侧段静脉　7. 内侧段静脉　8. 中叶静脉　9. 上段静脉　10. 右下肺静脉　11. 底段总静脉　12. 底段上静脉　13. 前底段静脉　14. 外侧底段静脉　15. 底段下静脉　16. 左上肺静脉　17. 尖后段静脉　18. 舌静脉干　19. 上舌段静脉　20. 下舌段静脉　21. 左下肺静脉

1. **右上肺静脉** right superior pulmonary vein　右肺上、中叶的静脉汇入右上肺静脉。80%以上的上叶静脉分别汇集成尖段静脉($V_1$)、后段静脉($V_2$)和前段静脉($V_3$),它们与支气管的分支形式不相一致。尖段静脉($V_1$)有上、下两支,上支为段内静脉,下支为段间静脉,分隔尖段和前段。后段静脉($V_2$)有段间静脉、段内静脉和叶间静脉三种属支,其中段间静脉有两支,一支称尖支,分隔尖段和后段,另一支称后段间支,分隔后段和前段。中叶的静脉汇集成外侧段静脉($V_4$)和内侧段静脉($V_5$),并均有段间静脉属支。$V_4$和$V_5$最后汇合成1支中叶静脉的占48%~66%,中叶静脉注入右上肺静脉占80%左右。

2. **右下肺静脉** right inferior pulmonary vein　引

流右肺下叶的血流。右肺下叶的肺静脉先汇集成上段静脉($V_6$)、底段上静脉和底段下静脉,底段上、下静脉汇合成底段总静脉,底段总静脉再与上段静脉合成右下肺静脉。据 150 例国人标本统计,正常型右肺下叶底段静脉的组合类型是:底段上静脉由前底段静脉($V_8$)和外侧底段静脉($V_9$)形成,底段下静脉由后底段静脉($V_{10}$)形成;或由 $V_8$ 形成底段上静脉,$V_9+V_{10}$ 形成底段下静脉,这种正常型仅占 54%。内侧底段静脉($V_7$)为最细小的底段静脉,一般为 1~6 支,以 2 支者多见。其注入处无一定规律,可汇入底段总静脉,右下肺静脉,底段上、下静脉中的任何一支。

3. **左上肺静脉** left superior pulmonary vein 60% 以上由尖后段静脉($V_{1+2}$)、前段静脉($V_3$)和由上、下舌段静脉合成的舌静脉干共同汇成,且各段间静脉大都位于支气管的浅面,易于寻找。尖后段静脉($V_{1+2}$)有走在尖后段和前段之间的段间支,其他均为段内支。前段静脉($V_3$)有上、下两支,上支为段内支,下支为段间静脉,分隔前段和上舌段。上舌段静脉($V_4$)居上、下舌段之间,下舌段静脉($V_5$)位于下舌段的下方,为段内静脉。

4. **左下肺静脉** left inferior pulmonary vein 大

致同右下肺静脉。上段静脉($V_6$)有三个属支,即内侧支、上支及外侧支,内、外侧支经肺段间,为上段与基底段之间的段间静脉。内前底段静脉形成段上静脉,有上支和基底支两个属支,基底支是重要的段间静脉,分隔内前底段与外侧底段。外侧底段静脉($V_9$)属段间静脉,多汇入底段上静脉。后底段静脉($V_{10}$)分为外侧支与内侧支,均为段内静脉,多汇入底段下静脉。

**(四)肺内支气管、肺动脉和肺静脉的相对位置关系**

总的来看,各个肺叶内支气管、肺动脉与肺静脉三者的相互关系是:动脉与支气管在分支数目和形式上相互一致者甚少,但分布多相互伴行,静脉居段间,与支气管一致者更少。左肺上叶由于动脉变异多,故支气管、肺动脉支、肺静脉支在分支和分布上完全一致者基本没有,尤以尖后段变异较多,前段次之,舌段比较稳定。

1. **肺叶门处支气管与肺血管之间的相互位置关系** 见表 3-7 和图 3-67。

2. **肺段门处支气管与肺血管之间的相互位置关系** 见表 3-8。

表 3-7 肺叶门处支气管与肺血管之间的相互位置关系

| 支气管(B) | 肺动脉 | 出现率(%) | 肺静脉 | 出现率(%) |
|---|---|---|---|---|
| 右肺上叶 B | 前下<br>后下 | 44.8<br>40.7 | 前下┐<br>下方┘ | 95 |
| 右肺中叶 B | 后上┐<br>上方┤<br>后方┘ | 86.7 | 前下┐<br>下方┤<br>前方┘ | 87 |
| 右肺下叶 B | 前外┐<br>外侧┤<br>前方┘ | 100 | 后内 | 100 |
| 左肺上叶 B | 前上┐<br>上方┤<br>后上┘ | 75.3 | 前方┐<br>前下┘ | 89.5 |
| 左肺下叶 B | 上方┐<br>前上┘ | 81.2 | 下 | 81.5 |

表 3-8　肺段门处支气管与肺血管之间的相互位置关系

| 肺段支气管 | 肺动脉 | 出现率(%) | 肺静脉 | 出现率(%) |
|---|---|---|---|---|
| 右肺 | | | | |
| B₁ | 前 | — | 前下 | — |
| B₂ | 后 | — | 后下 | — |
| B₃ | 前 | — | 前下 | — |
| B₄ | 上 | 80 | 前下 | 60 |
| B₅ | 上 | 80 | 前下 | 68.6 |
| B₆ | 前上 | — | 后下 | — |
| B₇₋₁₀ | 外 | — | 内 | — |
| 左肺 | | | | |
| B₁₋₃ | 无一定规律 | | 前或下 | 80 以上 |
| B₄ | 后上 | — | 前下 | — |
| B₅ | 后上 | — | 前下 | — |
| B₆₋₁₀ | 与右肺的相似,但各底段血管的位置较右侧更趋向于支气管的反时针侧 | | | |

（丁　炯）

# 第八节　肺门横断层解剖

## 一、肺门的概念

**肺** lung 形似圆锥形,其内侧面(纵隔面)中部偏后有一长椭圆形凹陷,称**肺门** hilum of lung,又称第一肺门,是支气管、肺动脉、肺静脉、支气管动脉、支气管静脉、淋巴管和神经等出入肺之处。这些出入肺门的结构被结缔组织包绕,称**肺根** root of lung。肺根内主要结构的排列从前向后依次为上肺静脉、肺动脉、主支气管和下肺静脉。自上而下,左肺根内依次为肺动脉、主支气管、上肺静脉和下肺静脉;右肺根内为上叶支气管、肺动脉、中下叶支气管、上肺静脉和下肺静脉。左、右下肺静脉位于肺根的最下方。肺叶支气管、动脉、静脉、淋巴管和神经出入肺叶之处,称为第二肺门(图 3-67)。肺段支气管、动脉、静脉、淋巴管和神经出入肺段之处,称为第三肺门(图 3-68)。

## 二、肺门横断层解剖的一般规律

在横断面上,肺门的解剖主要呈现以下规律:①肺叶、肺段支气管变异较少,大多数在 CT 图像上易辨认,肺动脉的分支与其伴行,故支气管可作

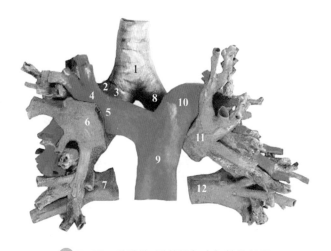

图 3-67　肺动脉、肺静脉与支气管的关系
1. 气管　2. 右肺上叶支气管　3. 右主支气管　4. 右肺上叶动脉
5. 右肺动脉　6. 右上肺静脉　7. 右下肺静脉　8. 左主支气管
9. 肺动脉干　10. 左肺动脉　11. 左上肺静脉　12. 左下肺静脉

为辨认肺门结构的标志;②在两侧上叶支气管、右肺中间支气管等层面,后肺门区无血管成分,大支气管后壁直接与肺相邻,故在 CT 图像上能清晰显示;③各层面见到的肺门边缘主要由大的肺血管构成,比较恒定;④肺静脉变异较多,且不与支气管伴

169

行,辨认相对较难;⑤各底段静脉相对同名支气管呈中心性分布,而同名动脉呈周围性分布;⑥在CT图像上,追踪观察段级支气管、动脉和静脉时,由于支气管内充满气体,向其远端追踪很短的长度就难以识别,而段动脉和静脉中含有血液,密度高,能向其远侧追踪相当长的距离。

### 三、右肺门连续横断层解剖

#### (一) 气管杈层面(断层一)

气管杈出现,其右侧有奇静脉弓汇入上腔静脉,奇静脉弓可视为右肺门出现的标志,肺门内管道由前至后排列的顺序是:尖段静脉($V_1$)、尖段支气管($B_1$)和动脉($A_1$)、后段静脉($V_2$)、后段支气管($B_2$)和动脉($A_2$)。在CT图像上,尖段支气管($B_1$)常夹在两血管之间,内侧为尖段动脉($A_1$),外侧为后段静脉($V_2$)。尖段静脉($V_1$)是区分尖段($S_1$)和前段($S_3$)的标志,后段静脉($V_2$)段间支是区分后段($S_2$)与前段($S_3$)的标志(图3-69)。

#### (二) 右肺上叶支气管层面(断层二)

右主支气管水平向右发出右肺上叶支气管,后者向上发出尖段支气管($B_1$)、向后发出后段支

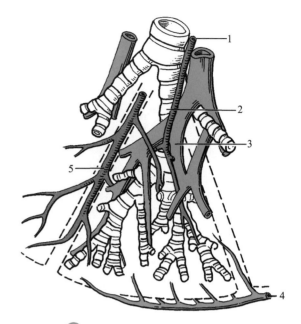

图3-68 肺段内结构的相互关系

1. 支气管动脉　2. 肺段支气管　3. 肺段动脉
4. 胸膜下静脉　5. 肺段静脉段间支

管($B_2$)、向前发出前段支气管($B_3$)。右主支气管及右肺上叶支气管后壁均与肺相邻,在CT图像上显示清晰,若模糊或增强是肺门后肿块的可靠指征。

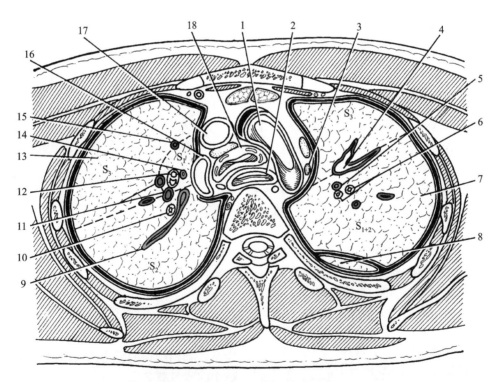

图3-69 经气管杈的横断面(断层一)

1. 主动脉弓　2. 食管　3. 左迷走神经　4. 尖后段静脉($V_{1+2}$)　5. 尖后段动脉($A_{1+2}$)　6. 尖后段支气管($B_{1+2}$)　7. 左肺上叶　8. 左肺下叶　9. 后段动脉($A_2$)　10. 后段支气管($B_2$)　11. 后段静脉($V_2$)　12. 尖段支气管($B_1$)　13. 右肺上叶　14. 尖段动脉($A_1$)　15. 尖段静脉($V_1$)　16. 奇静脉弓　17. 上腔静脉　18. 气管杈

肺门内由前至后依次排列有尖段静脉($V_1$)、前段动脉($A_3$)、前段支气管($B_3$)、后段静脉($V_2$)和后段支气管($B_2$)。右肺下叶内有上段静脉($V_6$)的上支(图3-70)。

### (三) 中间支气管层面(断层三)

右肺门处可见尖段静脉($V_1$)、右肺动脉及其后方的中间支气管。在前段内可见前段支气管和动脉($B_3$和$A_3$)相伴行向前外,前段静脉($V_3$)在后段静脉($V_2$)前方行向内,在下一断层内与尖段静脉($V_1$)合成尖前静脉,后者再与后段静脉($V_2$)合成右肺上叶静脉。于斜裂内侧,可见后段静脉($V_2$)叶间支及来自叶间动脉的升动脉($A_2$)。水平裂和右肺中叶外侧段($S_4$)首次出现。右肺下叶内的上段静脉($V_6$)上支在下一断层内汇入右肺上叶静脉(图3-71)。

### (四) 右肺叶间动脉层面(断层四)

右肺上、中、下叶均出现,肺门内由前向后依次可见右肺上叶静脉、叶间动脉和中间支气管。叶间动脉向上发出升动脉($A_2$)分布于上叶后段,向后发出上段动脉($A_6$),分布于下叶上段。右肺中叶居水平裂与斜裂之间,主要为外侧段($S_4$)(图3-72)。

### (五) 上段支气管层面(断层五)

中间支气管分为中叶支气管和下叶支气管,下叶支气管水平地向后发出上段支气管($B_6$)。于中间支气管分叉处外侧,叶间动脉分为中叶动脉和下叶动脉,后者的外侧正对右肺斜裂。右上肺静脉已移入纵隔,于下一断层内汇入右心房(图3-73)。

### (六) 右肺下叶支气管基底干层面(断层六)

于右肺中叶门处,由前内至后外依次排列着内侧段静脉($V_5$)、内侧段支气管($B_5$)与动脉($A_5$)、外侧段静脉($V_4$)和外侧段支气管($B_4$)与动脉($A_4$)。外侧段静脉($V_4$)为段间静脉,可依此来划分外侧段($S_4$)和内侧段($S_5$),在右肺下叶门处,右肺下叶支气管发出上段支气管($B_6$)后改称基底干,后者又向前内侧较为垂直地发出内侧底段支气管($B_7$)。右肺下叶动脉在相应支气管的外侧发出内侧底段动脉($A_7$)、前底段动脉($A_8$)和外后底段动脉($A_{9+10}$)。上段静脉($V_6$)的段间支于右肺下叶支气管基底干的后内侧向心走行,其位置较为恒定,是区分上段和各底段的标志。内侧底段支气管($B_7$)和上段静脉($V_6$)的段间支通常同层出现(图3-74)。

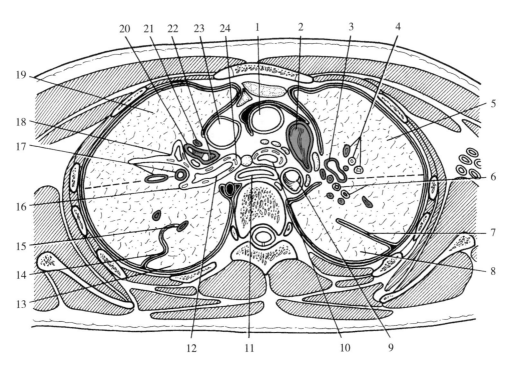

**图3-70 经右肺上叶支气管和左肺动脉的横断面(断层二)**

1. 升主动脉 2. 左肺动脉 3. 尖后段静脉($V_{1+2}$) 4. 前段支气管和动脉($B_3$和$A_3$) 5. 左肺上叶 6. 尖后段支气管($B_{1+2}$) 7. 左肺斜裂 8. 左肺下叶 9. 胸主动脉 10. 左主支气管 11. 食管 12. 右肺上叶支气管 13. 右肺下叶 14. 右肺斜裂 15. 上段静脉($V_6$)上支 16. 后段支气管($B_2$) 17. 后段静脉($V_2$) 18. 前段支气管($B_3$) 19. 右肺上叶 20. 前段动脉($A_3$) 21. 尖段静脉($V_1$) 22. 右肺上叶动脉 23. 上腔静脉 24. 右主支气管

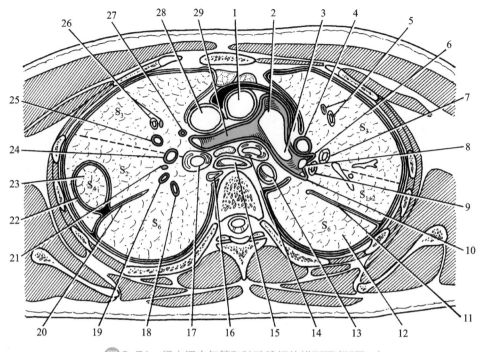

图3-71 经中间支气管和肺动脉权的横断面(断层三)

1. 升主动脉　2. 肺动脉干　3. 左肺动脉　4. 左上肺静脉　5. 前段支气管和动脉(B₃和A₃)　6. 前段动脉(A₃)　7. 前段支气管(B₃)　8. 尖后段动脉(A₁₊₂)　9. 尖后段支气管(B₁₊₂)　10. 尖后段动脉(A₁₊₂)　11. 左肺斜裂　12. 左肺下叶　13. 胸主动脉　14. 左主支气管　15. 食管　16. 奇静脉　17. 中间支气管　18. 上段静脉(V₆)上支　19. 后段静脉(V₂)叶间支　20. 右肺斜裂　21. 升动脉　22. 水平裂　23. 右肺中叶　24. 后段静脉(V₂)　25. 前段静脉(V₃)　26. 前段支气管和动脉(B₃和A₃)　27. 尖段静脉(V₁)　28. 上腔静脉　29. 右肺动脉

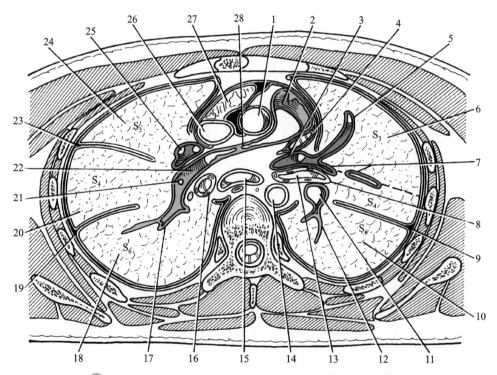

图3-72 经右肺叶间动脉和左肺上叶支气管的横断面(断层四)

1. 升主动脉　2. 肺动脉干　3. 左上肺静脉　4. 左心耳　5. 前段静脉(V₃)上支　6. 左肺上叶　7. 前段静脉(V₃)下支　8. 左肺上叶支气管和上舌段支气管(B₄)　9. 左肺斜裂　10. 左肺下叶　11. 左肺下叶动脉　12. 上段动脉(A₆)　13. 左主支气管　14. 胸主动脉　15. 食管　16. 中间支气管　17. 上段动脉(A₆)　18. 右肺下叶　19. 右肺斜裂　20. 右肺中叶　21. 升动脉　22. 叶间动脉　23. 水平裂　24. 右肺上叶　25. 右肺上叶静脉　26. 上腔静脉　27. 右心耳　28. 右肺动脉

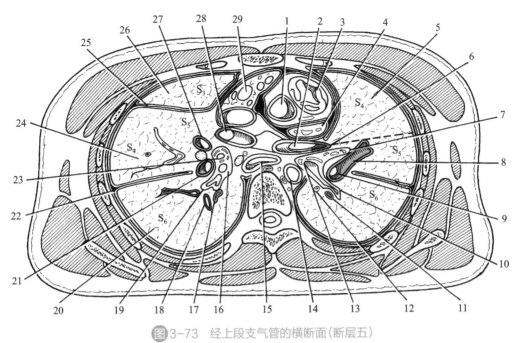

**图3-73 经上段支气管的横断面(断层五)**

1. 升主动脉 2. 左上肺静脉 3. 肺动脉口 4. 左心耳 5. 左肺上叶 6. 舌静脉干($V_{4+5}$) 7. 下舌段支气管($B_5$) 8. 舌动脉干 9. 左肺下叶动脉 10. 上段支气管($B_6$) 11. 上段静脉($V_6$) 12. 上段动脉($A_6$) 13. 左肺下叶支气管 14. 胸主动脉 15. 食管 16. 右肺下叶支气管 17. 上段动脉($A_6$) 18. 上段静脉($V_6$) 19. 上段支气管($B_6$) 20. 右肺下叶 21. 右肺下叶动脉 22. 右肺斜裂 23. 中叶支气管 24. 右肺中叶 25. 水平裂 26. 右肺上叶 27. 右肺中叶动脉 28. 右肺上叶静脉 29. 右心耳

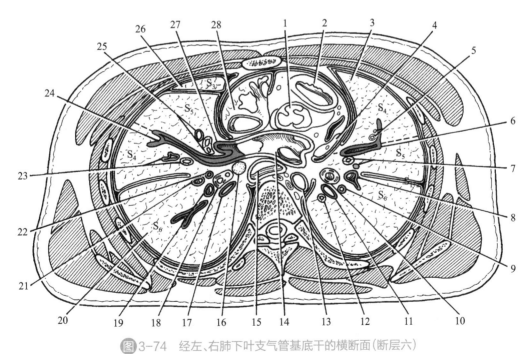

**图3-74 经左、右肺下叶支气管基底干的横断面(断层六)**

1. 主动脉口 2. 右心室 3. 左肺上叶 4. 左心耳 5. 上舌段支气管($B_4$)和动脉($A_4$) 6. 舌静脉干($V_4$和$V_5$) 7. 下舌段支气管($B_5$)和动脉($A_5$) 8. 内前及外侧底段动脉($A_{7+8+9}$) 9. 后底段动脉($A_{10}$) 10. 左肺下叶支气管基底干 11. 上段静脉($V_6$) 12. 上段支气管($B_6$) 13. 胸主动脉 14. 左心房 15. 食管 16. 肺门淋巴结 17. 上段静脉($V_6$) 18. 右肺下叶支气管基底干 19. 外后底段动脉($A_{9+10}$) 20. 右肺下叶 21. 前底段动脉($A_8$) 22. 内侧底段动脉($A_7$) 23. 外侧段支气管($B_4$)和动脉($A_4$) 24. 外侧段静脉($V_4$) 25. 内侧段支气管($B_5$)和动脉($A_5$) 26. 右肺上叶($S_3$) 27. 内侧段静脉($V_5$) 28. 右心房

173

（七）上段静脉层面（断层七）

于右肺中叶门处,管道结构的排列规律是:由前至后依次有内侧段静脉($V_5$)、内侧段支气管($B_5$)和外侧段静脉($V_4$)。于右肺下叶门处,支气管和肺动脉已分成内侧底段支气管($B_7$)和动脉($A_7$)、前底段支气管($B_8$)和动脉($A_8$)以及外后底段支气管($B_{9+10}$)和动脉($A_{9+10}$)。上段静脉($V_6$)走向内下,在下一断层内汇入右下肺静脉(图 3-75)。

（八）右下肺静脉层面（断层八）

右肺中叶内的管道大致同上一断层。于右肺下叶门处,右下肺静脉向内汇入左心房,各底段支气管和动脉已分出。除后底段动脉居相应支气管的后外侧外,各底段动脉均位于相应支气管的外侧(图 3-76)。

（九）底段上、下静脉层面（断层九）

在右肺下叶内,各底段支气管和动脉较上一断层变细,内侧底段和前底段的管道已分出亚段级分支。以各底段支气管为中心,各底段动脉呈周围性分布,底段上、下静脉呈向心性走行。右肺下叶内可见底段上静脉($V_8$)和底段下静脉($V_{9+10}$),两者正在合成底段总静脉。内侧底段静脉($V_7$)居右肺下叶的最内侧份,向上汇入底段总静脉。在前底段($S_8$)

内有前底段支气管($B_8$)。在外侧底段($S_9$)内有外侧底段支气管($B_9$)和动脉($A_9$)。在后底段($S_{10}$)内可见后底段支气管($B_{10}$)和动脉($A_{10}$)(图 3-77)。

（十）底段静脉层面（断层十）

内侧底段静脉($V_7$)行于内侧底段($S_7$)的后内侧份内,前底段静脉($V_8$)走行在前底段($S_8$)和外侧底段($S_9$)之间,外侧底段静脉($V_9$)位于外侧底段($S_9$)和后底段($S_{10}$)之间,后底段静脉($V_{10}$)居后底段支气管($B_{10}$)的前方。$V_7$ 和 $V_{10}$ 为段内支,$V_8$ 和 $V_9$ 为段间支。除后底段支气管和动脉外,各底段支气管和动脉均为亚段级分支。各底段内的管道,均以支气管为中心,动脉呈周围性分布,静脉呈向心性走行(图 3-78)。

## 四、左肺门连续横断层解剖

（一）气管杈层面（断层一）

气管杈出现,其左侧可见主动脉弓。主动脉弓可视为左肺门出现的标志。于左肺上叶内,尖后段静脉($V_{1+2}$)粗大,为尖后段($S_{1+2}$)和前段($S_3$)之间的段间静脉,故其前方若出现管道则应为前段支气管($B_3$)和动脉($A_3$)。尖后段支气管($B_{1+2}$)出现于尖后段静脉($V_{1+2}$)的后方,其内前方为尖后段动脉

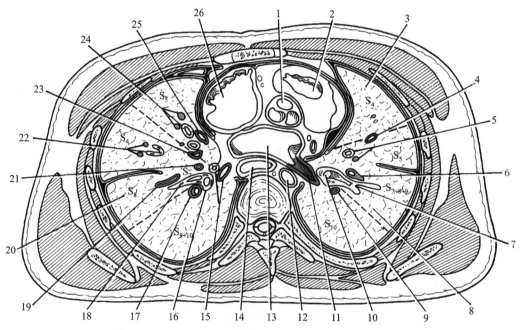

图 3-75　经右肺上段静脉和左下肺静脉的横断面（断层七）

1. 主动脉口　2. 右心室　3. 左肺上叶　4. 下舌段静脉($V_5$)　5. 下舌段支气管($B_5$)和动脉($A_5$)　6. 内前及外侧底段动脉($A_{7+8+9}$)　7. 内前及外侧底段支气管($B_{7+8+9}$)　8. 左肺下叶　9. 后底段动脉($A_{10}$)　10. 左肺下叶支气管基底干　11. 左下肺静脉　12. 胸主动脉　13. 左心房　14. 食管　15. 内侧底段支气管($B_7$)和上段静脉($V_6$)　16. 外后底段支气管($B_{9+10}$)　17. 外后底段动脉($A_{9+10}$)　18. 前底段支气管($B_8$)　19. 前底段动脉($A_8$)　20. 右肺下叶　21. 内侧底段动脉($A_7$)　22. 外侧段支气管($B_4$)和动脉($A_4$)　23. 外侧段静脉($V_4$)　24. 内侧段支气管($B_5$)和动脉($A_5$)　25. 内侧段静脉($V_5$)　26. 右心房

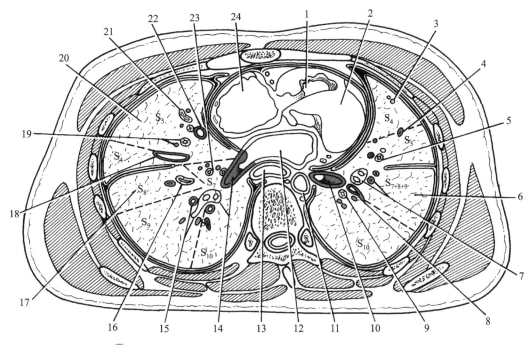

图3-76 经右下肺静脉和左肺底段总静脉的横断面(断层八)

1. 右心室 2. 左心室 3. 上舌段支气管($B_4$)和动脉($A_4$) 4. 下舌段静脉($V_5$) 5. 下舌段支气管($B_5$)和动脉($A_5$) 6. 左肺下叶 7. 内前和外侧底段支气管($B_{7+8+9}$)及外侧底段动脉($A_9$) 8. 外侧底段静脉($V_9$) 9. 后底段支气管($B_{10}$) 10. 底段总静脉 11. 胸主动脉 12. 左心房 13. 食管 14. 右下肺静脉和后底段支气管($B_{10}$) 15. 外侧底段支气管($B_9$)和动脉($A_9$) 16. 前底段支气管($B_8$)和动脉($A_8$) 17. 右肺下叶 18. 外侧段静脉($V_4$) 19. 内侧段支气管和动脉的分支 20. 右肺中叶 21. 内侧段支气管和动脉的分支 22. 内侧段静脉($V_5$) 23. 内侧底段支气管($B_7$) 24. 右心房

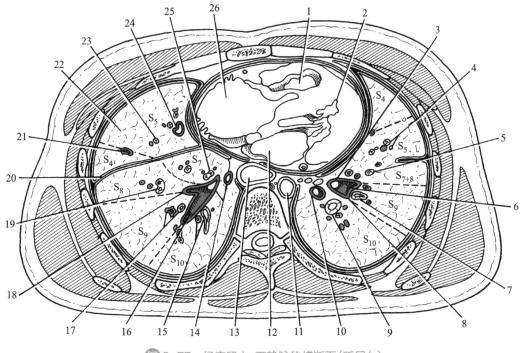

图3-77 经底段上、下静脉的横断面(断层九)

1. 右心室 2. 左心室 3. 底段上静脉 4. 下舌段支气管、动脉、静脉($B_5$、$A_5$、$V_5$) 5. 内前底段支气管($B_{7+8}$) 6. 内前底段静脉($V_{7+8}$) 7. 外侧底段支气管($B_9$) 8. 外侧底段静脉($V_9$) 9. 后底段支气管($B_{10}$) 10. 底段下静脉 11. 胸主动脉 12. 左心房 13. 食管 14. 底段总静脉与内侧底段静脉($V_7$) 15. 后底段支气管($B_{10}$)和动脉($A_{10}$) 16. 底段下静脉($V_{9+10}$) 17. 外侧底段支气管($B_9$)和动脉($A_9$) 18. 底段上静脉 19. 前底段支气管($B_8$) 20. 右肺斜裂 21. 外侧段静脉($V_4$) 22. 右肺中叶 23. 内侧段支气管的分支 24. 内侧段静脉($V_5$) 25. 内侧底段支气管($B_7$) 26. 右心房

175

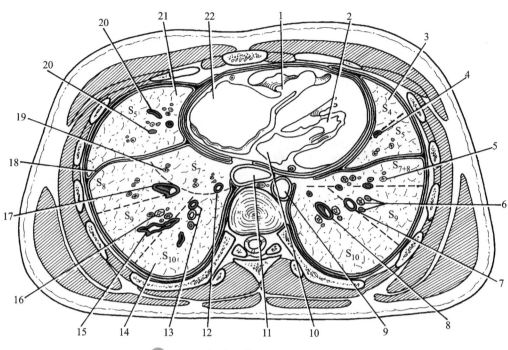

图3-78　经底段静脉的横断面(断层十)

1. 右心室　2. 左心室　3. 左肺上叶　4. 下舌段静脉($V_5$)　5. 内前底段支气管($B_{7+8}$)　6. 外侧底段支气管($B_9$)和动脉($A_9$)
7. 外侧底段静脉($V_9$)　8. 后底段静脉($V_{10}$)　9. 胸主动脉　10. 左心房　11. 食管　12. 内侧底段静脉($V_7$)　13. 后底段支气管、
动脉、静脉($B_{10}$、$A_{10}$、$V_{10}$)　14. 右肺下叶　15. 外侧底段静脉($V_9$)　16. 外侧底段支气管($B_9$)　17. 前底段静脉($V_8$)　18. 右肺斜
裂　19. 内侧底段支气管($B_7$)的分支　20. 内侧段静脉($V_5$)　21. 右肺中叶　22. 右心房

($A_{1+2}$),外后方可见尖后段静脉($V_{1+2}$)的段内支(图3-69)。

(二) 左肺动脉层面(断层二)

尖后段静脉($V_{1+2}$)内移,居尖后段与前段之间,为段间支。尖后段支气管($B_{1+2}$)位于尖后段静脉($V_{1+2}$)的后方,相应动脉有1支居其前内侧、2支居其后内侧。前段支气管($B_3$)位于尖后段静脉($V_{1+2}$)的前外侧,相应动脉行其内前方(图3-70)。

(三) 肺动脉杈层面(断层三)

尖后段静脉($V_{1+2}$)进入纵隔,易名为左上肺静脉,左肺动脉在左主支气管外侧进入肺门,并分出尖后段动脉($A_{1+2}$)、前段动脉($A_3$)勾绕左上肺静脉。于左肺动脉外侧,可见左肺上叶支气管上干分出的尖后段支气管($B_{1+2}$)和前段支气管($B_3$)(图3-71)。

(四) 左肺上叶支气管层面(断层四)

左肺上叶门处管道较多,可见前段静脉($V_3$)向内侧注入左上肺静脉。前段静脉($V_3$)有2支,前方为上支,是段内支;后方为下支,是段间支,是区分前段($S_3$)和上舌段($S_4$)的标志。左肺上叶支气管较水平地发自左主支气管,并很快分为上干(至尖后段和前段)和舌干,舌干多重叠于左肺上叶支气

管的远端,在横断面上常难以辨认。左肺下叶表现为上段($S_6$),左肺下叶动脉已绕至上叶支气管的后方,其外侧正对左肺斜裂,并向后水平地发出上段动脉($A_6$)(图3-72)。在胸主动脉与左肺下叶动脉之间,左肺下叶肺组织呈小舌状伸入,达左主支气管后面,如果该舌状肺组织被推出两大动脉之间,则提示左肺肺门或下叶有病变。

(五) 上段支气管层面(断层五)

舌静脉干($V_{4+5}$)在下舌段支气管($B_5$)前方向内注入左上肺静脉,它是区分上、下舌段的标志。舌静脉干由上舌段静脉($V_4$)和下舌段静脉($V_5$)汇合而成,下舌段静脉($V_5$)沿斜裂上缘表面附近分布,在CT图像上可向外周追踪甚远。在下舌段支气管($B_5$)后方,可见舌动脉干在斜裂处发自左肺下叶动脉。于左肺下叶内,上段支气管($B_6$)水平地发自左肺下叶支气管,其后外侧可见上段动脉($A_6$)和上段静脉($V_6$)(图3-73)。

(六) 左肺下叶支气管基底干层面(断层六)

于左肺上叶门处,以舌静脉干为中心,其前方可见上舌段支气管($B_4$)及其前外侧的上舌段动脉($A_4$),后方为下舌段支气管($B_5$)及其后外侧的下舌段动脉

$(A_5)$。在左肺下叶门处，上段静脉$(V_6)$在左肺下叶支气管基底干的后外侧走向内下，它是上段与各底段分界的标志。左肺下叶动脉于左肺下叶支气管基底干的外侧分出后底段动脉$(A_{10})$和内前及外侧底段动脉$(A_{7+8+9})$（图 3-74）。

#### （七）左下肺静脉层面（断层七）

于左肺上叶内，经下舌段静脉$(V_5)$前引线，分左肺上叶为上、下舌段。在上舌段$(S_4)$内有上舌段支气管$(B_4)$和动脉$(A_4)$走行，下舌段$(S_5)$内有圆形的下舌段支气管$(B_5)$和动脉$(A_5)$分布，下舌段静脉$(V_5)$居 $B_5$ 前外侧，向内上走行。在左肺下叶门处，左肺下叶支气管基底干向外发出至内前底段和外侧底段的支气管$(B_{7+8+9})$，向后发出后底段支气管$(B_{10})$，动脉的分支居支气管的前外侧和后外侧，分支类型与支气管相同。左下肺静脉在支气管的内侧汇入左心房（图 3-75）。

#### （八）底段总静脉层面（断层八）

底段总静脉向内上注入左下肺静脉，其外侧可见外侧底段静脉$(V_9)$。于外侧底段静脉$(V_9)$前方，可见内前和外侧底段支气管及其外侧的同名动脉。后底段动脉$(A_{10})$居后底段支气管$(B_{10})$的后外侧，两者共同位于底段总静脉后外方（图 3-76）。

#### （九）底段上、下静脉层面（断层九）

底段上、下静脉于左肺下叶门的内侧向内上走行，前者由内前底段静脉$(V_{7+8})$和外侧底段静脉$(V_9)$组成，后者由后底段静脉$(V_{10})$单独组成。各底段支气管和相应动脉围绕于底段上、下静脉的内侧、前方、外侧和后方，动脉均居相应支气管的外侧（图 3-77）。

#### （十）底段静脉层面（断层十）

于左肺下叶内，内前底段静脉$(V_{7+8})$是区分内前底段$(S_{7+8})$与外侧底段$(S_9)$的标志，外侧底段静脉$(V_9)$是外侧底段$(S_9)$与后底段$(S_{10})$的分界标志。于各底段内，以底段支气管为中心，相应动脉呈周围性分布，相应静脉呈向心性走行（图 3-78）。

（刘树伟）

# 第九节　肺段在 CT 图像上的划分

## 一、肺段支气管的 CT 表现

在肺段的管道中，以肺段支气管变异最少，肺动脉又与之伴行，故支气管是在 CT 图像上理解肺段管道的关键结构。根据肺段支气管的走行方向，一般可分其为纵行、横行和斜行三种：①纵行者为右侧 $B_1$、左侧 $B_{1+2}$ 和右侧 $B_7$，该组支气管和伴行动脉在横断面上呈圆形；②横行者为右侧的 $B_2$、$B_3$、$B_4$、$B_5$ 及两侧的 $B_6$，该组支气管和伴行动脉在横断面上呈长条形；③斜行者为左侧 $B_3$、$B_4$、$B_5$、$B_{7+8}$、右侧 $B_8$ 和两侧的 $B_9$、$B_{10}$，该组支气管和伴行动脉在横断面上呈椭圆形。

## 二、在横断面上划分肺段的标志性结构

一般应先寻找斜裂及水平裂，将肺叶分开，再以各叶内的管道来确定肺段。寻找肺静脉段间支非常重要，因其为段间裂的标志。

#### （一）左、右肺斜裂的识别标志

在 CT 图像上，两侧斜裂的上部，以细灰条影为标志，斜裂中、下部以乏血管带来显示，但有时有困难或不准确。追踪图像中支气管和与其伴行动脉的走行是确定斜裂的最可靠方法，但也很麻烦或

有时不可能。确定斜裂位置的关键是识别其纵隔侧的标志性结构。依据断层标本和 CT 图像的对照观察，两侧斜裂由上位断层至下位断层，其纵隔侧位置的标志见表 3-9。

表 3-9　两侧斜裂纵隔端的识别标志

| 右斜裂 | 左斜裂 |
| --- | --- |
| 椎体旁 | 胸主动脉外侧 |
| 中间支气管外侧 | 左肺动脉外侧 |
| 叶间动脉外侧 | 左肺下叶动脉外侧 |
| 中、下叶动脉分叉处外侧 | 舌叶、下叶动脉分叉处外侧 |
| 下叶动脉分前外支和后内支的前方 | 下叶动脉分前外支和后内支的前方 |
| 右下肺静脉的前方 | 左下肺静脉的前方 |
| 心旁 | 心旁 |

在 CT 图像上，一般左侧斜裂起始断层比右侧高。在断层中，胸主动脉位于椎体左前方，椎体的右侧为右肺，所以右肺斜裂纵隔端为椎体旁，左侧斜裂为胸主动脉的后壁或侧壁。有时左斜裂起始位置较高，相当于主动脉弓断层，故其纵隔端也在椎体旁。随着断层往下，右侧斜裂纵隔端向前移，

至中间支气管的外侧；因为左肺动脉跨过左肺上叶支气管的上方而转向支气管的后外方，当左肺斜裂纵隔端前移时，其纵隔端起始于左肺动脉的外侧。在肺门中部断层时，两侧斜裂纵隔端的标志是一致的。由于在断层上动脉的位置在支气管的外侧，故两侧斜裂纵隔端以动脉为标志。在肺门下部断层时，肺的支气管和动脉都已进入肺，与纵隔无关，而只有两侧下肺静脉从纵隔侧横向伸入肺，所以两斜裂纵隔端位于下肺静脉的前方。当 CT 断层继续下移时，所有静脉支也在肺内而与纵隔无联系，故两侧斜裂只能以心旁为标志。

（二）划分肺段的标志性结构

1. 右肺上叶　尖段静脉（$V_1$）有上、下两支，上支为段内支，下支为段间支，可用 $V_1$ 的下支区分尖段（$S_1$）和前段（$S_3$）。后段静脉（$V_2$）恰经上叶支气管分前段支气管和后段支气管的夹角处，用于划分尖段（$S_1$）和后段（$S_2$），在尖段（$S_1$）消失的层面上，它分开后段（$S_2$）和前段（$S_3$）。

2. 右肺中叶　以外侧段静脉（$V_4$）的段间支分开外侧段（$S_4$）和内侧段（$S_5$）。

3. 左、右肺下叶　上段静脉（$V_6$）有上支、内侧支和外侧支，内、外侧支为段间支，用以区分上段与各底段。在各底段上位层面上，各底段静脉的高位属支为段间支，可用以分出各底段；在各底段下位层面上，以各底段支气管及伴行动脉之间的"乏血管区"作为分段的标志。

4. 左肺上叶　尖后段静脉（$V_{1+2}$）的段间支可分开尖后段（$S_{1+2}$）与前段（$S_3$），前段静脉（$V_3$）的下支为段间支，可用以分开前段（$S_3$）与上舌段（$S_4$）。上舌段静脉（$V_4$）有穿行于上、下舌段支气管之间的段间支，可用以划分上舌段（$S_4$）与下舌段（$S_5$）。

## 三、CT 图像上肺段支气管与肺血管之间的相对位置关系

肺段支气管与相应肺动脉、肺静脉的相对位置关系，是断面上识别肺段的基础，同时它们亦是肺段内的主要结构。详见表 3-10。

表 3-10　CT 图像上肺段管道间的相对位置关系

| 肺段支气管 | 肺段动脉 | 肺段静脉段间支 |
|---|---|---|
| $B_1$ | 内 | 外 |
| $B_2$ | 后 | 前 |
| $B_3$ | 内（上） | 下 |
| $LB_4$ | 外（上） | 内（下） |
| $LB_5$ | 外（上） | 内（下） |
| $RB_4$ | 外 | 内 |
| $RB_5$ | 外 | 内 |
| $B_6$ | 外（上） | 内（下） |
| $B_7$ | 前外 | 后内 |
| $B_8$ | 前外 | 后内 |
| $B_9$ | 外前 | 内后 |
| $B_{10}$ | 外后 | 内前 |

## 四、肺段在主要层面上的分布

肺段在胸部主要层面上的分布见表 3-11。

## 五、肺段在 CT 图像上的划分

在胸部水平断面标本上，除了纵隔内的器官以外就是两侧的肺。肺部 CT 检查的主要目的之一是病变定位。肺段作为肺的形态功能单位，是进行病变精确定位的基础，下面在阐述肺内管道在断面

表 3-11　各主要层面上肺段的分布

| 标志层面 | 右侧肺段 | 左侧肺段 |
|---|---|---|
| 主动脉弓以上 | $S_1$ | $S_{1+2}$ |
| 主动脉弓 | $S_1$、$S_2$、$S_3$、$S_6$ | $S_{1+2}$、$S_3$、$S_6$ |
| 主动脉肺动脉窗 | $S_2$、$S_3$、$S_6$ | $S_{1+2}$、$S_3$、$S_6$ |
| 右肺上叶支气管（左肺动脉） | $S_2$、$S_3$、$S_6$ | $S_{1+2}$、$S_3$、$S_6$ |
| 左肺上叶支气管（右肺动脉） | $S_3$、$S_4$、$S_6$ | $S_3$、$S_4$、$S_6$ |
| 中（舌）叶支气管 | $S_4$、$S_5$、$S_6$ | $S_4$、$S_5$、$S_6$ |
| 支气管基底干 | $S_4$、$S_5$、$S_7$、$S_8$、$S_9$、$S_{10}$ | $S_4$、$S_5$、$S_{7+8}$、$S_9$、$S_{10}$ |
| 双下肺静脉 | $S_4$、$S_5$、$S_7$、$S_8$、$S_9$、$S_{10}$ | $S_4$、$S_5$、$S_{7+8}$、$S_9$、$S_{10}$ |

分布的基础上,描述各个肺段在连续横断面和 CT 图像上的位置。

（一）奇静脉弓和主动脉弓平面（断层一）

**右肺**:本平面位置较高,上叶内同时可见尖段、后段和前段。尖段内部见尖段支气管,其前内侧为伴行的尖段动脉,其后外侧为后段静脉的段间支;前段内部见伴行的前段支气管和动脉的分支,动脉位于支气管的前内侧。前段与尖段交界处为尖段静脉的段间支（图 3-79）。

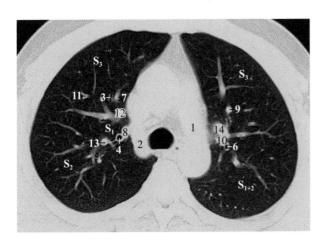

**图**3-79　经奇静脉弓和主动脉弓的 CT 图像（断层一）
1. 主动脉弓　2. 奇静脉弓　3. 前段支气管　4. 尖段支气管　5. 前段支气管　6. 尖后段支气管　7. 前段动脉　8. 尖段动脉　9. 前段动脉　10. 尖后段动脉　11. 前段静脉　12. 尖段静脉　13. 后段静脉　14. 尖后段静脉

**左肺**:在上叶中部近肺门处见粗大的尖后段静脉的段间支,它在下行过程中逐渐变粗同时向肺门靠拢,它是分界前段与尖后段的标志,尖后段内可见伴行的尖后段支气管和伴行的动脉,前段内也可见前段支气管及伴行的动脉（图 3-79）。

本层面对右肺上叶进行分段的关键结构是尖段静脉段间支和后段静脉段间支。左肺内区分尖后段和前段的标志结构是尖后段静脉的段间支。

（二）气管杈平面（断层二）

**右肺**:本平面右主支气管向外侧水平发出上叶支气管,故尖段消失,上叶仅剩前段及后段,分界标志依然是后段静脉的段间支。前段内见前段支气管从上叶支气管的外侧端前部行向前外侧下方,与之伴行的前段动脉位于其前内侧,再内侧为尖段静脉。后段内见后段支气管从上叶支气管外侧段的后部行向后外侧上方。而在前后段支气管的夹角处见后段静脉的段间支。斜裂出现,其后方为下叶

上段（图 3-80）。

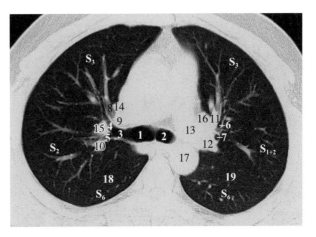

**图**3-80　经气管杈的 CT 图像（断层二）
1. 右主支气管　2. 左主支气管　3. 右肺上叶支气管　4. 前段支气管　5. 后段支气管　6. 前段支气管　7. 尖后段支气管　8. 前段动脉　9. 上叶动脉　10. 后段动脉　11. 前段动脉　12. 尖后段动脉　13. 左肺动脉　14. 尖段静脉　15. 后段静脉　16. 尖后段静脉　17. 胸主动脉　18. 右肺斜裂　19. 左肺斜裂

**左肺**:左肺动脉进入左肺门,该血管的外侧端前后可见分别发出前段动脉和尖后段动脉,在动脉的外侧为与之伴行的前段支气管和尖后段支气管,其中前段支气管较为水平。前段动脉与左肺动脉的夹角处见一圆形管道,为进一步向肺门靠拢的尖后段静脉,在以下层面中,它将接受前段静脉的汇入（图 3-79）。

本层面在右肺分段的关键结构是后段静脉的段间支;左肺没有明显的分段标志结构,取经尖后段支气管和后段静脉段内支的前方引虚线至肺外侧缘作为分界线。

（三）中间支气管和左肺下叶动脉平面（断层三）

**右肺**:本层面右肺内支气管和肺动脉已走行到远端,图像表现不明显,显示的主要管道为靠近肺门处的肺静脉属支,前部长条状的前段静脉段内支正后行汇入前段静脉主干,前外侧的为前段静脉,内侧的为尖段静脉,后部的为后段静脉,三者呈倒“品”字形排列。在下一层面内,后段静脉的属支汇合成后段静脉的主干,前段静脉与尖段静脉汇合成尖前静脉,向下走行的过程中,后段静脉与尖前静脉再合成上叶静脉（图 3-81）。

**左肺**:支气管较上一层面粗大,为上叶支气管上干。左肺动脉发出前段和尖后段动脉后主干进一步下行绕至左主支气管的外侧,变为左肺下叶动

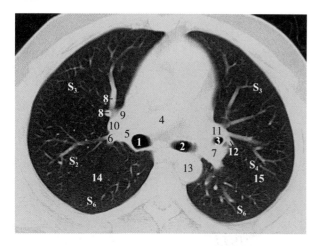

图3-81　经中间支气管和左肺下叶动脉的 CT 图像
（断层三）

1. 中间支气管　2. 左主支气管　3. 上干　4. 右肺动脉　5. 右肺间
动脉　6. 升动脉　7. 下干动脉　8. 前段静脉　9. 尖段静脉　10. 后
段静脉　11. 左肺上叶静脉　12. 前段静脉段间支　13. 胸主动
脉　14. 右肺斜裂　15. 左肺斜裂

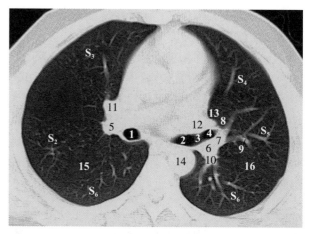

图3-82　经右肺叶间动脉和左肺上叶支气管的 CT 图像
（断层四）

1. 中间支气管　2. 左主支气管　3. 左肺上叶支气管　4. 上干　5. 右
肺叶间动脉　6. 下叶动脉　7. 舌动脉干　8. 上舌段动脉　9. 下
舌段动脉　10. 上段动脉　11. 右肺上叶静脉　12. 左上肺静
脉　13. 舌静脉干　14. 胸主动脉　15. 右肺斜裂　16. 左肺斜裂

脉。尖后段静脉完全进入纵隔，变成左上肺静脉，并接受了前段静脉的汇入，前段静脉有两组，前方的为上支，是段内支，后方的为下支，是段间支，分开前段和上舌段。

本层面划分肺段的关键结构是右肺的后段静脉和左肺的前段静脉的段间支。

（四）右肺叶间动脉和左肺上叶支气管平面（断层四）

**右肺**：本平面斜裂和水平裂均出现，上叶即将消失，而中叶和下叶未进入第二肺门处，故肺内管道在图像上显示较少。肺门处静脉、动脉和支气管呈前、中、后排列，前为上叶静脉，中为叶间动脉，后内侧为中间支气管。中间支气管进一步向下走行，趋势是分叉为中叶支气管和下叶支气管；叶间动脉的趋势是下行分出中叶和下叶动脉，而上叶静脉的趋势是下行接受中叶静脉的汇入，形成右上肺静脉注入左心房（图 3-82）。

**左肺**：左主支气管向外侧发出左肺上叶支气管，上叶支气管向上发出上干，向下发出下干。左肺动脉绕至左肺上叶支气管的后方，其前外侧壁发出舌动脉干，进入舌叶又发出上舌段动脉和下舌段动脉；左肺动脉的后壁水平发出上段动脉，主干向下变为基底动脉干。左上肺静脉已经注入左心房，舌静脉干在本平面注入左上肺静脉（图 3-82）。

本平面划分肺段的关键结构是舌静脉干，通过

舌静脉干长轴向肺外侧缘引虚线可分开上、下舌段。

（五）右肺叶间动脉分叉处和左肺下叶支气管平面（断层五）

**右肺**：本平面见中间支气管未发生变化，其外侧的叶间动脉正在分叉，中叶动脉在前，发出外侧段和内侧段动脉，下叶动脉在后，发出上段动脉。右肺上叶静脉汇入左心房，故改名为右上肺静脉（图 3-83）。

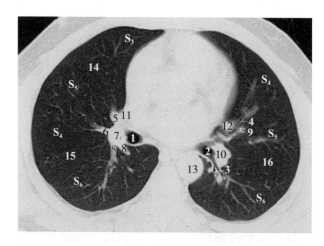

图3-83　经右肺叶间动脉分叉处和左肺下叶支气管的
CT 图像（断层五）

1. 中间支气管　2. 左肺下叶支气管　3. 上段支气管　4. 上舌段
支气管　5. 内侧段动脉　6. 外侧段动脉　7. 叶间动脉　8. 上段动
脉　9. 上舌段动脉　10. 基底干动脉　11. 右肺上叶静脉　12. 舌
静脉干　13. 胸主动脉　14. 水平裂　15. 右肺斜裂　16. 左肺斜裂

**左肺**：下叶支气管后壁水平发出上段支气管，然后主干下行改名支气管基底干，其外侧为基底动脉干，外侧延续为斜裂。舌静脉是分隔上、下舌段的标志，下舌段内见伴行的下舌段支气管和动脉，动脉位于支气管的外侧（图3-83）。

本平面内，右肺没有明显的分段标志，以中叶动脉或内外侧段之间向肺外侧缘引虚线分开内外侧段；左肺上叶内，分段标志是舌静脉干，它的长轴分开上、下舌段。

### （六）中间支气管分叉处和左肺支气管基底干平面（断层六）

**右肺**：本平面可见中间支气管分叉，前为中叶支气管，后为下叶支气管。中叶支气管进一步向中叶内走行，分叉为外侧段和内侧段支气管，下叶支气管的后壁水平发出上段支气管。在内侧段支气管的前外侧有内侧段动脉，外侧段支气管的外侧有外侧段动脉。中叶静脉正在汇入右上肺静脉。下叶内右肺下叶支气管后壁水平发出上段支气管，其外侧水平状管道为上段静脉的下支，为区分上段和各底段的标志；下叶支气管的外侧为下叶动脉（图3-84）。

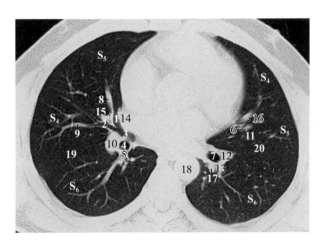

图3-84 经中间支气管分叉处和左肺基底干支气管的 CT 图像

1. 内侧段支气管 2. 外侧段支气管 3. 中叶支气管 4. 下叶支气管 5. 上段支气管 6. 下舌段支气管 7. 支气管基底干 8. 内侧段动脉 9. 外侧段动脉 10. 下叶动脉 11. 下舌段动脉 12. 内前和外侧底段动脉 13. 后底段动脉 14. 中叶静脉和内侧段静脉 15. 外侧段静脉 16. 舌静脉干 17. 上段静脉 18. 胸主动脉 19. 右肺斜裂 20. 左肺斜裂

**左肺**：斜裂前方的舌叶内，舌静脉干较为明显，可作为分隔上、下舌段的标志。下叶内，支气管基

底干继续下行，基底动脉干分两支，支气管基底干的后方为上段静脉（图3-84）。

本平面划分肺段的标志结构有以下几个：右肺中叶的内、外侧段分界标志是外侧段静脉的段间支；下叶上段与各底段分界的标志是上段静脉的段间支。左肺上叶内舌静脉干分隔上、下舌段。

### （七）双肺支气管基底干分叉处平面（断层七）

**右肺**：中叶内，支气管和动脉伴行，总体分为两组，分界标志是外侧段静脉的段间支。该静脉的外侧见外侧段支气管和动脉，内侧见内侧段支气管和动脉。内侧段静脉为段内支，靠近肺的纵隔面。下叶内，支气管基底干分叉，内侧较细的通常为内侧底段支气管，外侧较粗的为其他几个底段支气管的共干；基底动脉干进一步下行，逐渐发出底段的分支，前部的为内侧底段动脉，外侧的为前底段动脉和外侧底段动脉的共干，后方的为后底段动脉。下叶的上段静脉正在汇入右下肺静脉（图3-85）。

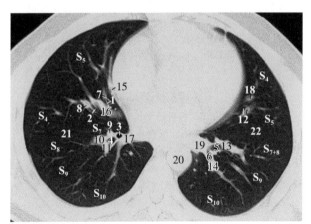

图3-85 经双肺支气管基底干分叉处的 CT 图像（断层七）

1. 内侧段支气管 2. 外侧段支气管 3. 内侧底段支气管 4. 前外侧和后底段支气管 5. 内前和外侧底段支气管 6. 后底段支气管 7. 内侧段动脉 8. 外侧段动脉 9. 内侧底段动脉 10. 前底段动脉 11. 外侧和后底段动脉 12. 下舌段动脉 13. 内前和外侧底段动脉 14. 后底段动脉 15. 内侧段静脉 16. 外侧段静脉 17. 右下肺静脉 18. 下舌段静脉 19. 左下肺静脉 20. 胸主动脉 21. 右肺斜裂 22. 左肺斜裂

**左肺**：上叶结构和上一层面相似。下叶内见左下肺静脉汇入左心房，支气管基底干分叉，前为内前底段支气管，其前外侧见内前底段动脉；后为外侧和后底段支气管的共干，后方见外侧和后底段动脉的共干（图3-85）。

本层面中,两肺上叶分段标志与上一层面相似。下叶缺乏分段标志,以各底段支气管和动脉间的相对乏血管区划分肺段。

**(八) 右肺下叶静脉平面(断层八)**

**右肺:**下叶内见支气管基底干及动脉进一步分叉,前、外侧和后底段支气管的共干分为两支,外侧的为前和外侧底段支气管的共干,后方的为后底段支气管;动脉亦分为三支,伴行在对应支气管的外周。左心房的外侧见右下肺静脉汇入左心房(图3-86)。

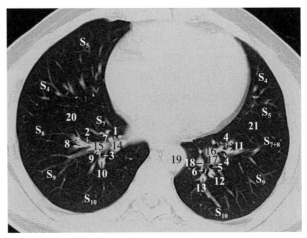

图3-87 经底段上、下静脉的 CT 图像(断层九)

1. 内侧底段支气管 2. 前底段支气管 3. 外侧和后底段支气管 4. 内前底段支气管 5. 外侧底段支气管 6. 后底段支气管 7. 内侧底段动脉 8. 前底段动脉 9. 外侧底段动脉 10. 后底段动脉 11. 内前底段动脉 12. 外侧底段动脉 13. 后底段动脉 14. 底段下静脉 15. 底段上静脉 16. 内前底段静脉 17. 外侧底段静脉 18. 后底段静脉 19. 胸主动脉 20. 右肺斜裂 21. 左肺斜裂

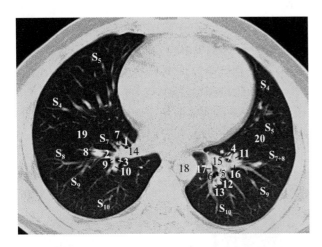

图3-86 经右下肺静脉的 CT 图像(断层八)

1. 内侧底段支气管 2. 前底段支气管 3. 外侧和后底段支气管 4. 内前底段支气管 5. 外侧底段支气管 6. 后底段支气管 7. 内侧底段动脉 8. 前底段动脉 9. 外侧底段动脉 10. 后底段动脉 11. 内前底段动脉 12. 外侧底段动脉 13. 后底段动脉 14. 右下肺静脉 15. 底段上静脉 16. 内前底段静脉 17. 底段下静脉 18. 胸主动脉 19. 右肺斜裂 20. 左肺斜裂

分段标志为底段上、下静脉。

**(十) 底段静脉平面(断层十)**

管道进一步向外周走行,动脉和支气管伴行,动脉位于支气管的外周,底段静脉呈向心性走行(图3-88)。

**左肺:**下叶内支气管较为清晰已分出三支,前为内前底段支气管,后方的分别为外侧底段支气管和后底段支气管,动脉伴行在外周。中心位置为静脉,分别为底段上静脉和底段下静脉(图3-86)。

右肺下叶内缺乏分段标志,只能通过乏血管区划分;左肺底段上、下静脉是较好的分段标志,底段上静脉分开内前底段和外侧底段,底段下静脉分开外侧底段和后底段。

**(九) 底段上、下静脉平面(断层九)**

**右肺:**下叶内的管道中,支气管和动脉伴行居于外周,而底段上、下静脉居于中心位置。内侧底段支气管已分出亚段级分支,外侧底段和后底段支气管仍然共干(图3-87)。

**左肺:**管道分布类似于右肺。

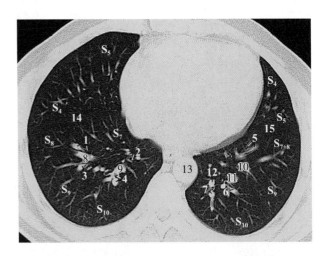

图3-88 经底段静脉的 CT 图像(断层十)

1. 前底段支气管和动脉 2. 内侧底段支气管和动脉 3. 外侧底段支气管和动脉 4. 后底段支气管和动脉 5. 内前底段支气管和动脉 6. 外侧底段支气管和动脉 7. 后底段支气管和动脉 8. 前底段静脉 9. 外侧和后底段静脉 10. 内前底段静脉 11. 外侧底段静脉 12. 后底段静脉 13. 胸主动脉 14. 右肺斜裂 15. 左肺斜裂

(丁 炯)

## ▶▶▶　第十节　肺内管道的断面追踪　◀◀◀

### 一、肺内支气管的断面追踪

#### (一)右肺段支气管的断面追踪

1. 右肺上叶　右肺上叶支气管较短,在断面上通常出现在紧靠气管杈平面下方的平面,或出现在同一层面,表现为发自右主支气管外侧壁行向外侧的横行管道。其分支有三,分别是尖段支气管、后段支气管和前段支气管。

(1)尖段支气管　斜向外上方,下段较直,在断面上可从右肺上叶支气管平面**向上**追踪,表现为在尖段内部的圆形管道,其前内侧有尖段动脉与之伴行。

(2)后段支气管　斜向后外上方,起点处较水平,在断面上可从右肺上叶支气管平面**向上**追踪,表现为在后段内部的卵圆形管道,其内侧有后段动脉与之伴行。

(3)前段支气管　斜向前外侧下方,起点处水平,在断面上可从右肺上叶支气管平面向下追踪,表现为在前段内部的卵圆形管道,其前内侧有前段动脉与之伴行。

2. 右肺中叶　中间支气管是右主支气管发出上叶支气管后的延续,较右主支气管长,在断面表现为肺门处纵隔面紧贴右肺动脉或右肺叶间动脉后方的卵圆形管道,向下延续直至分叉为中叶支气管和下叶支气管。其分支进入中叶,分别是外侧段支气管和内侧段支气管。

(1)外侧段支气管　斜向外侧下方,在断面上从右肺中叶支气管平面**向下**追踪,表现为在外侧段内一卵圆形管道,其前外侧或外侧有外侧段动脉与之伴行。

(2)内侧段支气管　斜向前下方,在断面上从右肺中叶支气管平面向下追踪,表现为在内侧段内一卵圆形管道,其前外侧或外侧有内侧段动脉与之伴行。

3. 右肺下叶　下叶支气管较短,在断面上表现为一圆形管道,通常从中间支气管远端发出的同时,即从其后壁水平发出第一个分支——上段支气管,以下开始称为支气管基底干,断面表现亦为一圆形管道,继续下行发出各底段支气管。

(1)上段支气管　由右肺下叶支气管后壁水平发出,其起始部与右肺中叶支气管起始部相当,绝大多数低于中叶支气管起点,断面表现常为一向后走行的横行管道。

(2)内侧底段支气管　起始于支气管基底干内侧壁,向内侧下方几乎垂直走行,断面上该管道出现在支气管基底干下方平面,通常是底段支气管中最早发出的一支,表现为一圆形管道。

(3)前底段支气管　起始于支气管基底干前外侧壁,向前下方走行,断面上表现为一卵圆形管道。

(4)外侧底段支气管　常与后底段支气管共干,断面表现为一卵圆形管道,行向外下方。

(5)后底段支气管　常与外侧底段支气管共干,断面表现为卵圆形,行向后下。

#### (二)左肺段支气管的断面追踪

1. 左肺上叶　左肺上叶支气管在断面上出现层面较右肺上叶支气管低 2 cm 左右,表现为从左主支气管外侧壁向外侧发出的横行管道,其远端向上、下分别发出上干和下干,再依次发出段支气管。

(1)上干　较短,自左主支气管发出,上升 1 cm,断面上可从左主支气管远端向上追踪,表现为一圆形管道,进一步向上分为两支,即尖后段支气管和前段支气管。

1)尖后段支气管:从上干平面向上追踪,继续上升 1 cm 左右,断面上表现为尖后段内的圆形或卵圆形管道,其前内侧有尖后段动脉伴行。远端再分为尖段和后段支气管。

2)前段支气管:先上升,再水平前进,断面表现为上干前壁行向前方的卵圆形或横行管道,其前内侧有前段动脉伴行。

(2)下干　断面上表现为卵圆形管道,从左肺上叶支气管前下部向下发出,较短,进一步分为上、下舌段支气管。

1)上舌段支气管:断面追踪可见从下干发出后,行向前下方,为卵圆形管道,分布于上舌段。

2)下舌段支气管:断面追踪可见从下干发出后,行向前下方,位置较上舌段支气管低,为卵圆形管道,分布于下舌段。

2. 左肺下叶　左肺下叶支气管为左主支气管

183

的延续,分布与分支情况与右肺下叶支气管基本相似,但内侧底段支气管与前底段支气管常共干。

(1) 上段支气管 在距左下叶支气管发出处0.5~1 cm处从左肺下叶支气管后壁发出,断面表现为一横行管道。

(2) 内前底段支气管 是内侧底段和前底段支气管的共干,从支气管基底干发出行向前下方,断面表现为卵圆形管道,分布于内前底段。

(3) 外侧底段支气管 起自支气管基底干末端,从与后底段支气管的共干向外下方发出,断面表现为卵圆形管道,分布于外侧底段。

(4) 后底段支气管 起自支气管基底干末端,比较恒定而且粗大,从与外侧底段支气管的共干向后下方发出,断面表现为卵圆形管道,分布于后底段。

## 二、肺动脉的断面追踪

### (一) 右肺段动脉的断面追踪

1. 右肺上叶 右肺上叶动脉发自右肺动脉远端的上壁,向上走行,断面上在右肺动脉上方的平面表现为椭圆形管道,进一步分支发出尖段动脉、后段动脉和前段动脉。

(1) 尖段动脉 断面上尖段动脉出现在右肺上叶动脉以上的平面中,常位于尖段支气管的前内侧,为卵圆形管道。

(2) 后段动脉 发自上叶动脉的分支在断面中位于伴行支气管的后内侧,而来自升动脉的分支可分布至伴行支气管的前外侧或外侧,在断面中均表现为卵圆形管道。

(3) 前段动脉 来自于上叶动脉的分支,在前段中位于伴行支气管的前内侧,可为卵圆形或长条状;来自升动脉的分支,可分布到伴行支气管的外侧或前外侧,断面中通常为卵圆形。

(4) 升动脉 发自叶间动脉的上壁,亦称叶间支,行向上叶,位于斜裂内侧,可分布至前段或后段,称前升支和后升支,走行至伴行支气管的外侧或前外侧。

2. 右肺中叶动脉 断面出现在右肺叶间动脉远端以下平面,与右肺下叶动脉同时出现,表现为中叶支气管前外侧的卵圆形管道。进一步向下分出外侧段动脉和内侧段动脉。

(1) 外侧段动脉 断面表现为卵圆形管道,位于伴行支气管的前外侧或外侧。

(2) 内侧段动脉 断面表现为卵圆形管道,位于伴行支气管的前外侧或外侧。

3. 右肺下叶动脉 右肺下叶动脉延续自右肺叶间动脉的远端,和中叶动脉同时从叶间动脉发出,断面表现为位于中叶动脉后方的卵圆形管道,后外侧对应斜裂。下叶动脉下行,首先从后壁水平发出上段动脉,本干继续下行称基底动脉干,进一步下行逐渐发出各底段动脉。

(1) 上段动脉 断面上表现为从下叶动脉后壁水平向后发出的管道,通常为一支,位置较上段支气管高。

(2) 内侧底段动脉 发自基底动脉干,伴行于内侧底段支气管的外侧或前外侧,断面上为圆形或卵圆形管道。

(3) 前底段动脉 不甚稳定,约半数发自基底干动脉,或发自与内侧底段动脉的共干,后行向前外侧下方,伴行于前底段支气管的外侧或前外侧,断面上为圆形或卵圆形管道。

(4) 外侧底段动脉 常发自与后底段动脉的共干,下行向外侧,伴行于外侧底段支气管的外侧或后外侧,断面上为圆形或卵圆形管道。

(5) 后底段动脉 常发自与外侧底段动脉的共干,下行向后方,伴行于后底段支气管的后方或后外侧,很少出现在伴行支气管的内侧,断面上为圆形或卵圆形管道。

### (二) 左肺段动脉的断面追踪

1. 左肺上叶的动脉 左肺动脉进入肺门后,即呈弓形(左肺动脉弓)从左主支气管的前上方绕至上叶支气管的后下方,易名为左肺下叶动脉。故左肺动脉下行在断面的相邻层面上,依次出现在左主支气管的前外侧、左肺上叶支气管的后方、左肺下叶支气管的外侧,当它到达斜裂内侧时,即变为下叶动脉,在斜裂内走行时,还从前外侧壁发出舌动脉干进入舌叶。左肺动脉并未发出上叶动脉,而是直接发出了段动脉。

(1) 左肺上叶的动脉 至左肺上叶的动脉不形成总干,均是一些短小的分支。

1) 尖后段动脉:断面上该动脉在肺动脉权层面从左肺动脉远端后部发出,行向后上方,伴行于支气管的前内侧或内侧。

2) 前段动脉:断面上该动脉在肺动脉权层面从左肺动脉远端前部或上方发出后前行,往往呈"鱼钩状"勾绕左上肺静脉,伴行于相应支气管的前内侧或内侧。

3）上舌段动脉：断面中上舌段动脉可从舌动脉干远端平面向前下方追踪，位于伴行支气管的前外侧或外侧。

4）下舌段动脉：断面中上舌段动脉可从舌动脉干远端平面向下方追踪，位置较上舌段支气管偏后，位于伴行支气管的前外侧或外侧。上、下舌段动脉均可单独直接发自左肺下叶动脉。

（2）左肺下叶动脉：与右肺下叶动脉较为类似。为叶间动脉的延续，首先在舌动脉干起点稍上方发出上段动脉，它在上段支气管（$B_6$）的上方进入上段（$S_6$），发出上段动脉后的主干称为基底动脉干，进入下叶后一般立即分为内前底段动脉（$A_{7+8}$）和外后底段动脉，前者分布于内前底段，断面表现为卵圆形管道，分布于伴行支气管周围（通常不在内侧）；后者再分为外侧底段动脉（$A_9$）和后底段动脉（$A_{10}$），于相应支气管的外侧进入同名肺段，亦为卵圆形管道，位于伴行支气管的周围（通常亦不在内侧）。

### 三、肺静脉的断面追踪

#### （一）右上肺静脉

右上肺静脉由右肺上叶静脉和中叶静脉合成，最后注入左心房。所有右上肺上叶静脉的属支均可从右上肺静脉汇入左心房的层面开始向上追踪，所有中叶静脉的属支可按同样的方法向中叶内追踪。

1. 右肺上叶静脉 在断面上出现在右上肺静脉汇入左心房层面的上方，表现为肺门处紧贴右肺叶间动脉前方的卵圆形管道。通常上叶静脉由尖段静脉（$V_1$）、后段静脉（$V_2$）和前段静脉（$V_3$）合成，它们与支气管的分支形式不相一致。

（1）尖段静脉 在上叶静脉分支中，尖段静脉位置偏内侧。尖段静脉（$V_1$）有尖支和前支两个分支，尖支为段内静脉，断面中位置靠近尖段的纵隔面；前支为段间静脉，位置较前且远离纵隔面，无伴行结构，分隔尖段和前段。

（2）后段静脉 后段静脉为右上肺静脉属支中最大一支，有段间静脉、段内静脉和叶间静脉三种属支，断面上多为卵圆形。段间静脉有两支，一支称尖支，分隔尖段和后段，另一支称后段间支，分隔后段和前段。

（3）前段静脉 来自前段，多为段内支，断面上表现为在前段内部的卵圆形管道。

2. 右肺中叶静脉 在断面上从右上肺静脉汇入左心房层面的开始向下追踪。中叶静脉较短而平，出现平面紧靠中叶支气管分叉和中叶动脉分叉平面下方。属支包括外侧段静脉和内侧段静脉。

（1）外侧段静脉 出现在内外侧段的交界处，为段间支，断面上常表现为长条状管道。

（2）内侧段静脉 出现在内侧段内部，内侧段支气管的内侧，主要为段内支，断面上表现为卵圆形管道，出现在中叶静脉以下的平面。

#### （二）右下肺静脉

右下肺静脉即右肺下叶静脉，是右肺门中位置最低的管道，在右上肺静脉下方的平面注入左心房，通常由上段静脉和底段总静脉合成。上段静脉从右下肺静脉汇入左心房的平面向上追踪，底段总静脉则向下追踪，后者由底段上静脉和底段下静脉合成，继续向下可追踪至各底段静脉。

1. 上段静脉 出现层面较右下肺静脉高，属支中上支出现层面较高，可追踪至上段顶部，为段内支，断面上呈卵圆形或圆形，外侧支和内侧支为段间支，位置较低，位于上段和各底段的分界处，较平，断面上表现为长条状或长椭圆形。

2. 底段总静脉 出现在右下肺静脉下方的平面，较为粗大，断面上呈椭圆形。向下可追踪至底段上静脉和底段下静脉。

（1）底段上静脉 立体位置较底段下静脉靠上，平面位置较底段下静脉靠前，是段间静脉，其长轴分开前底段和外侧底段。属支来自前底段和外侧底段，向下可进一步追踪至前底段静脉和外侧底段静脉，均呈向心性走行，断面上较其外周的支气管及动脉粗大，卵圆形。

（2）底段下静脉 是段间静脉，其长轴分开外侧底段和后底段。属支来自后底段，向下可进一步追踪至后底段静脉，呈向心性走行，断面上较其外周的支气管及动脉粗大，呈卵圆形。

#### （三）左上肺静脉

左上肺静脉即左肺上叶静脉，由尖后段静脉、前段静脉和舌静脉干汇合形成，最后向内侧注入左心房。

1. 尖后段静脉 从外上向内侧下方走行，逐渐靠拢纵隔，最后汇入左上肺静脉。在断面上从左上肺静脉平面向上追踪，形状从圆形主干变为不规则分叉，位置从纵隔内移行进入肺内，发出分支包括前支及后支，前支为段间支，分隔前段和尖后段，位于断面的上叶中部，而段内支则位置偏后，进入尖后段内部。

2. 前段静脉 属支包括上支和下支,在断面中上支位置偏前,是段内支;下支位置偏后,为段间支,分隔前段和上舌段,断面上该属支常为长条状管道从后外侧向前内侧注入左上肺静脉。

3. 舌静脉干 从左上肺静脉平面向下追踪,较为稳定,介于上、下舌段间。属支包括上、下舌段静脉,上舌段静脉是段间支,断面上为长椭圆形,位于上、下舌段间,下舌段静脉是段内支,呈椭圆形,位于下舌段内。

(四) 左下肺静脉

左下肺静脉即左肺下叶静脉,与右肺下叶静脉类似,由上段静脉和底段总静脉汇合形成,后者又由底段上静脉和底段下静脉合成。

(丁 炯)

# 第 4 章

# 腹　部

▶▶▶ 第一节　概　述 ◀◀◀

## 一、境界

**腹部** abdomen 上方借膈与胸部结构为邻,下方经骨盆上口与盆腔相通。因腹部结构与胸部和盆部的结构互有重叠与延续,故在断层解剖学中,通常以经膈穹平面为腹部的上界,下界为经第 5 腰椎间盘平面,此平面以下的结构在盆部中叙述。

## 二、腹部的重要平面

1. **第二肝门平面** plane of second porta hepatis 多位于第 10 胸椎椎体上份水平,以肝左、中、右静脉出肝并汇入下腔静脉为其特征。食管裂孔多居此平面。此平面对肝叶、肝段的划分,了解肝静脉的汇合形式及肝静脉插管等有重要意义。

2. **肝门平面** plane of porta hepatis 位于第 11~12 胸椎水平,肝门静脉在横沟内分为左、右支为其特征。因肝门静脉左支的位置高于右支,故断面上右支常呈一向右横行的管状结构,左支只示其横部的始端。肝门平面的标志性意义有:①为腹腔结构配布发生较大变化的转折平面。该平面以上腹腔结构的配布相对简单,由右至左主要为肝、胃和脾,而该平面以下,腹腔结构渐多,且配布复杂。②向下肝断面逐渐变小,肝内管道明显变细。③该平面下方的第一断面常为某些结构首次出现的断面,如胆囊、左肾、胰体和网膜孔等。④为肝右段间

裂的标志平面。⑤为第三肝门的标志平面,肝右后下静脉多于此平面,或其上、下平面,出肝注入下腔静脉。⑥是识别肝左、右管的关键平面,肝门静脉分叉部的前方,可见肝左、右管的断面,影像学上多用此解剖关系来判断肝内肝管是否扩张。

3. **幽门平面** transpyloric plane 又称 Addison 平面,经脐至剑胸结合连线的中点(亦即颈静脉切迹至耻骨联合上缘连线的中点),后方平对第 1 腰椎下缘。仰卧、空胃时,幽门多居此平面。大致位于此平面内的结构还有:第 9 肋软骨前端、胆囊底、胰体大致的行程、肠系膜上动脉起点、肝门静脉合成处、结肠左曲和肾门(右肾门多低于此平面,左肾门多高于此平面)等。

4. **肋下平面** subcostal plane 为通过左、右第 10 肋最低点(胸廓最低点)的水平面,其后方一般平齐第 3 腰椎体近上缘处。此平面常用于腹部分区,亦是左肾下端和十二指肠第三段的标志平面。

5. **嵴间平面** intercristal plane 嵴间平面经过左、右髂嵴最高点,后方平对第 4 腰椎棘突。这一平面常用于计数椎骨棘突,并且是腹主动脉分叉的标志平面。

6. **结节间平面** transtubercular plane 结节间平面经过左、右髂结节,后方平对第 5 腰椎棘突,回盲瓣位于此平面。

(刘树伟)

187

### ▶▶▶ 第二节　腹膜和腹膜腔应用解剖 ◀◀◀

#### 一、腹膜反折

**腹膜反折** peritoneal reflections 十分复杂,在由壁层移行于脏层或由一个脏器移行至另一个脏器的过程中,常形成网膜、系膜、韧带和皱襞等。这些结构不仅对脏器起着连接和固定的作用,也是血管、神经、淋巴管的出入处及腹盆内疾患的播散途径。

（一）网膜

1. **大网膜** greater omentum　连接于胃大弯与横结肠之间,呈围裙状下垂。大网膜由四层腹膜折叠而成,前两层由胃前、后壁浆膜延续而成,向下伸至脐平面或稍下方,然后向后反折,并向上附着于横结肠,形成后两层(图 4-1)。成年人大网膜前两层和后两层通常愈着,遂使前两层上部直接由胃大弯连至横结肠,形成胃结肠韧带。

2. **小网膜** lesser omentum　是连于膈、肝静脉韧带裂和肝门与胃小弯和十二指肠上部之间的双层腹膜(图 4-1,2,3)。其左侧部主要从膈、肝静脉韧带裂连于胃小弯,称**肝胃韧带** hepatogastric ligament;右侧部从肝门连至十二指肠上部,称**肝十二指肠韧带** hepatoduodenal ligament。小网膜右侧为游离缘,其后方为网膜孔。在肝十二指肠韧带内包绕着胆总管、肝固有动脉、肝门静脉、肝神经

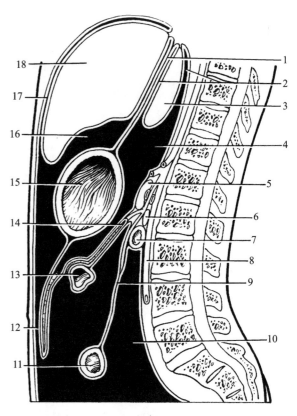

**图4-1　正中矢状面上腹膜及腹膜腔示意图**

1. 小网膜　2. 网膜囊上隐窝　3. 肝尾状叶　4. 网膜囊
5. 胰　6. 胰钩突　7. 十二指肠水平部　8. 腹主动脉　9. 肠系膜　10. 腹膜腔　11. 小肠　12. 大网膜　13. 横结肠
14. 横结肠系膜　15. 胃体　16. 左肝下前间隙　17. 左肝上前间隙　18. 肝左外叶

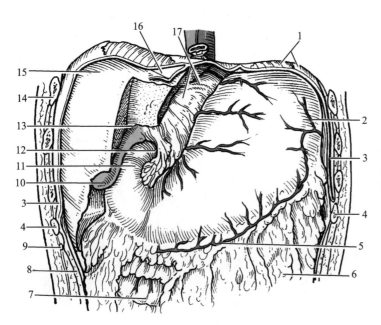

**图4-2　小网膜的附着**

1. 膈　2. 胃　3. 肋膈隐窝　4. 第 10 肋　5. 胃网膜右动脉　6. 大网膜　7. 横结肠　8. 腹横肌　9. 第 11 肋软骨　10. 胆囊　11. 幽门　12. 网膜孔　13. 肝门
14. 第 7 肋　15. 肝右叶　16. 镰状韧带　17. 小网膜

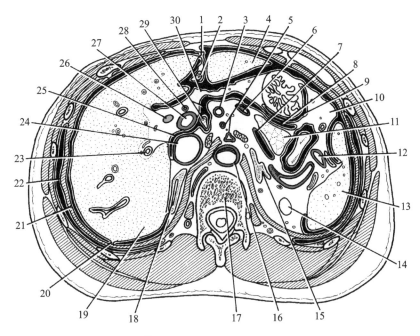

图4-3 经腹腔干的横断面

1. 镰状韧带 2. 肝圆韧带 3. 胃左静脉 4. 肝左外叶 5. 腹腔干和胃左动脉 6. 脾动脉 7. 脾静脉 8. 胃胰韧带 9. 网膜囊下隐窝 10. 大网膜 11. 胰体 12. 脾静脉 13. 脾 14. 左肾 15. 左肾上腺 16. 腹主动脉 17. 第1腰椎椎体 18. 右肾上腺 19. 肝右后叶 20. 右三角韧带 21. 膈 22. 肋膈隐窝 23. 肝门静脉右后下支 24. 下腔静脉 25. 网膜孔 26. 肝总管 27. 肝门静脉 28. 肝固有动脉 29. 肝尾状叶和网膜囊上隐窝 30. 小网膜

丛、淋巴管及淋巴结等结构(图4-3)。

**(二) 系膜**

**1. 肠系膜 mesentery** 是将空肠及回肠连于腹后壁的双层腹膜,呈扇形排列,其内有肠系膜上血管的分支和属支、淋巴管、淋巴结和神经等。肠系膜附着于腹后壁的部分称肠系膜根,长约 15 cm,起自第 2 腰椎左侧,斜向右下方,止于右骶髂关节前方(图4-4)。

**2. 阑尾系膜 mesoappendix** 呈三角形连于阑尾与肠系膜下端之间,阑尾的血管、淋巴管、神经走行于系膜的游离缘,故阑尾切除时,应从系膜游离缘处结扎阑尾血管。

**3. 横结肠系膜 transverse mesocolon** 是将横结肠悬于腹后壁的双层腹膜结构,其根部起自结肠右曲,向左跨右肾中部、十二指肠降部、胰前缘至左肾中部,止于结肠左曲。横结肠系膜根附着线在腹前壁的体表投影,约与脐上线(平两侧肋弓最低点的连线)一致。该系膜内含有中结肠血管,左、右结肠血管的分支,淋巴管,淋巴结和神经丛等。

**4. 乙状结肠系膜 sigmoid mesocolon** 是将乙状结肠连于腹后壁的双层腹膜结构,其根部附着于左髂窝和骨盆左后壁,于中线处终于第 3 骶椎平面(图4-4)。系膜内含有乙状结肠的血管、直肠上血管、淋巴管、淋巴结和神经丛等。

由于胚胎发生方面的原因,升、降结肠有时也有系膜出现,分别称升结肠系膜和降结肠系膜。

**(三) 韧带**

**1. 肝的韧带** 除前面已叙述的肝胃韧带和肝十二指肠韧带以外,由腹膜形成的肝的韧带还有镰状韧带、冠状韧带和左、右三角韧带(图4-5A,B)。

(1) **镰状韧带 falciform ligament** 是位于膈与肝上面之间的双层腹膜结构,大致呈矢状位,居前正中线右侧,侧面观呈镰刀状,其游离缘含有肝圆韧带。

(2) **冠状韧带 coronary ligament** 位于肝的上面和后面与膈之间,由上、下两层腹膜构成。上层续于镰状韧带右层,斜向右后下,终于右三角韧带;下层起于小网膜后层,经尾状叶上方,并沿其右缘下行,越腔静脉沟下端前面,转为水平部,然后沿肝后面的下界右行,于此处它反折至右肾上部,形成所谓的肝肾韧带,最后止于右三角韧带。冠状韧带上、下两层之间相距较远,使肝后面无腹膜覆盖,而形成肝裸区(图4-5)。在横断面上(图4-6),冠状韧带上、下层由上下关系转变为右左关系,应注意

189

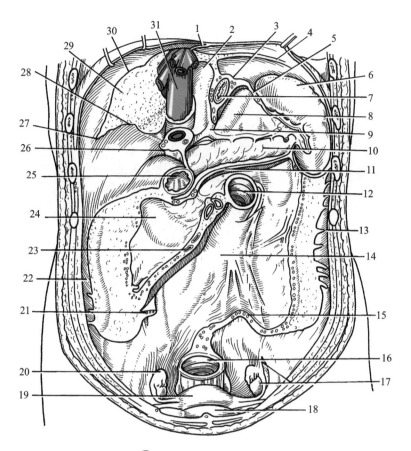

图4-4　腹后壁腹膜配布

1. 镰状韧带　2. 网膜囊上隐窝　3. 胃膈韧带　4. 左三角韧带　5. 胃脾韧带　6. 脾　7. 食管　8. 网膜囊脾隐窝　9. 胃胰襞　10. 胰　11. 横结肠系膜　12. 十二指肠空肠曲　13. 左结肠旁沟　14. 左肠系膜窦　15. 乙状结肠系膜　16. 直肠　17. 左卵巢　18. 膀胱　19. 子宫　20. 右卵巢　21. 阑尾系膜根　22. 右结肠旁沟　23. 肠系膜根　24. 右肠系膜窦　25. 十二指肠上部　26. 肝十二指肠韧带　27. 右三角韧带　28. 冠状韧带下层　29. 膈（肝裸区接触处）　30. 冠状韧带上层　31. 下腔静脉

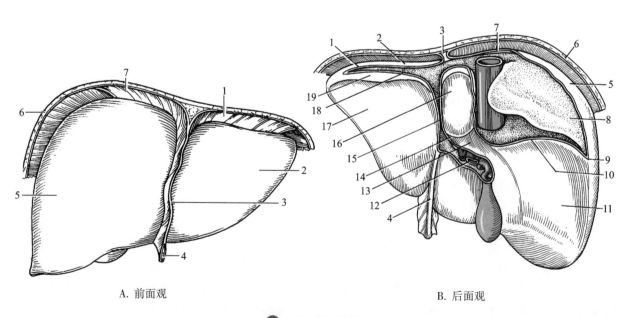

A. 前面观　　　　　　　　　　　　　　　　　　　　B. 后面观

图4-5　肝的韧带

1. 左三角韧带前层　2. 左肝上前间隙　3. 肝镰状韧带　4. 肝圆韧带　5. 右肝上间隙　6. 膈　7. 冠状韧带上层　8. 肝裸区　9. 右三角韧带　10. 冠状韧带下层　11. 右肝下间隙　12. 肝门静脉　13. 网膜孔　14. 网膜囊上隐窝　15. 小网膜　16. 肝尾状叶　17. 左肝下前间隙　18. 左三角韧带后层　19. 左肝上后间隙

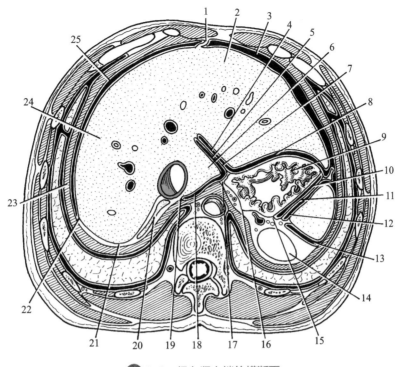

图4-6　经左肾上端的横断面

1. 镰状韧带　2. 肝左外叶　3. 左肝上前间隙　4. 静脉韧带裂　5. 网膜囊上隐窝　6. 肝尾状叶　7. 小网膜　8. 左肝下前间隙　9. 胃　10. 网膜囊脾隐窝　11. 胃脾韧带　12. 胃脾隐窝　13. 脾肾隐窝　14. 左肾　15. 胃膈韧带左层　16. 胃裸区　17. 胃膈韧带右层　18. 网膜囊上隐窝　19. 冠状韧带下层　20. 右肾上腺　21. 肝裸区　22. 冠状韧带上层　23. 膈　24. 肝右叶　25. 右肝上间隙

识别。

（3）**右三角韧带** right triangular ligament　是冠状韧带的右端，为一短小的"V"形腹膜皱襞，连于肝右叶的外后面与膈之间。

（4）**左三角韧带** left triangular ligament　位于肝左叶的上面与膈之间，由前、后两层腹膜构成。前层续于镰状韧带的左层，后层在静脉韧带裂上端起于小网膜前层，前、后两层于韧带的左端融合。左三角韧带变异较多，通常含有肝纤维附件，后者是新生儿特有的肝残留物，富有血管和胆管等结构。

2. **胃的韧带**　肝胃韧带和胃结肠韧带前面已叙述，此外，胃的韧带还有：

（1）**胃脾韧带** gastrosplenic ligament　由胃大弯左侧部连于脾门，为双层腹膜结构，其上份内有胃短血管，下份有胃网膜左动、静脉。此韧带上份较短，胃大弯紧邻脾门，巨脾切除术切断胃脾韧带时，慎勿伤及胃。

（2）**胃胰韧带** gastropancreatic ligament　是由胃幽门窦后壁至胰的腹膜皱襞（图4-7），施行胃切除术时，需将此韧带切开并进行钝性剥离，才能游离出幽门与十二指肠上部的近侧份。

（3）**胃膈韧带** gastrophrenic ligament　由胃底后面连至膈下，为双层腹膜结构，两层相距较远，而形成胃裸区（图4-6）。全胃切除术时，先切断此韧带方可游离胃贲门部和食管。

3. **脾的韧带**　脾有四条韧带与邻近器官相连。

（1）**胃脾韧带**　如前述。

（2）**脾肾韧带** splenorenal ligament　是自脾门至左肾前面的双层腹膜结构，两层腹膜间距离较宽，在脾肾面及脾门处形成裸区，内含有胰尾及脾血管、淋巴结和神经丛等（图4-8）。脾切除术时需剪开此韧带的后层方可使脾游离而提出腹腔。

（3）**膈脾韧带** phrenicosplenic ligament　由脾肾韧带向上延伸至膈，此韧带很短，有的不明显（图4-6）。

（4）**脾结肠韧带** splenocolic ligament　位于脾前端和结肠左曲之间，此韧带也较短。脾切除术切断此韧带时，需注意勿损伤结肠。

4. **膈结肠韧带** phrenicocolic ligament　左膈结肠韧带为平左第10~11肋处膈与结肠左曲之间的腹膜皱裂（图4-9），其前缘向下外跨过脾的下方，故

191

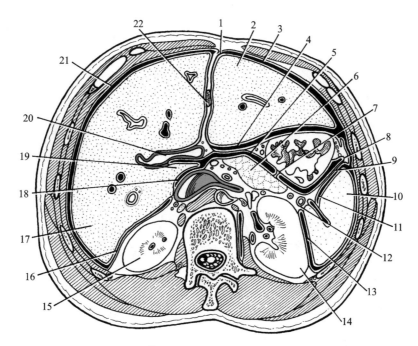

图 4-7 经肝门的横断面

1. 镰状韧带　2. 肝左外叶　3. 左肝上前间隙 4. 胃肝隐窝　5. 网膜囊前庭　6. 胰体
7. 胃胰韧带　8. 网膜囊下隐窝　9. 胃脾韧带　10. 脾　11. 胃脾隐窝　12. 脾静脉
13. 脾肾隐窝　14. 左肾　15. 右肾　16. 肝肾隐窝　17. 肝右叶　18. 网膜囊上隐窝
19. 肝尾状叶　20. 肝门静脉　21. 右肝上间隙　22. 肝圆韧带

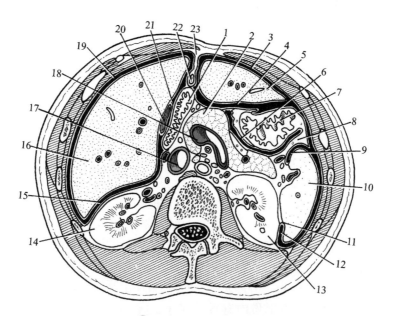

图 4-8 经胰的横断面

1. 十二指肠上部　2. 胰　3. 左肝上前间隙　4. 左肝下前间隙　5. 肝左外叶　6. 网膜
囊下隐窝　7. 胃体　8. 胃脾韧带　9. 胃脾隐窝　10. 脾　11. 脾肾韧带后层　12. 脾
肾隐窝 13. 左肾　14. 右肾　15. 肝肾隐窝　16. 肝右叶　17. 下腔静脉　18. 脾静脉
19. 右肝上间隙　20. 胆囊　21. 右肝下间隙　22. 肝圆韧带　23. 肝镰状韧带

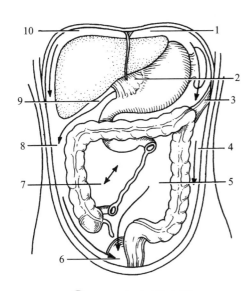

图 4-9　腹膜腔的交通

1. 左肝上前间隙　2. 左肝下前间隙　3. 膈结肠韧带
4. 左结肠旁沟　5. 左肠系膜窦　6. 盆腔　7. 右肠系膜窦
8. 右结肠旁沟　9. 右肝下间隙　10. 右肝上间隙

又称脾支持带。右膈结肠韧带在膈与结肠右曲之间，较左侧者薄弱，有时缺如。

（四）皱襞

1. **胃胰襞** gastropancreatic fold 和 **肝胰襞** hepatopancreatic fold　胃胰襞是由胃左动脉从腹后壁走向胃小弯时所诱起的腹膜皱襞；肝胰襞是由肝总动脉或肝固有动脉从腹后壁向前进入小网膜时所升起的腹膜皱襞（图 4-10）。胃胰襞和肝胰襞

的大小差异很大，当两者均明显存在时，会使网膜囊缩窄，而形成**网膜囊大孔**（foramen bursae omenti majoris）。此孔上方为上隐窝，下方为下隐窝。

2. 十二指肠上、下襞　**十二指肠上襞** superior duodenal fold 位于十二指肠升部左侧，相当第 2 腰椎平面，呈半月形，下缘游离；**十二指肠下襞** inferior duodenal fold 自十二指肠升部向左延伸至腹主动脉，平对第 3 腰椎，呈三角形，其上缘游离（图 4-11）。

## 二、隐窝和陷凹

在腹膜皱襞之间或皱襞与腹、盆壁之间的凹陷称**隐窝** recess，比隐窝大的凹陷称**陷凹** pouch。**十二指肠上隐窝** superior duodenal recess 居十二指肠上襞深面，开口向下；**十二指肠下隐窝** inferior duodenal recess 处十二指肠下襞深面，开口向上（图 4-11）。**盲肠后隐窝** retrocecal recess 位于盲肠后方，盲肠后位阑尾常位于其内。**乙状结肠间隐窝** intersigmoid recess 位于乙状结肠左后方，在乙状结肠系膜与腹后壁之间，其后壁内有左输尿管经过。上述隐窝一般均较浅小，但可为腹腔残余脓肿的积存部位。如果较深，则有发生内疝的可能。在肝右叶后下方与右肾之间，有**肝肾隐窝** hepatorenal recess，仰卧时为腹膜腔最低点，上腹部的脓液及渗出液多先聚于此处。

主要的陷凹位于盆腔内，男性在膀胱与直肠之

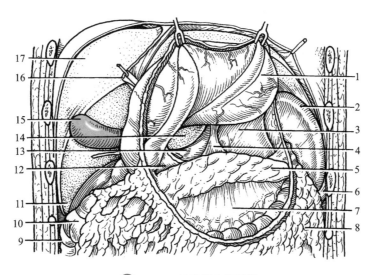

图 4-10　**胃胰襞和肝胰襞**

1. 胃　2. 脾　3. 网膜囊脾隐窝　4. 胃胰襞　5. 胰　6. 膈结肠韧带　7. 网膜囊下隐窝　8. 大网膜　9. 右结肠旁沟　10. 横结肠　11. 右肝下间隙　12. 肝胰襞　13. 网膜囊上隐窝　14. 肝尾状叶
15. 胆囊　16. 肝镰状韧带　17. 肝右叶

193

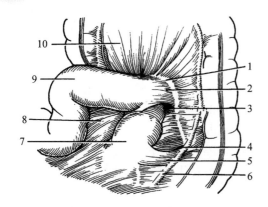

**图** 4-11 十二指肠上、下襞

1. 肠系膜下静脉 2. 十二指肠上襞 3. 十二指肠上隐窝
4. 十二指肠下隐窝 5. 十二指肠下襞 6. 左结肠动脉
7. 十二指肠 8. 肠系膜 9. 空肠 10. 横结肠系膜

间有**直肠膀胱陷凹** rectovesical pouch。女性在膀胱
与子宫之间有**膀胱子宫陷凹** vesicouterine pouch；直
肠与子宫之间为**直肠子宫陷凹** rectouterine pouch，
也称 Douglas 腔，较深。站立或半卧位时，男性的直
肠膀胱陷凹与女性的直肠子宫陷凹为腹膜腔的最
低部位，故积液多积于此处。

另外，腹膜腔还有许多隐窝、间隙和沟等，将在
腹膜腔的分区中介绍。

### 三、腹膜腔的分区

通常以横结肠及其系膜为界，将腹膜腔区分为
结肠上区和结肠下区。

#### （一）结肠上区

**结肠上区** supracolic compartment 介入膈与横结
肠及其系膜之间，又称**膈下间隙** subphrenic space。
此间隙又被肝分为肝上、下间隙。肝上间隙借镰状
韧带和左三角韧带分为右肝上间隙、左肝上前间隙
和左肝上后间隙；肝下间隙以肝圆韧带区分为右肝
下间隙和左肝下间隙，后者又被小网膜和胃分成
左肝下前间隙和左肝下后间隙（网膜囊）（图 4-12,
13）。此外，还有左、右膈下腹膜外间隙，分别居膈
与肝裸区和膈与胃裸区之间（图 4-6）。综上所述，
膈下间隙共有八个（表 4-1），其中任何一个间隙发
生脓肿，均称膈下脓肿，其中以右肝上、下间隙脓肿
较为多见。

1. **右肝上间隙** right suprahepatic space 左界
为镰状韧带，后方达冠状韧带上层，右侧向下与右
结肠旁沟交通。

2. **左肝上间隙** 被左三角韧带有效地分成前、
后两个间隙。**左肝上前间隙** anterior left suprahepatic
space 的右界为镰状韧带，后方为左三角韧带前层；
**左肝上后间隙** posterior left suprahepatic space 前方
为左三角韧带后层，上方为膈，下方是肝左叶上面，
两间隙在左三角韧带游离缘相交通（图 4-13）。

3. **右肝下间隙** right subhepatic space 左侧为
肝圆韧带，上方为肝右叶脏面，下界为横结肠及其
系膜。肝肾隐窝为其后上部，向上可达肝右叶后面
与膈之间，向下通右结肠旁沟。

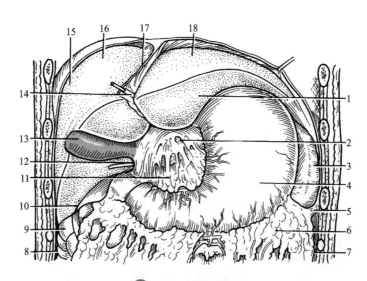

**图** 4-12 结肠上区

1. 左肝下前间隙 2. 肝尾状叶 3. 脾 4. 胃 5. 左膈结肠韧带 6. 大网膜 7. 左结肠旁沟
8. 右结肠旁沟 9. 结肠右曲 10. 右肝下间隙 11. 小网膜 12. 网膜孔 13. 胆囊 14. 肝
圆韧带 15. 右肝上间隙 16. 肝右叶 17. 镰状韧带 18. 肝左外叶

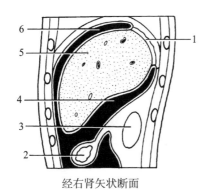
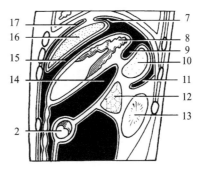

经右肾矢状断面　　　　　经左肾矢状断面

图 4-13　膈下间隙矢状断面示意图

1. 肝裸区　2. 横结肠　3. 右肾　4. 右肝下间隙　5. 肝右叶　6. 右肝上间隙　7. 左肝
上后间隙　8. 胃　9. 胃脾隐窝　10. 脾　11. 脾肾隐窝　12. 胰　13. 左肾　14. 网膜囊
15. 左肝下前间隙　16. 肝左外叶　17. 左肝上前间隙

表 4-1　膈下间隙的分区

| 右膈下腹膜外间隙 | 右肝上间隙 | 镰状韧带 | 左肝上间隙 | 左肝上后间隙 | 左膈下腹膜外间隙 |
| | | | | 左三角韧带 | |
| | | | | 左肝上前间隙 | |
| | 肝 | | | | |
| | 右肝下间隙 | 肝圆韧带 | 左肝下间隙 | 左肝下后间隙(网膜囊) | |
| | | | | 小网膜和胃 | |
| | | | | 左肝下前间隙 | |

4. **左肝下前间隙** anterior left subhepatic space
上为肝左叶脏面,下为横结肠及其系膜,右为肝圆
韧带,后为胃和小网膜。

5. **左肝下后间隙** posterior left subhepatic space
即**网膜囊** omental bursa,位于小网膜和胃后方。网
膜囊的前壁由上而下依次为小网膜、胃后壁腹膜和
大网膜前两层;下壁为大网膜前两层与后两层反折
处;后壁由下向上依次为大网膜后两层、横结肠及
其系膜,以及覆盖胰、左肾、左肾上腺等处的腹膜;
上壁为衬覆于膈下面的腹膜,在此处肝尾状叶自
右侧套入网膜囊内(图 4-7);左界为胃脾韧带、脾
和脾肾韧带;右界是**网膜孔** omental foramen(又称
Winslow孔)(图 4-7)。网膜孔是网膜囊与大腹膜
腔交通的唯一孔道,其前方为肝十二指肠韧带,后
方为覆盖下腔静脉的腹膜,上界为肝尾状叶,下界
为覆盖胰头的腹膜(图 4-14),一般可通过 1~2 指。
网膜囊可分成几个部分,网膜孔所对的部分为前
庭;胃胰襞以上部分为上隐窝,位于小网膜与膈之
间,内有肝尾状叶套入;沿胰体伸向左后上方达脾

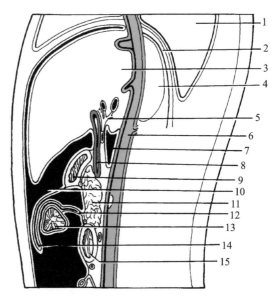

图 4-14　经网膜孔的矢状断面

1. 右肺下叶　2. 膈　3. 肝左叶　4. 肝尾状叶　5. 肝
固有动脉右支　6. 下腔静脉　7. 网膜孔　8. 肝门静脉
9. 十二指肠上部　10. 腹膜腔　11. 胰头　12. 横结肠系膜
13. 横结肠　14. 大网膜　15. 十二指肠水平部

门的部分为脾隐窝;下隐窝居胃胰襞以下,在胃与胰及横结肠系膜之间,于儿童尚深入大网膜前、后两层之间(图 4-1,10)。网膜囊在生理状态下能增加胃的活动度。如因囊内感染积脓,或胃后壁穿孔而积液,开始时往往局限于网膜囊内;随着脓液的增多可经网膜孔流入肝肾隐窝。由于网膜囊位置深在,常给早期诊断其疾病带来困难。

**网膜囊上隐窝** superior recess of omental bursa 在正中矢状面上的表现是争议较多的问题。近期的研究结果揭示,正中矢状面上网膜囊上隐窝的典型表现是:后界和顶由膈构成,前界为小网膜,下方与前庭相通,肝尾状叶套入其中(图 4-1,15)。需特别指出的是网膜囊上隐窝与左肝上后间隙是两个相互独立的间隙,两者借小网膜隔开,呈左前上与右后下毗邻关系(图 4-15)。在正中矢状面上,左肝上后间隙的出现率为 43%。

6. **左膈下腹膜外间隙** left subphrenic extraperitoneal space 位于胃裸区与膈之间,其左、右界为胃膈韧带左、右层,内有血管、迷走神经后干和淋巴结分布,左肾上腺和左肾上极亦位于此间隙,因此,在食管腹部和胃底部手术时应予注意(图 4-6)。

7. **右膈下腹膜外间隙** right subphrenic extraperitoneal space 居肝裸区与膈之间,其上、下界为冠状韧带上、下层,其下份内有右肾上腺、右肾上极等结构,肝穿刺行肝内胆管造影术常经此间隙进针(图 4-6)。

**(二) 结肠下区**

**结肠下区** infracolic compartment 包括 4 个间隙,即左、右结肠旁沟及左、右肠系膜窦。

1. **左、右结肠旁沟** left and right paracolic sulci 介于腹侧壁和升、降结肠之间(图 4-9)。右结肠旁

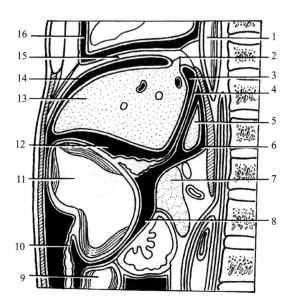

**图4-15 上腹部正中矢状面**

1. 食管　2. 左三角韧带　3. 左肝上后间隙　4. 小网膜　5. 肝尾状叶　6. 网膜囊上隐窝　7. 胰体　8. 网膜囊下隐窝　9. 横结肠　10. 大网模　11. 胃　12. 左膈下前间隙　13. 肝左外叶　14. 左肝上前间隙　15. 膈　16. 心包腔

沟上通肝肾隐窝,下通右髂窝、盆腔,故膈下脓肿可经此沟流入右髂窝和盆腔,阑尾化脓时也可向上蔓延至肝下。由于左膈结肠韧带发育良好,故左结肠旁沟内的积液只能向下流入盆腔。

2. **左、右肠系膜窦** left and right mesenteric sinuses 左肠系膜窦介于肠系膜根、横结肠及其系膜的左 1/3 部、降结肠、乙状结肠及其系膜之间,略呈向下开口的斜方形,窦内感染时易蔓延入盆腔。右肠系膜窦位于肠系膜根、升结肠、横结肠及其系膜的右 2/3 部之间,呈三角形,周围相对封闭,窦内感染积脓时不易扩散(图 4-9)。

(刘树伟)

## ▶▶▶ 第三节　腹部连续横断层解剖 ◀◀◀

### 一、膈右穹隆层面(断层一)

关键结构:膈,肝右叶,下腔静脉。
此断面经第 9 胸椎椎体下份。

右心房,左、右心室和左、右肺占据断面的大部分,**膈右穹隆** right fornix of diaphragm 和**肝右叶** right lobe of liver 出现。膈左穹隆均低于右穹隆,因受胃、结肠含气量的影响,其变化范围较右侧为大。下腔静脉正在穿膈的**腔静脉孔** vena caval foramen,

向上于此断层的上表面注入右心房。食管逐渐左移,走向膈的**食管裂孔** esophageal hiatus(图 4-16)。

### 二、第二肝门层面(断层二)

关键结构:第二肝门,胃,冠状韧带
此断面经第 10 胸椎椎体上份。

由于膈穹隆是由下向上突,故膈的下方和内侧为腹腔,而胸腔则居其上方和外侧。食管进一步左移至胸主动脉前方,于下一断层穿膈食管裂孔。在

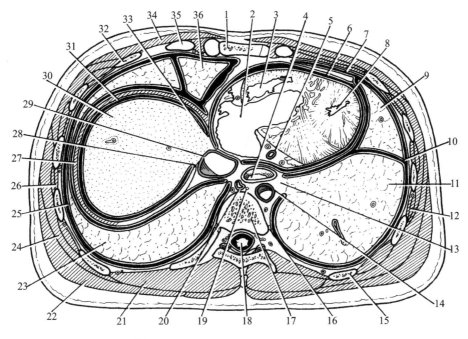

图 4-16 经膈右穹隆的横断面(断层一)

1. 胸骨体 2. 右心房 3. 右心室 4. 食管 5. 心中静脉 6. 心包腔 7. 肋纵隔隐窝 8. 左心室 9. 左肺上叶 10. 左肺斜裂 11. 左肺下叶 12. 肋间外肌 13. 左肺韧带 14. 胸主动脉 15. 第9肋 16. 交感干 17. 第9胸椎椎体 18. 脊髓 19. 胸导管 20. 奇静脉 21. 竖脊肌 22. 背阔肌 23. 右肺下叶 24. 前锯肌 25. 胸膜腔 26. 肋间内肌 27. 膈 28. 冠状韧带上层 29. 下腔静脉 30. 肝右叶 31. 右肝上间隙 32. 第5肋 33. 镰状韧带右层 34. 腹直肌 35. 第5肋软骨 36. 右肺中叶

腹腔内,肝占据右侧,肝左外叶和胃底首次出现于膈左穹隆的下内侧。

**第二肝门**出现是本断面的重要特征。第二肝门是指肝腔静脉沟上份肝左、中、右静脉出肝处,多出现于第10胸椎椎体上份水平(56.67%)。于此断面上,可见**肝右静脉** right hepatic vein 出肝后开口于下腔静脉右壁,**肝中静脉** intermediate hepatic vein 和**肝左静脉** left hepatic vein 共同开口于下腔静脉左前壁。据国人446例的资料观察,65.7%的肝左静脉与肝中静脉同干汇入下腔静脉,33.2%的单独汇至下腔静脉的左前壁或左壁。

肝冠状韧带上层和肝裸区被切及,肝右叶与膈之间可见右肝上间隙(图4-17)。

### 三、食管裂孔层面(断层三)

关键结构:食管裂孔,肝左、中、右静脉,镰状韧带,冠状韧带。

此断面经第10胸椎椎体下份。

胸腔内,心即将消失,双肺较上一断层明显变小,仍呈"C"形围绕于膈外周。食管下行于胸主动脉前方,正在穿越膈的食管裂孔。

腹腔内,肝较上一断层进一步增大,并越过脊柱伸向左季肋区。**肝尾状叶** caudate lobe of liver 首次出现于下腔静脉左前方,并向左突入网膜囊上隐窝。肝左、中、右静脉排列于下腔静脉的左前、前和右后侧,左叶间静脉出现于肝中静脉与肝左静脉之间。据韩景茹等对30例腹部横断层标本的观测,肝左、中、右静脉长轴与经下腔静脉中点所作左右水平线的夹角分别为69°、57°和14°。肝门静脉右前上支已于上一断层内开始出现,居肝右前叶上段内。

镰状韧带出现,位于肝的前面与腹白线后方之间,其在肝附着点绝大部分人位于正中矢状面右侧。冠状韧带上、下层之间,肝表面无腹膜覆盖,称**肝裸区** bare area of liver。肝裸区与膈之间为右膈下腹膜外间隙。胃底较上一断层变大,借胃膈韧带固定于膈。胃膈韧带右层向右续于食管前方的腹膜,左层系于膈(图4-18)。胃膈韧带左、右层之间的胃面无腹膜覆盖,称**胃裸区** bare area of stomach,其出现率为100%,面积在成年人平均为 6.1 cm²,儿童平均为 1.8 cm²。胃裸区与膈之间为左膈下腹膜外间隙。

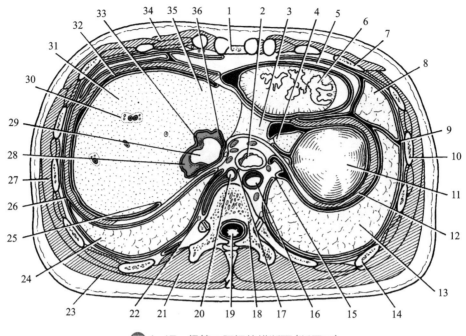

图 4-17 经第二肝门的横断面(断层二)

1. 胸骨体 2. 食管 3. 肝左三角韧带 4. 肝左外叶 5. 心包 6. 右心室 7. 第5肋 8. 左肺上叶 9. 左肺斜裂 10. 第7肋 11. 胃底 12. 膈 13. 左肺下叶 14. 第9肋 15. 左肺韧带 16. 胸主动脉 17. 胸导管 18. 第10胸椎椎体 19. 脊髓 20. 奇静脉 21. 竖脊肌 22. 交感干 23. 背阔肌 24. 右肺下叶 25. 冠状韧带上层 26. 肋膈隐窝 27. 前锯肌 28. 肝右静脉 29. 下腔静脉 30. 肝门静脉右前上支 31. 肝右前叶 32. 右肝上间隙 33. 肝中静脉 34. 腹直肌 35. 肝左内叶 36. 肝左静脉

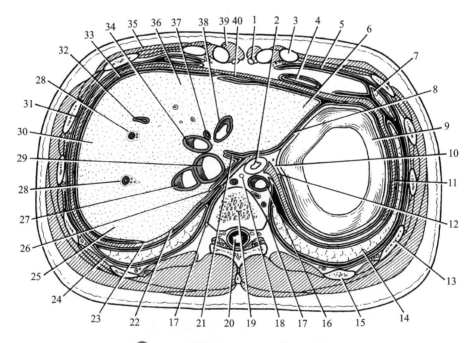

图 4-18 经食管裂孔的横断面(断层三)

1. 剑突 2. 食管 3. 第6肋软骨 4. 右心室 5. 肋纵隔隐窝 6. 肝左外叶 7. 左肺上叶 8. 左肝下前间隙 9. 胃底 10. 胃裸区 11. 膈 12. 胃膈韧带 13. 第9肋 14. 左肺下叶 15. 第10肋 16. 胸主动脉 17. 交感干 18. 胸导管 19. 第10胸椎椎体 20. 脊髓 21. 小网膜 22. 肝裸区 23. 冠状韧带上层 24. 胸膜腔 25. 肝右后叶 26. 冠状韧带下层 27. 肝右静脉 28. 肝门静脉右前上支 29. 下腔静脉 30. 肝右前叶 31. 肋膈隐窝 32. 肝中静脉属支 33. 右肝上间隙 34. 肝中静脉 35. 腹外斜肌 36. 肝左内叶 37. 左叶间静脉 38. 肝左静脉 39. 腹直肌 40. 镰状韧带

## 四、胃贲门层面(断层四)

关键结构:胃贲门,肝裸区,胃裸区。

此断面经第11胸椎椎体上份。

胸腔内,心已完全消失,左、右肺仅剩下下叶的一小部分,肋膈隐窝出现于胸壁上的肋胸膜与膈胸膜之间。

肝占据腹腔的右前方,呈楔形。肝左、中间、右静脉走行于离下腔静脉较远侧的肝实质中,其长轴均指向下腔静脉。肝门静脉分支较上一断层多而明显,从左向右依次出现了左外上支、左内支、右前上支和右后上支。肝尾状叶较上一断层为大,其前面与左外叶之间为**静脉韧带裂** fissure for ligamentum venosum,小网膜的肝胃韧带部分起始于其右端,并分其为前、后两部。静脉韧带裂前部向左通胃肝隐窝,两者合称左肝下前间隙。静脉韧带裂后部为网膜囊上隐窝的一部分,此隐窝呈"＞"形间隙围绕肝尾状叶。肝镰状韧带右侧、肝右叶前外侧面、膈与肝冠状韧带上层之间为右肝上间隙,

肝镰状韧带左侧、肝左外叶前面与膈之间为左肝上前间隙。肝冠状韧带下层位于下腔静脉后方、肝尾状叶的右缘,与其上层之间为肝裸区。右肝上间隙向右后方仅能延伸至冠状韧带上层处,难以达到肝裸区。而膈肌外侧的右肋膈隐窝向左均越过肝裸区而延伸至脊柱的右前方。因此,在断层影像上,若液体超过肝裸区而至脊柱右前方,为胸腔积液,反之为腹腔积液。

食管腹部连于胃的**贲门** cardia,其右侧可见胃膈韧带的右层续于小网膜的后层。胃裸区较上一断层增宽(图 4-19)。在横断面上,胃裸区于食管腹部平面较小,向下逐渐增大,至第12胸椎平面达到最大,向下胃膈韧带两层相互靠拢而延续为胃胰韧带。

## 五、肝门静脉左支角部层面(断层五)

关键结构:肝门静脉左支角部,肝,胃,脾。

此断面经第11胸椎椎体下份。

胸腔内,肺已完全消失,仅剩下肋膈隐窝。

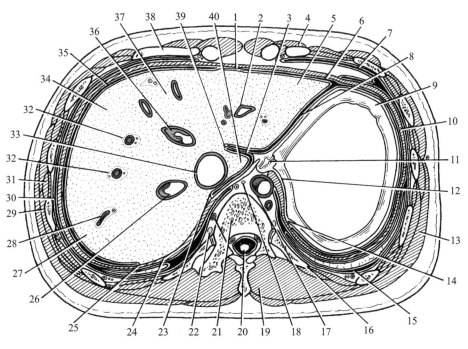

图4-19　经胃贲门的横断面(断层四)

1. 肝镰状韧带　2. 肝左静脉　3. 网膜囊上隐窝　4. 腹直肌　5. 肝左外叶　6. 左肝上前间隙　7. 肋膈隐窝
8. 左肝下前间隙　9. 胃底　10. 膈　11. 食管腹部　12. 胃裸区　13. 背阔肌　14. 胃膈韧带　15. 胸膜腔
16. 第11肋　17. 胸主动脉　18. 胸导管　19. 竖脊肌　20. 脊髓　21. 第11胸椎椎体和奇静脉　22. 交感
干　23. 冠状韧带下层　24. 肝裸区　25. 冠状韧带上层　26. 肝右静脉　27. 肝右后叶　28. 肝门静脉右后
上支　29. 下后锯肌　30. 肋膈隐窝　31. 肋间外肌　32. 肝门静脉右前上支　33. 下腔静脉　34. 肝右前叶
35. 右肝上间隙　36. 肝中静脉　37. 肝左内叶　38. 第6肋软骨　39. 小网膜　40. 肝尾状叶

腹腔内的结构由右至左表现为肝、胃底和脾，脾首次出现于胃底左后方，呈"新月"状。**肝门静脉** hepatic portal vein 左支角部出现是本断面的重要特征。在横断面上，由上而下，肝门静脉左支先出现角部，稍低水平可切及横部的起始部和矢状部，囊部可与矢状部同层或稍低一个层面出现。肝左静脉本干已被其上、下根取代，其后方可见肝门静脉左外上支。肝中静脉和肝右静脉出现其合成处，两者之间可见肝门静脉右前上支的 4 条分支。于肝尾状叶内，可见一短小的尾状叶静脉直接汇至下腔静脉左前壁(图 4–20)。由于其管径细小，在断层影像上较难显示。但在中心静脉压升高的患者中，用 B 超可检出尾状叶静脉。尾状叶静脉通常有 1~2 支，主要引流至下腔静脉肝后段中下 2/3 的左前壁。

## 六、肝门静脉左支矢状部层面(断层六)

关键结构:肝门静脉左支矢状部,肝,胃,脾。

此断面经第 12 胸椎椎体上份。

肝门静脉左支矢状部出现是本断面的重要特征。肝门静脉左支矢状部,在断层标本中均易显示,在 MRI 图像上,其显示率为 93%,是肝断层解剖中重要的标志性结构。它标志着:①肝门已经出现或在下一个断层内出现;②**肝圆韧带裂** fissure for ligamentum teres hepatis 的出现;③左叶间裂的出现,其左侧为肝左外叶,内为肝左内叶;④肝左管内支的出现及肝左管的合成,81% 的肝左管内支经左支矢状部右侧上升,而肝左管在左支角部合成后,一般沿横部方叶侧往右行。

在本断层中,肝内门静脉支和肝静脉支相间出现,肝中静脉和肝右静脉已被其属支取代。肝门静脉左前上支本干出现,居肝中静脉和肝右静脉的属支之间。脾断面增大,借膈脾韧带固定于膈,膈脾韧带的前层与胃膈韧带的左层相续。胃脾韧带伸入胃和脾之间,含有胃短血管,在 CT 图像上,可借胃和脾之间的脂肪和血管来辨认。网膜囊脾隐窝

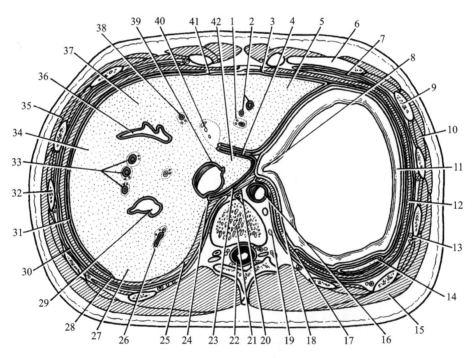

**图**4-20　经肝门静脉左支角部的横断面(断层五)

1. 肝门静脉左外上支　2. 肝左静脉　3. 左叶上前间隙　4. 静脉韧带裂及肝胃韧带　5. 肝左外叶　6. 第 6 肋软骨　7. 肋膈隐窝　8. 胃贲门　9. 第 7 肋　10. 肋间外肌　11. 胃底　12. 膈　13. 肋间后动脉　14. 脾　15. 背阔肌　16. 胸主动脉　17. 胃膈韧带　18. 胃裸区　19. 交感干　20. 胸导管和奇静脉　21. 第 11 胸椎椎体　22. 蛛网膜下隙　23. 网膜囊上隐窝　24. 冠状韧带下层　25. 胃裸区　26. 肝门静脉右后上支　27. 肝右后叶　28. 冠状韧带上层　29. 肝右静脉　30. 肋膈隐窝　31. 右叶上间隙　32. 第 9 肋　33. 肝门静脉右前上支　34. 肝右前叶　35. 腹外斜肌　36. 肝中静脉　37. 肝左内叶　38. 肝门静脉左内支　39. 下腔静脉　40. 肝门静脉左支角部　41. 肝镰状韧带　42. 肝尾状叶

出现,居胃底后面和脾前面内侧份之间,其外侧与胃脾隐窝仅隔以胃脾韧带。

左、右膈脚后方和椎体前方之间为**膈脚后间隙** retrocrual space,内可见奇静脉、半奇静脉和胸导管(图4-21)。

### 七、肝门层面(断层七)

关键结构:肝门静脉右支,肝胃韧带,右三角韧带。

此断面经第12胸椎椎体下份。

切及肝门静脉及其右支是本断面的特征,它们是肝门出现的标志。肝门静脉于下腔静脉前方的横沟内分出左支横部和右支主干,此分叉点多居第11~12胸椎椎体水平(93.33%)。肝门静脉分叉点是识别肝门区结构和肝分叶分段的重要标志,它通常行于下腔静脉的前方或稍偏右,两者隔以肝尾状突。此分叉点距下腔静脉中心点的距离为

(2.59±0.10)cm,其至椎孔中心的连线与经椎孔中心矢状线的夹角为44.40°±1.10°,CT扫描时若该夹角小于39°±4°,常考虑有肝门肿大左凸。肝门静脉右支行向右后,分出右前支和右后支,分别进入肝的右前叶和右后叶。**胆囊** gallbladder 出现于肝门静脉右支前方,其左侧可见肝左、右管,右侧可见肝固有动脉右支。经肝门向前,肝圆韧带裂出现,它是肝左叶间裂的天然标志,分开左外叶与左内叶,内含有肝圆韧带。经肝门向左,肝胃韧带行经静脉韧带裂连于胃小弯,内含有胃左动脉、胃左静脉、淋巴结和脂肪组织,有时迷走肝左动脉亦居其中。CT图像可显示91%的肝胃韧带,略呈三角形或半月形,其内的结构一般为4~6 mm,若大于6 mm,可能是变异结构,如胰体、横结肠、弯曲的脾动脉或腹腔干,亦可能是上腹部疾病引起的腹腔淋巴结或胃左淋巴结肿大、淋巴瘤或胃左静脉曲张。

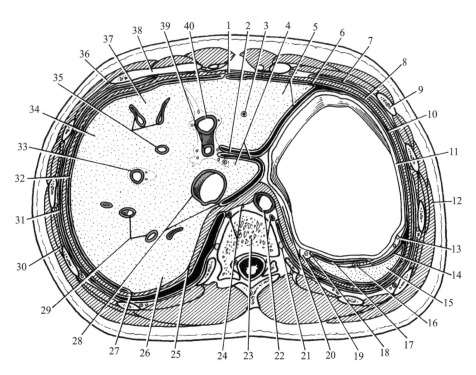

**图4-21　经肝门静脉左支矢状部的横断面(断层六)**

1. 肝镰状韧带　2. 静脉韧带裂和肝胃韧带　3. 肝左静脉属支　4. 肝尾状叶和网膜囊上隐窝　5. 肝左外叶和左肝下前间隙　6. 左肝上前间隙　7. 左肋膈隐窝　8. 膈　9. 第7肋　10. 腹膜腔　11. 胃底　12. 背阔肌　13. 胃短血管　14. 胃脾隐窝　15. 脾　16. 胃脾韧带　17. 网膜囊脾隐窝　18. 胃膈韧带　19. 膈脾韧带　20. 胃裸区　21. 交感干　22. 胸主动脉和半奇静脉　23. 第12胸椎椎体　24. 胸导管和奇静脉　25. 肝裸区　26. 肝右后叶　27. 冠状韧带上层　28. 下腔静脉和冠状韧带下层　29. 肝右静脉属支　30. 肋间外肌　31. 右肝膈隐窝　32. 右肝上间隙　33. 肝门静脉右前上支　34. 肝右前叶　35. 肝中静脉属支　36. 腹外斜肌　37. 肝左内叶　38. 第7肋软骨　39. 肝门静脉左支矢状部　40. 肝门静脉左支囊部

于肝圆韧带裂左侧的肝左外叶内,可见肝门静脉左外下支及其左后方的肝左静脉下根。肝中静脉和肝右静脉已为其属支,断面逐渐变小。肝尾状叶被一弓状切迹分成左、右两部分,左侧部称**乳头突** papillary process,右侧部称**尾状突** caudate process。肝右三角韧带出现于肝右叶后面与膈之间,其外侧为右肝上间隙,内侧为右肝下间隙。肝冠状韧带上层消失,此处的肝裸区仅居冠状韧带下层之间。

右肾上腺首次出现,居肝裸区,膈和下腔静脉后壁所围成的三角形空隙内。**左肾上腺** left suprarenal gland 已于上一断层出现,位于胃后壁、膈和脾所围成的充满脂肪的三角内(图 4-22)。

## 八、肝门下层面(断层八)

关键结构:肝蒂,肝门右切迹,左、右肾上腺,脾,胃脾韧带。

此断面经第 12 胸椎间盘。

**肝蒂** hepatic pedicle 出现于下腔静脉前方,胆囊的右侧,肝门静脉是其内最粗大的结构,**肝固有动脉** proper hepatic artery 的断面细小,走行于肝门静脉的左前方,**肝总管** common hepatic duct 和其右侧较细的**胆囊管** cystic duct 位于肝门静脉的右前方,在肝门静脉左后方可见一肝门淋巴结的椭圆形断面。胆囊断面较上一断层增大,于其右后方可见**肝门右切迹** right notch of porta hepatis,伸向肝右叶呈右后下走行,其内的管道为肝右后叶下段鞘系,故此切迹可作为区分肝右前叶和右后叶的标志。肝门以下断面,肝内管道数量明显变小,口径明显变细。肝尾状叶的乳头突孤立存在于网膜囊上隐窝内,因其邻近肝门,故应注意与肝门病变及淋巴结相鉴别。

左、右肾上腺呈现其最大横断面,居左、右膈下腹膜外间隙内,但其周围毗邻仍同上一断层。网膜

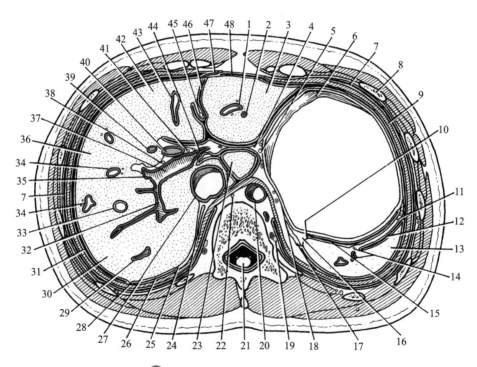

**图 4-22 经肝门的横断面(断层七)**

1. 肝门静脉左外下支  2. 肝左静脉下根  3. 肝左外叶  4. 小网膜  5. 胃左血管、淋巴结  6. 胃体  7. 肋膈隐窝  8. 第 7 肋  9. 膈  10. 胃膈韧带  11. 胃脾韧带  12. 胃脾隐窝  13. 脾  14. 脾动、静脉  15. 网膜囊脾隐窝  16. 膈脾韧带  17. 左肾上腺  18. 胃裸区  19. 交感干  20. 胸主动脉  21. 脊髓  22. 胸导管  23. 肝乳头突和弓状切迹  24. 右肾上腺  25. 冠状韧带下层  26. 右肝下间隙  27. 下腔静脉  28. 肝右三角韧带  29. 肝右静脉属支  30. 肝右后叶  31. 右肝上间隙  32. 肝门静脉右后支  33. 肝右静脉  34. 肝门静脉右前上支  35. 肝门静脉右前支  36. 肝右前叶  37. 肝门静脉右支  38. 肝固有动脉右支  39. 肝中静脉右根  40. 胆囊  41. 肝左、右管  42. 肝左内叶  43. 肝中静脉左根  44. 肝门静脉左支横部  45. 肝圆韧带  46. 肝圆韧带裂  47. 肝镰状韧带  48. 左肝上前间隙

囊脾隐窝的断面继续增大,居胃底后面与脾前面之间,借胃脾韧带与胃脾隐窝相分。

**脾** spleen 较前一断层明显变大,大致呈三角形,其外侧正对第 9 肋间隙至第 12 肋(图 4-23)。脾在体壁上主要与左侧第 9~11 肋相对,同时对应于脊柱的第 11 胸椎至第 2 腰椎水平,在横断面上,脾有三种变异:①切迹深,出现率为 27%,甚者可分脾为 3 个脾块;②局部突起,出现率为 53%,多出现于脏面,因有压迹而呈现分叶状隆起,有时在胰尾和左肾间表现为孤立的小叶,在 CT 图像上,局部突起酷似胰肿块或肾旁肿块,应注意鉴别;③**副脾** accessory spleen,出现率各家报道有出入,为 4%~10% 不等,据韩亚男等对 3 977 例标本的统计,副脾出现率为 5.76%,80.5% 的为一个,主要位于脾门,其最大直径为 0.66 cm,在 CT 图像上,应注意副脾与胰尾肿瘤、淋巴结和静脉曲张相鉴别。

## 九、腹腔干层面(断层九)

关键结构:腹腔干,小网膜,网膜孔,脾肾韧带,脾周间隙。

此断面经第 1 腰椎椎体上份。

**腹腔干** celiac trunk 于主动脉裂孔处发自腹主动脉是此断面的特征。腹腔干常出现于第 12 胸椎至第 1 腰椎水平(86.67%),发出后,走向前下,在下一断层里分为胃左动脉、脾动脉和肝总动脉。腹腔干多与胰同时出现(96.67%),于其出现层面上,左、右肾上腺的出现率分别为 93.33% 和 86.67%。

肝断面较上一断层变小,主要占据腹腔右半。肝圆韧带裂增宽,其左侧为游离的肝左外叶、右侧则为方叶,该裂内可见镰状韧带游离缘及其包含的**肝圆韧带** ligamentum teres hepatis。在肝门静脉高压时 MRI 可发现肝圆韧带内有血液流入脐,在 B 超图像上,开放的肝圆韧带呈现高回声中出现圆形

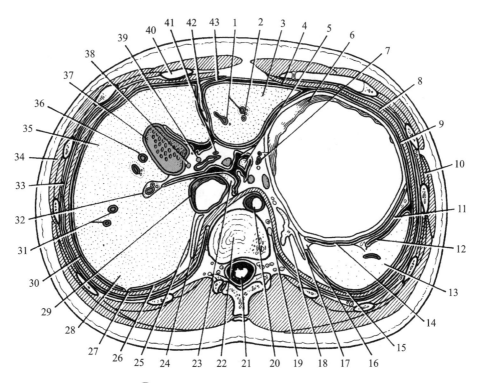

图 4-23　经肝门下方的横断面(断层八)

1. 肝门静脉左外下支　2. 肝左静脉属支　3. 肝左外叶　4. 左肝上前间隙　5. 网膜囊上隐窝和肝乳头突　6. 胃体　7. 胃左血管　8. 膈　9. 腹膜腔　10. 肋间外肌　11. 胃脾韧带　12. 胃脾隐窝　13. 脾　14. 网膜囊脾隐窝　15. 脾肾隐窝　16. 膈脾韧带　17. 胃裸区和胃膈韧带　18. 左肾上腺　19. 交感干　20. 胸主动脉　21. 脊髓　22. 第 12 胸椎间盘　23. 肝尾状突　24. 右肾上腺　25. 肝裸区　26. 右肝下间隙　27. 肝右三角韧带　28. 肝右后叶　29. 下腔静脉　30. 右肝上间隙　31. 肝右静脉属支　32. 肝门静脉右后下支和肝门右切迹　33. 肋膈隐窝　34. 腹外斜肌　35. 肝右前叶　36. 肝中静脉属支　37. 胆囊　38. 胆囊管　39. 肝总管　40. 第 8 肋软骨　41. 肝固有动脉　42. 肝圆韧带　43. 镰状韧带

暗区现象,直径 3~7 mm,状若牛眼,故称"牛眼征 Bull eye sign"。肝内,可见肝门右切迹正对的肝门静脉右后下支,肝静脉细小。

本断面内,小网膜显示完整,其左份为肝胃韧带,连于胃小弯;右份为肝十二指肠韧带,该韧带内,除有数个肝门淋巴结的断面外,可见肝固有动脉居肝门静脉左前方,肝总管和胆囊管下行于肝门静脉右前方。肝胃韧带后方,网膜囊下隐窝首次出现。网膜孔出现,其前方为肝门静脉,后方为下腔静脉。脾断面呈三角形,居胃体左后方和首次出现的左肾的外侧。胃与脾门之间可见胃脾韧带,脾门与左肾之间可见脾肾韧带,此两种韧带构成网膜囊脾隐窝的左界。脾与左肾之间可见**脾肾隐窝** splenorenal recess,与胃脾韧带之间可见**胃脾隐窝** gastrosplenic recess。此断层是显示脾周间隙较为理想的横断面。胃裸区明显变小,胃膈韧带于下一断层移行为胃胰韧带(图 4-24)。

## 十、肠系膜上动脉层面(断层十)

关键结构:肠系膜上动脉,门腔间隙,胰,网膜囊。

此断面经第 1 腰椎椎体下份。

于脊柱前方,**腹主动脉** abdominal aorta 向前发出**肠系膜上动脉** superior mesenteric artery。80%~90% 的肠系膜上动脉在第 1 腰椎及第 1 腰椎间盘高度发自腹主动脉,在其起始处左侧可见肠系膜上动脉的卵圆形断面。据韩景茹等报道:86.67% 的肠系膜上动脉起始处与肝门静脉的合成处居同一层面。本例标本的肝门静脉合成处在下一断层里出现。

肝门静脉与下腔静脉之间的空隙称**门腔间隙** portocaval space,其上界为肝门静脉分叉处(图 4-22),下界为肝门静脉合成处(图 4-26)。位于此间隙内的结构,自上而下依次有:①肝尾状突(图 4-22),有时游离的肝乳头突亦可位于此间隙内;

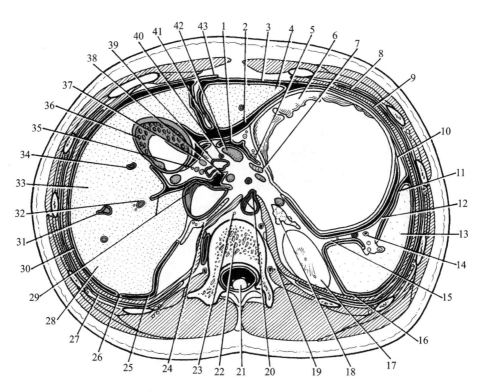

图 4-24　经腹腔干的横断面(断层九)

1. 网膜囊下隐窝　2. 左肝下前间隙　3. 左肝上前间隙　4. 肝左外叶　5. 胃左动、静脉　6. 胃体　7. 腹腔神经节　8. 肋膈隐窝　9. 膈　10. 网膜囊脾隐窝　11. 胃脾隐窝　12. 胃脾韧带　13. 脾　14. 脾静脉　15. 脾肾韧带　16. 脾肾隐窝　17. 左肾　18. 左肾上腺　19. 交感干　20. 腹主动脉和腹腔干　21. 脊髓　22. 第 1 腰椎椎体　23. 胸导管　24. 右肾上腺　25. 右肝下间隙　26. 肝右三角韧带　27. 肋膈隐窝　28. 肝右后叶　29. 下腔静脉和肝门右切迹　30. 肝右上间隙　31. 肝右静脉属支　32. 肝门静脉右后下支　33. 肝右前叶　34. 肝中静脉属支　35. 胆囊管　36. 胆囊　37. 肝总管　38. 网膜孔　39. 肝门静脉　40. 肝固有动脉　41. 肝圆韧带　42. 肝门淋巴结　43. 肝镰状韧带

②网膜孔（图4-24）;③**门腔淋巴结** portocaval lymph node（图4-25），见于92.7%的断层标本，其横断面形态多为长方形,哑铃形,新月形或三角形等,在横断面上,其最大前后径(5.4±3.0)mm,最大左右径(21.6±6.9)mm,在影像诊断中,易将此淋巴结误认为胰钩突;④**胰钩突** uncinate process（图4-26），见于72.7%的横断层标本;⑤其他结构,主要有肠系膜上动脉、肝固有动脉或迷走副肝右动脉、偏左下行的**胆总管** common bile duct、低位汇合的肝总管与胆囊管和胰十二指肠下后血管等。门腔间隙内结构众多且常见变异,是影像学诊断中易致误诊之处。

此断面的另一特点是胰尾、体、颈出现,胰尾抵达脾门,与胰体间无明显分界,肝门静脉居胰颈后方,其左壁是胰颈与胰体的分界标志,右壁为胰头与胰颈的分界标志。脾动脉左行于胰上缘。肝门静脉右前方可见胃十二指肠动脉下行,右侧可见肝总管与胆囊管,于下一断层内两者合成胆总管。肝门静脉与十二指肠上部之间的空隙是在断层影像上寻认胆总管或肝总管的可靠部位。

小网膜及胃后壁与胰之间可见网膜囊,此囊被胃胰韧带分隔为右侧的前庭和左侧的下隐窝,胃胰韧带由胃膈韧带左、右层靠拢后形成,出现于70%的横断层标本中。右肾首次出现,其与肝之间为肝肾隐窝。

肝断面进一步变小,由左外叶、方叶、右前叶和右后叶组成,肝门右切迹有助于区别右前叶和右后叶（图4-25）。

## 十一、肝门静脉合成处层面（断层十一）

关键结构:肝门静脉合成处,胰,网膜囊。
此断面经第1腰椎间盘。

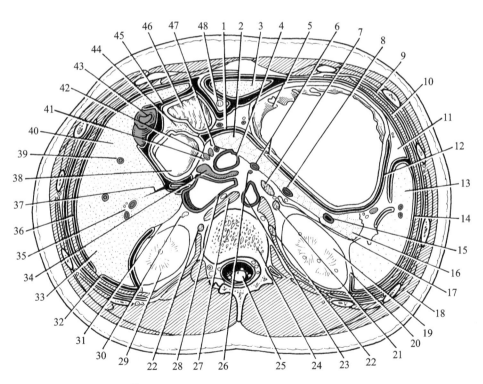

**图 4-25　经肠系膜上动脉的横断面（断层十）**

1. 网膜囊前庭　2. 胰颈　3. 肝左外叶　4. 肝门静脉　5. 胃体　6. 脾静脉和胃胰韧带　7. 肠系膜上神经节　8. 脾动脉和胰体　9. 肋膈隐窝　10. 膈　11. 大网膜　12. 网膜囊下隐窝　13. 脾　14. 腹膜腔　15. 脾静脉　16. 胰尾　17. 左肾上腺　18. 背阔肌　19. 左肾　20. 脾肾韧带　21. 主动脉肾神经节　22. 交感干　23. 腹主动脉和肠系膜上动脉　24. 第1腰椎椎体　25. 脊髓　26. 脾动脉　27. 右膈脚　28. 下腔静脉　29. 右肾　30. 右肾上腺　31. 肝裸区　32. 肝右三角韧带　33. 肝右后叶　34. 门腔淋巴结　35. 肝门静脉右后下支　36. 右肝上间隙　37. 肝门右切迹　38. 十二指肠上部　39. 肝中静脉属支　40. 肝右前叶　41. 胆囊管　42. 肝总管　43. 胆囊底　44. 幽门括约肌　45. 右肝下间隙　46. 胃幽门部　47. 胃十二指肠动脉　48. 肝圆韧带

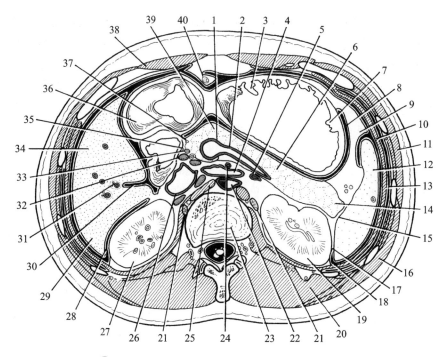

图4-26　经肝门静脉合成处的横断面（断层十一）

1. 肠系膜上静脉　2. 脾静脉　3. 胃体　4. 左肾静脉　5. 脾动脉　6. 胰体　7. 胃体　8. 网膜囊下隐窝　9. 大网膜　10. 膈　11. 腹外斜肌　12. 脾　13. 肋膈隐窝　14. 胰尾　15. 脾裸区　16. 背阔肌　17. 脾肾韧带　18. 脾肾隐窝　19. 左肾　20. 竖脊肌　21. 交感干　22. 腹主动脉和左、右肾动脉　23. 第1腰椎间盘　24. 肠系膜上动脉　25. 右膈脚　26. 下腔静脉　27. 右肾　28. 右肝下间隙（肝肾隐窝）　29. 肝右后叶　30. 肝门右切迹　31. 肝门静脉右后下支　32. 腔静脉前淋巴结　33. 肝总管　34. 肝右前叶　35. 胆囊管　36. 胃幽门部　37. 胃十二指肠动脉　38. 腹直肌　39. 胰颈　40. 肝圆韧带

　　肠系膜上静脉与脾静脉在胰颈后方合成肝门静脉，此合成处多在第 1 腰椎水平（56.67%）。肠系膜上静脉右壁是区分胰头与胰颈的标志，左壁是区分胰颈与胰体的标志。在连续横断层解剖中，自上而下，一般先切及胰尾，再切及胰体和胰颈，最后切及胰头。本断面同时出现胰头、颈、体、尾。胰头的右侧紧邻十二指肠降部，后方有胆总管下行和胰十二指肠后静脉弓。CT 血管造影和螺旋 CT 增强扫描可显示胰十二指肠血管弓，尤其是静脉弓。当胰病变（肿瘤或炎症）或肝门静脉系出现异常时，可造成胰十二指肠静脉弓的形态学改变。钩突伸至肠系膜上静脉后方。胰的前面与胃后壁相邻，两者间为网膜囊下隐窝。脾动、静脉行于胰体后缘，胰体跨越左肾的前面移行为胰尾。胰尾紧邻脾门，居脾肾韧带中。腹主动脉向两侧发出左、右肾动脉，左肾静脉于肠系膜上动脉与腹主动脉之间右行，三者之间的关系较为恒定。左、右**膈脚** crus of diaphragm 居腹主动脉两侧，膈脚的后方可见交感干上的腰交感神经节。

　　肝左外叶、方叶及胆囊消失，肝仅剩下右前叶和右后叶，可大致以肝门右切迹分开。肝膈面与膈之间为右肝上间隙，肝脏面与胃及十二指肠降部之间为右肝下间隙，肝与右肾之间为肝肾隐窝，两者间尚可见**肝肾韧带** hepatorenal ligament（图 4-26）。

## 十二、肾门上份层面（断层十二）

　　关键结构：胰，胆总管，肾，肾动、静脉。
　　此断面经第 2 腰椎椎体上份。

　　**胰** pancreas 居断面的中央，由胰头、胰颈和胰体组成。胰头居肠系膜上静脉右壁的右侧和十二指肠降部之间，其中至肠系膜上静脉与下腔静脉之间的部分称**钩突** uncinate process，胆总管下行胰头后缘。胰颈位于肠系膜上静脉的前方，向左接续胰体。脾静脉或左肾前缘可作为胰体后界的标志，左肾血管有助于确定胰体的下界。

　　左、右**肾** kidney 位于腹膜后隙内，分列脊柱两侧。在横断面上，肾的横轴（以肾门中点至断面外侧最远点的连线）与躯体矢状轴的夹角，右肾为 121.1°±5.8°，右肾为 121.6°±6.2°，两侧差异无显著性。左、右肾通常不等高。据钱学华等对 30 例腹部横断层标本的研究，左肾高于右肾者 17 例（56.67%），右肾高于左肾者 12 例（40%），两肾等高者 1 例（3.33%）。在横断面上，肾门断面通常出现于第 1~2 腰椎平面（93.33%）。肾的横断面形态多呈卵圆形，圆形较少，呈三角形和前外侧面局部隆凸的只见于左肾，有脾压迹的左肾断面隆凸更明显，更近于三角形，约 14% 的肾，在其断面的前外侧面出现切迹。左肾的形态变化通常多于右肾，并与脾的大小、形态有密切关系。肾皮质的厚度为 6 mm 左右，肾锥体、肾柱、肾乳头、肾大盏、肾小盏等，在断面上清晰可见。右肾动脉通常在下腔静脉与右膈脚之间走向右肾，左肾动脉在左肾静脉后方达左肾（图 4-27）。

## 十三、肾门中份层面（断层十三）

关键结构：胰头，钩突，十二指肠空肠曲，肾门。

此断面经第 2 腰椎椎体下份。

右肋膈隐窝消失，左肋膈隐窝于下一断层内消失。在第 2 腰椎椎体前方可见左、右膈脚的断面，一般左膈脚起于第 1~2 腰椎椎体的前外侧面，右膈脚起于第 1~3 腰椎椎体的前外侧面。腹主动脉和下腔静脉之间可见**主动脉肾神经节** aorticorenal ganglion，其周围有数个腰淋巴结的断面。右肾静脉粗大，汇入下腔静脉，其长度短于左肾静脉，右肾动脉于下腔静脉后方走向右肾。据 100 例 CT 图像分析，肾静脉的显示率为 100%，而肾动脉仅 80%，其中 70% 的肾动脉与肾静脉同层，其余的在静脉上、下各 1 cm 左右处。

十二指肠空肠曲出现，其与十二指肠降部之间可见胰。此处胰主要由胰头组成，胰体仅剩下一小部分。胆总管下行于胰头后缘，下腔静脉的前方，故下腔静脉是在断层影像上寻认胆总管的标志。钩突位于肠系膜上静脉与下腔静脉之间，可依这些血管予以寻找（图 4-28）。

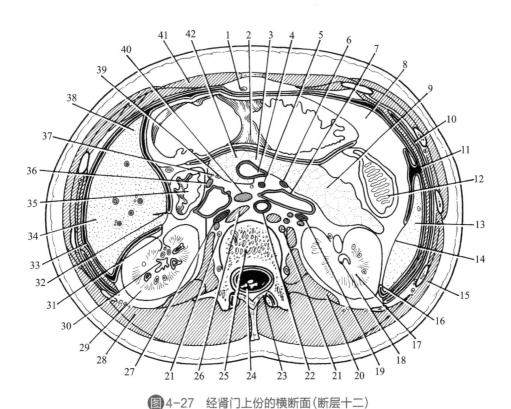

图 4-27　经肾门上份的横断面（断层十二）

1. 肝圆韧带　2. 胃体　3. 胰颈　4. 肠系膜上静脉　5. 肠系膜上动脉　6. 脾静脉　7. 左肾静脉　8. 大网膜　9. 胰体　10. 肋膈隐窝　11. 腹膜腔　12. 结肠左曲　13. 脾　14. 脾裸区　15. 背阔肌　16. 脾肾韧带　17. 左肾　18. 肾大盏　19. 左肾动脉　20. 腰方肌　21. 交感干　22. 腹主动脉　23. 黄韧带　24. 马尾　25. 第 2 腰椎椎体　26. 右膈脚　27. 下腔静脉和右肾动脉　28. 竖脊肌　29. 右肾　30. 肾乳头　31. 冠状韧带下层　32. 肝门右切迹　33. 右肝上间隙　34. 肝右后叶　35. 十二指肠降部　36. 腔静脉前淋巴结　37. 胰十二指肠上后动脉　38. 肝右前叶　39. 胆总管　40. 中间腰淋巴结　41. 腹直肌　42. 胰头

207

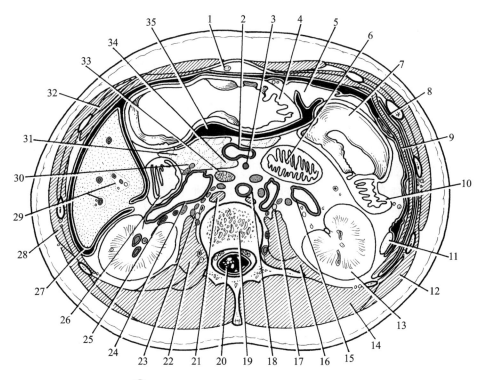

图4-28　经肾门中份的横断面(断层十三)

1. 肝圆韧带　2. 肠系膜上静脉　3. 肠系膜上动脉　4. 胃体　5. 大网膜　6. 十二指肠空肠曲　7. 横结肠
8. 肋膈隐窝　9. 膈　10. 结肠左曲　11. 脾　12. 背阔肌　13. 左肾　14. 竖脊肌　15. 左肾静脉　16. 腰方
肌　17. 左交感干　18. 腹主动脉　19. 第2腰椎椎体　20. 马尾　21. 右膈脚　22. 腰大肌　23. 右交感干
24. 下腔静脉和右肾静脉　25. 右肾动脉　26. 十二指肠降部　27. 右肝上间隙　28. 腹外斜肌　29. 肝门静脉
右后下支　30. 胆总管　31. 胰头　32. 肋间外肌　33. 主动脉肾神经节　34. 胰钩突　35. 网膜囊下隐窝

## 十四、肾门下份层面(断层十四)

关键结构:胰头,肾门,腰淋巴结。

此断面经第2腰椎间盘。

脾消失,十二指肠升部出现。十二指肠升、降部之间可见胰头,钩突伸至肠系膜上静脉与下腔静脉之间,胆总管下行于胰头后缘,但更向右移,逐渐靠近十二指肠降部。

左、右肾居脊柱两侧,周围裹以脂肪囊,双肾门开口向前内。左肾后面与腰大肌、腰方肌、第12肋、第11肋间隙及第11肋相毗邻;右肾后面则邻近腰大肌、腰方肌。张为龙等发现左、右肾投影轮廓皆远远超出腰方肌投影轮廓的范围。这一点提示:在作肾脂肪囊封闭和肾组织活检时,以第12肋末端为标志,在其内侧穿刺是比较合适的。左、右肾窦内充满脂肪,众多肾动、静脉支的断面布于其中,肾乳头尖向肾窦,周围被肾小盏包绕,左、右肾盂出现于肾门处。由于肾周及肾窦内有丰富的脂肪,故CT能清晰显示肾的轮廓,表现为外形光滑或略有

分叶的结构。在增强CT图像上肾皮质、髓质可以区别,还可见肾柱。

腹主动脉和下腔静脉周围可见到数个**腰淋巴结** lumbar lymph nodes 的断面(图 4-29)。腰淋巴结通常有30~50个,可区分为左、中、右三群:左腰淋巴结沿腹主动脉的前方、后方及左侧缘配布;右腰淋巴结沿下腔静脉的前方、后方及右侧缘配布;中间腰淋巴结位于腹主动脉与下腔静脉之间。腰淋巴结收纳腹后壁深淋巴管、髂总淋巴结的输出管以及腹腔成对脏器的淋巴管,其输出管组成左、右腰干,参与乳糜池的构成。CT图像可显示腰淋巴结,其显示率的高低通常受到腹主动脉和下腔静脉周围脂肪含量多少的影响。在CT图像上,腰淋巴结表现为大血管旁点状软组织密度影,一般直径不超过 10 mm。

## 十五、胰头下份层面(断层十五)

关键结构:胰头,胆总管,肠系膜上动、静脉。

此断面经第3腰椎椎体上份。

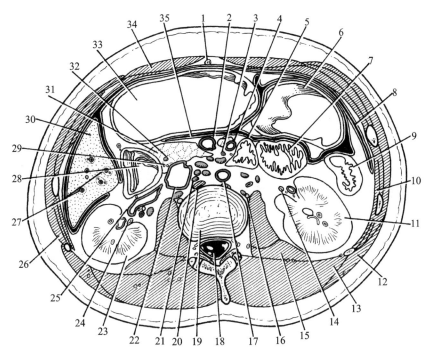

图4-29　经肾门下份的横断面(断层十四)

1. 肝圆韧带　2. 肠系膜上静脉　3. 肠系膜上动脉　4. 空肠静脉　5. 十二指肠升部　6. 横结肠　7. 空肠　8. 腹膜腔　9. 降结肠　10. 膈　11. 左肾　12. 背阔肌　13. 竖脊肌　14. 左肾盂　15. 腰方肌　16. 左交感干　17. 腹主动脉　18. 马尾　19. 第2腰椎间盘　20. 右膈脚　21. 腰淋巴结　22. 下腔静脉　23. 右肾　24. 右肾盂　25. 右肾静脉　26. 腹外斜肌　27. 肝门静脉右后下支　28. 十二指肠降部　29. 胰十二指肠后血管　30. 肝右叶　31. 胰头　32. 胆总管　33. 胃体　34. 腹直肌　35. 网膜囊下隐窝

脊柱的前方由腹主动脉、下腔静脉和**腰交感干** lumbar sympathetic trunk 走行,左、右膈脚纤维稀疏,于下一断层内消失,右腰淋巴结出现于下腔静脉的前、后方,中间腰淋巴结居下腔静脉和腹主动脉之间。脊柱的两侧为左、右腰大肌和左、右肾,右肾盂已离开肾门,于下一断层内延为**输尿管** ureter,左输尿管出现,向下逐渐走向腰大肌前方。肝右叶已明显变小,居断面的右侧。降结肠位于断面的左侧,已于上一断层内出现,再向上接续于结肠左曲。断面的前份,腹前外侧壁由腹直肌和三层阔肌(由外向内为腹外斜肌、腹内斜肌及腹横肌)组成,腹部脏器由右向左表现为首次出现的结肠右曲、胃体、大网膜和横结肠,横结肠系膜出现,系于胰头下份的前面。断面的中份由右向左可见十二指肠降部、胰头及胆总管、肠系膜上动脉、肠系膜上静脉、十二指肠升部和空肠,肠系膜出现,于脊柱的左前方,其根部附着十二指肠升部的左侧。

胆总管已近下段,居胰头后缘右端和十二指肠降部之间,向下即穿入十二指肠壁内。由于胃肠气体的影响,胆总管胰腺段($C_3$段)及十二指肠壁段($C_4$段)在影像学上显示较为困难,霍苓等采用超声技术,在患者饮水后,以横旋转检查法研究发现:胆总管 $C_3$、$C_4$ 段的显示率分别为87%和76%,内径分别为$(3.59 \pm 0.91)$mm 和$(1.97 \pm 0.51)$mm,十二指肠大乳头的显示率为56%。

**肠系膜上动、静脉** superior mesenteric artery and vein 是中腹部的重要血管,它既是胰颈、钩突和左肾静脉的识别标志,又有助于辨识肠系膜根的起始段,还在中肠扭转不良的诊断中具有重要意义。据近年的 CT、MRI 研究:肠系膜上动脉颅侧多位于腹主动脉的前方或偏左,其全长多位于肠系膜上静脉的左后方,两者间的距离不超过 5 mm,静脉的管径均大于或等于动脉(图 4-30)。如发现静脉管径小于动脉并伴有静脉前移大于 5 mm,即应认为异常,需进一步查明病因。

## 十六、十二指肠水平部层面(断层十六)

关键结构:十二指肠水平部,肝胰壶腹,肠系膜

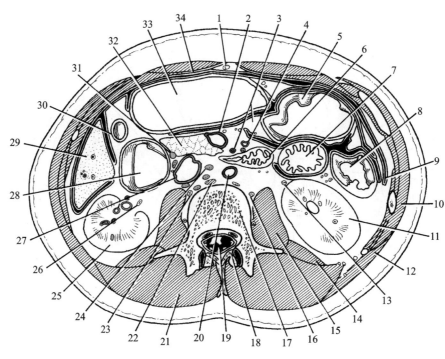

图4-30　经胰头下份的横断面(断层十五)

1. 肝圆韧带　2. 肠系膜上静脉　3. 肠系膜上动脉和横结肠系膜　4. 空肠静脉　5. 横结肠　6. 十二指肠升部和肠系膜　7. 空
肠　8. 降结肠　9. 腹膜腔　10. 腹外斜肌　11. 左肾　12. 背阔肌　13. 左输尿管　14. 腰方肌　15. 腰大肌　16. 左交感
干　17. 第3腰椎椎体　18. 黄韧带　19. 马尾　20. 腹主动脉　21. 竖脊肌　22. 右膈脚　23. 右交感干　24. 腰淋巴结　25. 右
肾　26. 右肾盂　27. 下腔静脉　28. 十二指肠降部　29. 肝右叶　30. 结肠右曲　31. 胆总管　32. 胰头　33. 胃体　34. 腹直肌

下动脉。

此断面经第3腰椎椎体下份。

十二指肠水平部在脊柱的右侧接续十二指肠降部，水平向左走行，横过第3腰椎前方至其左侧，移行为十二结肠升部。此部位于肠系膜上动脉与腹主动脉之间，如肠系膜上动脉起点过低，可能引起肠系膜上动脉压迫综合征。肝胰壶腹出现，居十二指降部与水平部的移行处。服造影剂后，CT可显示十二指肠，正常壁厚小于5 mm。由于胃肠蠕动的影响及磁共振信号的对比度和分辨力所限，目前MRI尚未应用于胃肠道检查。饮水后利用B超在横断层及矢状断层上均可显示十二指肠的第一段和第二段，第三段少数人能显示，第四段尚难显示。

于脊柱左前方，腹主动脉已发出**肠系膜下动脉** inferior mesenteric artery，后者的起始平面多位于第3腰椎高度(图4-31)。

## 十七、第3腰椎间盘层面(断层十七)

关键结构：十二指肠大乳头，横结肠系膜，肠

系膜。

此断面经第3腰椎间盘。

十二指肠降部居右肾和右腰大肌的前方，在其与水平部的移行处，可见**十二指肠大乳头** major duodenal papilla。肝已为其右下角，于下一断层里消失，结肠右曲于肝的左侧移行为横结肠和升结肠，胃体已明显变小，其大弯侧有大网膜附着，网膜囊下隐窝仍然存在于大网膜前、后两层之间，于下一层面里，大网膜前、后两层融合，网膜囊下隐窝消失。横结肠系膜附着于横结肠的右后缘，其根部连于十二指肠降部与水平部移行处的前方，肠系膜根系于十二指肠水平部的左侧，其内可见肠系膜上动、静脉的分支和属支及数个肠系膜淋巴结的椭圆形断面。肠系膜的前方为右肠系膜窦，后方为左肠系膜窦。降结肠于左肾前方下行，其左壁与腹壁之间为左结肠旁沟。左、右肾的断面变小，右输尿管在腰大肌的前外侧下行，左输尿管居腰大肌的前方(图4-32)。在无造影剂的充盈时，正常输尿管在CT图像上不能与血管影鉴别，静脉注射造影剂后，

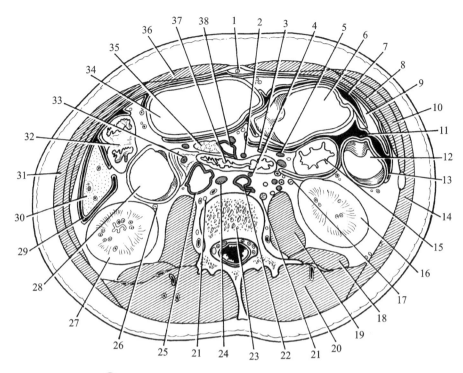

图4-31 经十二指肠水平部的横断面(断层十六)

1. 肝圆韧带 2. 肠系膜上动脉和横结肠系膜 3. 空肠静脉 4. 肠系膜下动脉 5. 肠系膜淋巴结 6. 横结肠 7. 网膜囊下隐窝 8. 腹横肌 9. 大网膜 10. 腹内斜肌 11. 腹膜腔 12. 降结肠 13. 左结肠旁沟 14. 腹外斜肌 15. 空肠 16. 左肾 17. 左输尿管 18. 腰方肌 19. 腰大肌 20. 竖脊肌 21. 交感干 22. 腹主动脉和腰动脉 23. 第3腰椎椎体 24. 腰淋巴结 25. 下腔静脉 26. 右输尿管 27. 右肾 28. 十二指肠降部 29. 肝肾隐窝 30. 肝右叶 31. 腹外斜肌 32. 升结肠 33. 十二指肠大乳头 34. 胃体 35. 胰头 36. 腹直肌 37. 十二指肠水平部 38. 肠系膜上静脉

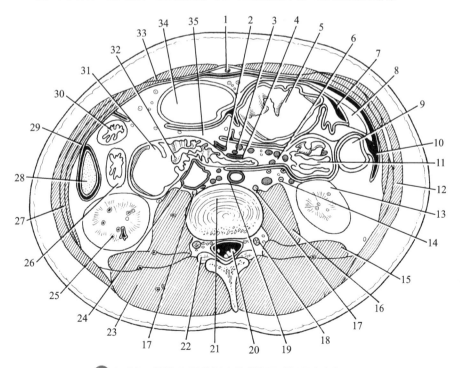

图4-32 经第3腰椎间盘的横断面(断层十七)

1. 肝圆韧带 2. 肠系膜上静脉 3. 肠系膜上动脉 4. 空肠静脉 5. 横结肠 6. 肠系膜 7. 网膜囊下隐窝 8. 大网膜 9. 降结肠 10. 左结肠旁沟 11. 空肠 12. 腹外斜肌 13. 左肾 14. 左输尿管 15. 腰方肌 16. 腰大肌 17. 交感干 18. 第3腰神经 19. 腹主动脉 20. 马尾 21. 第3腰椎间盘 22. 黄韧带 23. 竖脊肌 24. 下腔静脉 25. 右肾 26. 升结肠 27. 腹内斜肌 28. 肝右叶 29. 腹横肌 30. 横结肠 31. 十二指肠降部 32. 十二指肠大乳头 33. 腹直肌 34. 胃体 35. 横结肠系膜

CT 可显示出腰大肌前方的输尿管。

### 十八、左肾下极层面(断层十八)

关键结构:左、右肾,肠系膜,左、右结肠旁沟。
此断面经第 4 腰椎椎体上份。

左、右肾断面明显变小,左肾已近下极,在下一断层内消失。此断面上腹腔内主要为胃肠道,其配布特点为:升、降结肠分列于断面的右侧部和左侧部,横结肠、胃、大网膜和空肠居腹腔的前份,十二指肠降部及其与水平部的移行部和肠系膜居断面的中份。肠系膜内可见肠系膜上动、静脉的分支和属支及众多肠系膜淋巴结的椭圆形断面。呼吸抑制增强对比的三维 MRA 可显示这些细血管支及其变异,其敏感性达 90% 以上。肠系膜淋巴结总数约为 300 个,其配布的位置可分为三列:第 1 列沿肠壁排列,在肠系膜缘,由于肠道蠕动的影响,CT 图像难以显示;第 2 列在肠系膜中份位于肠血管襻之间;第 3 列位于肠系膜根。CT 可显示第 2、3 列肠系膜淋巴结,如脂肪含量充足,CT 图像有时可显示出直径小至 5 mm 的肠系膜淋巴结,并可沿肠系膜血管追踪至肝门静脉,以观察疾病的淋巴播散

情况。

升结肠右侧与腹壁之间,可见右结肠旁沟,此沟上通右肝下间隙,下达髂窝及盆腔。因此,右肝周脓肿可沿此沟流入右髂窝,甚至盆腔,右髂窝的炎症,如阑尾化脓可向上蔓延至膈下。降结肠左侧与腹壁之间可见左结肠旁沟(图 4-33),此沟上方受阻于左膈结肠韧带,故其积液只能向下流入盆腔。

### 十九、右肾下极层面(断层十九)

关键结构:腹前外侧壁,右肾,下腔静脉。
此断面经第 4 腰椎椎体中份。

**腹直肌** rectus abdominis 位居腹前壁中线两侧,于腹外侧壁上,**腹横肌** transversus abdominis、**腹内斜肌** obliquus internus abdominis 和**腹外斜肌** obliquus externus abdominis 由内向外依次排列。在 B 超图像上,正中线、旁正中线及腹股沟区的腹壁结构(包括腹白线、腹直肌鞘、腹股沟管深环等)均易显示。CT 可显示腹壁上的肌和皮下组织,腹壁的一些疾病,如疝、血肿、脓肿、肿瘤等,B 超和 CT 均能准确诊断。

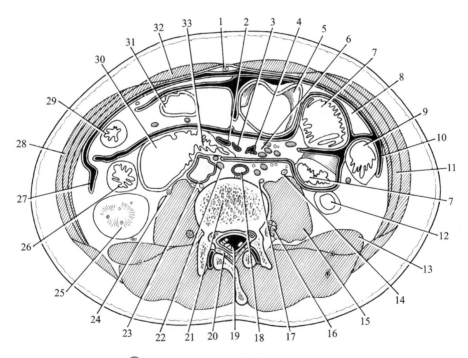

**图 4-33 经左肾下极的横断面(断层十八)**

1. 肝圆韧带　2. 肠系膜上静脉　3. 肠系膜上动脉　4. 空肠静脉　5. 横结肠　6. 肠系膜　7. 空肠　8. 大网膜　9. 降结肠　10. 左结肠旁沟　11. 腹内斜肌　12. 左肾　13. 腰方肌　14. 左输尿管　15. 腰大肌　16. 腰丛　17. 左交感干　18. 腹主动脉　19. 马尾　20. 黄韧带　21. 第 4 腰椎椎体　22. 腰淋巴结　23. 下腔静脉　24. 右输尿管　25. 右肾　26. 升结肠　27. 右结肠旁沟　28. 腹外斜肌　29. 横结肠　30. 十二指肠降部　31. 胃体　32. 腹直肌　33. 十二指肠水平部

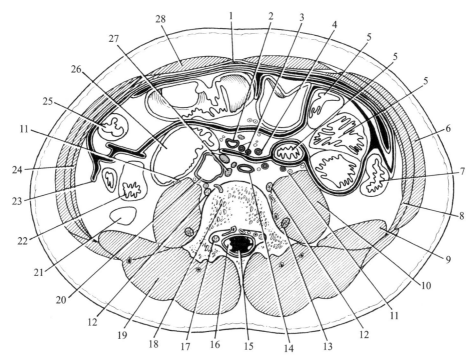

**图 4-34　经右肾下极的横断面(断层十九)**

1. 肝圆韧带　2. 肠系膜上静脉　3. 肠系膜上动脉　4. 空肠静脉　5. 空肠　6. 腹外斜肌　7. 降结肠　8. 腹内斜肌　9. 腰方肌　10. 腰大肌　11. 输尿管　12. 交感干　13. 第 3 腰神经　14. 腹主动脉　15. 蛛网膜下隙　16. 马尾　17. 第 4 腰神经　18. 第 4 腰椎椎体　19. 竖脊肌　20. 下腔静脉　21. 右肾　22. 升结肠　23. 右结肠旁沟　24. 腹横肌　25. 横结肠　26. 十二指肠降部　27. 腰淋巴结　28. 腹直肌

腹腔内,左肾和胃体已消失,右肾正为其下极,肠道结构的配布大致同上一断层。

脊柱的前方,腹主动脉断面呈卵圆形,其与**下腔静脉** inferior vena cava 之间可见 3 个中间腰淋巴结的断面(图 4-34)。下腔静脉常见变异和畸形,畸形发生率达 1.5%~4.4%,由于畸形的下腔静脉在断层影像上易致误诊,故应引起重视。常见的下腔静脉畸形有:①双下腔静脉,发生率 2.2%~2.8%;②左下腔静脉,发生率 0.20%~0.45%;③奇静脉通连,发生率 0.3%;④下腔静脉后输尿管,发生率 0.1%。Chuang 等将下腔静脉畸形分为肾后部、肾部及肾前部畸形,前者多见。Huntington 和 McClure 将前者又分为下腔静脉后输尿管为 A 型、正常者为 B 型、左下腔静脉为 C 型、双下腔静脉为 BC 型。小久保宇等按此分类法研究了 1 100 例腹部 CT 图像,结果是:B 型 1 084 例(98.5%)、A 型 2 例(0.2%)、C 型 2 例(0.2%)、BC 型 12 例(1.1%)。

## 二十、腹主动脉分叉处层面(断层二十)

关键结构:左、右髂总动脉,肠系膜,左、右肠系膜窦。

此断面经第 4 腰椎椎体下份。

第 4 腰椎椎体下份两侧为**腰大肌** psoas major,此肌深面可见腰神经丛,前外侧有腰交感干,右前方有下腔静脉上行,左前方可见腹主动脉及刚刚分出的左、右**髂总动脉** common iliac artery。腹主动脉分叉处多居第 4 腰椎椎体中份至第 5 腰椎椎体上份水平(86.6%)。

腹腔内的肠道分两层排列,前层为横结肠和空肠,后层为升结肠、十二指肠降部、空肠和降结肠。十二指肠降部的下端多至第 3 腰椎下缘水平,此例标本十二指肠降部偏低,将于下一断层内消失。肠系膜变长,开始出现折叠,于脊柱右前方系于腹后壁,内有肠系膜上动、静脉的分支和属支及肠系膜淋巴结的断面。肠系膜左侧的腹膜腔称左肠系膜窦,它向下经乙状结肠右侧通入盆腔;右侧的腹膜腔称右肠系膜窦,向右通入右结肠旁沟(图 4-35)。

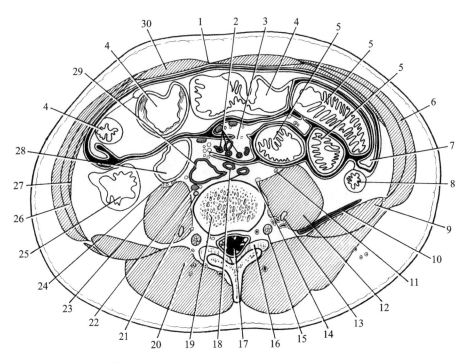

图4-35 经腹主动脉分叉处的横断面(断层二十)

1. 肝圆韧带 2. 空肠动、静脉 3. 肠系膜 4. 横结肠 5. 空肠 6. 腹外斜肌 7. 大网膜 8. 降结肠 9. 腰方肌 10. 腰静脉 11. 左输尿管 12. 腰大肌 13. 第2、3腰神经 14. 左交感干 15. 第4腰神经 16. 黄韧带 17. 马尾 18. 左、右髂总动脉 19. 第4腰椎体 20. 竖脊肌 21. 右交感干 22. 腔静脉后淋巴结 23. 右输尿管 24. 右睾丸静脉 25. 升结肠 26. 腹内斜肌 27. 腹横肌 28. 十二指肠降部 29. 下腔静脉 30. 腹直肌

## 二十一、第4腰椎间盘层面(断层二十一)

关键结构:下腔静脉,腰交感干,肠系膜

此断面经第4腰椎间盘。

腹腔内,十二指肠降部消失,其他肠道结构的配布大致同上一断层。下腔静脉居脊柱的右前方,接近其合成处。右髂总动脉已移至下腔静脉前方,向下继续右移。于腰大肌与脊柱之间的前方,下腔静脉后方,可见右腰交感干。左腰交感干在上方的层面与腹主动脉左缘相邻,两者相距约1 cm,于此断层,它位于左髂总动脉后方,两者紧邻(图4-36)。腰交感干通常位于脊柱与腰大肌之间,并被椎前筋膜所覆盖,但有时它可藏于腰大肌与脊柱之间,而被腰大肌起点部分覆盖。腰交感干分裂的出现率为73%,在不同腰椎平面可分为两条或多条。腰**交感神经节** sympathetic ganglion 位于第12胸椎体下半至第5腰椎间盘的范围内,数目上常有变异。第1,2,5腰交感神经节位于相对应椎体的平面,第3、4腰交感神经节多高于相对应的椎体。腰交感干

附近常有小的淋巴结断面,在影像诊断中应注意鉴别。

## 二十二、下腔静脉合成处层面(断层二十二)

关键结构:左、右髂总静脉,脐,空肠,回肠。

此断面经第5腰椎体上份,前方经脐。

**脐** umbilicus 出现是此面的重要特征之一,两侧髂嵴亦同时切及。脐的位置常因年龄、性别、胖瘦程度、腹肌张力和腹部隆起情形等而变化,但一般脐与左、右髂嵴最高点约在同一平面上,后方平对第4腰椎棘突。

在第5腰椎椎体右前方,左、右髂总静脉正在合成下腔静脉。下腔静脉的合成处多在第4~5腰椎椎体高度,但平第5腰椎椎体者最常见(73.4%),下腔静脉由左、右髂总静脉合成者占91.67%,由左、右髂总静脉及1支髂内静脉或髂外静脉合成者8.3%。

腹腔内横结肠仅存两个小断面,空肠和回肠断面明显增多,其前方有大网膜遮盖。肠系膜根附着

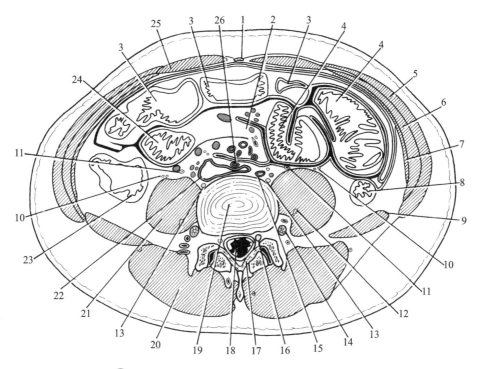

**图4-36 经第4腰椎间盘的横断面(断层二十一)**

1. 肝圆韧带 2. 肠系膜 3. 横结肠 4. 空肠 5. 腹外斜肌 6. 腹内斜肌 7. 腹横肌 8. 降结肠 9. 腰方肌 10. 睾丸静脉 11. 输尿管 12. 第2、3腰神经 13. 交感干 14. 第4腰神经 15. 左髂总动脉 16. 第5腰神经 17. 黄韧带 18. 马尾 19. 第4腰椎间盘 20. 竖脊肌 21. 腰大肌 22. 下腔静脉 23. 升结肠 24. 回肠 25. 腹直肌 26. 右髂总动脉

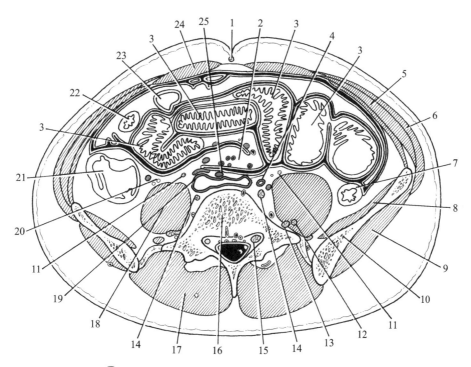

**图4-37 经下腔静脉合成处的横断面(断层二十二)**

1. 脐 2. 肠系膜 3. 空肠 4. 左髂总动脉 5. 腹内斜肌 6. 腹外斜肌 7. 降结肠 8. 髂肌 9. 臀中肌 10. 髂骨翼 11. 输尿管 12. 第2、3腰神经 13. 第4腰神经 14. 交感干 15. 第5腰神经 16. 第5腰椎椎体 17. 竖脊肌 18. 腰大肌 19. 右髂总静脉 20. 右睾丸动、静脉 21. 升结肠 22. 回肠 23. 横结肠 24. 腹直肌 25. 右髂总动脉

于右髂窝,肠系膜内可见诸众肠系膜上动、静脉的分支和属支及肠系膜淋巴结的断面。右髂窝可见升结肠,左髂窝有降结肠(图4-37)。

### 二十三、第5腰椎椎体下份层面(断层二十三)

关键结构:回盲部,输尿管,回肠,空肠。

此断面经第5腰椎椎体下份和第5腰椎间盘。

髂骨翼外侧面有臀中肌附着,内侧面有髂肌附着,右髂窝内可见回盲部,左髂窝内为**乙状结肠** sigmoid colon。于髂嵴平面以下,降结肠移行为乙状结肠。在断面的前份,可见右侧份的回肠和左侧份的空肠,大网膜遮盖于其前方。

于右腰大肌与脊柱之间的前方,可见右髂总动、静脉,脊柱与右髂总静脉之间有右腰交感干的断面,2个右髂总淋巴结的断面出现于右髂总静脉的前方和后方。在左腰大肌与脊柱之间的前方,可见左髂总动、静脉,两者与腰大肌之间可见左腰交感干。

右输尿管走行于回肠后方、肠系膜根附着处的深面,左输尿管居左腰大肌的前内侧、左髂总动脉外侧,此外恰为乙状结肠系膜根的起始处(图4-38)。

### 二十四、第5腰椎间盘层面(断层二十四)

关键结构:阑尾,盲肠,回肠,空肠,乙状结肠。

此断面经第5腰椎间盘和第1骶椎。

在右髂窝内可见**盲肠** cecum 和**阑尾** vermiform appendix 的断面,左髂窝中有乙状结肠下行,其系膜连于左腰大肌的内侧。口服造影剂并以造影剂和空气灌肠,CT可诊断结肠的病变。当结肠内有足够的气体或造影剂时,其肠壁厚度一般不超过5 mm,如果大于6 mm则可以肯定有病变。空、回肠占据断面的前中份,其系膜根附着在右髂窝腰大肌的前方(图4-39)。

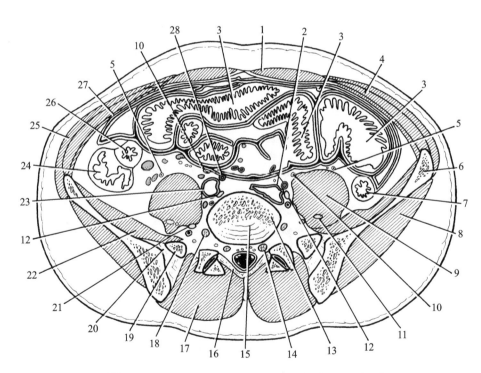

**图** 4-38　经第5腰椎椎体下份的横断面(断层二十三)

1. 腹直肌　2. 左髂总动、静脉　3. 空肠　4. 腹内斜肌　5. 睾丸动、静脉　6. 髂嵴　7. 降结肠　8. 臀中肌　9. 腰大肌　10. 输尿管　11. 第2骶神经　12. 交感干　13. 第5腰椎椎体　14. 第5腰神经　15. 第5腰椎间盘　16. 黄韧带　17. 竖脊肌　18. 第4腰神经　19. 骶骨　20. 骶髂骨间韧带　21. 第3腰神经　22. 髂肌　23. 右髂总静脉　24. 盲肠　25. 腹外斜肌　26. 回肠　27. 腹膜腔　28. 右髂总动脉

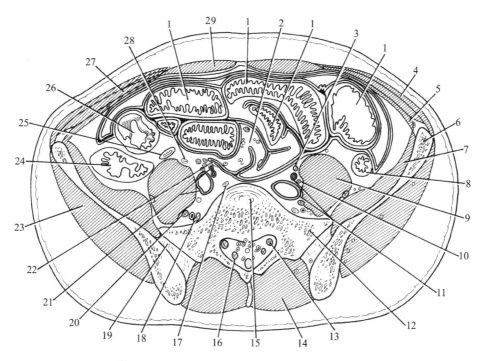

图4-39 经第5腰椎间盘的横断面（断层二十四）

1. 空肠　2. 肠系膜　3. 左输尿管　4. 腹外斜肌　5. 腹横肌　6. 髂嵴　7. 髂肌　8. 降结肠　9. 腰大肌　10. 左交感干　11. 左髂总动、静脉　12. 第1骶椎椎体　13. 第5腰神经　14. 竖脊肌　15. 第5腰椎间盘　16. 第1骶神经　17. 右交感干　18. 第3、4腰神经　19. 骶髂骨间韧带　20. 第2腰神经　21. 右髂总静脉和右髂内、外动脉　22. 右输尿管　23. 臀中肌　24. 盲肠　25. 阑尾　26. 回肠　27. 腹内斜肌　28. 右睾丸静脉　29. 腹直肌

（刘树伟）

# ▶▶▶ 第四节　上腹部连续矢状断层解剖 ◀◀◀

## 一、结肠左曲左侧份层面（断层一）

关键结构：结肠左曲，胃底，脾。

此断层为正中矢状面左侧第9断层。

**胃底** fundus of stomach 上面与前面紧靠膈，后方与脾相邻。**胃脾韧带**出现，其后上方，胃与脾之间为**胃脾隐窝** gastrosplenic recess。脾居胃底与膈之间，**脾裸区** bare area of spleen 变大，位于**脾结肠韧带** splenocolic ligament 之间，并与降结肠相毗邻。**结肠左曲** left colic flexure 出现在胃底下方和脾下份前方，周围包以腹膜外脂肪。**乙状结肠**出现，位于腹腔下份（图4-40）。

## 二、结肠左曲右侧份层面（断层二）

关键结构：胃底，脾，脾裸区，脾周间隙。

此断层为正中矢状面左侧第8断层。

脾较前一断层增大，达其在本例标本上出现的

最大矢状断面，其上端平第9肋间隙，下端平第12肋。在矢状断面上，脾最大矢状面的后缘多对应第9~11肋，相当于5个肋单元（一个肋骨或一个肋间隙为一个肋单元），但有1/3的标本可上达第8肋间隙或下达第12肋。70%的脾最大矢状面出现在正中矢状面左侧9.8~11.0 cm。

脾裸区位于胃脾韧带后层与脾结肠韧带之间，较前一断层增大，并与结肠左曲相贴。**左膈结肠韧带**移行于膈与降结肠之间，并向上续为脾结肠韧带。脾、脾结肠韧带、结肠左曲与左膈结肠韧带之间为**脾结肠隐窝** splenocolic recess，此隐窝向下受阻于左膈结肠韧带。胃、脾与胃脾韧带之间为胃脾隐窝，胃下壁与横结肠和结肠左曲之间可见**网膜囊** omental bursa（图4-41）。

## 三、左肾外侧层面（断层三）

关键结构：左肾，脾裸区，脾周间隙。

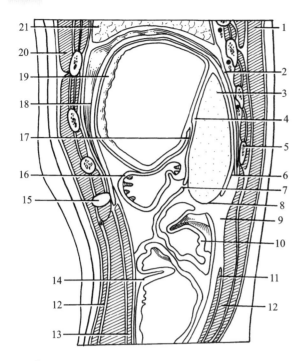

**图4-40 经结肠左曲左侧份的矢状断面（断层一）**

1. 背阔肌 2. 肋膈隐窝 3. 脾 4. 胃脾隐窝 5. 第12肋 6. 膈脾韧带 7. 脾结肠韧带 8. 脾裸区 9. 腹膜外脂肪 10. 降结肠 11. 腹内斜肌 12. 腹外斜肌 13. 腹横肌 14. 乙状结肠 15. 第10肋软骨 16. 结肠左曲 17. 胃脾韧带 18. 膈 19. 胃底 20. 胸大肌 21. 左肺下叶

此断层为正中矢状面左侧第 7 断层。

胃底居腹腔的上部，其下壁与横结肠之间为网膜囊，后下壁与脾前面之间，有胃脾韧带相连。脾与胃底之间为胃脾隐窝，后下方与左肾之间为**脾肾隐窝** splenorenal recess，后方借膈与左肋膈隐窝为邻，前下方与脾静脉、结肠左曲及左肾相近。**脾肾韧带** splenorenal ligament 出现，其前层上续于胃脾韧带前层，后层附着于脾下缘。在胃脾韧带后层与脾肾韧带后层在脾脏面的附着线之间，为脾裸区。在此断面，脾裸区范围达最大。

脾裸区的出现率为 100%，居胃脾韧带后层与脾肾韧带后层之间及脾结肠韧带前、后层之间。以左肾前缘为界，可把脾裸区分为两部分：前上部为脾门部，有脾动、静脉通过，在约 70% 的标本上该部与胰尾紧邻；后下部为脾肾部，位于脾的肾面和结肠面，该部与左肾上极、结肠左曲和降结肠关系密切。脾裸区集中出现在正中矢状面左侧 6.0~9.5 cm，其上下最大直线长度为 (4.1±1.1)cm (1.2~5.8 cm)。在断层影像诊断中，脾裸区有助于左季肋区积液的定位，特别有助于区别腹腔积液与胸腔积液间的鉴别（图 4–42）。

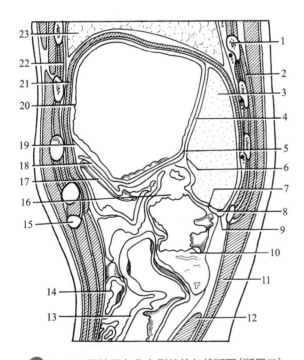

**图4-41 经结肠左曲右侧份的矢状断面（断层二）**

1. 第9肋 2. 下后锯肌 3. 脾 4. 胃脾隐窝 5. 胃脾韧带 6. 脾裸区 7. 脾结肠韧带 8. 脾结肠隐窝 9. 左膈结肠韧带 10. 降结肠 11. 背阔肌 12. 腰方肌 13. 乙状结肠 14. 回肠 15. 第9肋软骨 16. 结肠左曲 17. 横结肠 18. 网膜囊 19. 大网膜 20. 胃底 21. 膈 22. 肋间内肌 23. 左肺下叶

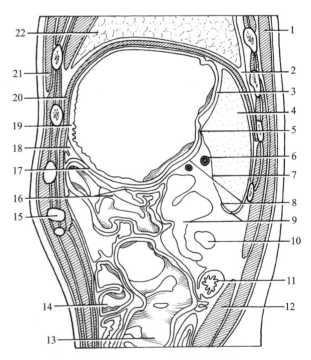

**图4-42 经左肾外侧的矢状断面（断层三）**

1. 背阔肌 2. 肋膈隐窝 3. 胃脾隐窝 4. 脾 5. 胃脾韧带 6. 脾静脉 7. 脾裸区 8. 脾肾韧带 9. 结肠左曲和脾肾隐窝 10. 左肾 11. 降结肠 12. 腰方肌 13. 乙状结肠 14. 回肠 15. 第9肋软骨 16. 横结肠及其系膜 17. 网膜囊 18. 大网膜 19. 胃底 20. 膈 21. 胸大肌 22. 左肺下叶

## 四、胰尾层面（断层四）

关键结构：胰尾，脾周间隙，网膜囊。

此断层为正中矢状面左侧第 6 断层。

**胰尾** tail of pancreas 呈椭圆形，出现于左肾上份的前方，其前上方借网膜囊和胃底相邻，**脾静脉** splenic vein 走行于其后上方，胰尾和脾静脉被脾肾韧带包绕，共同位于脾下极的前下方。在矢状断面上，胰尾常与左肾同时出现，因此左肾首次出现层面是寻找胰尾的标志性层面。

脾与胃底之间为胃脾隐窝，与左肾之间可见脾肾隐窝。脾门处为裸区，有脾血管等出入。在 6.7% 的矢状断层标本中，在脾门前下方可出现副脾，小如花生米，大若粟子，皆为圆形。在影像诊断中，脾门处的副脾极易被误诊为肿大的淋巴结、脾静脉曲张或其他肿块。胃下壁与横结肠及其系膜之间可见网膜囊，可依胰的上缘为界将其区分为后上方的脾隐窝和前下方的下隐窝（图 4-43）。

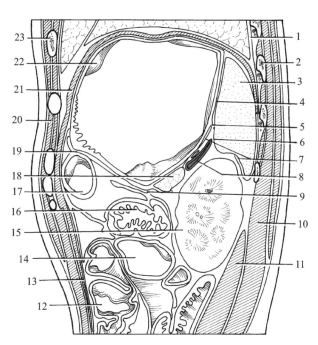

**图 4-43 经胰尾的矢状断面（断层四）**

1. 胸膜腔　2. 第 10 肋　3. 脾　4. 胃脾隐窝　5. 胃脾韧带　6. 脾裸区　7. 脾肾韧带　8. 脾静脉　9. 横结肠系膜　10. 竖脊肌　11. 腰方肌　12. 回肠　13. 腹横肌　14. 乙状结肠　15. 左肾　16. 空肠　17. 横结肠　18. 胰尾　19. 网膜囊　20. 腹外斜肌　21. 膈　22. 胃底　23. 第 5 肋

## 五、肝左上角层面（断层五）

关键结构：肝，胃，脾，网膜囊，左肾，胰体。

此断层为正中矢状面左侧第 5 断层。

**肝** liver 左外叶首次出现，其后缘借肝左三角韧带附着于膈左穹隆。肝上面与膈之间为左肝上前间隙，肝下面与胃之间为胃肝隐窝，向左两间隙互相交通。胃底在肝左外叶与脾之间上抵膈左穹隆。脾前面、胃后面与胃脾韧带上方之间为胃脾隐窝。左肾上端、脾与脾肾韧带后方之间为脾肾隐窝，此隐窝可能向前内延伸至胰尾的后方、向后外而至左肾的后方，在断层影像上可能会把此隐窝的积液误认为增厚的肾前或肾后筋膜。网膜囊的境界清晰可辨，其后界由胃脾韧带和脾肾韧带形成，前界为大网膜前两层，上界为胃，大网膜后两层、横结肠及其系膜、胰体和脾蒂构成其下界。在断层解剖学上，通常以胰的上缘为界，将网膜囊区分为后上方的脾隐窝和前下方的下隐窝。

**胰体** body of pancreas 出现于胃与左肾之间，脾静脉位于脾动脉的前下方并紧贴胰体的后上缘向右走行。左肾出现其最大矢状断面，肾窦内有肾盂及许多肾动、静脉的断面。**左肾**可出现于正中矢状面左侧 2.4~8.5 cm 之间，其中 3.7~7.3 cm 之间为其绝对出现的断面。在左肾的最大矢状断面上，其长径为（10.0±1.5）cm，前后径为（4.6±0.4）cm。在矢状断面上，肾长轴向后倾斜，其与躯体矢状轴的夹角称为后仰角，左肾为 16.1°±7.9°（图 4-44）。

## 六、左肾窦层面（断层六）

关键结构：左三角韧带，胰体，网膜囊，左肾。

此断层为正中矢状面左侧第 4 断层。

肝左外叶较前一断层增大，位于膈与胃之间，并通过膈与其上方的左肺上叶、心包腔、左心室和左肺下叶相邻。左三角韧带由左外叶后缘移至其上方，并分左肝上间隙为前、后两个间隙。网膜囊的境界大致同前一断层。

胰体呈三角形，其前上方隔网膜囊与胃后壁相邻；前下方有横结肠系膜附着，并与空肠紧邻；后方靠近左肾上份及左肾窦。脾静脉在**脾动脉** splenic artery 前下方右行，并嵌于胰体后缘的脾静脉沟内，因此测量胰体前后径时应以脾静脉后壁为准（图 4-45）。

## 七、脾前端层面（断层七）

关键结构：左三角韧带，网膜囊，脾，胰体，左肾。

此断层为正中矢状面左侧第 3 断层。

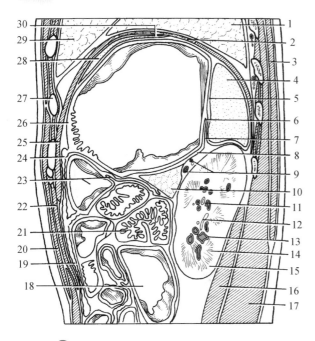

图4-44　经肝左上角的矢状断面(断层五)

1. 左肺下叶　2. 膈左穹隆　3. 背阔肌　4. 脾　5. 胃脾隐窝　6. 胃脾韧带　7. 脾肾韧带　8. 网膜囊脾隐窝　9. 脾动、静脉　10. 胰体　11. 肾小盏　12. 肾大盏　13. 左肾静脉属支　14. 肾锥体　15. 左肾　16. 腰方肌　17. 竖脊肌　18. 乙状结肠　19. 大网膜　20. 腹直肌　21. 空肠　22. 腹横肌　23. 横结肠及其系膜　24. 网膜囊下隐窝　25. 膈　26. 胃　27. 第6肋软骨　28. 肝左外叶　29. 左肺上叶　30. 左三角韧带

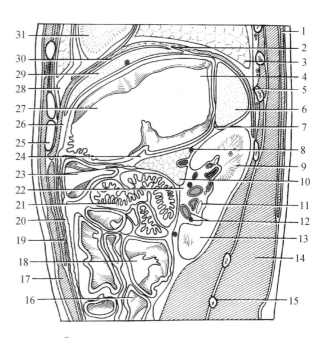

图4-45　经左肾窦的矢状断面(断层六)

1. 背阔肌　2. 左三角韧带　3. 左肺下叶　4. 胃底　5. 肋膈隐窝　6. 脾　7. 脾肾韧带　8. 脾动脉　9. 肾锥体　10. 胰体　11. 左肾盂　12. 左肾动、静脉分支　13. 左肾　14. 竖脊肌　15. 第3腰椎横突　16. 回肠　17. 腹直肌　18. 乙状结肠　19. 腹横肌　20. 大网膜　21. 空肠　22. 左肾窦　23. 横结肠及其系膜　24. 网膜囊　25. 第7肋软骨　26. 腹膜腔　27. 胃体　28. 心包外脂肪　29. 肝左外叶　30. 左肝上前间隙　31. 左心室

　　肝左外叶呈"新月状"位于膈与胃之间,脾、左肾、胃底即将消失。胃呈现胃底和体移行部,胃体在前下方,胃底在后上方,并可见贲门。肝左三角韧带附着于膈与肝左外叶上面之间,将左肝上间隙有效地分隔成前、后两个间隙。左肝上前间隙向下与胃肝隐窝相交通。左肝上后间隙的后端分别与胃肝隐窝、脾肾隐窝和胃脾隐窝相通。胃将胃肝隐窝与网膜囊分开,**网膜囊脾隐窝** splenic recess of omental bursa 借胃脾韧带与胃脾隐窝相邻。膈下脓肿的类型与解剖间隙并不完全一致,左膈下脓肿可分为三型:左肝上前间隙与胃肝隐窝脓肿、胃脾隐窝脓肿和左肝上后间隙与脾肾隐窝脓肿,对左肝上前间隙与胃肝隐窝脓肿宜采用前肋下途径引流,左肝上后间隙与脾肾隐窝脓肿的引流多采用外科途径。

　　左肾位于左肾上腺与膈之间,周围裹以脂肪。左肾上腺夹于胰体和左肾之间。胰体呈菱形,前方有横结肠及其系膜;上方与网膜囊和胃相邻;脾动脉穿行于胰体后上部的实质中,脾静脉在其前下方嵌于胰体后部的实质里;空肠和左肾动、静脉则走行于胰体的下方(图4-46)。

## 八、食管腹部层面(断层八)

　　关键结构:肝左外叶,食管腹部,十二指肠空肠曲,胰体,左肾上腺。

　　此断面为正中矢状面左侧第2断层。

　　肝左外叶上方有左三角韧带附着,下面紧邻**食管腹部** abdominal part of esophagus 和胃体。肝门静脉左外上、下支分别走行于肝左外叶的后上部和前下部,**肝左后上缘静脉** left posterior supramarginal vein of liver 出现于左外叶的后上缘,向左汇入**肝左静脉**。

　　食管腹部出现并连于贲门。**十二指肠空肠曲** duodenojejunal flexure 出现于胰体前下方。胰体的上面接近胃小弯;其前面被以腹膜,从而形成网膜囊的后界;其下方有十二指肠空肠曲和左肾动、静脉经过;左肾上腺和主动脉肾神经节位于其后方。脾动脉穿行于胰体后份的实质中,脾静脉位于其下方并紧贴胰体的后缘向右走行。**左肾上腺**呈"Y"形出现于胰体和膈之间,基本上达其最大矢状断面(图4-47)。

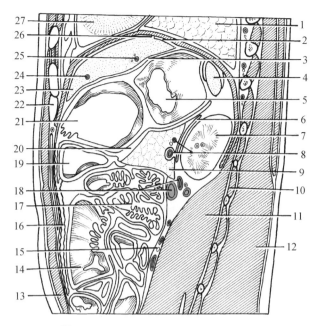

**图4-46　经脾前端的矢状断面（断层七）**

1. 左肺下叶　2. 左肝上后间隙　3. 胃肝隐窝　4. 脾　5. 胃底和贲门　6. 左肾上腺　7. 左肾　8. 脾动、静脉　9. 胰体　10. 横突间肌　11. 腰大肌　12. 竖脊肌　13. 腹直肌　14. 回肠　15. 左输尿管　16. 大网膜　17. 空肠　18. 左肾动、静脉　19. 横结肠　20. 网膜囊　21. 胃体　22. 第7肋软骨　23. 肝左外叶　24. 肝门静脉左外下支　25. 肝门静脉左外上支　26. 左三角韧带　27. 左心室

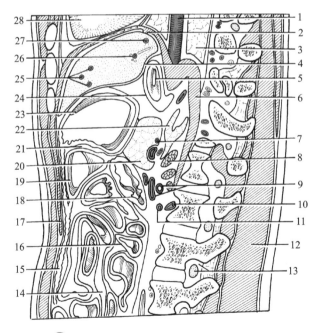

**图4-47　经食管腹部的矢状断面（断层八）**

1. 胸主动脉　2. 左三角韧带　3. 左肺下叶　4. 左肝下前间隙　5. 食管腹部　6. 膈　7. 脾动脉　8. 主动脉肾神经节　9. 左肾动、静脉　10. 第2腰静脉　11. 左睾丸静脉　12. 竖脊肌　13. 椎间孔和第3腰神经　14. 肠系膜　15. 大网膜　16. 回肠　17. 腹横肌　18. 十二指肠空肠曲　19. 横结肠　20. 胰体　21. 网膜囊　22. 左肾上腺　23. 胃体　24. 胃贲门　25. 肝门静脉左外下支　26. 肝门静脉左外上支　27. 肝左后上缘静脉　28. 右心室

## 九、降主动脉层面（断层九）

关键结构：左三角韧带，肝左外叶，胰体，降主动脉。

此断层为正中矢状面左侧第1断层。

肝左外叶正对第9胸椎体下缘和第11胸椎体下缘之间，其膈面邻膈左穹隆，并以此与心包腔和右心室相分隔；其脏面与胃体相邻；后方有食管。肝左后上缘静脉和肝门静脉左外上支走行于肝后上份。肝门静脉左外下支位于肝前下份。**肝左三角韧带** left triangular ligament of liver 移行于肝左外叶上方后份与膈左穹隆后份之间，把左肝上间隙有效地分成前、后两部。食管走行于肝左外叶和主动脉胸部之间，正在穿行膈食管裂孔，其腹部前面由一层腹膜覆盖，此层腹膜向下移行为小网膜前层，再向下移行至胃的前面。

横结肠及其系膜平第1腰椎体和第2腰椎体上半高度。**十二指肠升部** ascending part of duodenum 于第2腰椎间盘处向上走行并移行为十二指肠空肠曲。空肠位于结肠下区后上部，而回肠则位于其前下部。腹主动脉在主动脉裂孔处续于胸主动脉。胰体平第12胸椎体和第1腰椎体上半高度，其上方有胃小弯及胃左淋巴结，下方有空肠和左肾静脉走行，网膜囊和胃位于其前方，后方有腹主动脉向下穿行。脾动脉在上，脾静脉在下，共同走行于胰体后下方。

## 十、腹部正中矢状面（断层十）

关键结构：肝左静脉，肝尾状叶，腹腔干，肠系膜上动脉，腹主动脉。

此断层为正中矢状面右侧第1断层，其左表面即正中矢状面，经腹主动脉。

肝左静脉由肝左外叶的前下部行向后上部，并将肝明显地分为后上部的上段和前下部的下段。肝门静脉左外上支和下支分别走行于左外叶上段与下段内。**肝裸区**出现于肝左三角韧带前层与后层之间，位于肝上方后份。肝脏面与胃之间为胃肝隐窝，此隐窝向后上方侵入肝左外叶后方与小网膜之间，并与网腹囊上隐窝呈前后毗邻关系。**肝尾状叶**游离地出现于**网膜囊上隐窝**中，此隐窝的前界为小网膜，后界是膈及其腹膜，下界由胰颈与胰上淋巴结构成。胃与横结肠及其系膜之间为网膜囊。

在正中矢状面上均出现肝尾状叶，且尾状叶

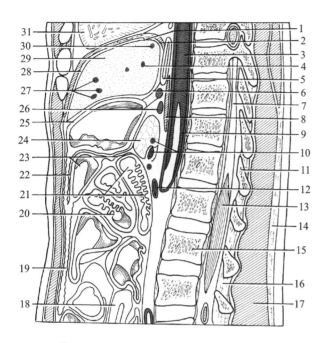

**图** 4-48　经降主动脉的矢状断面（断层九）

1. 左三角韧带　2. 左肝上后间隙　3. 胸主动脉　4. 肝门静脉左外上支　5. 食管　6. 左肝下前间隙　7. 脊髓　8. 膈　9. 腹主动脉　10. 脾动、静脉　11. 第 1 腰椎棘突　12. 左肾静脉　13. 马尾　14. 胸腰筋膜　15. 第 3 腰椎椎体　16. 棘间韧带　17. 竖脊肌　18. 肠系膜　19. 大网膜　20. 空肠　21. 十二指肠升部　22. 网膜囊　23. 横结肠及其系膜　24. 胰体　25. 胃体　26. 胰上淋巴结　27. 肝门静脉左外下支　28. 左肝上前间隙　29. 肝左外叶　30. 肝左后上缘静脉　31. 右心室

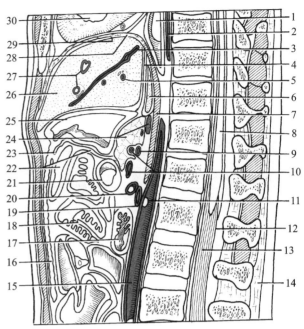

**图** 4-49　腹部正中矢状面（断层十）

1. 食管　2. 奇静脉　3. 肝左静脉　4. 小网膜　5. 肝门静脉左外上支　6. 肝尾状叶　7. 膈　8. 脊髓　9. 腹腔干　10. 脾动、静脉　11. 右肾动脉　12. 硬脊膜　13. 马尾　14. 棘上韧带　15. 腹主动脉　16. 大网膜　17. 十二指肠升部　18. 空肠　19. 左肾静脉　20. 肠系膜上动脉　21. 十二指肠空肠曲　22. 横结肠及其系膜　23. 网膜囊　24. 胰颈与胰上淋巴结　25. 胃幽门部　26. 肝左外叶　27. 肝门静脉左外下支　28. 肝裸区　29. 左三角韧带前层　30. 右心室

游离地存在于网膜囊上隐窝中。Rubenstein 指出：网膜囊的包块可能伸至尾状叶的上、前或后方，在断层影像上酷似肝内肿块，易造成误诊。Vincent 把肝尾状叶上、下、前和后方都有积液的现象称为"尾状叶漂浮征"，其存在提示网膜囊有大量积液；如果仅在尾状叶前方发现液体，则提示胃肝隐窝积液。

**横结肠**及其系膜平第 12 胸椎下缘和第 2 腰椎上缘高度。大网膜由胃及横结肠前方向下悬垂。十二指肠空肠曲和空肠位于结肠下区的上部，回肠位于下部。脾动脉从腹腔干发出后，在脾静脉上方并与之伴行紧贴胰的下方向左横行。**肠系膜上动脉**出现于脾静脉下方，行向右下（图 4-49）。

## 十一、下腔静脉和肠系膜上动脉层面（断层十一）

　　关键结构：肝左静脉，肝尾状叶，胰颈，肠系膜上动脉，下腔静脉。

此断层为正中矢状面右侧第 2 断层。

　　肝左静脉穿出肝组织并紧贴其后上方，位于肝裸区，即将注入下腔静脉。张我华指出，肝左静脉终末端暴露于肝外程度，较其他肝静脉更为明显，这在肝手术中应加以注意和应用。肝左外叶上段鞘系和下段鞘系分别走行于肝左外叶后上部和前下部。肝尾状叶游离地存在于网膜囊上隐窝中，其上方及后方为膈，前方有小网膜和肝左外叶；**胰头** head of pancreas 位于其前下方。在 CT 图像上，尾状叶会同胰头上部的肿块相混淆。**小网膜**上附于膈并在静脉韧带裂内下行，与胰头上面及胃的腹膜相移行。肝脏面与胃之间为胃肝隐窝，此隐窝向后上侵入肝左外叶后方和小网膜之间，与网膜囊上隐窝呈前后毗邻关系。

　　肠系膜较前一断面明显变大，回肠动、静脉在其下份穿行。**肠系膜上神经节** superior mesenteric ganglia 位于肠系膜上动脉后方，两者均位于肠系膜的上份内。**胰颈** neck of pancreas 在胃与膈之间，肝

**总动脉** common hepatic artery 紧贴胰头后面行向右后上方。脾静脉嵌于胰颈下部行向右侧,即将与肠系膜上静脉汇合。**腹腔神经节** celiac ganglia 呈"新月状"位于胰颈后下方和下腔静脉前方。下腔静脉在脊柱前方上行。右肾动脉在下腔静脉与右膈脚之间向右横行。右膈脚出现并附着于第3腰椎前面(图 4-50)。

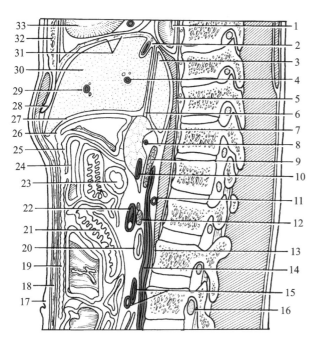

**图 4-50** 经下腔静脉和肠系膜上动脉的矢状断面
(断层十一)

1. 食管 2. 肝左静脉 3. 肝尾状叶 4. 肝门静脉左外上支
5. 膈 6. 小网膜 7. 胰颈 8. 肝总动脉 9. 腹腔神经节
10. 脾静脉 11. 右肾动脉 12. 肠系膜上神经节 13. 右膈脚
14. 下腔静脉 15. 回肠动、静脉 16. 第4腰神经 17. 脐 18. 腹
白线 19. 大网膜 20. 十二指肠水平部 21. 空肠 22. 肠
系膜上动脉 23. 十二指肠空肠曲 24. 横结肠 25. 网膜囊
26. 胃幽门部 27. 胃肝隐窝 28. 剑突 29. 肝门静脉左外下支
30. 肝左外叶 31. 左三角韧带前层及肝裸区 32. 胸骨体
33. 右心室

### 十二、下腔静脉和肝门静脉层面(断层十二)

关键结构:肝左外叶,下腔静脉,肝门静脉,胰头,网膜孔,门腔淋巴结,右肾上腺。

此断层为正中矢状面右侧第3断层。

**肝中静脉**左根走向右后上,经第二肝门肝中静脉汇入口注入**下腔静脉**,其前上方为肝左内叶,后下方为肝左外叶。肝门静脉左外上支与下

支分别走行于肝左外叶的后上部和前下部。下腔静脉紧贴肝裸区后方向上走行,其上端向前倾斜,穿过膈后注入右心房。肝冠状韧带下层向前上移行为小网膜后层,肝镰状韧带出现于肝与膈之间。肝门静脉位于小网膜前、后层之间,与其前上方的肝固有动脉相伴走向右后上。肝尾状叶位于下腔静脉肝后段前方,其下份即尾状突位于肝门静脉后方,其上份被下腔静脉穿过,以至有一小块尾状叶组织贴附于下腔静脉肝后段的后壁上份。

**门腔淋巴结** portocaval lymph node 位于肝门静脉与下腔静脉之间,其上方紧邻网膜囊上隐窝和肝尾状叶,下方为胰头。由于它的位置特殊,Zirinsky 指出:特别是当其肿大时,在 CT 等断层影像上,酷似胰、胆管、肝尾状突或乳头突,因此应注意与这些结构的鉴别。网膜孔亦出现于肝门静脉与下腔静脉之间,其上方为肝尾状突,下方为胰头。

胰头较前一断面明显变大,其前邻胃幽门管及空肠,后方有下腔静脉向上走行,肝门静脉、肝固有动脉和门腔淋巴结位于其上方;十二指肠水平部横行于其下方。**胰管**走行于胰头实质的后份中。在矢状断面上,胰头集中出现于正中矢状面右侧 0~4.88 cm 范围内,其中 1.22~2.44 cm 之间是胰头的绝对出现范围,其最大前后径(2.91 ± 0.65)cm,最大上下径(5.62 ± 0.99)cm。胰管与副胰管在胰头处的位置常有多种形式,但胰管常居胰头实质的后份,内径(1.98 ± 0.55)mm;副胰管常在胰头的中部,内径(1.25 ± 0.41)mm。MRI 难以显示正常胰管,但胰管的 B 超显示率为80%,一般认为其内径大于2 mm 即应考虑异常。胰管扩张见于大多数急性胰腺炎、一些慢性胰腺炎及一些胰肿瘤患者中,但难用这一征象区分良恶性病变。

下腔静脉与肝之间为肝裸区,肝裸区与膈之间为右膈下腹膜外间隙,内有右肾上腺(图 4-51)。

### 十三、肝门静脉左支矢状部层面(断层十三)

关键结构:肝镰状韧带,肝右静脉,肝门静脉左支,胰头,胆总管。

此断层为正中矢状面右侧第4断层。

肝镰状韧带较左内侧一片明显变大,在肝前缘下方包绕肝圆韧带,故此断面是左、右膈下间隙的分界层面。肝冠状韧带前方、肝上面和膈之间为右

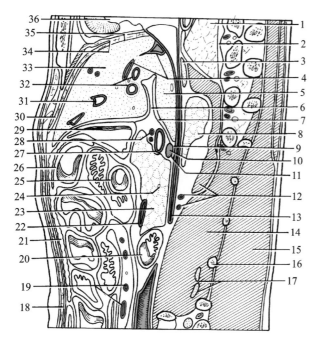

图4-51　经下腔静脉和肝门静脉的矢状断面(断层十二)
1. 右肺下叶　2. 胸膜腔　3. 肝尾状叶腔静脉后突　4. 肝中静脉　5. 肝尾状突　6. 小网膜　7. 网膜囊上隐窝　8. 右肾上腺　9. 网膜孔　10. 门腔淋巴结　11. 冠状韧带下层　12. 右膈动脉和膈　13. 下腔静脉　14. 腰大肌　15. 竖脊肌　16. 第3腰椎横突　17. 第2、3腰神经　18. 腹直肌鞘　19. 回肠动、静脉　20. 十二指肠水平部　21. 大网膜　22. 肠系膜上静脉　23. 胰头　24. 胰管　25. 空肠　26. 横结肠　27. 肝门静脉　28. 肝固有动脉　29. 胃幽门部　30. 肝镰状韧带　31. 肝门静脉左外下支　32. 肝门静脉左外上支　33. 肝左外叶　34. 冠状韧带上层　35. 肝裸区　36. 右心房

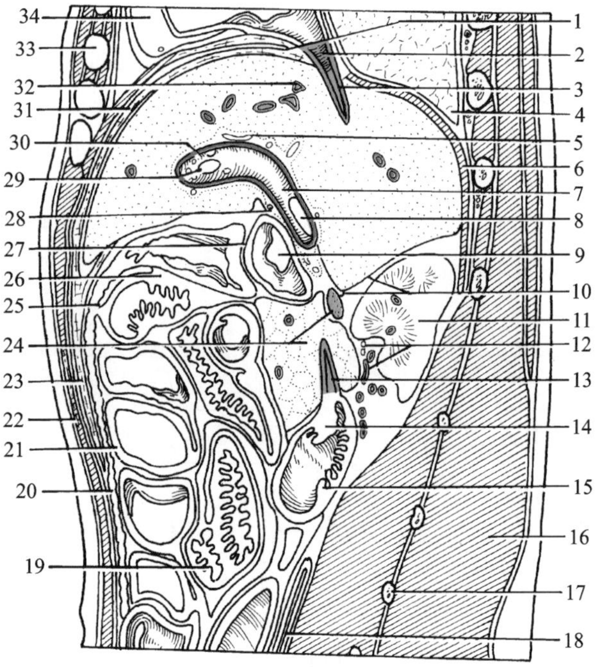

图4-52　经肝门静脉左支矢状部的矢状断面(断层十三)
1. 冠状韧带上层　2. 下腔静脉　3. 肝右静脉　4. 右肺下叶　5. 肝左管　6. 右膈下腹膜外间隙　7. 肝门静脉左支　8. 肝门静脉右支　9. 十二指肠上部　10. 冠状韧带下层及肝裸区　11. 右肾　12. 右膈动、静脉　13. 胆总管　14. 十二指肠乳头　15. 十二指肠降部　16. 竖脊肌　17. 第4腰椎横突　18. 右输尿管　19. 空肠　20. 大网膜　21. 回肠　22. 腹直肌　23. 肝圆韧带　24. 胰头与胰上淋巴结　25. 网膜囊　26. 胃幽门部　27. 胃幽门　28. 肝固有动脉左支　29. 肝门静脉左内支　30. 肝门静脉左支囊部　31. 镰状韧带　32. 肝中静脉　33. 第5肋软骨　34. 右心房

肝上间隙,肝下面与横结肠及其系膜之间为右肝下间隙。肝裸区位于冠状韧带上、下层之间,其与膈之间为右膈下腹膜外间隙,内含右肾上份,并隔着膈与右肺下叶和右肋膈隐窝相邻。

　　肝左外叶及尾状叶从断面上消失,**肝右静脉**在下腔静脉的汇入口出现于后者的右壁。肝中静脉右根呈3支行于肝中部上份。肝门静脉分出左支和右支,右支向右走行,左支先行向左前上,继转呈矢状位,它是左叶间裂的标志。数支门静脉左内支发自肝门静脉左支囊部。肝左管走行于肝门静脉左支矢状部的上方,肝固有动脉左支则走行于其前下方。在矢状断面上,80%的肝左管和肝固有动脉左支分别走行于肝门静脉左支的上方与下方,在断层影像上可利用这一关系来寻找有无扩张的肝左管。

　　胃幽门出现并向右续于十二指肠上部。胰头

的上方与胃幽门、十二指肠上部和胰上淋巴结相贴,前方与下方分别有空肠和十二指肠降部走行;右肾位于其后方。胆总管穿出胰头后下部,进入十二指肠乳头(图4-52)。

## 十四、右肾窦层面(断层十四)

　　关键结构:肝裸区,肝门静脉右支,肝右管,右肾,胰头,十二指肠降部。

　　此断层为正中矢状面右侧第5断层。

　　肝冠状韧带上、下层分别附着于肝上面后份和肝的下面,它们之间的肝裸区占取肝右叶下面、后面并侵及肝上面后1/3。肝裸区下界在近正中线的断层中,位于肝右叶下面,向右则逐渐上移而至肝右叶的后面,但从未到达肝的上面,因此不会出现Barnard所说的"右肝上后间隙"。肝裸区均越过正中矢状面而达其左侧,即肝左三角韧带前、后层及冠状韧带上、下层之间皆有裸区。绝对肝裸区在右侧第 10 肋间隙,距正中线 7.5 cm 以内的区域,在此作经肝穿刺胆道造影是安全而恰当的部位。肝裸区隔着膈与其后方和上方的肋膈隐窝及右肺下叶、胸膜腔相对,腹膜腔的液体不会出现于肝裸区后方,如果肝裸区后方出现液体,则必为胸膜腔或肋膈隐窝积液。

**肝方叶** quadrate lobe of liver 位于肝圆韧带裂与肝门之间。**肝右管** right hepatic duct 在门静脉右支前上,肝固有动脉右支在其前下,三管相伴行向右前上。在矢状断面上,80% 的肝右管行于肝门静脉右支前方,可利用这一关系寻找有无扩张的肝右管。有数支肝门静脉左内支走行于肝前下部的左内叶中,肝门静脉右后上支走行于肝的右后部。肝右静脉走行于肝的后上部,可作为肝右前叶与右后叶分界的标志。其前上方为右前叶,后下方为右后叶。

**胃幽门** pylorus 位于肝方叶下方,向后续为十二指肠上部。十二指肠降部呈"C"形由后方包绕胰头。右肾的上方紧贴肝裸区,后依膈、第 12 肋与腰方肌,前方有十二指肠降部向下移行。右肾窦内充满脂肪,并有右肾盂和若干条右肾动、静脉穿行。因切面接近肾门,右肾下端出现了游离块现象(图 4-53),其出现率为 10%,在断层影像上易诊为疾患。

右肾可出现于正中矢状面右侧 2.4~8.5 cm,其中 3.7~7.3 cm 是其绝对出现范围。在矢状断面上,右肾的长径为 $(9.3 \pm 1.0)$cm,前后径为 $(4.4 \pm 0.7)$cm,后仰角为 $19.6° \pm 10.0°$。右肾一般小于左肾,但右肾后仰的程度大于左肾。

### 十五、肝门静脉右支分叉处层面(断层十五)

关键结构:肝肾隐窝,肝门静脉右支分叉处,胆囊颈。

此断层为正中矢状面右侧第 6 断层。

肝冠状韧带上层位于肝上面中份,其前方为宽大的右肝上间隙;下层附着于肝右叶后面中上 1/3 交界处,其下方为肝肾隐窝,为肝周脓肿的常发部位。**肝肾隐窝** hepatorenal recess 可伸至右肾上端的后方,特别是在腹部平片上可能会把肝肾隐窝积液误诊为腹膜后包块。

肝门静脉右支主干分出右前支和右后支,右前

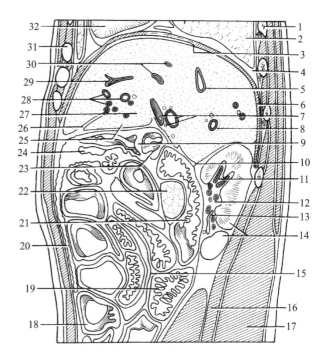

**图4-53 经右肾窦的矢状断面(断层十四)**

1. 第 9 肋　2. 右肺下叶　3. 冠状韧带上层　4. 肋膈隐窝　5. 肝右静脉　6. 肝裸区　7. 肝右管、肝门静脉右支及肝固有动脉右支　8. 肝门静脉右后上支　9. 胃幽门　10. 冠状韧带下层　11. 右肾动、静脉之支　12. 右肾窦　13. 右肾盂　14. 右肾　15. 肠系膜　16. 腰方肌　17. 竖脊肌　18. 回肠　19. 空肠　20. 大网膜　21. 十二指肠降部　22. 胰头　23. 十二指肠上部　24. 网膜囊　25. 肝方叶　26. 肝圆韧带裂　27. 肝左内叶　28. 肝门静脉左内支　29. 肝中静脉左根　30. 肝中静脉右根　31. 第 5 肋软骨　32. 右心房

支与其上方的肝右管前支一起行向右前上方;右后支与其上方的肝右管后支一起行向后下方,并向左分出上支和向右发出 2 支下支。肝右静脉出现于肝门静脉右前支后上方。

胆囊颈出现于肝门横沟内,其上方为肝门静脉右支及其分支,下方为胃幽门和十二指肠降部。胰头消失。右肾位于十二指肠降部后方,后依膈、第 12 肋骨、竖脊肌和腰方肌,上方为肝肾隐窝和肝右叶,下方有空肠盘曲(图 4-54)。

### 十六、胆囊和肝门静脉右前支层面(断层十六)

关键结构:肝右三角韧带,胆囊,肝门静脉右前支,右肾,结肠右曲。

此断层为正中矢状面右侧第 7 断层。

肝冠状韧带在肝右叶后方移行为右三角韧带。右三角韧带上方,肝右叶与膈之间为右肝上间隙,下方为右肝下间隙。再向右两间隙互相交

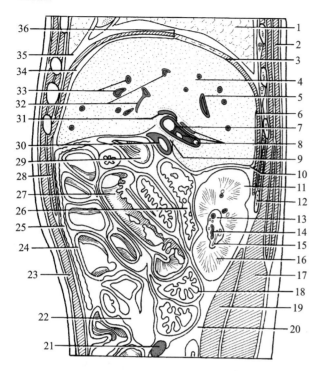

图4-54 经肝门静脉右支分叉处的矢状断面(断层十五)

1. 右肺下叶　2. 背阔肌　3. 肝裸区　4. 肝右前叶　5. 肝右静脉
6. 冠状韧带下层　7. 肝门静脉右前支　8. 肝门静脉右后下支及肝
右管后支　9. 肝门　10. 肝肾隐窝　11. 右肾　12. 第12肋　13. 右
肾窦　14. 右肾动、静脉之支　15. 肾大盏　16. 肾锥体　17. 竖
脊肌　18. 空肠　19. 腰方肌　20. 腹膜外脂肪　21. 腰淋巴结
22. 肠系膜　23. 腹直肌　24. 回肠　25. 大网膜　26. 十二指肠
降部　27. 回肠　28. 腹横肌　29. 胃幽门　30. 胆囊颈　31. 肝
右管前支　32. 肝中静脉右根　33. 肝门静脉左内支　34. 右肝上
间隙　35. 胸膜腔　36. 冠状韧带上层

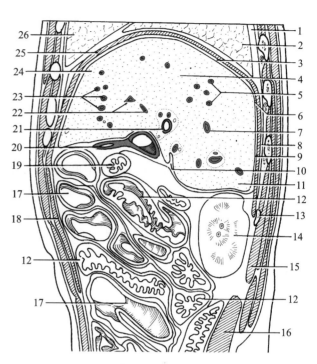

图4-55　经胆囊和肝门静脉右前支的矢状断面
(断层十六)

1. 胸膜腔　2. 右肺下叶　3. 右肝上间隙　4. 肝右前叶　5. 肝门
静脉右后上支　6. 右三角韧带　7. 肝右静脉后根　8. 肋膈隐窝
9. 肝肾隐窝　10. 肝门右切迹　11. 肝右后叶　12. 回肠　13. 第
12肋　14. 右肾　15. 竖脊肌　16. 腰方肌　17. 回肠　18. 腹横
肌　19. 结肠右曲　20. 胆囊　21. 肝门静脉右前支　22. 肝中静
脉右根　23. 肝门静脉左内支　24. 肝左内叶　25. 膈　26. 右肺
中叶

通。右肝上、下间隙前份的脓肿,最好采用前肋下
途径引流。右肝上间隙后份的脓肿宜外科采用
Trendenlenbury 经第 9~10 肋间通过胸膜和膈的引
流途径。肝肾隐窝脓肿最好采用第 12 肋下腹膜外
途径引流。

　　肝中静脉穿行于肝前下部,其前方为肝左内
叶,其后上方为肝右前叶。肝右前叶鞘系于胆囊上
方行向右前上。肝门静脉左内支和右前下支分别
走行于肝左内叶和右前叶后部,肝门静脉较内侧一
片明显变细,其前上方为肝右前叶,其下方为肝右
后叶。肝门静脉右后下支走行于肝右后叶的后下
部。胆囊较内侧一片明显变大,位于胆囊窝中,其
下方为结肠右曲。

　　右肾较内侧一片变小,位于肝右后叶下方的脂
肪囊中。胃、十二指肠和横结肠均消失。结肠右曲

出现(图 4-55)。

## 十七、右肾外侧层面(断层十七)

　　关键结构:肝右叶,胆囊,升结肠。
　　此断层为正中矢状面右侧第 8 断层。

　　肝已游离地出现于右季肋部。肝中静脉和肝
右静脉均较内侧一片变细。胆囊窝基本上达其最
大最深的部位,即肝前缘近于胆囊切迹处,因此肝
左内叶即将从断面上消失。肝右前叶下段鞘系和
上段鞘系呈"V"形分开,分别行向右前下和右后
上。肝门静脉右后上支和下支分别走行于肝右后
叶的前上部和后下部。在肝右后叶下缘出现**肝门
右切迹**。此切迹出现于 70%~80% 的解剖标本,而
CT 图像仅能显示 50%,在断层影像诊断中,应注意
此切迹与疾患间的鉴别(图 4-56)。

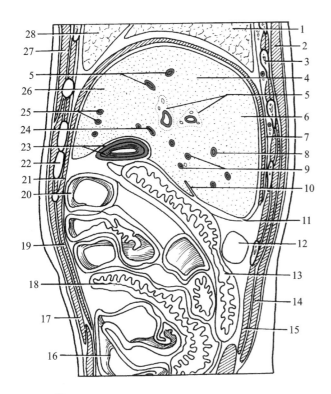

图4-56 经右肾外侧的矢状断面(断层十七)

1. 右肺下叶 2. 背阔肌 3. 第8肋 4. 肝右前叶 5. 肝门静脉右前上支 6. 肝右后叶 7. 肋膈隐窝 8. 肝静脉后根 9. 肝门静脉右后下支 10. 肝门右切迹 11. 肝肾隐窝 12. 右肾 13. 升结肠 14. 背阔肌 15. 腹内斜肌 16. 回肠 17. 腹直肌 18. 空肠 19. 腹横肌 20. 回肠 21. 膈 22. 第7肋软骨 23. 胆囊 24. 肝中静脉右根 25. 肝门静脉左内支 26. 肝左内叶 27. 胸大肌 28. 右肺中叶

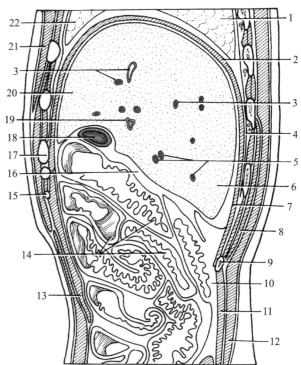

图4-57 经胆囊右份的矢状断面(断层十八)

1. 右肺下叶 2. 膈 3. 肝门静脉右前上支 4. 肋膈隐窝 5. 肝门静脉右后下支 6. 肝右后叶 7. 膈 8. 下后锯肌 9. 第12肋 10. 升结肠 11. 腹内斜肌 12. 背阔肌 13. 腹横肌 14. 回肠 15. 第7肋软骨 16. 右肝下间隙 17. 第5肋软骨 18. 胆囊 19. 肝中静脉右根 20. 肝右前叶 21. 胸大肌 22. 右肺中叶

## 十八、胆囊右份层面(断层十八)

关键结构:肝右叶,胆囊,回肠。

此断层为正中矢状面右侧第9断层。

肝左内叶消失。肝右静脉及肝门静脉支变得更加细小。肝门静脉右前下支和上支的分支分别走行于肝右前叶的前份和后份,而肝门静脉右后下支的分支则走行于右后叶中。胆囊位于胆囊窝中,较内侧一片变小。空肠及右肾已从断面上消失,回肠襻众多,盘曲于下腹部。升结肠即将从断面上消失(图4-57)。

## 十九、肝胆囊窝右侧层面(断层十九)

关键结构:肝右叶,回肠,腹外斜肌。

此断层为正中矢状面右侧第10断层。

肝门静脉右前支的分支和右后支的分支分别走行于肝前上部的右前叶和后下部的右后叶内。肝静脉已变得细小,不易辨认。肝右叶隔着膈与其上方的右肺中叶和右肺下叶及后方的肋膈隐窝相邻;下方有回肠盘曲。胆囊及升结肠已从断面上消失。胆囊一般出现在正中矢状面右侧2.3~8.0 cm(图4-58)。

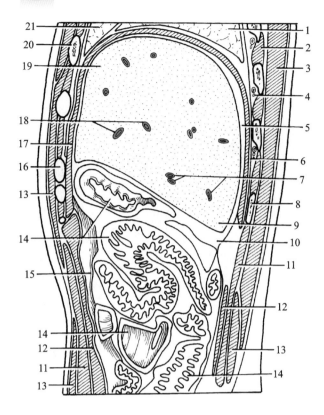

图 4-58　经肝胆囊窝右侧的矢状断面(断层十九)

1. 右肺下叶　2. 肋间内、外肌　3. 背阔肌　4. 肋间后血管及肋间神经　5. 右肝上间隙　6. 肋膈隐窝　7. 肝门静脉右后下支　8. 第 11 肋　9. 肝右后叶　10. 右肝下间隙　11. 腹内斜肌　12. 腹横肌　13. 腹外斜肌　14. 回肠　15. 壁腹膜　16. 第 7 肋软骨　17. 膈　18. 肝门静脉右前下支　19. 肝右前叶　20. 第 5 肋　21. 右肺中叶

(徐　飞　刘树伟)

## ▶▶▶　第五节　上腹部连续冠状断层解剖　◀◀◀

### 一、肝圆韧带层面(断层一)

关键结构:肝左内、外叶,胃,肝圆韧带,镰状韧带。

此断面经**肝圆韧带**和**镰状韧带**(图 4-59)。

腹腔内的主要结构是左半肝、胃及大网膜的一部分。肝镰状韧带附着于肝的膈面斜向左上止于膈下,在该层面最长,于下一层面即分为冠状韧带上层和左三角韧带前层。在**肝圆韧带裂** fissure for ligamentum teres hepatis 的前下方镰状韧带的游离缘内是肝圆韧带。肝镰状韧带和肝圆韧带是冠状面上肝段划分和膈下间隙分区的标志。在 MRI 图像上肝圆韧带的识别借助于肝圆韧带裂,肝圆韧带位于肝圆韧带裂的前下方。但在 CT、MRI 图像上,肝镰状韧带不易识别,仅能靠镰状韧带的位置帮助识别。

### 二、胆囊底层面(断层二)

关键结构:胆囊底,肝圆韧带裂,胃,大网膜。
此断面经胆囊底前份(图 4-60)。

**胆囊底**首次在胆囊切迹的下方出现,肝中静脉的小属支出现。镰状韧带开始分为**冠状韧带**上层和**左三角韧带**前层。**肝裸区**开始出现,位于冠状韧带上层和左三角韧带前层之间,由前向后逐渐增大。**右膈下腹膜外间隙**的出现标志是肝裸区,肝裸区和膈之间为右膈下腹膜外间隙,其向下可通向右肾周间隙。肝圆韧带裂是左叶间裂的天然标志,其左侧为肝左外叶,右侧为肝左内叶。**网膜囊下隐窝**出现于胃前壁及大网膜之间。

### 三、肝左静脉下根和肝门静脉左外下支层面(断层三)

关键结构:肝左静脉下根,肝门静脉左外下支,胆囊底,横结肠。

此断面经肝左静脉下根和肝门静脉左外下支(图 4-61)。

在肝左外叶内肝左静脉下根的两个属支呈"八"字形分布,其右下方肝门静脉左外下支出现。在肝左内叶和右前叶交界处肝中静脉的两个属支较前一断层增大。胆囊底位于胆囊窝内,较前一断

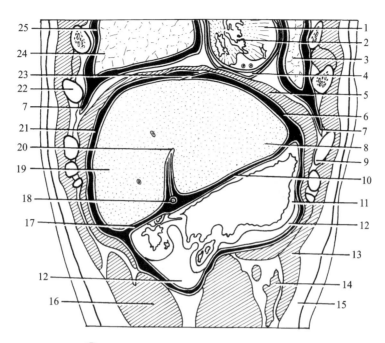

图 4-59　经肝圆韧带的冠状断面（断层一）

1. 左心室　2. 右心室　3. 左肺上叶　4. 心包腔　5. 膈　6. 左肝上前间隙　7. 肋膈间隙　8. 肝左外叶　9. 第 7 肋软骨　10. 左肝下前间隙　11. 胃体　12. 大网膜　13. 腹外斜肌　14. 腹内斜肌　15. Camper 筋膜　16. 腹直肌　17. 右肝下间隙　18. 肝圆韧带　19. 肝左内叶　20. 肝圆韧带裂　21. 右肝上间隙　22. 第 6 肋软骨　23. 肝镰状韧带　24. 右肺中叶　25. 胸膜腔

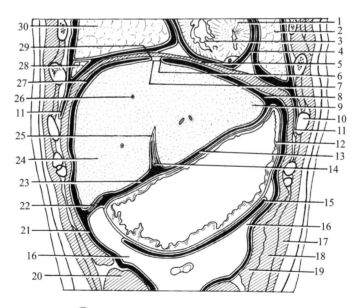

图 4-60　经胆囊底的冠状断面（断层二）

1. 左心室　2. 左肺上叶　3. 右心室　4. 心包腔　5. 膈　6. 左三角韧带前层　7. 肝裸区　8. 左肝上前间隙　9. 肝左外叶　10. 第 7 肋软骨　11. 肋膈隐窝　12. 胃　13. 左肝下前间隙　14. 肝圆韧带　15. 网膜囊下隐窝　16. 大网膜　17. 腹外斜肌　18. 腹内斜肌　19. 腹横肌　20. 腹直肌　21. 腹膜腔　22. 胆囊底　23. 右肝下间隙　24. 肝左内叶　25. 肝圆韧带裂　26. 肝中静脉属支　27. 右肝上间隙　28. 右肺下叶　29. 冠状韧带上层　30. 右肺中叶

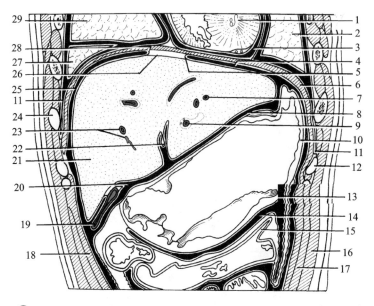

图4-61　经肝左静脉下根和肝门静脉左外下支的冠状断面(断层三)

1. 左心室　2. 左肺上叶　3. 心包腔　4. 左肝上前间隙　5. 左三角韧带前层　6. 膈　7. 肝左静脉下根的属支　8. 左肝下前间隙　9. 肝门静脉左外下支　10. 胃体　11. 肋膈隐窝　12. 第8肋软骨　13. 大网膜　14. 网膜囊下隐窝　15. 横结肠　16. 腹外斜肌　17. 腹内斜肌　18. 腹横肌　19. 胆囊底　20. 右肝下间隙　21. 肝右前叶　22. 肝圆韧带　23. 肝中静脉属支　24. 第7肋软骨　25. 右肝上间隙　26. 肝裸区　27. 右肺下叶　28. 冠状韧带上层　29. 右肺中叶

层增大。横结肠出现,位于胃的下方,大网膜的前两层连于胃大弯,后两层连于横结肠,前两层和后两层间的网膜囊下隐窝伸向左下方。肝裸区较前一断层增宽,位于冠状韧带上层和左三角韧带前层之间,其与膈之间为右膈下腹膜外间隙。右肝上间隙和**右肝下间隙**在肝右前叶的外侧相互连通,左肝上前间隙和**左肝下前间隙**在肝左外叶的外侧相互连通,右肝下间隙和左肝下前间隙在肝圆韧带的下方相互连通。

## 四、肝门静脉左支囊部层面(断层四)

关键结构:肝门静脉左支囊部,肝左静脉下根,胆囊体,十二指肠上部。

此断面经肝门静脉左支囊部(图4-62)。

切及肝门静脉左支囊部是此断层的特征。肝门静脉左支囊部一旦出现,肝圆韧带便消失,在MRI冠状图像上肝门静脉左支囊部易于显示。右肝下间隙和左肝下前间隙相互延续,其分界线为肝圆韧带裂的延长线。本断层内肝左静脉下根向右上方汇集,肝中静脉的两个属支向左上方汇集,均指向**下腔静脉**。肝左静脉和肝中静脉均是划分肝段的标志结构。本断层切及胃幽门、十二指肠上部和横结肠。网膜囊下隐窝在大网膜前两层和后

两层之间向下延续。大多数的成年尸体标本大网膜前两层和后两层融合,网膜囊下隐窝的位置较高。

## 五、肝门静脉左支矢状部层面(断层五)

关键结构:肝门静脉左支矢状部,脾,肝左静脉下根。

此断面经肝门静脉左支矢状部(图4-63)。

本断层切及肝门静脉左支矢状部。肝左静脉下根和肝中静脉的属支均较上一断层增粗,且两者均向下腔静脉方向集中。脾首次出现,完全游离,其周围的腹膜腔为**胃脾隐窝**。肝裸区仍位于冠状韧带上层和左三角韧带前层之间,其与膈之间的右膈下腹膜外间隙与心包腔关系密切。右肝上间隙和右肝下间隙在肝右前叶的外侧相互延续。右肝上间隙和右肋膈隐窝有重要的毗邻关系,两者之间仅隔膈和两层浆膜。左肝上前间隙和左肝下前间隙在肝左外叶的外侧相互延续,右肝下间隙和左肝下前间隙在肝的下方相互延续。网膜囊下隐窝在大网膜的前两层和横结肠之间伸向左下方。

## 六、肝门静脉左支角部层面(断层六)

关键结构:肝门静脉左支角部,肝左、中静脉,

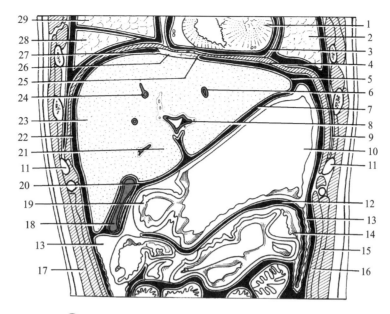

**图 4-62 经肝门静脉左支囊部的冠状断面（断层四）**

1. 左心室 2. 左肺上叶 3. 心包腔 4. 膈 5. 左肝上前间隙 6. 肝左静脉下根 7. 左肝下前间隙 8. 肝门静脉左支囊部 9. 左肋膈隐窝 10. 胃体 11. 第 8 肋骨 12. 网膜囊下隐窝 13. 大网膜 14. 横结肠 15. 腹内斜肌 16. 腹横肌 17. 腹外斜肌 18. 胆囊体 19. 十二指肠上部 20. 右肝下间隙 21. 肝左内叶 22. 右肝上间隙 23. 肝右前叶 24. 肝中静脉的属支 25. 左三角韧带前层 26. 肝裸区 27. 冠状韧带上层 28. 右肺下叶 29. 右肺中叶

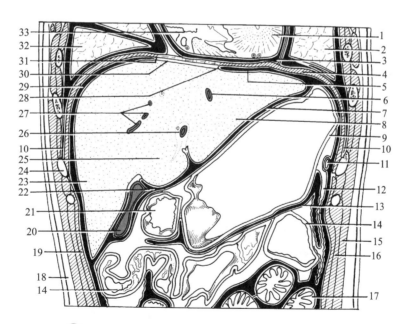

**图 4-63 经肝门静脉左支矢状部的冠状断面（断层五）**

1. 左心室 2. 左肺上叶 3. 心包腔 4. 膈 5. 左肝上前间隙 6. 肝左静脉下根 7. 左肝下前间隙 8. 肝左外叶 9. 胃体 10. 肋膈隐窝 11. 脾 12. 大网膜 13. 网膜囊下隐窝 14. 横结肠 15. 腹外斜肌 16. 腹内斜肌 17. 空肠 18. Camper 筋膜 19. 腹横肌 20. 胆囊体 21. 十二指肠上部 22. 右肝下间隙 23. 肝右前叶 24. 第 8 肋软骨 25. 肝左内叶 26. 肝门静脉左支矢状部 27. 肝中静脉属支 28. 左三角韧带前层 29. 右肝上间隙 30. 肝裸区 31. 冠状韧带上层 32. 右肺下叶 33. 右心室

231

胰,脾。

此断面经肝门静脉左支角部和胰体(图 4-64)。

肝门静脉左支角部、肝左静脉及肝中静脉的两大属支非常典型。肝门静脉左支角部位于肝圆韧带裂的上方,在 MRI 图像上易于识别。肝中静脉的两大属支,呈小"八"字形逐渐靠近,在下一断层合成肝中静脉主干。肝左静脉上、下根呈大"八"字形向右上方汇集,在下一层面上更加接近。肝裸区进一步增大。

**胰体**开始出现,位于十二指肠上部、胃幽门部和横结肠所围成的三角内。脾较上一断层增大。该断层内**胃脾韧带**出现,该韧带隔开胃脾隐窝和网膜囊下隐窝。在正常 CT 图像上,两层腹膜之间的血管和脂肪作为标志来显示脾周韧带。胃脾韧带最易于显示,其次是**脾肾韧带**。在病理情况下,胃脾韧带显示得更清楚,如腹腔积液位于韧带的两层腹膜两侧,胃脾韧带就像门帘一样连于胃和脾之间。当有炎症浸润时韧带变厚和淋巴结增大或其他突入物使韧带两层分开时,韧带在 CT 图像上看得更清楚。网膜囊下隐窝向右侧延续伸入十二指

肠上部和胰体之间。

## 七、肝门静脉左支横部层面(断层七)

关键结构:肝门静脉左支横部,肝中、左静脉,胰头,脾。

此断层经肝门静脉左支横部(图 4-65)。

本断层切及肝门静脉左支横部、肝中静脉主干及肝左静脉的两大属支。肝中静脉和肝左静脉的两大属支均向下腔静脉方向集中。肝中静脉和肝左静脉主干是冠状面上划分肝段的标志结构。肝圆韧带裂已近后份接近第一肝门,其内有**肝十二指肠韧带**的左侧份。肝十二指肠韧带的左侧份隔开右肝下间隙和网膜囊下隐窝。肝十二指肠韧带的深面为**网膜囊前庭** vestibule of omental bursa。左肝下前间隙(胃肝隐窝)和网膜囊下隐窝之间是肝胃韧带。胰头出现,位于十二指肠降部左侧。脾进一步增大,胃脾隐窝和网膜囊下隐窝之间为胃脾韧带。脾结肠韧带出现,胃脾隐窝、胃肝隐窝以及左肝上前间隙相互连通。横结肠系膜连于胰体的下缘。肝裸区进一步增大。

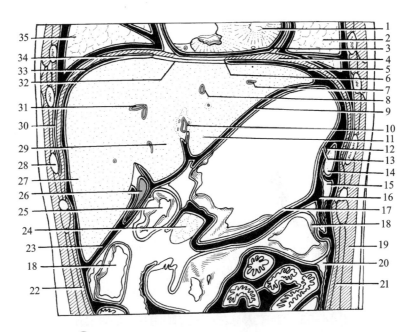

**图 4-64　经肝门静脉左支角部的冠状断面(断层六)**

1. 右心室　2. 左肺上叶　3. 心包腔　4. 膈　5. 左肝上前间隙　6. 左三角韧带前层　7. 肝左静脉上根　8. 肝左静脉下根　9. 左肝下前间隙　10. 肝门静脉左支角部　11. 肝左外叶　12. 胃脾隐窝　13. 胃脾韧带　14. 脾　15. 脾结肠韧带　16. 网膜囊下隐窝　17. 胃体　18. 横结肠　19. 腹外斜肌　20. 大网膜　21. 腹内斜肌　22. 腹横肌　23. 右肝下间隙　24. 胰体　25. 十二指肠上部　26. 胆囊体　27. 肝右前叶　28. 第 8 肋软骨　29. 肝左内叶　30. 右肋膈隐窝　31. 肝中静脉的属支　32. 肝裸区　33. 右肝上间隙　34. 冠状韧带上层　35. 右肺下叶

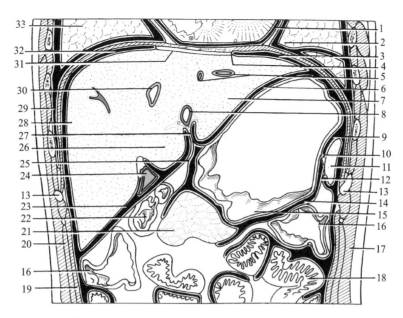

图4-65 经肝门静脉左支横部的冠状断面(断层七)

1. 心包腔 2. 左肺上叶 3. 左肝上前间隙 4. 左三角韧带前层 5. 肝左静脉上、下根 6. 左肝下前间隙 7. 肝左外叶 8. 肝门静脉左支横部 9. 胃脾隐窝 10. 胃脾韧带 11. 脾 12. 脾结肠韧带 13. 第9肋软骨 14. 网膜囊下隐窝 15. 胃体 16. 横结肠 17. 腹外斜肌 18. 空肠 19. 腹横肌 20. 腹内斜肌 21. 胰头 22. 十二指肠降部 23. 右肝下间隙 24. 胆囊体 25. 肝十二指肠韧带 26. 肝左内叶 27. 小网膜 28. 肝右前叶 29. 右肋膈隐窝 30. 肝中静脉 31. 肝裸区 32. 右肝上间隙 33. 右肺下叶

## 八、肝门静脉右前支层面(断层八)

关键结构:肝门静脉右前支,肝中、左静脉,肝尾状叶,胰头、体。

此断面经肝门静脉右前支和肝尾状叶(图4-66)。

本断层切及肝门静脉右前支,其左下方的肝方叶呈舌形,仅在右上方与肝右叶相连,肝方叶周围的间隙为右肝下间隙的一部分。肝方叶的左后方为肝十二指肠韧带右缘稍偏左前。门腔淋巴结非常典型,呈"J"形。肝门静脉左支主干前壁被切去,肝左管和肝右管位于肝门静脉左支主干的右下方。

**肝尾状叶**首次出现,其左上和右下均为**网膜囊上隐窝**。右下方和网膜囊前庭相通,在本套30例断层标本上其左下方和网膜囊下隐窝相通连,亦可不通。依据**胃胰襞**的突出程度不同,将网膜囊上、下隐窝的通连形式分为3型:①胃胰襞突出不明显,上、下隐窝直接相通,该层面看不到胃胰襞,10例(33.3%);②胃胰襞突出适中,上、下隐窝直接相通,该层面能看到胃胰襞的前缘,12例(40%);③胃胰襞突出明显,上、下隐窝不直接相通,该层面内上、下隐窝之间有胃胰襞相隔,8例(26.7%)。尾状叶几呈游离状,仅在右上方和肝右叶相连。小网膜伸入静脉韧带裂内,小网膜左上方为左肝下前间隙的一部分,右下方为网膜囊上隐窝。网膜囊上隐窝和肝尾状叶的关系是肝尾状叶自网膜囊上隐窝的右缘突入网膜囊上隐窝或网膜囊上隐窝出现于肝尾状叶前、后方。在冠状断层上,网膜囊上隐窝在肝尾状叶的右下和左上呈"U"形围绕肝尾状叶。该关系在影像学诊断中具有重要意义。网膜囊肿块,如假性胰腺囊肿,可能会伸至尾状叶的上、前或/和后方,在断层影像上酷似肝内肿块。腹腔积液也会出现在肝尾状叶的前、后和下方。

脾进一步增大,胃脾韧带和脾结肠韧带同上一层面。胃脾隐窝、**胃肝隐窝**及左肝上前间隙相互连通。横结肠系膜连于胰体的下缘。在胰头和胰体交界处的左下方肠系膜上静脉和肠系膜上动脉清晰可见。

## 九、肝门静脉主干层面(断层九)

关键结构:肝门静脉主干,肝尾状叶,肝中、左静脉,胰头、体。

此断面经肝门静脉主干和肝尾状叶(图4-67)。

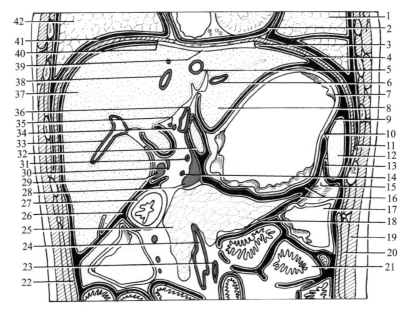

图4-66 经肝门静脉右前支的冠状断面(断层八)

1. 左肺上叶 2. 心包腔 3. 左三角韧带前层 4. 左肝上前间隙 5. 肝左静脉 6. 肝门静脉左外上支 7. 胃底
8. 肝左外叶 9. 胃脾隐窝 10. 胃脾韧带 11. 左肋膈隐窝 12. 脾 13. 脾结肠隐窝 14. 肝固有动脉 15. 脾结
肠韧带 16. 网膜囊下隐窝 17. 横结肠 18. 横结肠系膜 19. 腹外斜肌 20. 腹内斜肌 21. 空肠 22. 腹横肌
23. 肠系膜上动脉 24. 肠系膜上静脉 25. 胰头 26. 右肝下间隙 27. 十二指肠降部 28. 肝门淋巴结 29. 胆囊颈
30. 胆囊管 31. 胰十二指肠上静脉 32. 肝尾状叶 33. 肝门静脉右前下支 34. 肝左管 35. 肝右管 36. 肝门静脉
左支横部 37. 肝右前叶 38. 肝中静脉 39. 肝裸区 40. 冠状韧带上层 41. 胸膜腔 42. 右肺下叶

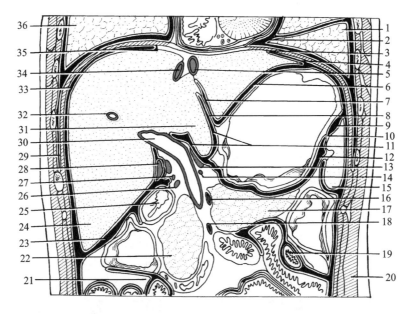

图4-67 经肝门静脉主干的冠状断面(断层九)

1. 左肺下叶 2. 胸膜腔 3. 左三角韧带前层 4. 左肝上前间隙 5. 肝左静脉 6. 左肝下前间隙 7. 静脉韧带裂前
部 8. 小网膜 9. 胃脾隐窝 10. 胃脾韧带 11. 网膜囊上隐窝 12. 网膜囊脾隐窝 13. 门腔淋巴结 14. 肝固有动
脉 15. 脾 16. 脾静脉 17. 胰体 18. 肠系膜上动脉 19. 空肠 20. 腹外斜肌 21. 大网膜 22. 胰头 23. 右肝
下间隙 24. 肝右前叶 25. 十二指肠降部 26. 肝总管 27. 胆囊管 28. 胆囊颈 29. 右肋膈隐窝 30. 肝门静脉
主干 31. 肝尾状叶 32. 肝门静脉右前支 33. 右肝上间隙 34. 肝中静脉 35. 冠状韧带上层 36. 右肺下叶

在胰颈的后方**肠系膜上静脉**和**脾静脉**合成肝门静脉。入第一肝门后，肝门静脉左支起始部和右支主干分别走向左前上和右外上。肝门静脉主干的右侧可看到**胆囊管**和**肝总管**，肝门静脉主干的左侧可看到肝固有动脉，上述结构均位于肝十二指肠韧带内。肝门静脉主干左侧和网膜囊上隐窝之间门腔淋巴结变小，呈一斜边三角形。肝尾状叶断面增大，其左上和右下均是网膜囊上隐窝，向左下和网膜囊下隐窝相通，向右下和网膜囊前庭相通。小网膜左部（肝胃韧带）位于静脉韧带裂内，分隔左肝下前间隙和网膜囊上隐窝。

脾周韧带和隐窝同前一层面。肝裸区位于冠状韧带上层和左三角韧带前层之间。肝中静脉和肝左静脉各自注入下腔静脉。肝门静脉右后支粗大。肝右叶在近肝十二指肠韧带右缘处有一副裂，称肝门右切迹，致肝右叶的一部分出现游离现象。

## 十、网膜孔层面（断层十）

关键结构：网膜孔，胃胰襞，左三角韧带，肝尾状叶。

此断面经网膜孔和胃胰襞（图 4-68）。

本断层恰经过**网膜孔** omental foramen，网膜孔的识别标志是肝尾状叶和肝门静脉，在肝尾状叶右下，肝门静脉和肝右叶之间是网膜孔。右肝下间隙借网膜孔和围绕肝尾状叶的网膜囊上隐窝相通。网膜囊上、下隐窝之间有胃胰襞相分隔。胃胰襞是网膜囊上、下隐窝的分界标志，亦是网膜囊脓肿的分型标志。胃胰襞深面有胃冠状静脉。肝门静脉高压症时行门奇静脉断流，术前检查需观察胃冠状静脉的曲张程度及胃左静脉有无变异。在 MRI 图像上门静脉系统的侧支循环表现为特定区域低信号或无信号的结节状或条状扭曲结构，不使用对比剂即可与周围软组织鉴别。因此，术前检查可借助 MRI 在冠状面上寻找胃胰襞。在经下腔静脉前份的 MRI 冠状图像上，肝尾状叶左下和胰体之间便是胃胰襞。

肝胃韧带伸入静脉韧带裂内达下腔静脉的左缘，肝胃韧带分隔左肝下前间隙和网膜囊上隐窝。在肝左外叶的上方左三角韧带的外侧份出现，连于肝左外叶的上方和膈之间。左三角韧带的内侧和左三角韧带后层之间是**左肝上后间隙**，左三角韧带的外侧为左肝上前间隙。**胆总管** common bile duct 位于胰头和十二指肠降部之间，其上方肝十二指肠

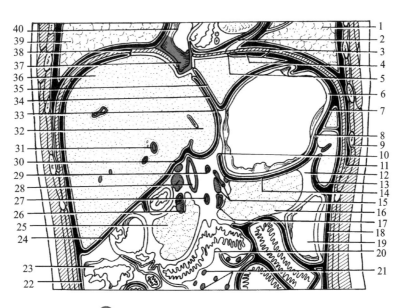

**图 4-68　经网膜孔的冠状断面（断层十）**

1. 左肺下叶　2. 心包腔　3. 肝左三角韧带　4. 左肝上后间隙　5. 肝左三角韧带后层　6. 胃底　7. 胃脾隐窝　8. 胃脾韧带　9. 左侧第 9 肋　10. 胃胰襞　11. 左肋膈隐窝　12. 脾结肠韧带　13. 脾结肠隐窝　14. 网膜囊下隐窝　15. 脾动脉和胰淋巴结　16. 胰体　17. 脾静脉　18. 左结肠旁沟　19. 降结肠　20. 十二指肠升部　21. 肠系膜淋巴结　22. 右结肠旁沟　23. 升结肠　24. 右肝下间隙　25. 胰头　26. 胆总管　27. 肠系膜上动脉　28. 肝门静脉　29. 肝总动脉　30. 网膜孔　31. 肝门静脉右后下支　32. 肝尾状叶　33. 网膜囊上隐窝　34. 小网膜　35. 左肝下前间隙　36. 肝右前叶　37. 下腔静脉　38. 冠状韧带上层　39. 右肺下叶　40. 右心房

韧带的右侧游离缘内有2个淋巴结,淋巴结的左侧是肝门静脉主干的后壁。肝门静脉主干后壁的左侧由上向下为肝总动脉和肠系膜上动脉,在肝总动脉和肠系膜上动脉的左侧分别是脾动脉和脾静脉。在胰头下方和左侧的肠管是十二指肠的水平部和升部。在胰体的右下方是空肠的起始部,十二指肠升部和空肠起始部延续处是十二指肠空肠曲。十二指肠空肠曲的下方是小肠系膜根,其内肠系膜上血管的分支及属支以及肠系膜淋巴结清晰可见。

## 十一、下腔静脉前份及左肾静脉层面 (断层十一)

关键结构:下腔静脉,左肾静脉,肝右静脉,胃胰襞。

此断面经下腔静脉前份和左肾静脉(图4-69)。

本断层恰切去下腔静脉及**左肾静脉**的前壁。**肝右静脉**出现长轴,肝右静脉是右叶间裂出现的标志,分开右前叶和右后叶。右前叶位于右外上仅为段Ⅷ;右后叶位于肝右静脉和下腔静脉之间为段Ⅵ和段Ⅶ。胃胰襞较上一断层典型。胃胰襞内可见胃左动脉、腹腔干的起始部和胃左淋巴结。尾状叶的上、下和左侧为网膜囊上隐窝,其和网膜囊下隐

窝之间是胃胰襞。

脾较上一层面增大,**脾裸区**位于胃脾韧带前层和脾结肠韧带前层之间。胃脾韧带隔开**网膜囊脾隐窝**和胃脾隐窝,脾结肠韧带隔开网膜囊脾隐窝和**脾结肠隐窝**,左膈结肠韧带隔开左结肠旁沟和脾结肠隐窝。肝左外叶几乎呈游离状,仅借左三角韧带的末端连于膈下。左肝上后间隙和左肝上前间隙之间是左三角韧带的末端。胃肝隐窝、左肝上后间隙、左肝上前间隙及脾周隐窝相互连通。肝裸区位于冠状韧带的上、下层间,冠状韧带下层位于十二指肠降部的内上方即肝右叶和下腔静脉夹角处。胰体和胰尾交界处的下方为左肾前极。在胰体的内上方为脾静脉和脾动脉。**胃裸区**出现,位于**胃膈韧带**的左、右层之间。

## 十二、下腔静脉中份及肝右静脉层面 (断层十二)

关键结构:下腔静脉,肝右静脉,左肾,左肾上腺,胰尾。

此断面经下腔静脉中份和肝右静脉(图4-70)。

本断层切及下腔静脉中份和肝右静脉的主干。肝尾状叶游离,居下腔静脉左侧。网膜囊上隐窝仍

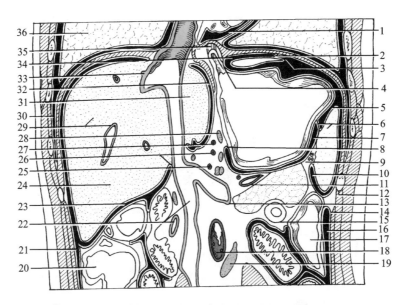

**图4-69 经下腔静脉前份及左肾静脉的冠状断面(断层十一)**

1. 心包腔 2. 肝左三角韧带 3. 左肝上前间隙 4. 胃膈韧带右层 5. 胃脾隐窝 6. 胃膈韧带和脾 7. 网膜囊脾隐窝 8. 胃膈韧带左层 9. 脾肾韧带 10. 脾结肠隐窝 11. 脾静脉 12. 第10肋骨 13. 左肾静脉 14. 左膈结肠韧带 15. 左肾 16. 左结肠旁沟 17. 降结肠 18. 腹主动脉 19. 主动脉外侧淋巴结 20. 升结肠 21. 右结肠旁沟 22. 胆总管和下腔静脉 23. 右肝下间隙 24. 肝右后叶 25. 肠系膜上动脉 26. 冠状韧带下层和腹腔干 27. 胃左动脉 28. 胃胰襞和胃左淋巴结 29. 肝右静脉和肝右后叶 30. 右肋膈隐窝 31. 肝尾状叶 32. 网膜囊上隐窝 33. 肝右静脉 34. 左肝上后间隙 35. 食管 36. 右肺下叶

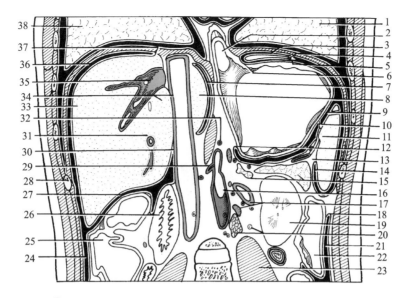

**图**4-70　经下腔静脉中份及肝右静脉的冠状断面(断层十二)

1. 左肺下叶　2. 食管腹部　3. 左肝上后间隙　4. 肝左三角韧带　5. 左肝下前间隙　6. 胃膈韧带右层　7. 网膜囊上隐窝　8. 肝尾状叶　9. 胃脾隐窝　10. 胃脾韧带　11. 脾　12. 胃膈韧带左层　13. 脾肾韧带　14. 脾肾隐窝　15. 左肾上腺　16. 腹主动脉　17. 左肾静脉和腰淋巴结　18. 左膈结肠韧带　19. 左肾　20. 左输尿管和主动脉肾神经节　21. 左结肠旁沟　22. 降结肠　23. 腰大肌　24. 右结肠旁沟　25. 升结肠　26. 十二指肠降部　27. 右肝下间隙　28. 第10肋骨　29. 肠系膜上动脉　30. 冠状韧带下层　31. 肝门静脉右后支　32. 腹腔干　33. 肝右前叶　34. 下腔静脉和肝右后叶　35. 肝右静脉　36. 右肝上间隙　37. 肝冠状韧带上层　38. 右肺下叶

位于肝尾状叶的上、下及左侧边缘,其和网膜囊下隐窝之间是胃膈韧带。

脾肾韧带出现,连于脾门和左肾的前外侧,该韧带内有**胰尾**和脾血管、淋巴管、神经丛等。脾裸区位于胃脾韧带前层与脾肾韧带后层之间。脾肾隐窝和**左结肠旁沟** left paracolic sulcus 之间为左膈结肠韧带。

肝左外叶仅剩下一小三角楔形,左三角韧带的末端仍存在,其周围的间隙及通连关系同上一层面。胃裸区仍位于胃膈韧带的左、右层之间。肝裸区位于冠状韧带的上、下层间。右肝上间隙、右肝下间隙和右结肠旁沟相互连通。左肾上腺首次出现,位于左肾的内上方和左肾静脉上方。左肾内侧是左肾静脉和左肾动脉,腹主动脉的前壁被切去,在其右侧和上方分别是肠系膜上动脉和腹腔干的起始部。

### 十三、下腔静脉后份及主动脉裂孔层面 (断层十三)

关键结构:下腔静脉,右肾静脉,主动脉裂孔,右肾前极,左肾及左肾上腺。

此断面经下腔静脉后份和主动脉裂孔层面(图4-71)。

本断层切及下腔静脉后份、右肾静脉的前壁以及主动脉裂孔。主动脉裂孔位于左、右膈脚之间。肝左外叶消失,肝尾状叶位于下腔静脉左侧,呈半月形,网膜囊上隐窝围绕其上、下和左侧。网膜囊脾隐窝和胃脾隐窝之间仍是胃脾韧带。胰尾伸至脾裸区的脾门部。脾肾隐窝和左结肠旁沟之间是左膈结肠韧带。

在左肾的内上方为左肾上腺,为双肢型,伸至胃裸区。胃裸区仍位于胃膈韧带的左、右层间,胃裸区和膈之间为**左膈下腹膜外间隙**,左膈下腹膜外间隙和左肾周间隙是相互连通的,左肾周间隙的积液可上升至胃裸区、胃贲门部及食管腹部的后方。

右肝周间隙的通连关系同上一层面。右肾出现前极,右输尿管的断面位于腰大肌的外上方。腰大肌呈"八"字形位于脊柱的两侧,在 MRI 冠状图像上易于识别,因此,腰大肌是寻找输尿管的标志结构。

### 十四、左、右肾门前份层面(断层十四)

关键结构:左、右肾门,左、右肾上腺,肝裸区,胃裸区,脾裸区。

此断面经左、右肾门前份和左、右肾上腺(图4-72)。

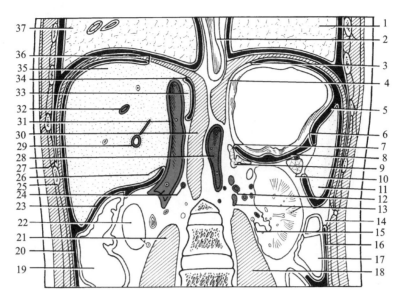

图4-71　经下腔静脉后份及主动脉裂孔的冠状断面（断层十三）

1. 左肺下叶　2. 食管　3. 胃膈韧带右层　4. 胃裸区　5. 胃脾隐窝　6. 胃脾韧带　7. 胃膈韧带左层　8. 网膜囊脾隐窝　9. 左肾上腺　10. 胰尾　11. 脾　12. 左肾动脉　13. 左肾和腰淋巴结　14. 左膈结肠韧带　15. 左输尿管　16. 左结肠旁沟　17. 降结肠　18. 腰大肌　19. 升结肠　20. 右结肠旁沟　21. 右输尿管和腰大肌　22. 右肾　23. 右肝下间隙　24. 右肾动、静脉　25. 第10肋　26. 冠状韧带下层　27. 右肋膈隐窝　28. 腹主动脉　29. 肝门静脉右后下支　30. 右膈脚　31. 下腔静脉　32. 肝右静脉属支　33. 肝尾状叶　34. 网膜囊上隐窝　35. 肝右后叶　36. 冠状韧带上层　37. 右肺下叶

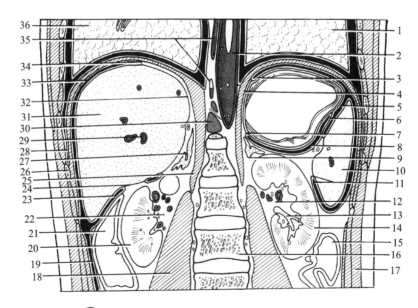

图4-72　经左、右肾门前份的冠状断面（断层十四）

1. 左肺下叶　2. 胸主动脉　3. 胃膈韧带右层　4. 胃裸区　5. 胃脾隐窝　6. 胃脾韧带　7. 胃膈韧带左层　8. 网膜囊脾隐窝　9. 左肾上腺　10. 脾　11. 脾肾韧带和脾肾隐窝　12. 左肾门　13. 左肾盂　14. 左肾　15. 降结肠　16. 第2腰椎　17. 腹外斜肌　18. 腰大肌　19. 右结肠旁沟　20. 右肾　21. 升结肠　22. 右肾门　23. 右肝下间隙　24. 肝肾韧带　25. 右膈脚　26. 第10肋　27. 右肾上腺　28. 右肋膈隐窝　29. 肝门静脉右后下支　30. 主动脉旁淋巴结　31. 肝右后叶　32. 肝裸区　33. 右肝上间隙　34. 冠状韧带上层　35. 胸导管　36. 右肺下叶

本断层切及左、右肾门前份。肝尾状叶及网膜囊上隐窝消失。脾较上一层面增大。网膜囊脾隐窝分别借胃脾韧带及脾肾韧带和胃脾隐窝及脾肾隐窝隔开。左结肠旁沟消失，左肾上腺位于左肾的内上方，仍为双肢型。右肾上腺出现，位于肝裸区内。左、右肾窦内肾动脉的分支和肾静脉的属支清晰可见。

胃裸区仍位于胃膈韧带的左、右层间。胃裸区集中出现的层面在下腔静脉前份层面，集中消失的层面在左、右肾窦后份层面，一般出现5~6个层面，起始和消失层面较小，中间层面较大。胃裸区的出现率为100%。

右肝下间隙被肝肾韧带分为内、外两部分。肝裸区仍位于冠状韧带的上、下层间。

## 十五、左、右肾门后份层面（断层十五）

关键结构：左、右肾门，左、右肾上腺，肝裸区，胃裸区，脾裸区。

此断面经左、右肾门后份（图4-73）。

本断层切及左、右**肾门** renal hilum 后份，左、右肾呈"八"字形位于脊柱的两侧，右肾位置稍低，左、右肾门平第1腰椎高度。脾裸区位于胃脾韧带前层和脾肾韧带后层之间，分为脾门部和脾肾部，

据国人30例断层标本观察结果，在经左、右肾门后份的冠状面上，其大小分别是(2.64±1.16)cm 和(4.16±2.25)cm。脾肾部位于脾的肾面和左肾的脾面之间，脾被膜和左肾筋膜之间有薄层结缔组织。在胃脾韧带的前、后层之间，膈脾韧带的左、右层之间，脾肾韧带的前、后层之间以及脾结肠韧带的前、后层之间，脾呈现裸区，脾裸区可分为两部分：前上部是胃脾韧带和脾结肠韧带的附着处，居于胃脾韧带前层和脾结肠韧带的前层之间，裸区较小，其内的主要结构是胃短血管和胃网膜左血管的起始部。后下部是胃脾韧带、脾肾韧带及膈脾韧带的附着处，居于脾肾韧带前层和脾肾韧带后层之间，或居于胃脾韧带前层和膈脾韧带左层之间。后下部又可分为脾门部和脾肾部两小部分，脾门部有脾动脉、脾静脉、胰尾、淋巴管、神经丛等。脾裸区及其与左肾上极的恒定关系，有助于CT对左上腹积液的定位，特别有助于区别腹腔积液和胸腔积液，横断层上胸腔积液可伸至脾裸区的后方，而腹腔积液除脾裸区外包绕整个脾。

肝肾韧带消失，右肝下间隙的两部再次通连起来。右肾上腺仍位于肝裸区内，呈三肢型。左肾上腺位于左肾内上方，靠近胃裸区，亦呈三肢型。升、降结肠仅剩下后份，分别位于右肾和左肾的外下

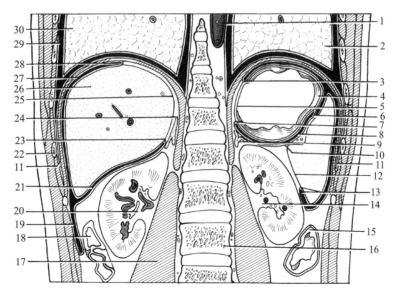

图4-73 经左、右肾门后份的冠状断面（断层十五）

1. 胸主动脉 2. 左肺下叶 3. 胃膈韧带右层 4. 胃底 5. 胃裸区 6. 胃脾韧带 7. 胃膈韧带左层 8. 网膜囊脾隐窝 9. 左肾上腺 10. 脾裸区脾门部 11. 肋膈隐窝 12. 脾裸区脾肾部 13. 脾肾隐窝和脾肾韧带 14. 左肾门 15. 降结肠 16. 第2腰椎 17. 腰大肌 18. 升结肠 19. 右结肠旁沟 20. 右肾门 21. 右肝下间隙 22. 第10肋 23. 冠状韧带下层 24. 右肾上腺 25. 肝裸区 26. 肝右后叶 27. 右肝上间隙 28. 冠状韧带上层 29. 胸膜腔 30. 右肺下叶

方。肝裸区仍位于冠状韧带的上、下层间。

### 十六、左、右肾窦后份和脾门层面（断层十六）

关键结构：左、右肾窦，脾门，左、右肾上腺。

此断面经左、右肾窦后份和脾门（图 4-74）。

此断层切及左、右肾窦后份和脾门前份。脾肾韧带消失，**膈脾韧带** phrenicosplenic ligament 出现，膈脾韧带的右层延续为胃膈韧带左层。脾肾隐窝增大，脾裸区变小，位于膈脾韧带的两层之间，脾门处可见脾血管。

肝裸区较上一层面变小仍位于冠状韧带上、下层之间。右肝下间隙已达后份，称为肝肾隐窝。肝肾隐窝在冠状面上的显示非常直观清晰。肝肾隐窝为肝周脓肿的常发部位。肝肾隐窝的脓肿最好采用第 12 肋下腹膜外途径引流。另外，在冠状面上，右肝上间隙、肝肾隐窝和右结肠旁沟的通连关系亦非常明了。胃裸区仍位于胃膈韧带的左、右层间，胃裸区较上一层面变小。左、右肾上腺分别位于胃裸区和肝裸区内。

### 十七、马尾和脾门层面（断层十七）

关键结构：马尾，脾门，肝肾隐窝，脾肾隐窝。

此断面经马尾和脾门（图 4-75）。

本断层切及马尾的下份和脾门的后份，脾肾隐窝和肝肾隐窝呈"八"字形位于脊柱两侧。左、右肾已接近后极。肝裸区仍位于冠状韧带上层和冠状韧带下层之间，其与膈之间为右膈下腹膜外间隙，右肾上腺居其内。胃膈韧带连于胃底和脾门之间，隔开胃脾隐窝和网膜囊脾隐窝。网膜囊脾隐窝和脾肾隐窝之间是膈脾韧带。左、右肋膈隐窝已达第 11 肋高度，右肋膈隐窝和右肝上间隙后份有重要的毗邻关系。

### 十八、脊髓圆锥和马尾层面（断层十八）

关键结构：脊髓圆锥，马尾，肝，脾。

此断面经脊髓圆锥和马尾（图 4-76）。

本断层可见**脊髓圆锥** conus medullaris、马尾上份和终池。胃底仅剩一小部分。胃膈韧带的左层和胃脾韧带的后层相延续。膈脾韧带消失，左肾上腺消失，左肾仅剩后极。肝周间隙同上一层面。

### 十九、脊髓层面（断层十九）

关键结构：脊髓，椎管，肝，脾。

此断面经脊髓和左、右肾后极（图 4-77）。

本断层切及椎管的中份，脊髓前份被切去，可见脊髓的中央管。脾肾隐窝和胃脾隐窝相互连通起来。冠状韧带的上、下层分别位于肝右后叶的外上方和内下方，两者之间为肝裸区。左、右肾已达后极。

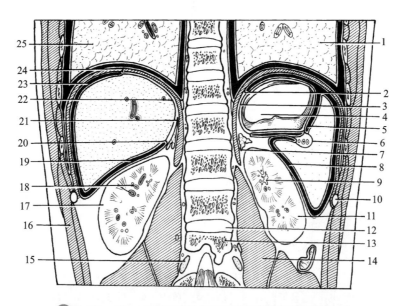

**图** 4-74　经左、右肾窦后份和脾门的冠状断面（断层十六）

1. 左肺下叶　2. 胃膈韧带右层　3. 胃裸区　4. 胃底　5. 胃脾隐窝　6. 脾门　7. 左肾上腺　8. 脾肾隐窝　9. 左肾窦　10. 左侧第 11 肋软骨　11. 左肾　12. 第 1 腰椎间盘　13. 第 2 腰椎　14. 腰大肌　15. 第 2 腰神经　16. 腹内斜肌　17. 右肾　18. 右肾窦　19. 肝肾隐窝　20. 冠状韧带下层　21. 右肾上腺　22. 肝裸区　23. 右肝上间隙　24. 冠状韧带上层　25. 右肺下叶

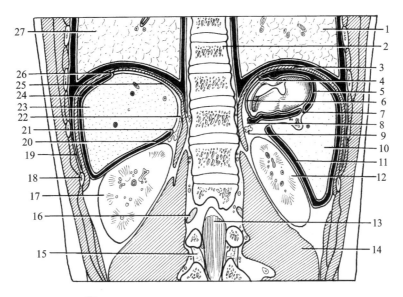

**图 4-75　经马尾和脾门的冠状断面（断层十七）**

1. 左肺下叶　2. 第 10 胸椎体　3. 膈　4. 胃膈韧带右层　5. 胃脾隐窝　6. 胃裸区　7. 脾门　8. 胃膈韧带左层　9. 左肾上腺　10. 脾　11. 脾肾隐窝　12. 左肾　13. 马尾　14. 腰大肌　15. 黄韧带　16. 第 2 腰神经　17. 右肾　18. 右侧第 11 肋　19. 右肋膈隐窝　20. 右肝下间隙　21. 冠状韧带下层　22. 右肾上腺　23. 肝右叶　24. 右肝上间隙　25. 肝裸区　26. 冠状韧带上层　27. 右肺下叶

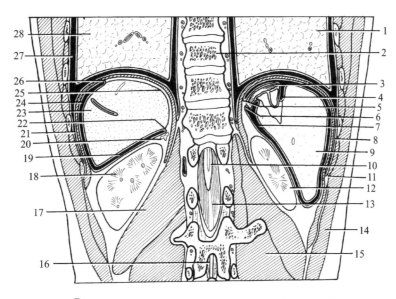

**图 4-76　经脊髓圆锥和马尾的冠状断面（断层十八）**

1. 左肺下叶　2. 第 10 胸椎体　3. 胃底　4. 胃脾隐窝　5. 胃膈韧带右层　6. 胃膈韧带左层　7. 脾肾隐窝　8. 左肋膈隐窝　9. 脾　10. 脊髓圆锥　11. 左侧第 11 肋　12. 左肾　13. 马尾　14. 背阔肌　15. 竖脊肌　16. 黄韧带　17. 腰大肌　18. 右肾　19. 右肝下间隙　20. 右肾上腺　21. 右肋膈隐窝　22. 冠状韧带下层　23. 肝右后叶　24. 右肝上间隙　25. 肝裸区　26. 冠状韧带上层　27. 胸膜腔　28. 右肺下叶

241

## 二十、椎管后壁层面（断层二十）

关键结构:椎管后壁,肝,脾。

此断面经椎管后壁(图 4-78)。

脊髓已消失仅剩椎管的后壁。右三角韧带出现,分开右肝上和右肝下间隙。脾完全游离,脾周围的腹膜腔相互通连。

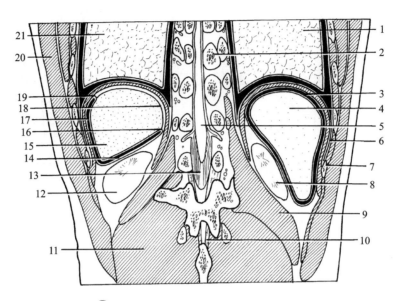

图4-77 经脊髓的冠状断面(断层十九)

1. 左肺下叶 2. 第 10 胸椎椎体 3. 腹膜腔 4. 脾 5. 脊髓 6. 左肋膈隐窝 7. 左侧第 11 肋 8. 左肾 9. 腰大肌 10. 黄韧带 11. 竖脊肌 12. 右肾 13. 马尾 14. 右肝下间隙 15. 肝右后叶 16. 冠状韧带下层 17. 右肝上间隙 18. 肝裸区 19. 冠状韧带上层 20. 背阔肌 21. 右肺下叶

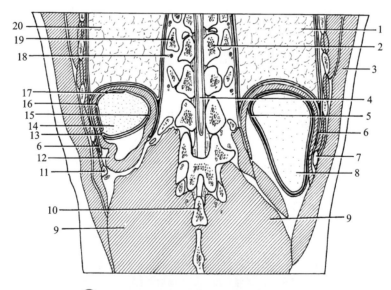

图4-78 经椎管后壁的冠状断面(断层二十)

1. 左肺下叶 2. 第 10 胸椎椎体 3. 背阔肌 4. 椎管后壁 5. 腹膜腔 6. 肋膈隐窝 7. 左侧第 11 肋 8. 脾 9. 竖脊肌 10. 棘突 11. 右侧第 12 肋 12. 膈 13. 右三角韧带 14. 肝右后叶 15. 冠状韧带下层 16. 冠状韧带上层 17. 肝裸区 18. 肋间后血管 19. 肋头 20. 右肺下叶

（黄群武 刘树伟）

## 第六节　肝段与肝内管道的应用解剖

### 一、肝段的概念和肝裂

依据肝外形,将肝分为左叶、右叶、方叶和尾状叶的划分方法,既不能真实反映肝内管道系统的具体分布范围,也不适应现代临床肝外科的发展需要,特别是不适应部分肝切除术和影像技术在肝内定位诊治中的应用。1954 年,Couinaud 根据 Glisson 系统的分布规律和肝静脉的走行,将肝分为左、右半肝及其五个叶、八个段。所谓 Glisson 系统是指由肝内结缔组织包绕于一起走行的肝门静脉、肝动脉和肝管所组成的管道系统,该系统的三种管道在肝内的分支与分布范围基本一致。**肝段** segments of liver 就是以 Glisson 系统为中心,包括其所属血供和胆汁引流的肝组织所构成的一个独立的"功能"单位。在 Glisson 系统的肝铸型标本中,存在有许多缺少该系统管道分布的部位,通常将这些部位称为"**肝裂** hepatic fissures",故肝裂被视为肝叶与肝叶及肝段与肝段之间的分界线。研究揭示:大部分肝裂或其延长线均与下腔静脉左前壁相交,它们的标志结构为肝内的肝静脉系统,和唯一行于裂内的肝门静脉左支矢状部。因此,下腔静脉左前壁和上述血管,可被用作识别肝裂和划分肝叶、肝段。目前,国际上多采用 Couinaud 肝段划分法,并依顺时针方向,将肝分为一至八段(表 4-2,图 4-79)。

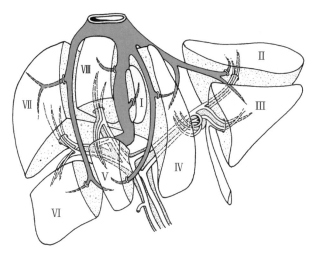

图 4-79　Couinaud 肝段

### 二、肝门静脉

**肝门静脉**由起点行向上至第一肝门横沟偏右处,分为左支和右支,因此,肝门静脉右支明显短于左支(图 4-80,81)。

#### (一)肝门静脉左支

**肝门静脉左支**按其走行,可分为横部、矢状部、角部和囊部。**横部** transverse part 为左支的起始段,长约 22 mm,口径约为 9.4 mm,行向左上,其末端以 90°~120° 角向前转为矢状部,转弯部分称为**角部**

表 4-2　Couinaud 肝段

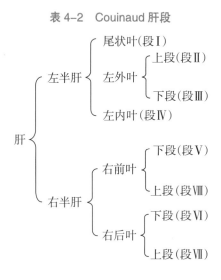

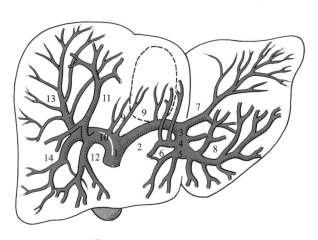

图 4-80　肝门静脉的分支

1. 肝门静脉　2. 左支横部　3. 左支角部　4. 左支矢状部　5. 左支囊部　6. 左内支　7. 左外上支　8. 左外下支　9. 尾状叶支　10. 右支　11. 右前上支　12. 右前下支　13. 右后上支　14. 右后下支

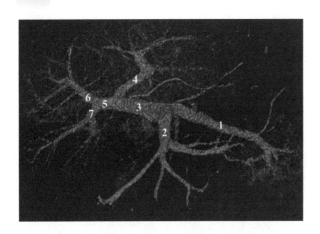

图4-81　肝内门静脉多层螺旋CT三维图像
1. 脾静脉　2. 肠系膜上静脉　3. 肝门静脉　4. 左支　5. 右支
6. 右前支　7. 右后支

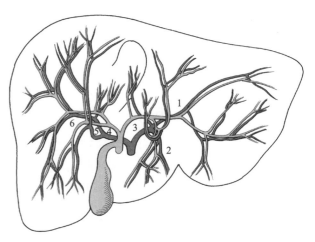

图4-82　肝内肝动脉和肝管
1. 左外叶动脉和肝管　2. 左内叶动脉和肝管　3. 肝固有动脉左支和肝左管　4. 肝固有动脉右支和肝右管　5. 右前叶动脉和肝管　6. 右后叶动脉和肝管

angular part。**矢状部** sagittal part 长约 21 mm,口径约 9.3 mm,以前后方向走行,其中 4/5 偏右约 15°,1/5 偏左约 15°。矢状部的末端略扩大,称**囊部** sac part。

　　肝门静脉左支的主要分支有:①左外上支:起于角部,行向左上偏后;②左外下支:起于囊部,行向左下偏前;③左内支:亦起于囊部,有 2~5 支,行向右偏前。

### (二) 肝门静脉右支

　　**肝门静脉右支**的出现率为 65.8%~79.0%,长度约 10 mm,呈水平走向右。有三种分支类型:①右前支、右后上支和右后下支。②右前支和右后支。③左内支、右前支、右后上支和右后下支。其中以前两种分支形式较为多见。无右支的肝门静脉末端常以三叉型分支,即肝门静脉左支、右前支和右后支。

### (三) 肝门静脉尾状叶支

　　**肝门静脉尾状叶支**一般有 2~3 支,但多数较细。在肝铸型标本上观察,下腔静脉左缘以左的尾状叶 (Ⅰ段),大多由肝门静脉左支横部供应;而下腔静脉前方及尾状突部分,由肝门静脉右支供应,其中尾状突主要接受右后支的分布。

## 三、肝动脉和肝管

　　**肝固有动脉**分左、右肝动脉的分叉点比肝门静脉分叉点和**肝左、右管**的汇合点位置低,多位于**胆总管**汇合点和**肝总管**汇合点之间。口径约为相应肝管的 1/2。左、右肝管合成肝总管的汇合点位于门静脉分叉点的前上方,其口径左、右侧分别为 6.1 mm 和 5.2 mm (图 4-82、83)。

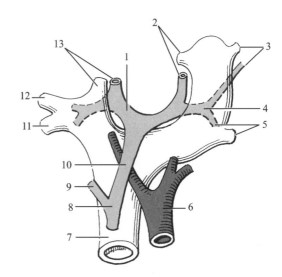

图4-83　肝管与相应肝门静脉支的位置关系
1. 肝右管　2. 左内叶门静脉和肝管　3. 左外叶下段门静脉和肝管　4. 左外叶肝管　5. 左外叶上段门静脉和肝管　6. 肝固有动脉　7. 肝门静脉　8. 胆总管　9. 胆囊管　10. 肝总管　11. 右后叶上段门静脉　12. 右后叶下段门静脉　13. 右前叶门静脉和肝管

### (一) 左半肝的动脉和肝管

　　**肝左动脉** left hepatic artery 一般在肝门横沟偏左处已分为左内叶动脉和左外叶动脉;左肝管于肝门处位于肝门静脉左支横部的前上方,继而随肝门静脉转向矢状部的右上方,但转角呈弧形,没有像门静脉左支因胎血循环关系所形成的 100° 角部。肝左管在此有从左侧汇入的外上、下段肝管,和连于前端的左内叶肝管。在左肝管和肝门静脉左支之间有左内叶动脉和左外叶动脉通过。

1. 左外叶动脉、肝管　①左外叶动脉多在肝门静脉左支角部的上方（深面）或下方（浅面）转向左外叶，同时分为外上段动脉和外下段动脉，并于相应肝管一起进入左外叶上段和下段。②左外叶的外上段肝管和外下段肝管，分别伴行于相应肝门静脉支的前方和后方，向右越过肝门静脉左支矢状部的上方（深面），至矢状部的右侧。

2. 左内叶动脉、肝管　①左内叶动脉多经肝门静脉左支横部前方进入左内叶。②左内叶肝管的近侧段位于同名肝门静脉支与左支矢状部的右侧，于肝门静脉左支角部的右上方和左外叶的肝管汇合成左肝管。

（二）右半肝的动脉和肝管

**肝右动脉** right hepatic artery 在肝右管和门静脉右支之间斜向右上，达肝门横沟右切迹附近分为前、后叶动脉；肝右管于肝门静脉右支的前上方分为前、后叶肝管。

1. 右前叶动脉、肝管　①右前叶动脉多行于同名肝门静脉支的内侧。②右前叶肝管多行于相应肝门静脉支的左侧。

2. 右后叶动脉、肝管　①右后叶动脉向右经过同名肝门静脉支的下方（浅面），分为后上、下段动脉，分别进入右后叶的上、下段。②右后叶肝管大部分位于相应肝门静脉右后支的上方（深面），向左前越过肝门静脉右支至其前上方，与右前叶肝管汇合成肝右管。

（三）尾状叶的动脉和肝管

1. 尾状叶动脉　发自肝右动脉和肝左动脉，前者供应正中裂的右侧部分；后者供应左侧部分（Ⅰ段）。有时从肝右或肝左动脉发出的变异肝中动脉也供应尾状叶。

2. 尾状叶肝管　多数由三条肝管分别引流尾状叶的左侧部分、右侧部分和尾状突。有时后两者也可以合干引流。

## 四、肝静脉

引流肝血液的主要有左、中、右三大肝静脉和数目较多的肝小静脉，后者包括尾状叶静脉和肝右后静脉。三大肝静脉均于腔静脉窝上端的第二肝门注入下腔静脉。肝小静脉则直接注入下腔静脉的左、右、前壁（图4-84）。

（一）肝左静脉

1. 类型与位置　肝左静脉是三大肝静脉中最

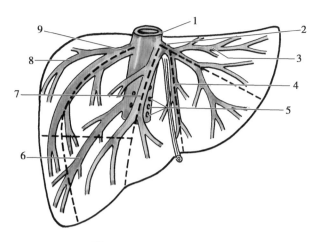

图4-84　肝静脉及其属支

1. 下腔静脉　2. 肝左静脉　3. 左后上缘静脉　4. 左叶间静脉　5. 尾状叶静脉　6. 肝右后下静脉　7. 肝中静脉　8. 右后上缘静脉　9. 肝右静脉

细的一支，主干型占22%，由位于左外叶的上、下根汇合而成，口径约8.0 mm，位置表浅而水平。本干除汇入下腔静脉前穿过左叶间裂外，其余均行于左外叶的段间裂内，故主要作为左外叶的上段和下段的分界标志。**肝左静脉**有65.7%与**肝中静脉**以合干形式注入下腔静脉，但合干一般较短，不超过1 cm。主干分散型占78%，多以左外叶的上、下根各自注入下腔静脉，或上根注入下腔静脉，下根注入肝中静脉的形式出现。

2. 属支　①左后上缘静脉，位于左外叶上缘的肝实质中，多出现于左外叶明显向外延伸的肝中。②左叶间静脉，位于左叶间裂，肝门静脉左支矢状部的前方，出现率占85.4%，但一般较细小。③内侧支，平行于左叶间裂下部的左侧1.0~1.5 cm处。

3. 引流范围　占肝总体积15%~20%的左外叶和部分左内叶。

（二）肝中静脉

1. 类型与位置　主干型占有90%，由左、右根汇合而成，向上行于正中裂的上2/3，可作为左内叶和右前叶的分界标志。若肝中静脉显著偏右或右后，则仅有其近侧1/3段位于正中裂。肝中静脉口径约10.0 mm，其在注入下腔静脉前的较长一段粗细未有显著变化。

2. 属支　多较细小，且愈近第二肝门属支愈细、愈稀，这与其收集前下宽、后上窄的楔形肝组织有关。

3. 引流范围　大部分左内叶和右前叶的左侧半。

（三）肝右静脉

1. 类型与位置　主干型占 75%，由前、后根汇合而成，其全长的近侧 4/5 位于呈弧形弯向右的右叶间裂内，故可作为右前叶和右后叶的分界标志。主干口径约 12.0 mm，但下端迅速变细，这与其主要引流的右后叶呈尖向下的楔形有关。分散型占 25%，多出现于肝中静脉较粗，且显著偏右，或存在粗大的肝右后静脉的肝中。该型主干一般在第一肝门附近已消失或者变细，此时，右叶间裂内多缺乏标志性血管。

2. 属支　愈靠近肝右静脉近侧端口径愈粗大，其中右后上缘静脉是**肝右静脉**最高位的属支，出现率近 50%。由于该支平行于肝右后上缘，因此，超声横位较难显示，但在右肋缘下向第二肝门扫描，则容易发现。

3. 引流范围　右后叶和右前叶的右侧半。

（四）肝右后静脉

1. 类型与位置　出现率 100%，大多细小，支数不定。31% 的肝中有一支较粗的**肝右后下静脉** inferior right posterior hepatic vein，口径达 4 mm 以上，或接近肝右静脉的一半，于第一肝门水平附近汇入下腔静脉右侧壁。该静脉位于右后叶下段内，因此不能作为划分右前叶和右后叶的标志。

2. 引流范围　为右后叶下段和上段的下部。

（五）尾状叶静脉

**尾状叶静脉** caudate hepatic vein 多为 1~2 支，口径约 5.2 mm，通常在第二肝门水平稍下方汇入下腔静脉的左前壁或左壁。在超声图像中可观察到该静脉。

## 五、三大肝静脉与下腔静脉的方位关系

在肝的高位横断面上，呈圆形或椭圆形的肝静脉多位于**下腔静脉**的周围。若经下腔静脉中心，作相互垂直的矢状轴和冠状轴，则肝左、中、右静脉的方位分别是在左前 45°、右前 60° 和右后 15°。因此，利用三大肝静脉与下腔静脉的方位关系，较容易判断肝裂和进行分叶（图 4-85）。

## 六、肝静脉与肝门静脉在肝断面上的鉴别

根据肝静脉与肝门静脉的管壁厚薄和走行位置等前面叙述的内容，在断层标本中两者容易区别。但在影像学图像中要鉴别肝静脉和肝门静脉，尚需

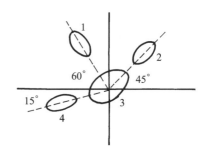

**图** 4-85　三大肝静脉与下腔静脉的关系

1. 肝中静脉　2. 肝左静脉　3. 下腔静脉　4. 肝右静脉

注意：①肝静脉的走行与肝门静脉相反（图 4-86），肝静脉越近膈肌，其口径越大，最后汇成三大主干注入下腔静脉；而愈近肝门，肝门静脉的口径愈大。②肝静脉与肝门静脉的走行呈双手十指交叉状，如肝门静脉显示长轴，肝静脉则为横断面，反之亦然。③在超声图像上，肝静脉壁看不到回声，管壁直而柔软，液性管腔清晰；而肝门静脉壁回声强且各支具有特定形态，极易分辨。④肝静脉在肝叶间或段间走行，而肝门静脉支则出现于叶内或段内。⑤肝静脉属支多较直，而肝门静脉分支多弯曲或具有多种形状。

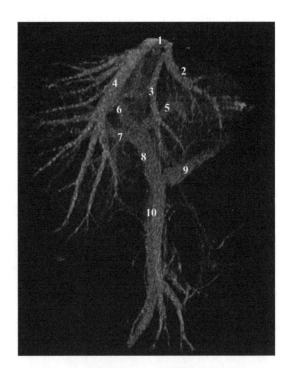

**图** 4-86　肝内门静脉与肝静脉的空间关系（多层螺旋 CT 三维图像）

1. 下腔静脉　2. 肝左静脉　3. 肝中静脉　4. 肝右静脉　5. 肝门静脉左支　6. 肝门静脉右前支　7. 肝门静脉右后支　8. 肝门静脉　9. 脾静脉　10. 肠系膜上静脉

（李文生　刘树伟）

# 第七节 肝段在断面上的划分

## 一、肝裂的标志

肝裂内的肝静脉系统和肝门静脉左支矢状部是断层中识别肝裂的标志性结构(图4-87)。而在肝的表面不存在作为肝裂的标志,只能借助其他结构给予确定(图4-88)。

### (一) 正中裂

**正中裂** middle fissure 又称 Cantlie 线,在肝膈面相当于胆囊切迹中点至第二肝门下腔静脉左前缘的连线,该线略弯向右侧,其脏面相当于自胆囊窝中线经尾状叶至第二肝门下腔静脉左缘的连线。断层中为下腔静脉左前缘与其右前方的肝中静脉长轴的连线。正中裂将肝分为左、右半肝,与正中裂相邻的分别为左半肝的左内叶和右半肝的右前叶。

### (二) 左叶间裂

**左叶间裂** left interlobar fissure 在肝膈面为镰

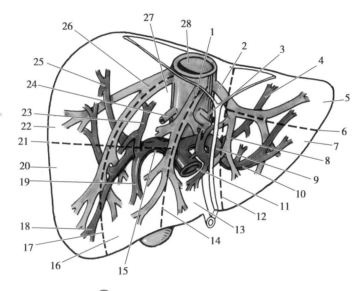

图4-87 肝内管道与肝裂的关系

1. 肝中静脉　2. 肝左静脉　3. 尾状叶左静脉　4. 肝门静脉左外上支　5. 左外叶上段　6. 左段间裂　7. 左外叶下段
8. 左叶间静脉　9. 肝门静脉左支　10. 肝门静脉左外下支　11. 肝门静脉　12. 左叶间裂　13. 左内叶　14. 正中裂
15. 肝门静脉右支　16. 右前叶下段　17. 右叶间裂　18. 肝门静脉右后下支　19. 肝门静脉右前下支　20. 右后叶下段
21. 右段间裂　22. 右后叶上段　23. 肝门静脉右前上支　24. 尾状叶右静脉　25. 肝门静脉右后上支　26. 肝右静脉
27. 右前叶上段　28. 下腔静脉

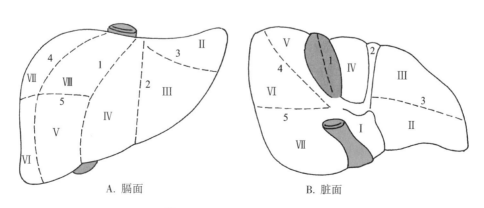

A. 膈面　　　　　　　　　　B. 脏面

图4-88 肝裂在肝表面的投影

1. 正中裂　2. 左叶间裂　3. 左段间裂　4. 右叶间裂　5. 右段间裂

状韧带左侧 1 cm 处和下腔静脉左前缘的连线；于脏面为**肝圆韧带裂**和**静脉韧带裂**这两个天然标志。断层中为下腔静脉左前缘与肝门静脉左支矢状部的连线，于人体正中线前方偏右约 15°。左叶间裂分左半肝为左内叶与左外叶。

#### (三) 左段间裂

**左段间裂** left intersegmental fissure 在肝膈面自下腔静脉左缘，向外至肝左缘的中、上 1/3 交界处，转向脏面，止于肝圆韧带裂的上端(相当于肝门静脉左支矢状部的中点)。因此，左段间裂只存在于矢状部及其以上断层，呈由后上斜向前下的冠状位。在断层中相当于肝左静脉的长轴，分左外叶为上段与下段。

#### (四) 右叶间裂

**右叶间裂** right interlobar fissure 在肝膈面，相当于从下腔静脉右缘引弧形线至肝的右下角与**胆囊切迹** notch of gallbladder 连线的中、外 1/3 交界处，转至脏面，连于肝门右切迹。在肝门以上的横断层中，相当于下腔静脉右缘与肝右静脉长轴的连线。在肝门以下为肝门横沟后缘或肝门静脉右支，与肝右静脉或右前、后支之间的连线。右叶间裂分右半肝为前方的右前叶和后方的右后叶。

#### (五) 右段间裂

**右段间裂** right intersegmental fissure 在肝膈面为正中裂中点与肝右缘中点的连线，转至脏面连于肝门右切迹。断层中，右段间裂内无肝静脉走行，但通常将肝门静脉右支或肝门右切迹作为右段间裂的标志，即平面以上为右半肝的右后叶上段和右前叶上段；以下为右后叶下段和右前叶下段。

#### (六) 背裂

**背裂** fissure dorsalis 位于尾状叶前方，上起第二肝门的下缘，下至第一肝门后缘。在横断面上，其上部为肝中静脉近侧段的后缘，中部相当于从下腔静脉右前缘至静脉韧带裂右端的弧形线，下部为肝门横沟或肝门静脉的后缘。背裂分隔尾状叶与前方的左内叶、右前叶以及右侧的右后叶。

#### (七) 左内叶亚段间裂

在 Glisson 系统的铸型标本中并无真正的左内叶亚段间裂存在，只是考虑到外科常以肝门静脉左支横部作为部分左内叶切除的边界，因而虚设此亚段间裂。左内叶亚段间裂将左内叶分为上方的左内叶段 a 和下方的左内叶段 b。

## 二、肝段在横断层上的划分

### (一) 第二肝门层面

层面以肝左、中、右静脉汇入下腔静脉**第二肝门**为主要特征。本例肝中静脉和肝左静脉以合干开口于下腔静脉左前壁。由于尚未切到肝中静脉长轴，因此，正中裂只能借下腔静脉左前壁，经合干静脉开口，向前偏右 60° 引虚线表示，以分隔左、右半肝的**左内叶** left medial lobe of liver 和**右前叶** right anterior lobe of liver。从躯体正中矢状轴偏右 10° 引虚线，表示分左半肝为左内叶和**左外叶** left lateral lobe of liver 的左叶间裂。从下腔静脉右侧壁经肝右静脉入口，向右偏后 15° 引虚线，表示分右半肝为右前叶和**右后叶** right posterior lobe of liver 的右叶间裂。左外叶后份有左后上缘静脉，该静脉不能作为左外叶分段的标志(图 4-89,90)。

### (二) 肝静脉层面

本层面是肝左、中、右静脉分隔肝叶、段的最典型断层。从下腔静脉左前壁引虚线，经肝中静脉长轴向前外延伸为正中裂，分隔右前叶和左内叶。从下腔静脉右侧壁，经肝右静脉长轴向外引虚线为右叶间裂，将右前叶与右后叶分开。由于左叶间裂内未见有标志性血管，因此，可从静脉韧带裂右端这一天然标志向前偏右 10° 引虚线表示左叶间裂，将左内叶与左外叶分开。沿肝左静脉长轴引虚线，将左外叶分为后方的上段和前方的下段。下腔静脉右前壁与静脉韧带裂右端之间的弧形线为背裂，该裂后方为尾状叶，前方分别为右前叶和左内叶(图 4-91,92)。

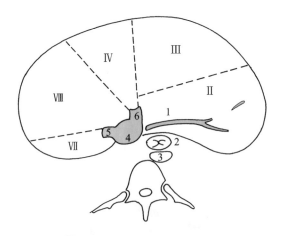

**图 4-89 经第二肝门的横断面**

1. 左后上缘静脉 2. 食管 3. 胸主动脉 4. 下腔静脉
5. 肝右静脉 6. 肝中静脉、肝左静脉

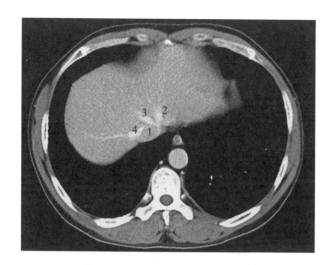

**图4-90　经第二肝门的 CT 图像**
1. 下腔静脉　2. 肝左静脉　3. 肝中静脉　4. 肝右静脉

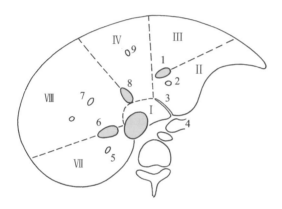

**图4-91　经三大肝静脉的横断面**
1. 肝左静脉　2. 肝门静脉左外上支　3. 静脉韧带裂　4. 贲门　5. 肝门静脉右后上支　6. 肝右静脉　7. 肝门静脉右前上支　8. 肝中静脉　9. 肝门静脉左内支

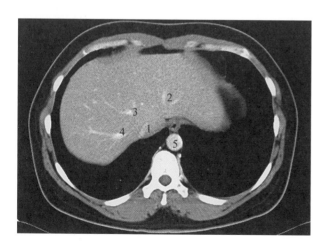

**图4-92　经三大肝静脉的 CT 图像**
1. 下腔静脉　2. 肝左静脉　3. 肝中静脉　4. 肝右静脉
5. 胸主动脉

### （三）肝门静脉左支矢状部层面

层面经过肝门静脉左支矢状部，其是左叶间裂的重要标志，也是左半肝分段的转折平面，即矢状部及其以上断层，左内叶为左内叶段 a，左外叶为上段和下段；以下断层，左内叶为左内叶段 b，左外叶全是下段。从矢状部中点向外经肝左静脉引虚线可表示左外叶的段间裂，以分上段和下段。断层中其他叶、段的划分同上一层面（图 4-93，94）。

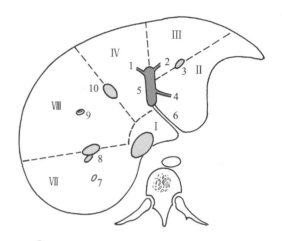

**图4-93　经肝门静脉左支矢状部的横断面**
1. 肝门静脉左内支　2. 肝门静脉左外下支　3. 肝左静脉
4. 肝门静脉左外上支　5. 肝门静脉左矢状部　6. 静脉韧带裂
7. 肝门静脉右后上支　8. 肝右静脉　9. 肝门静脉右前上支
10. 肝中静脉

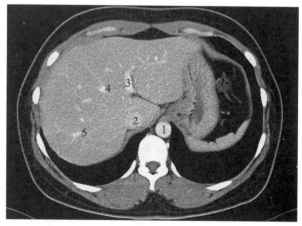

**图4-94　经肝门静脉左支矢状部的 CT 图像**
1. 胸主动脉　2. 下腔静脉　3. 肝门静脉左支矢状部
4. 肝中静脉　5. 肝右静脉

### （四）肝门静脉分叉部层面

层面经过**肝门**其标志结构是肝门静脉分为左支和右支。由于背裂位于肝门横沟的后缘，因此，肝门静脉左支横部或肝门横沟的后缘均可被用来划分前方的左内叶和后方的尾状叶。在表示左叶间裂的矢状部以下断层,常可切到用以分隔左内叶与左外叶下段的肝圆韧带裂。肝门前方可借下腔静脉左前壁与肝中静脉的延线,分隔左内叶与右前叶。右半肝前、后叶可以肝右静脉长轴划分,在肝右静脉消失的情况下,亦可沿肝门静脉右支或肝门横沟长轴向外的延线表示。肝门静脉右支或肝门横沟也是右段间裂出现的标志,即肝门横沟及其以上断面的右半肝为上段,以下为下段(图 4-95,96)。

gallbladder 是本层面的标志结构,其中线与下腔静脉左前壁的连线为正中裂。右半肝内的肝右静脉变得细小,其与下腔静脉右前壁的连线为右叶间裂。由于右叶间裂在肝脏面连于肝门右切迹,因此,该裂亦可从此切迹向外经肝右静脉表示之,以分隔右前叶下段和右后叶下段。本层面尾状突位于肝门静脉与下腔静脉之间。左半肝大部分已消失(图 4-97,98)。

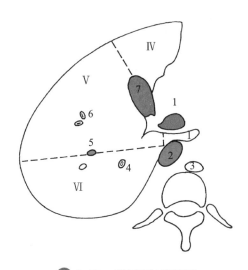

图 4-97　经胆囊的横断面

1. 肝门静脉　2. 下腔静脉　3. 腹主动脉　4. 肝门静脉右后下支　5. 肝右静脉　6. 肝门静脉右前下支　7. 胆囊

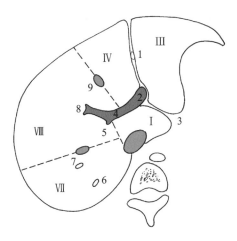

图 4-95　经肝门静脉分叉部的横断面

1. 肝圆韧带裂　2. 肝门静脉左支横部　3. 静脉韧带裂　4. 肝门静脉右支　5. 肝门静脉右后支　6. 肝门静脉右后上支　7. 肝右静脉　8. 肝门静脉右前支　9. 肝中静脉

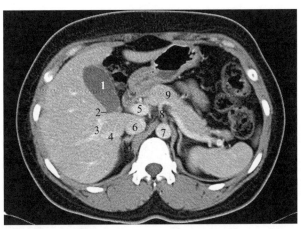

图 4-98　经胆囊的 CT 图像

1. 胆囊　2. 肝门右切迹　3. 肝门静脉右后下支　4. 肝右后下静脉　5. 肝右静脉　6. 下腔静脉　7. 腹主动脉　8. 腹腔干　9. 胰

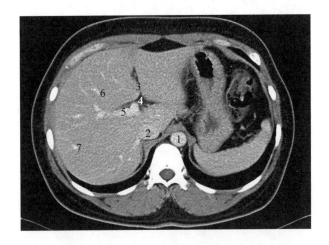

图 4-96　经肝门静脉分叉部的 CT 图像

1. 胸主动脉　2. 下腔静脉　3. 肝圆韧带裂　4. 肝门静脉左支　5. 肝门静脉右支　6. 肝中静脉　7. 肝右静脉

### 三、肝段在超声图像中的划分

#### (一) 经肝门斜断面

探头置于右肋弓下,声束向后上方的肝门扫查。层面经过肝门横沟及其有较强回声的肝门静

#### (五) 胆囊层面

断层通过肝门下方,**胆囊**或**胆囊窝** fossa for

脉左、右支。左支的横部、角部、矢状部、囊部和它们的分支左外上、下支、左内支一起构成"工"字形。胆囊颈后方正对肝门静脉。从下腔静脉左前壁引虚线经胆囊中线为正中裂,分隔左、右半肝,也是肝门前方的左内叶与右前叶和后方的尾状叶Ⅰ段的分界线。尾状叶右侧借背裂与右后叶分开。肝圆韧带裂和肝门静脉左支矢状部的连线为左叶间裂,分隔左内叶与左外叶。肝门静脉左支矢状部中点,向外至肝左缘中、上1/3交界处的连线,或经肝左静脉,表示左段间裂,分左外叶为上段和下段。于肝门静脉右支分叉处向右前引虚线至肝下缘的右端,相当于右叶间裂,分隔右前叶与右后叶。平行于肝门横沟向外的延线为右段间裂,将右后叶分

为上段和下段(图4-99A,B)。

（二）经第二肝门斜断面

探头置于剑突下偏右,声束向后上方的第二肝门倾斜扫查。层面以显示汇入下腔静脉的三大肝静脉为特征,图像中为呈放射状排列的无回声区。在此断面,自下腔静脉左前壁经肝中静脉长轴的延线为正中裂,分隔左内叶与右前叶。沿肝右静脉长轴向前外的延线为右叶间裂,分隔右前叶与右后叶。右后叶亦可从右叶间裂中点至肝右缘中点的连线,以分隔上段与下段。自下腔静脉左前壁,经肝左静脉末段向前偏右的延线相当于左叶间裂,分隔左内叶与左外叶。围绕下腔静脉前方的为尾状叶上端(图4-100A,B)。

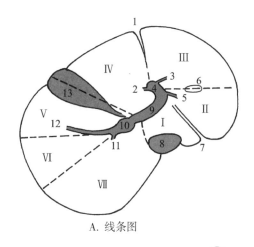

A. 线条图

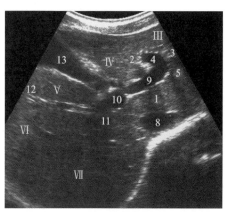

B. B超图像

图4-99 经第一肝门斜断面

1. 肝圆韧带裂  2. 肝门静脉左内支  3. 肝门静脉左外下支  4. 肝门静脉左支矢状部  5. 肝门静脉左外上支  6. 肝左静脉  7. 静脉韧带裂  8. 下腔静脉  9. 肝门静脉左支横部  10. 肝门静脉右支  11. 肝门静脉右后支  12. 肝门静脉右前支  13. 胆囊

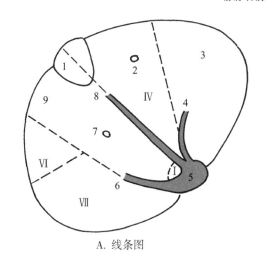

A. 线条图

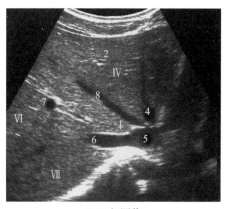

B. B超图像

图4-100 经第二肝门斜断面

1. 胆囊  2. 肝门静脉左内支  3. 左外叶  4. 肝左静脉  5. 下腔静脉  6. 肝右静脉
7. 肝门静脉右前支  8. 肝中静脉  9. 右前叶

251

（三）经腹主动脉纵断面

探头置于剑突下偏左约 1 cm，声束向后上方通过腹主动脉长轴及其前方左半肝的左外叶。图像显示左外叶的纵断面及其中部无回声的肝左静脉，经肝左静脉长轴由后上向前下引虚线表示左段间裂，将左外叶分为后上方的外上段和前下方的外下段（图 4-101A，B）。

（四）经下腔静脉纵断面

探头置于剑突下偏右 2.0 cm，声束向后上方通过下腔静脉长轴及其前方的尾状叶和左内叶。图像中紧邻下腔静脉前方的血管为肝门静脉主干，其进入肝内的部分为左支横部。近膈面处，可见接近

第二肝门的肝中静脉。断面中，肝中静脉与肝门静脉左支横部的连线相当于背裂，用以分隔前方的左内叶与后方的尾状叶（图 4-102A，B）。

（五）经肝－右肾纵断面

探头置于腋中线肋弓处，声束近乎呈冠状位向内上方。图像中右后方为右肾，左前方为右半肝及肝右静脉长轴的中、远段。依肝右静脉长轴分隔前方的右前叶和后方的右后叶。从肝右静脉中点向前引虚线，以分隔右前叶的上段和下段；向后引虚线，经肝门静脉右后上、下支之间，以分隔右后叶上段和下段（图 4-103A，B）。

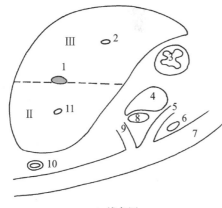
A. 线条图

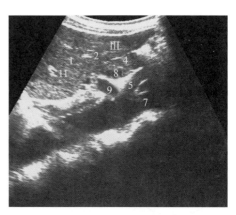
B. B 超图像

**图 4-101 经腹主动脉纵断面**

1. 肝左静脉 2. 肝门静脉左外下支 3. 幽门管 4. 胰 5. 肠系膜上动脉 6. 左肾静脉 7. 腹主动脉
8. 脾静脉 9. 腹腔干 10. 贲门 11. 肝门静脉左外上支

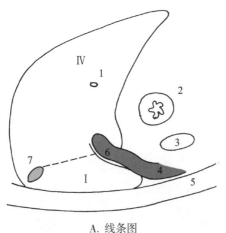
A. 线条图

B. B 超图像

**图 4-102 经下腔静脉纵断面**

1. 肝门静脉左内支 2. 幽门 3. 胰 4. 肝门静脉 5. 下腔静脉 6. 肝门静脉左支横部 7. 肝中静脉

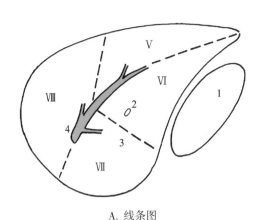

A. 线条图

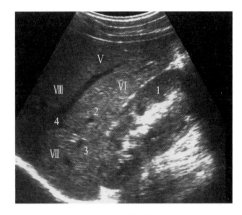

B. B 超图像

图4-103 经肝 - 右肾纵断面

1. 右肾 2. 肝门静脉右后下支 3. 肝门静脉右后上支 4. 肝右静脉

(李文生　刘树伟)

# 第八节 腹膜后隙断层解剖

**腹膜后隙** retroperitoneal space 是腹后壁腹膜与腹内筋膜和脊柱腰段之间区域的总称，它上达膈，通过腰肋三角、食管裂孔和主动脉裂孔与后纵隔相通，下至骨盆上口延续盆腹膜后隙，两侧于腋后线延续腹膜下筋膜。这样，腹膜后隙的感染可向各个方向扩散。间隙内除大量疏松结缔组织外，尚有肾上腺、肾、输尿管、十二指肠、胰、升降结肠、腹部大血管、神经和淋巴结等。腹膜后隙在解剖学和临床诊治方面，均被认为是较困难和有争议的区域。

## 一、腹膜后隙的分区和内容

### (一) 以解剖部位分区

按解剖部位分腹膜后隙为左、右腰窝，椎前区，左、右髂窝。

**1. 腰窝** lumbar fossa 位于第 12 肋至髂嵴后份之间，其外侧以腋后线为界，在临床上常以竖脊肌或腰方肌外侧缘为标志，内侧至腰大肌前缘，两侧腰窝借椎前区相连。腰窝底由腹横肌、腰方肌、腰大肌及其表面的腹内筋膜组成。其中，腹横筋膜贴于腹横肌内面；腰方肌筋膜上缘增厚为腰肋外侧韧带并延续膈下筋膜，下缘附于髂嵴；腰大肌筋膜上缘增厚为腰肋内侧韧带也向上延续膈下筋膜，向下与髂筋膜延续。位于上述筋膜与后腹壁腹膜之间的腹膜后组织，其厚薄随个体的胖瘦和部位而异，它填充于腰窝内的器官和结构之间，如肾上腺、肾、输尿管、十二指肠、升降结肠、胰、肾血管和精索内血管等。

**2. 椎前区** prevertebral region 位于后腹壁腹膜与脊柱腰段之间，它上达膈，通过食管裂孔和主动脉裂孔与膈脚后间隙(位于膈脚与脊柱胸段之间)相通，下在骶岬处延续盆腹膜后隙，两侧延续左、右腰窝。此区的椎前结构有腹部大血管及其周围的淋巴结构、内脏神经丛、椎前节、腰交感干，还有部分十二指肠和胰。

**3. 髂窝** iliac fossa 位于髂窝的壁腹膜与髂筋膜之间。髂筋膜覆盖于髂肌表面，向上紧密附于髂嵴并延续腰方肌筋膜，内侧附于骨盆上口并与腰大肌筋膜相连，向前于腹股沟韧带深面与腹横筋膜融合。髂窝内的腹膜外组织与腹前外侧壁、腰窝和盆腔的腹膜外组织相连，故此区的感染可向周围扩散。腰窝内除腹膜外组织外，还有髂血管、髂淋巴结、输尿管、精索内血管、生殖股神经等结构。

### (二) 以肾筋膜分区

**肾筋膜** renal fascia 早在 18 世纪末由 Gerota 等学者描述，1972 年著名的腹部放射学家 Meyers 结合其研究，明确提出腹膜后间隙以肾筋膜为中心分为三个间隙，即肾旁前、后间隙和肾周间隙。Meyers 的这一观点被广泛地承认和引用，并不断为其他学者的研究所丰富和完善(图4-104)，从而促

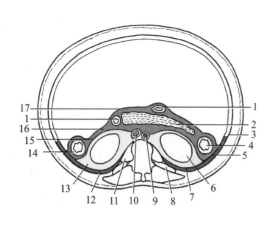
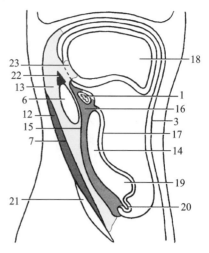

A. 经胰的横断面          B. 经右肾的矢状断面(右面观)

图4-104 腹膜后隙的分区

1. 十二指肠 2. 胰 3. 腹横筋膜 4. 降结肠 5. 侧椎筋膜 6. 肾 7. 肾后筋膜 8. 腰方肌 9. 腹主动脉 10. 下腔静脉 11. 腰大肌 12. 肾旁后间隙 13. 肾周间隙 14. 升结肠 15. 肾前筋膜 16. 肾旁前间隙 17. 腹膜 18. 肝 19. 盲肠 20. 阑尾 21. 髂肌 22. 右肾上腺 23. 肝裸区

进腹膜后隙疾病影像诊断水平的不断提高。

**1. 肾旁前间隙** anterior pararenal space 位于腹后壁腹膜与肾前筋膜和侧椎筋膜之间。侧椎筋膜 lateroconal fascia 由肾前、肾后筋膜在肾外侧融合而成,它向外侧经升或降结肠的后方附于结肠旁沟的腹膜。间隙内有胰、十二指肠、升降结肠等器官。

**2. 肾周间隙** perirenal space 位于**肾前筋膜** anterior renal fascia 与**肾后筋膜** posterior renal fascia 之间。间隙内有肾上腺、肾、肾血管、输尿管和肾脂肪囊等器官和结构。

**3. 肾旁后间隙** posterior pararenal space 位于肾后筋膜、侧椎筋膜与腹内筋膜之间。间隙内只有肾旁脂体,而无任何器官。

CT 扫描是腹膜后隙首选的检查方法,只要调窗技术恰当,它可以较好显示腹膜后间隙内的筋膜结构、三个间隙的组成以及中线的解剖结构。

## 二、腹膜后隙的延伸

熟悉肾筋膜在各方向的延伸和附着是理解和掌握腹膜后隙延伸的关键。

### (一)腹膜后隙向外侧延伸
腹膜后隙向外侧延伸取决于肾前、后筋膜在肾外侧的附着。

**1. 肾门及其以下平面** 传统的观点认为肾

前、后筋膜在肾外侧融合,然后与腹横筋膜延续。近期的研究表明,肾筋膜的外侧附着有 4 种基本类型:

(1)**第 1 型** 肾前、后筋膜在肾外侧融合成单一的侧椎筋膜,后者经升或降结肠的后方伸向前外侧,而后附于结肠旁沟附近的腹膜(图 4-105),约占 30%。此型的肾周间隙在外侧封闭,呈稍尖的圆钝外形;肾旁前、后间隙受阻于侧椎筋膜而互不通连;肾旁后间隙向外侧经侧椎筋膜和腹横筋膜之间延

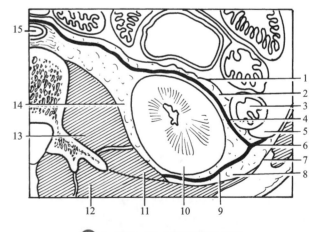

图4-105 第 1 型肾筋膜配布

1. 壁腹膜 2. 肾旁前间隙 3. 降结肠 4. 肾前筋膜 5. 左结肠旁沟 6. 侧椎筋膜 7. 腹横筋膜 8. 肾旁后间隙 9. 肾后筋膜 10. 左肾 11. 腰方肌 12. 竖脊肌 13. 腰大肌 14. 肾周间隙 15. 腹主动脉

续腹膜下筋膜;肾旁前间隙向外侧受阻于侧椎筋膜与腹膜的附着处。

（2）第 2 型　肾后筋膜的外侧份分为前、后两层,前层于肾外侧与肾前筋膜延续,后层向外侧延续为侧椎筋膜,后者再向前外侧经升或降结肠的后方附于结肠旁沟附近的腹膜(图 4-106),在肾门平面占 30%,肾下极平面占 10%。此型的肾周间隙有一圆钝的外缘;肾旁前间隙可绕肾外侧伸向肾后,进入肾后筋膜前、后层之间的潜在间隙。这样,肾旁前间隙的积液可经肾外侧达肾后,但它不累及肾脂肪囊和肾旁脂体(图 4-107)。

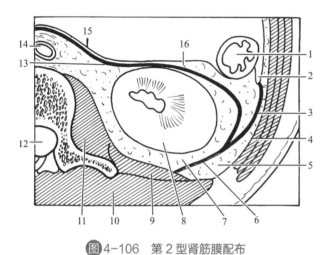

图 4-106　第 2 型肾筋膜配布

1. 降结肠　2. 左结肠旁沟　3. 侧椎筋膜　4. 腹横筋膜　5. 肾旁后间隙　6. 肾后筋膜　7. 肾周间隙　8. 左肾　9. 腰方肌　10. 竖脊肌　11. 腰大肌　12. 椎管　13. 肾前筋膜　14. 腹主动脉　15. 壁腹膜　16. 肾旁前间隙

（3）第 3 型　肾前、后筋膜分别经肾前、后方伸向外侧,经升或降结肠的后方,一起或分别附于结肠旁沟附近的腹膜(图 4-108),在肾门平面占 30%,肾下极平面高达 60%。此型的肾周间隙向外侧伸出一个尖形或舌样突起达到结肠旁沟附近,甚至延伸至更前外侧的位置。这样,由肾周间隙积液导致的结肠旁沟附近积液应与肾旁前、后间隙和结肠旁沟的积液相鉴别。

（4）第 4 型　无侧椎筋膜,肾前、后筋膜在肾外侧直接延续(图 4-109)。此型少见,只存在于肾门平面,占 3.3%。此型的肾旁前、后间隙可经肾外侧直接通连。这样,肾旁前间隙的积液可经肾外侧直接扩散至肾旁后间隙,累及肾旁脂体。这种类型的肾后积液应与第 2 型的肾旁前间隙积液向肾后扩散相鉴别。

2. 肾门以上平面　在肾门以上平面,左、右侧的肾前筋膜向外侧分别与脾肾隐窝或肝肾隐窝内侧份的腹膜愈合,而肾后筋膜与膈下筋膜愈合。愈合后的肾前、后筋膜向外侧延伸,在隐窝底附近两者相互愈合,从外侧封闭肾周间隙。这样,在肾门以上平面的肾周间隙积液可在膈下向外侧延伸至肾前、后筋膜的愈合处。

（二）腹膜后隙向内侧延伸

腹膜后隙向内侧延伸取决于肾前、后筋膜在内侧的附着。

1. 肾周间隙向内侧延伸　两侧肾周间隙是否越中线连通,过去一直存在意见分歧。近期研究表

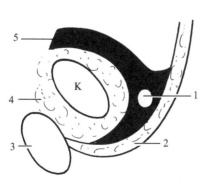

A. 简图(黑色区示积液)

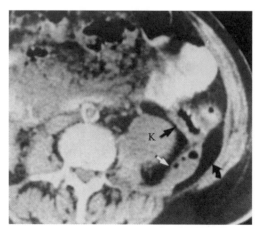

B. CT 图像

图 4-107　肾旁前间隙的液体伸入肾后方

1. 降结肠　2. 肾旁后间隙　3. 腰大肌　4. 肾周间隙　5. 肾旁前间隙积液

K:肾　黑直箭:肾周间隙　黑弯箭:肾旁后间隙　白箭:肾旁前间隙积液

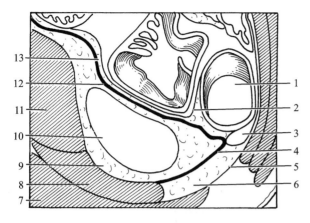

**图4-108　第3型肾筋膜配布**

1. 降结肠　2. 壁腹膜　3. 左结肠旁沟　4. 肾后筋膜　5. 腹横筋膜　6. 肾旁后间隙　7. 竖脊肌　8. 腰方肌　9. 肾周间隙　10. 左肾　11. 腰大肌　12. 肾前筋膜　13. 肾旁前间隙

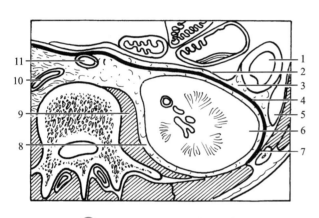

**图4-109　第4型肾筋膜配布**

1. 降结肠　2. 壁腹膜　3. 肾旁前间隙　4. 肾前筋膜　5. 左结肠旁沟　6. 左肾　7. 肾后筋膜　8. 肾周间隙　9. 腰大肌　10. 下腔静脉　11. 腹主动脉

明，两侧肾周间隙之间存在不连通和连通两种类型。不连通者占30.56%，此时的肾前筋膜与椎前区的结构紧密相连。连通者占69.44%，可在肾门（$L_2$）及其以下（$L_{3\sim5}$）和以上平面（$T_{11\sim12}$）连通，此时的肾前筋膜经腹部大血管或膈下筋膜之前与对侧同名筋膜延续，筋膜下存有潜在的间隙。在腹腔干和肠系膜上动脉平面，肾前筋膜与血管周围密集的结缔组织、神经丛和神经节紧密相连，因此，这一平面是两侧肾周间隙的不通连区。

肾周间隙不是一个单纯的脂肪间隙，它被不同方向的纤维性桥隔 bridging septa 分为很多小腔，有的与肾表面平行。因此，肾周间隙的积液可局限于本间隙的不同部位，靠近肾表的积液应与肾纤维膜下的积液鉴别。

2. 肾旁前间隙向内侧延伸　在胰平面以下，由于肠系膜根内结构的阻隔，两侧肾旁前间隙互不通连。在胰平面，由于胰本身横跨于肾旁前间隙内，两侧肾前筋膜又在胰后越中线相延续，因此，一侧肾旁前间隙的积液可越中线向对侧扩散。但在临床上，肾旁前间隙的积液多局限在病变侧。

3. 肾旁后间隙向内侧延伸　肾后筋膜向内侧附着于腰肌筋膜和膈下筋膜，其附着点自上而下由外侧向内侧移，在肾上极平面附于膈下筋膜，肾门平面多附于腰方肌的外侧缘，而肾下极平面多附于腰方肌的前面。肾旁后间隙向内侧延伸至肾后筋膜在内侧的附着处。

（三）腹膜后隙向上延伸

腹膜间隙向上延伸取决于肾前、后筋膜在上方的附着。传统的观点认为肾前、后筋膜在肾上腺上方相互融合，使肾周间隙向上不通。近期的断层标本和 CT 研究显示，右侧肾前筋膜向上与肝肾隐窝处的腹膜愈合（图 4-110A），并随腹膜向上延续肝裸区的纤维膜；左侧肾前筋膜向上与网膜囊后壁和脾肾隐窝处的腹膜愈合（图 4-110B），并随腹膜向上伸入胃裸区的后方。两侧肾后筋膜向上均与膈下筋膜愈合。这样，右侧肾周间隙向上可伸入右膈下腹膜外间隙，高达肝冠状韧带上层；左侧肾周间隙向上可伸达左膈下腹膜外间隙（位于胃裸区和食管腹部的后方），甚至进入肝左三角韧带两层腹膜之间；两侧肾旁前间隙向上延伸至肾前筋膜与腹膜的愈合处；肾旁后间隙向上达肾后筋膜与膈下筋膜的愈合处。

（四）腹膜后隙向下延伸

腹膜后隙向下延伸取决于肾前、肾后筋膜在下方的附着。传统的观点认为，肾前筋膜向下消失于腹膜后脂肪中，肾后筋膜向下与髂筋膜愈着，肾前、后筋膜在肾下方疏松连结。近期研究表明，右侧肾前筋膜向下附于小肠系膜根及回盲部的腹膜，左侧肾前筋膜向下附于乙状结肠系膜根的腹膜。两侧肾后筋膜向下，其内侧份与腰大肌筋膜愈合，外侧份越髂嵴后份，随髂肌向下到达腹股沟深面（图 4-110）。这样，肾周间隙向下开放，开放后可沿3个方向延伸：①沿输尿管和卵巢血管向内下延续盆腹膜后隙；②沿睾丸血管向外下至腹股沟深面；③向外侧延续腹膜下筋膜。肾旁前间隙向下终于肾前筋膜与相应腹膜的愈合处。肾旁后间隙向下伸入髂窝，远达腹股沟韧带深面，向外侧延续腹膜下筋

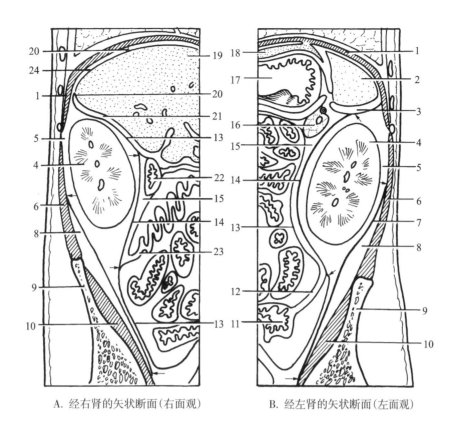

A. 经右肾的矢状断面（右面观）　　　B. 经左肾的矢状断面（左面观）

**图4-110　腹膜后隙的纵向延伸（箭示肾筋膜的附着处）**

1. 膈　2. 脾　3. 脾肾隐窝　4. 肾　5. 肾周间隙　6. 腰方肌　7. 肾后筋膜　8. 肾旁后间隙　9. 髂骨翼　10. 髂肌　11. 乙状结肠　12. 乙状结肠系膜　13. 腹膜　14. 肾前筋膜　15. 肾旁前间隙　16. 胰　17. 胃　18. 肝左叶　19. 肝右叶　20. 冠状韧带　21. 肝肾隐窝　22. 十二指肠　23. 肠系膜根　24. 肝裸区

膜。肾旁前、后间隙在下方无直接连通。

### 三、肾与升、降结肠及后腹膜隐窝的位置关系

#### （一）肾与升、降结肠的位置关系

有研究显示，升结肠上端位置较降结肠低，升结肠上端多在肾门平面，而降结肠上端可达肾上极平面。

升、降结肠与肾的位置关系自上而下从肾的前方逐渐移至肾的前外侧，但有少数结肠可移至肾的后外侧，甚至到达肾的后方（图4-111）。

了解肾后外侧和肾后结肠的存在与否，对肾疾病的影像鉴别诊断和经腹膜外入路的肾手术中避免其损伤具有重要的临床意义。

#### （二）肾与后腹膜隐窝的位置关系

有研究显示，位于肾前外侧的后腹膜隐窝，在肾门及其以上平面左、右侧分别是脾肾隐窝和肝肾隐窝，在肾门以下平面分别为左、右结肠旁沟。上

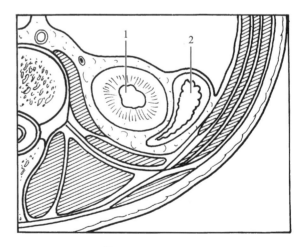

**图4-111　肾后位结肠**

1. 左肾　2. 降结肠

述后腹膜隐窝的窝底集中位于肾外侧，但有少数肝肾隐窝和脾肾隐窝连同部分肝或脾向后延伸至肾的后外侧，甚至到达肾的后方（图4-112）。左肾还与前内侧的网膜囊脾隐窝和左肠系膜窦毗邻。

257

了解后腹膜隐窝向肾后外侧和肾后的延伸,对于肾后积液的影像鉴别诊断以及腹膜腔积液的引流具有重要的临床意义。

对于肾后的积液,Love 提出了 4 种类型:①肾旁前间隙积液向肾后扩散(图 4-107);②肾周间隙的后部积液(图 4-113);③肾旁后间隙积液(图 4-114);④腹腔积液的肾后扩散,即后腹膜隐窝的积液向肾后扩散(图 4-115)。此外,第 4 型肾筋膜的配布,使肾旁前间隙的积液也可扩散至肾旁后间隙而表现为肾后的积液。

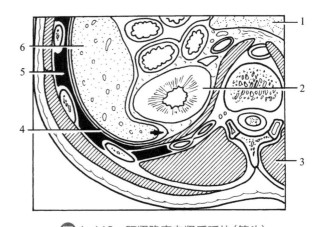

**图** 4-112　肝肾隐窝向肾后延伸(箭头)

1. 胰　2. 右肾　3. 竖脊肌　4. 壁腹膜　5. 肋膈隐窝　6. 肝右叶

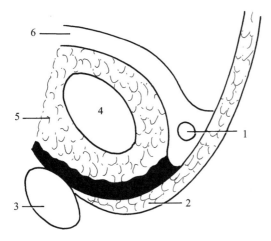

**图** 4-113　肾周间隙的后部积液(黑色区示积液)

1. 降结肠　2. 肾旁后间隙　3. 腰大肌　4. 左肾　5. 肾周间隙　6. 肾旁前间隙

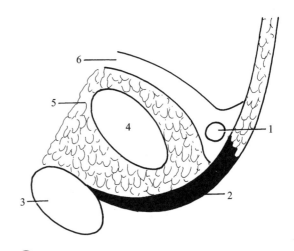

**图** 4-114　肾旁后间隙本身的积液(黑色区示积液)

1. 降结肠　2. 肾旁后间隙积液　3. 腰大肌　4. 左肾　5. 肾周间隙　6. 肾旁前间隙

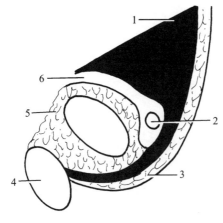

A. 简图

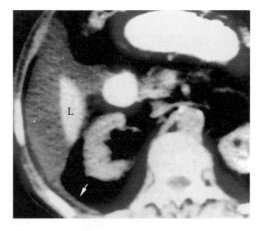

B. CT 图像(引自参考文献)

**图** 4-115　腹腔积液的肾后扩散

1. 腹腔积液　2. 降结肠　3. 肾旁后间隙　4. 腰大肌　5. 肾周间隙　6. 肾旁前间隙

L:肝;白箭:腹腔积液

(姜苏明)

# 第 **5** 章

# 男性盆部和会阴

▶▶▶ 第一节　概　　述 ◀◀◀

## 一、境界

盆部 pelvis 与**会阴** perineum 位于躯干的下部，上接腹部，下连股部，其骨性基础主要为骨盆。其前面以耻骨联合上缘、耻骨结节、腹股沟和髂嵴前份的连线与腹部为界；后面以髂嵴后份和髂后上棘至尾骨尖的连线与腰区及骶尾区分界。骨盆的内腔为盆腔，向上续接腹腔，下方由会阴的软组织封闭。盆部和会阴含消化、泌尿和生殖系的末端及外生殖器。在断层解剖学中，男性盆部和会阴的上界为第 5 腰椎间盘平面，下界为阴囊消失平面。

## 二、标志性结构

盆部和会阴部的主要标志性结构有：**耻骨联合** pubic symphysis、**耻骨嵴** pubic crest、**耻骨结节** pubic tubercle、**髂前上棘** anterior superior iliac spine、**髂嵴** iliac crest、**髂后上棘** posterior superior iliac spine、**髂结节** tubercle of iliac crest、**坐骨结节** ischial tuberosity、**骶正中嵴** median sacral crest 和**尾骨尖** apex of coccyx 等。耻骨联合位于腹前壁前正中线下端，是骨盆入口的标志之一。两侧髂嵴最高点的连线平第 4 腰椎棘突，常用于计数椎骨棘突，并且是腹主动脉分叉平面的体表标志。髂后上棘约与第 2 骶椎棘突平齐，为蛛网膜下隙终止的标志。坐骨结节内侧缘深部有阴部神经和阴部内血管穿行于阴部管（Alcock 管）内，临床上作阴部神经阻滞

麻醉时，常在坐骨结节与肛门之间的中点进针，刺向坐骨棘。活体直立时，尾骨尖与耻骨联合上缘在同一水平面上。

## 三、横断层中男性盆部和会阴结构的配布规律

男性盆部和会阴的横断层解剖，自上而下大致可分成三段。

第一段，从第 5 腰椎间盘至髋臼上缘，主要为下腹部的结构，包括：①盆壁（髂骨翼、骶髂关节、第 5 腰椎、骶骨上份、髂腰肌、臀肌）；②下腹壁；③髂血管与淋巴结、腰丛和骶丛；④腹膜腔下份；⑤肠管（回肠、盲肠、阑尾、乙状结肠、直肠）和输尿管。

第二段，从髋臼上缘至耻骨联合下缘，主要为盆腔的结构，包括：①盆壁（髋臼、股骨头、股骨颈、大转子、耻骨支、耻骨联合、坐骨体、坐骨支、坐骨结节、髂腰肌、臀肌、大腿肌和盆底肌）；②盆筋膜与筋膜间隙；③腹股沟区与精索；④盆腔脏器的动脉及静脉丛、股血管、淋巴结和坐骨神经；⑤泌尿器（膀胱、输尿管、尿道）、生殖器（输精管、精囊、前列腺）和直肠。

第三段，为耻骨联合下缘以下，主要为男性会阴部的结构及大腿上段，包括：①会阴肌；②男性外生殖器（阴茎、阴囊）、睾丸、附睾、精索、男尿道、肛管；③股骨及周围肌群。

## 第二节　男性盆部和会阴的连续横断层解剖

### 一、第 5 腰椎间盘层面(断层一)

关键结构:第 5 腰椎间盘,髂骨翼,腰大肌,输尿管,髂血管,股神经。

该断面可视为腹盆交界平面。断面中出现第 5 腰椎间盘,髂骨翼增大,其内、外侧面为髂肌和臀中肌所附着。在椎间盘两侧的腰大肌开始与髂肌融合,形成髂腰肌,于两者间可见股神经。在腰大肌内侧,为**输尿管** ureter 和**髂总动、静脉** common iliac artery and vein。其中,左髂总静脉向右横行与右髂总静脉汇合,形成下腔静脉起始部,其汇合处一般居第 5 或第 4 腰椎水平,前者占 68.2%±5%,后者占 31.8%±5%(图 5-1)。

### 二、第 1 骶椎上份层面(断层二)

关键结构:第 1 骶椎,髂骨翼,髂腰肌,输尿管,髂血管,股神经。

断面中第 1 骶椎椎体位居盆部后壁中央,其后方为骶管,管内容纳骶、尾神经根。髂骨翼(上部)略呈浅"S"形,翼的前面微凹形成髂窝,为髂肌所占据,背外侧面为臀中肌并可见臀大肌出现。在髂腰肌内侧为髂血管、输尿管和腰丛及腰骶干,呈前后方向排列。其中髂总动脉已分为髂内、外动脉,输尿管于此层面中已跨过髂总动脉行于髂内、外动脉之间,腰丛及腰骶干则位居髂总静脉后方。盆腔内,右侧盲肠已近盲端,左侧为**乙状结肠** sigmoid colon 及其系膜,中部为回肠襻及其系膜(图 5-2)。髂总动脉分出髂内、外动脉的位置,最高平第 4 腰椎上 1/3,最低在第 2 骶椎水平,多数平骶岬。分出部位有明显的性别差异,男性高于女性,与年龄和侧别关系不明显。

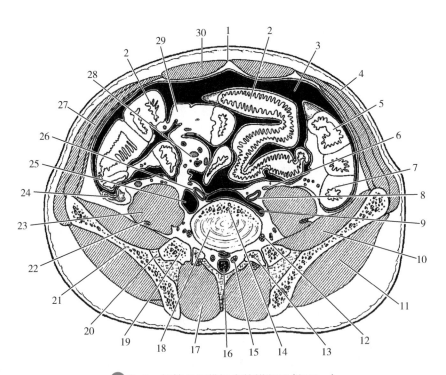

图 5-1　经第 5 腰椎间盘的横断面(断层一)

1. 白线　2. 回肠　3. 腹膜腔　4. 腹外斜肌　5. 乙状结肠　6. 输尿管　7. 降结肠　8. 左髂总动脉　9. 左髂总静脉　10. 髂肌　11. 臀中肌　12. 第 5 腰神经　13. 第 5 腰椎下关节突　14. 第 5 腰椎椎体　15. 第 1 骶神经　16. 马尾　17. 竖脊肌　18. 第 5 腰椎间盘　19. 骶翼　20. 骶髂骨间韧带　21. 髂骨翼　22. 股神经　23. 腰大肌　24. 盲肠　25. 右髂总静脉　26. 右髂总动脉　27. 腹内斜肌　28. 肠系膜淋巴结　29. 肠系膜　30. 腹直肌

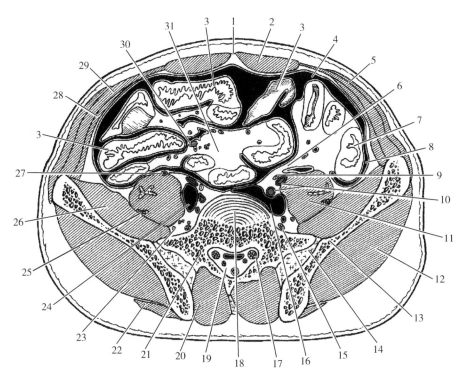

图 5-2 经第 1 骶椎上份的横断面(断层二)

1. 白线 2. 腹直肌 3. 回肠 4. 腹膜腔 5. 腹外斜肌 6. 乙状结肠系膜 7. 乙状结肠 8. 左结肠旁沟 9. 输尿管 10. 左髂内、外动脉 11. 腰大肌 12. 臀中肌 13. 髂骨翼 14. 骶髂骨间韧带 15. 腰骶干 16. 左髂总静脉 17. 第 1 骶神经 18. 第 5 腰椎间盘 19. 骶管 20. 竖脊肌 21. 第 1 骶椎 22. 臀大肌 23. 腰神经 24. 右髂总静脉 25. 股神经 26. 髂骨 27. 右睾丸静脉 28. 腹横肌 29. 腹内斜肌 30. 肠系膜淋巴结 31. 肠系膜

### 三、第 1 骶椎下份及第 1 骶椎间盘层面(断层三)

关键结构:第 1 骶椎,骶翼,骶髂关节,髂腰肌,输尿管,髂血管。

第 1 骶椎椎体的前缘凸向前,后方可见第 1 骶椎间盘。骶翼宽大,其前外侧与髂骨翼之间出现骶髂关节,其后面的突起为骶外侧嵴,该嵴内侧与椎体之间为骶后孔。髂骨翼后端增厚形成髂后上棘。于髂腰肌内侧可见输尿管、髂血管和**腰骶干** lumbosacral trunk,其中髂总静脉已为髂内、外静脉。盆腔内,右侧的盲肠 cecum 已消失,左侧仍为乙状结肠,其余部分为回肠襻(图 5-3)。关于髂总静脉的合成部位,多在髂总动脉分叉点下方(左侧为 92.31% ± 2.61%,右侧为 97.12% ± 1.64%)。在此断面,男女骨盆差异表现在:第 1 骶椎最大宽度女性大于男性,女性平均为(11.34 ± 0.48)cm,男性平均为(10.84 ± 1.09)cm;其次为髂骨翼形态,男性髂骨翼前份呈弓形伸向前外,女性髂骨翼前份呈平直

斜向前外。

### 四、第 2 骶椎上份层面(断层四)

关键结构:第 2 骶椎,髂骨翼,骶髂关节,输尿管,髂内、外血管。

断面中第 2 骶椎椎体与两侧骶骨翼的前缘均变得平直,两者之间可见骶前孔,其内容纳脂肪组织及骶神经前支,在骶翼与髂骨翼(中部)之间为**骶髂关节** sacroiliac joint,关节面较上一层面增大。髂腰肌位置相对前移,构成小骨盆的盆缘,以该肌为标志,其前内侧由前外至后内,分别可见股神经、髂外动脉、髂外静脉、输尿管、髂内动脉、髂内静脉和**骶丛**等。盆腔内,除左侧份为乙状结肠及其系膜外,余者均为回肠襻(图 5-4)。

### 五、第 2 骶椎下份及第 2 骶椎间盘层面(断层五)

关键结构:第 2 骶椎,骶髂关节,髂骨翼,髂内、外血管,输尿管,乙状结肠。

261

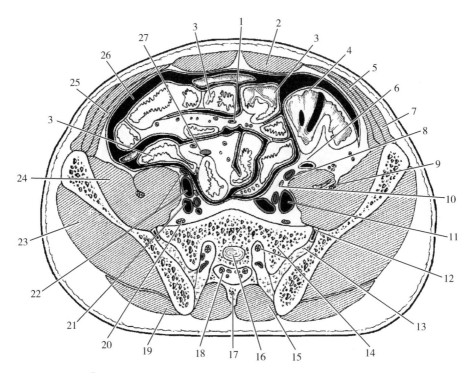

图5-3　经第 1 骶椎下份及第 1 骶椎间盘的横断面(断层三)

1. 肠系膜　2. 腹直肌　3. 回肠　4. 乙状结肠　5. 腹内斜肌　6. 乙状结肠系膜　7. 腹外斜肌　8. 左髂外动脉　9. 股神经　10. 输尿管　11. 左髂外静脉　12. 骶髂关节　13. 骶髂骨间韧带　14. 第 1 骶椎和第 1 骶神经　15. 竖脊肌　16. 第 1 骶椎间盘　17. 骶正中嵴　18. 第 2 骶神经　19. 臀大肌　20. 腰骶干　21. 右髂内静脉　22. 右髂外动、静脉　23. 臀中肌　24. 髂腰肌　25. 腹横肌　26. 腹膜腔　27. 肠系膜淋巴结

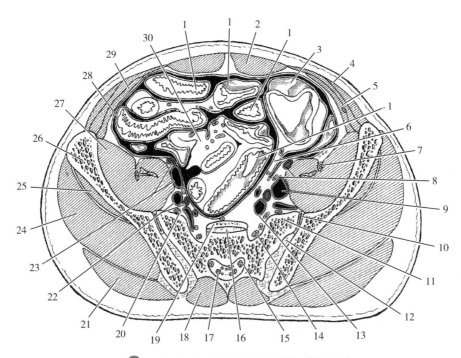

图5-4　经第 2 骶椎上份的横断面(断层四)

1. 回肠　2. 腹直肌　3. 乙状结肠　4. 腹外斜肌　5. 腹内斜肌　6. 乙状结肠系膜　7. 股神经　8. 左髂外动脉和输尿管　9. 左髂外静脉　10. 骶髂关节　11. 第 2 骶椎　12. 骶髂骨间韧带　13. 左髂内静脉　14. 第 1 骶神经前支　15. 第 2 骶神经　16. 第 1 骶椎间盘　17. 第 3 骶神经　18. 竖脊肌　19. 第 1 骶椎　20. 腰骶干　21. 臀大肌　22. 右髂内、动静脉　23. 右髂外动、静脉　24. 臀中肌　25. 臀小肌　26. 髂骨翼　27. 髂腰肌　28. 腹膜腔　29. 腹横肌　30. 肠系膜

由第 2 骶椎椎体构成的小骨盆后壁开始后凹，两侧骶翼前凸，骶后孔内可见第 2 骶神经。在骶翼与髂骨翼（中下部）间的骶髂关节断面增至最大，且嵌合紧密。髂骨翼前端为髂前上棘。髂腰肌位置继续相对前移，盆壁的血管、神经呈"U"形排列于髂腰肌内侧和第 2 骶椎前方。盆腔内，乙状结肠由左侧移向第 2 骶椎体前方；右侧部仍为回肠襻（图 5-5）。骶髂关节属滑膜性微动关节，由骶骨耳状关节面和髂骨耳状关节面构成，位于第 1~2 骶椎平面，男性可至第 3 骶椎平面。在正常人骶髂关节 CT 图像上，98% 的人关节腔等于或大于 2 mm，并具有明显的年龄变化，30 岁以下者呈现密度均匀对称的骶髂关节；而 77% 30 岁以上和 87% 40 岁以上的人，其骶髂关节呈现为不对称，83% 的人可出现骶髂关节局部增大或不均匀的软骨下髂骨硬化。

## 六、第 3 骶椎层面（断层六）

关键结构：第 3 骶椎，髂骨翼，梨状肌，髂内、外动静脉，输尿管，乙状结肠。

由第 3 骶椎构成的小骨盆后壁进一步凹陷，骶翼缩小，与椎体之间的骶后孔内可见脂肪组织及第 3 骶神经。骶翼与两侧的髂骨翼（下部）之间为骶髂关节。在第 3 骶椎前方出现**梨状肌** piriformis。参与构成小骨盆边界的髂腰肌进一步前移，髂内、外动静脉和输尿管等分别位于髂腰肌和髂骨翼内侧的盆腹膜壁层深面。盆前壁即腹前外侧壁的下部，主要由腹直肌所构成。盆腔内，乙状结肠由左前向后转至第 3 骶椎前方，移行为**直肠** rectum。其右侧部回肠襻所占范围变小（图 5-6）。

## 七、第 3 骶椎间盘层面（断层七）

关键结构：第 3 骶椎间盘，坐骨大孔，梨状肌，输尿管，乙状结肠，直肠。

第 3 骶椎椎体及其椎间盘与两侧的骶翼之间为骶前孔。骶髂关节已近消失，髂骨翼迅速缩小，移行为髂骨体（上部），并与骶翼分离，两者之间出现**坐骨大孔** greater sciatic foramen。梨状肌覆盖坐骨大孔，构成小骨盆侧壁的后份，该肌前方可见髂内血管及分支，其中臀上血管、神经经梨状肌上孔出入盆腔与臀区之间。髂腰肌则构成小骨盆侧壁的前份，髂外血管居其内侧。盆腔内脏器排布与上一层面基本相同（图 5-7）。

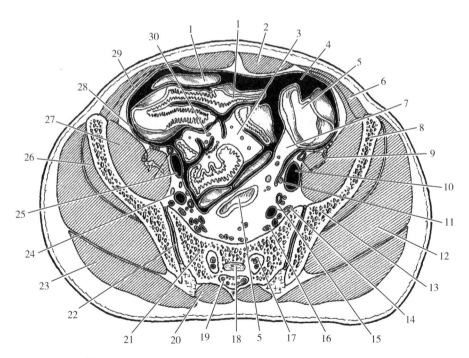

图 5-5　经第 2 骶椎下份及第 2 骶椎间盘的横断面（断层五）

1. 回肠　2. 腹直肌　3. 肠系膜　4. 腹膜腔　5. 乙状结肠　6. 腹内斜肌　7. 乙状结肠系膜　8. 髂骨翼　9. 股神经　10. 左髂外动、静脉　11. 输尿管　12. 臀中肌　13. 髂骨翼　14. 腰骶干　15. 右髂内动、静脉　16. 第 1 骶神经　17. 第 2 骶神经　18. 第 2 骶椎间盘　19. 第 3 骶神经　20. 竖脊肌　21. 第 2 骶椎　22. 骶髂关节　23. 臀大肌　24. 髂内淋巴结　25. 右髂外动、静脉　26. 臀小肌　27. 髂腰肌　28. 睾丸动、静脉　29. 腹横肌　30. 肠系膜淋巴结

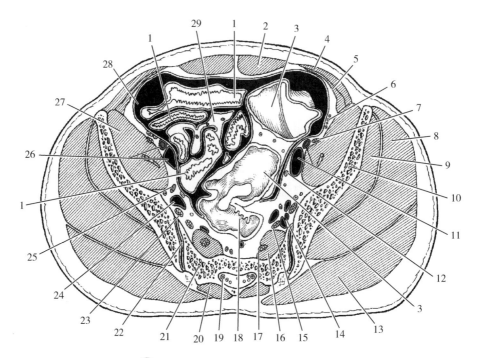

图5-6　经第3骶椎的横断面(断层六)

1. 回肠　2. 腹直肌　3. 乙状结肠　4. 腹内斜肌　5. 腹横肌　6. 左睾丸动脉　7. 股神经　8. 臀中肌
9. 臀小肌　10. 髂骨翼　11. 左髂外动、静脉　12. 输尿管　13. 臀大肌　14. 左髂内动脉分支　15. 第1骶神经　16. 梨状肌　17. 第2骶神经　18. 直肠　19. 第3骶神经　20. 竖脊肌　21. 第3骶椎　22. 骶髂关节　23. 腰骶干　24. 右髂内静脉　25. 髂内淋巴结　26. 右髂外动、静脉　27. 髂腰肌　28. 腹膜腔　29. 肠系膜

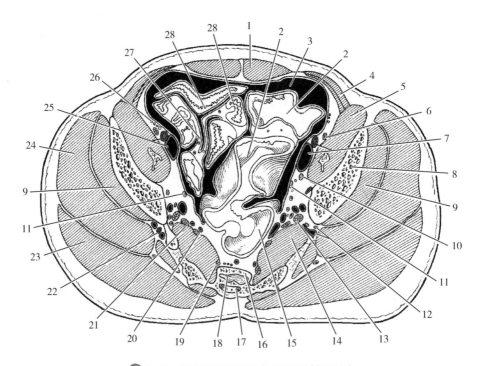

图5-7　经第3骶椎间盘的横断面(断层七)

1. 腹直肌　2. 乙状结肠　3. 腹膜腔　4. 腹内斜肌　5. 髂腰肌　6. 股神经　7. 左髂外动、静脉　8. 髂骨体
9. 臀小肌　10. 髂外淋巴结　11. 输尿管　12. 臀上动、静脉、神经　13. 腰骶干　14. 梨状肌　15. 直肠
16. 第3骶椎　17. 第4骶神经　18. 第3骶椎间盘　19. 第3骶神经　20. 第2骶神经　21. 第1骶神经
22. 臀上血管　23. 臀大肌　24. 臀中肌　25. 右髂外动、静脉　26. 右睾丸动、静脉　27. 肠系膜　28. 回肠

## 八、第 4 骶椎层面(断层八)

关键结构:第 4 骶椎,髂骨体,梨状肌,闭孔内肌,输尿管,直肠。

第 4 骶椎位居小骨盆后壁,髂骨体(中部)呈牛角形,位居盆腔两侧,盆腔侧壁由前向后分别由髂腰肌、**闭孔内肌** obturator internus 和梨状肌所构成,后者位于坐骨大孔处。盆壁血管、神经及输尿管于盆壁肌的内侧下行,盆腔内右前方为回肠襻,左前方为乙状结肠,后方为直肠(图 5-8)。

## 九、第 4 骶椎下份层面(断层九)

关键结构:第 4 骶椎,髂骨体,闭孔内肌,输尿管,乙状结肠,直肠。

第 4 骶椎位于盆后壁中央,髂骨体(下部)断面呈三角形对称配布,并构成小骨盆骨性侧壁,其前方为髂腰肌,该肌内侧可见股神经及髂外动、静脉;其内侧为闭孔内肌所贴附,该肌内侧可见闭孔血管、神经;其后方与第 4 骶椎之间为坐骨大孔,可见起于骶椎前方的梨状肌,经此孔斜出盆腔至臀区臀大肌的深面,在梨状肌的前面为臀下血管及**坐骨神经** sciatic nerve。盆腔内,右前方仍为回肠襻,左前方系乙状结肠,后方为直肠(图 5-9)。由于梨状肌穿越坐骨大孔的中心并是孔内最大的结构,因此是骶丛和坐骨神经定位的重要标志。

## 十、髋臼上缘层面(断层十)

关键结构:髋臼,股骨头,精索,膀胱,直肠。

**髋臼** acetabulum 位于盆壁中部两侧,由髂骨体、耻骨体和坐骨体三者结合构成,呈向外开放的"C"形,与股骨头形成髋关节。于关节前方由外向内依次是髂腰肌、股神经、髂外动脉和髂外静脉,在髂血管前方可见**精索** spermatic cord 起始部(腹股沟管腹环处);髋臼内侧有闭孔内肌附着,近该肌前缘处可见闭孔血管和闭孔神经;髋臼后方与第 5 骶椎之间为坐骨大孔,梨状肌穿越该孔,梨状肌前面为坐骨神经和臀下血管。盆腔前部除回肠襻外,出现膀胱体的顶部,其后方与直肠之间为**直肠膀胱陷凹** rectovesical pouch。输尿管由此开始离开盆壁行向**膀胱** urinary bladder(图 5-10)。输尿管盆部以坐骨棘为标志,以上的部分称壁部,以下的部分称脏部。膀胱空虚时,两侧输尿管口相距约 2.5 cm,膀胱充盈较满时,可增至 5 cm。在 CT 检查中,正常情况下输尿管内无造影剂时,与血管不能区别,有

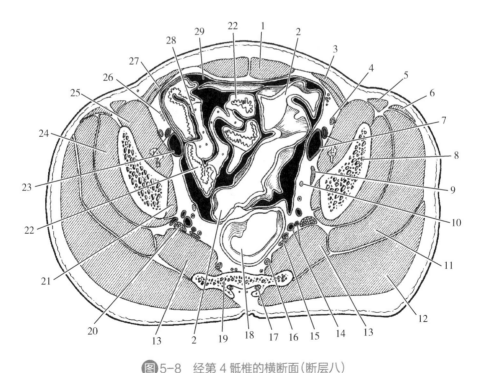

图 5-8　经第 4 骶椎的横断面(断层八)

1. 腹直肌　2. 乙状结肠　3. 腹内斜肌　4. 股神经　5. 缝匠肌　6. 阔筋膜张肌　7. 左髂外动、静脉　8. 髂骨体　9. 髂外淋巴结　10. 输尿管　11. 臀中肌　12. 臀大肌　13. 梨状肌　14. 臀下血管　15. 第 2 骶神经　16. 第 3 骶神经　17. 第 4 骶神经　18. 直肠　19. 第 4 骶椎　20. 坐骨神经　21. 闭孔内肌　22. 回肠　23. 右髂外动、静脉　24. 臀小肌　25. 髂腰肌　26. 右睾丸动、静脉　27. 腹横肌　28. 肠系膜　29. 腹膜腔

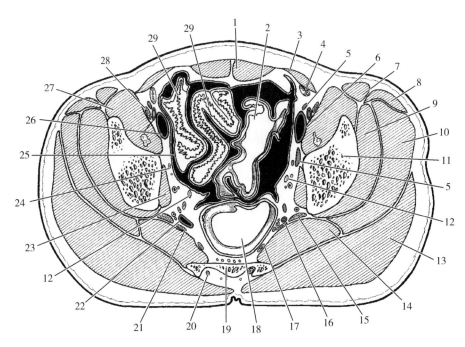

图5-9 经第4骶椎下份的横断面(断层九)

1. 腹直肌　2. 乙状结肠　3. 腹内斜肌　4. 精索　5. 髂外淋巴结　6. 左髂外静脉　7. 缝匠肌　8. 阔筋膜张肌　9. 臀小肌　10. 臀中肌　11. 髂骨体　12. 输尿管　13. 臀大肌　14. 梨状肌　15. 坐骨神经　16. 臀下动脉　17. 第3骶神经　18. 直肠　19. 第4骶椎　20. 第4骶神经　21. 第2骶神经　22. 臀上静脉　23. 闭孔内肌　24. 闭孔神经　25. 腹膜腔　26. 右髂外动、静脉　27. 髂腰肌　28. 股神经　29. 回肠

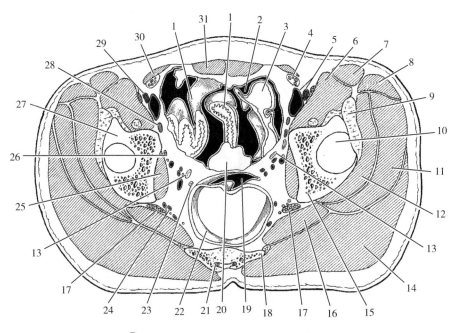

图5-10 经髋臼上缘的横断面(断层十)

1. 回肠　2. 腹膜腔　3. 乙状结肠　4. 精索　5. 左髂外动、静脉　6. 髂腰肌　7. 缝匠肌　8. 阔筋膜张肌　9. 股直肌腱　10. 髋臼　11. 臀中肌　12. 臀小肌　13. 输尿管　14. 臀大肌　15. 坐骨　16. 梨状肌　17. 坐骨神经　18. 第5骶椎　19. 直肠膀胱陷凹　20. 膀胱　21. 第5骶神经　22. 直肠　23. 输精管　24. 臀下血管　25. 闭孔内肌　26. 闭孔神经　27. 髋骨　28. 髂外淋巴结　29. 右髂外动脉和股神经　30. 腹内斜肌　31. 腹直肌

造影剂时能见到高密度的圆形点影。

### 十一、股骨头上份层面(断层十一)

关键结构:髋臼,股骨头,精索,膀胱,输尿管,输精管,直肠。

髋臼呈"C"形环抱圆形的股骨头,其前、后缘可见纤维软骨所构成的髋臼唇加深髋臼窝,其后唇更外突,包裹更多的股骨头后缘。盆腔后壁的骨性结构为第5骶椎。在髋关节前方为髂腰肌,该肌开始离开盆壁,其内侧可见由髂外血管更名的**股动、静脉** femord artery and vein。精索位居盆前壁锥状肌和腹直肌外侧的**腹股沟管** inguinal canal 内。髋臼内侧为闭孔内肌,其前缘可见闭孔血管和闭孔神经。在坐骨大孔处梨状肌已移出盆腔,其前方可见坐骨神经及臀下血管。盆腔内,前部回肠襻即将消失,其所在部位为膀胱所替代,后部为直肠,两者之间可见直肠膀胱陷凹(图 5-11)。

### 十二、股骨头中份及股骨头韧带层面(断层十二)

关键结构:股骨头,闭孔内肌,精索,膀胱,输精管,精囊,直肠。

髋臼由两个三角形骨块组成,前为耻骨体,其伸向前内的突起为耻骨上支;后为坐骨体,其伸向后内的突起为**坐骨棘** ischial spine。两三角形骨块借一薄的骨板相连,构成凹向外侧的髋臼窝,与股骨头相关节。股骨头内侧可见股骨头凹,为股骨头韧带附着处。髂腰肌位居髋关节前方,与内侧的耻骨肌之间可见股神经、股动脉和股静脉。精索于腹股沟管内位居股血管的前内侧。髋臼内侧为闭孔内肌,该肌前缘可见闭孔血管和闭孔神经。盆腔内,前为膀胱(体部),后为直肠,两者之间是直肠膀胱陷凹,该处为男性直立时腹膜腔的最低点。于膀胱后方出现**精囊** seminal vesicle,其内侧为**输精管** ductus deferens(图 5-12)。

### 十三、股骨头下份层面(断层十三)

关键结构:股骨头,闭孔内肌,精索,膀胱,输精管,精囊,直肠。

耻骨上支向前内侧进一步延伸,两侧即将汇合成**耻骨联合** pubic symphysis。在髋关节前方,髂腰肌与耻骨肌之间可见股神经、股动脉、股静脉及

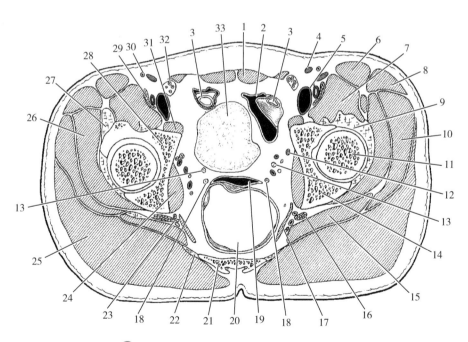

**图** 5-11 经股骨头上份的横断面(断层十一)

1. 腹直肌 2. 腹膜腔 3. 回肠 4. 腹股沟浅淋巴结 5. 股动、静脉 6. 缝匠肌 7. 髂腰肌 8. 阔筋膜张肌 9. 髂股韧带 10. 臀中肌 11. 股骨头 12. 闭孔神经 13. 输尿管 14. 坐骨 15. 梨状肌 16. 坐骨神经 17. 尾骨肌 18. 输精管 19. 直肠膀胱陷凹 20. 直肠 21. 第5骶椎 22. 骶结节韧带 23. 臀下血管 24. 闭孔内肌 25. 臀大肌 26. 臀小肌 27. 股直肌腱 28. 耻骨 29. 股神经 30. 大隐静脉 31. 耻骨肌 32. 精索 33. 膀胱

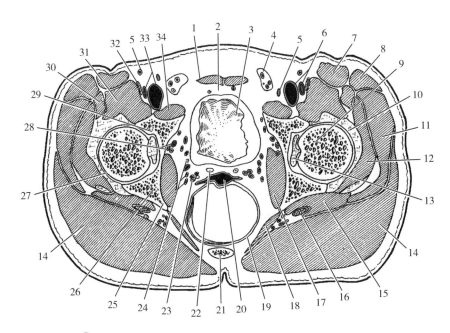

图5-12　经股骨头中份及股骨头韧带的横断面（断层十二）

1. 腹直肌　2. 膀胱前间隙　3. 膀胱　4. 精索　5. 腹股沟浅淋巴结　6. 股动、静脉　7. 缝匠肌　8. 阔筋膜张肌　9. 股骨头　10. 髂股韧带　11. 臀中肌　12. 臀小肌　13. 股骨头韧带　14. 臀大肌　15. 梨状肌　16. 坐骨神经　17. 闭孔内肌　18. 尾骨肌　19. 直肠　20. 直肠膀胱陷凹　21. 尾骨　22. 输精管壶腹　23. 精囊　24. 膀胱静脉丛　25. 坐骨棘　26. 坐骨体　27. 髋关节　28. 闭孔动脉、神经　29. 耻骨体　30. 股直肌　31. 髂腰肌　32. 股神经　33. 大隐静脉和股动脉　34. 耻骨肌

腹股沟深淋巴结。腹直肌外侧的精索已出腹股沟管皮下环，在其断面中可分辨精索内的输精管及血管，在 MRI 图像上根据信号强度亦可区分两者，前者呈中等强度信号，后者呈低强度信号。髋臼内侧为闭孔内肌，在该肌前外缘与耻骨上支之间可见位于闭膜管内的闭孔动、闭孔静脉、闭孔神经及少量脂肪组织。闭孔内肌向后集中成腱，绕过坐骨小切迹至臀区，附于股骨大转子内侧。在臀区闭孔内肌腱后方，臀大肌深面可见坐骨神经下行。盆后壁为尾骨，两侧可见起自尾骨的尾骨肌。盆腔内前为膀胱（体部），后为直肠，两者之间的直肠膀胱陷凹即将消失，膀胱后方可见精囊及其内侧的输精管壶腹（图5-13）。在 CT 图像上，因膀胱周围常有足够的脂肪组织，故能与其邻近结构相辨别。膀胱的大小和形态随其充盈程度而异，一般呈圆形，充盈时内壁光滑，因膀胱壁外的脂肪组织层与壁内低密度尿液的对比，故能观察到膀胱壁的厚度，其厚度随充盈程度而变化，但均匀一致，当膀胱适度扩张时，厚 2~3 mm。精囊主要见于股骨头中部至耻联合上部层面内，两侧长度之和约为 6 cm，在断面上呈对称性的囊泡状结构，其形态可分为卵圆形（70%）、管状（20%）和圆形（10%）三种。精囊向内侧

与输精管汇合处有脂肪组织将其与膀胱后壁分隔开，使之与膀胱后壁之间形成夹角，即**膀胱精囊角** vesicoseminal angle。于仰卧位扫描时呈锐角，平均为 28.75°±4.55°（20°~40°），该角减小或消失，在影像诊断膀胱、精囊和前列腺肿瘤时，具有十分重要的价值。

## 十四、耻骨联合上份层面（断层十四）

关键结构：耻骨联合，闭孔内肌，膀胱，前列腺，精囊，输精管壶腹，直肠，肛提肌。

左、右两侧耻骨联合面及其间的耻骨间盘构成耻骨联合（上份），其前方皮下组织内可见精索，在耻骨上支的前外侧，髂腰肌与耻骨肌之间为股神经和股动、静脉。盆侧壁主要由衬贴于髋臼内侧的闭孔内肌所构成，该肌起自耻骨后方及闭孔膜的内面，其前外缘与耻骨上支之间为闭膜管，闭孔血管及神经经此管离开盆腔进入股内侧区。闭孔内肌肌束向后集中成腱，绕坐骨小切迹转至臀区，在其肌腱与臀大肌之间可见坐骨神经。盆后壁为尾骨及尾骨肌，在尾骨肌前方可见**肛提肌** levator ani。盆腔内前方为膀胱颈部和**前列腺** prostate 底部，两者紧密相邻，膀胱壁直接延续到

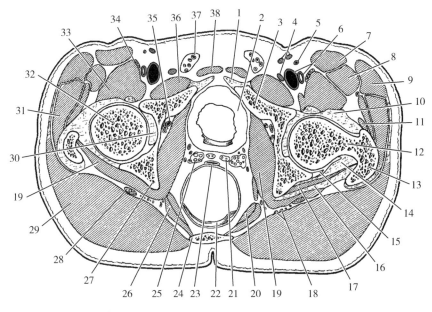

图5-13　经股骨头下份的横断面(断层十三)

1. 耻骨上韧带　2. 膀胱　3. 耻骨上支　4. 腹股沟淋巴结　5. 大隐静脉　6. 股动、静脉　7. 缝匠肌　8. 股直肌
9. 阔筋膜张肌　10. 髂股韧带　11. 股外侧肌　12. 股骨颈　13. 大转子　14. 坐股韧带　15. 髋臼唇　16. 闭
孔内肌腱　17. 上孖肌　18. 臀下血管　19. 闭孔内肌　20. 肛提肌　21. 输精管壶腹　22. 直肠　23. 膀胱直肠
陷凹　24. 尾骨　25. 精囊　26. 尾骨肌　27. 坐骨棘　28. 坐骨神经　29. 臀大肌　30. 股骨头韧带　31. 臀
中肌　32. 股骨头　33. 髂腰肌　34. 股神经　35. 闭孔血管和神经　36. 耻骨肌　37. 精索　38. 腹直肌

前列腺内;后方为直肠,在直肠与前列腺之间可见
输精管末端及精囊。在上述脏器周围有丰富的静
脉丛(图5-14)。

### 十五、耻骨联合中份层面(断层十五)

关键结构:耻骨联合,坐骨结节,闭孔内、外肌,
肛提肌,前列腺,直肠,坐骨肛门窝。

耻骨联合位于盆前壁中央,其前方可见阴茎
及其两侧的精索。耻骨与其后外方的坐骨结节
之间为闭孔(上部),该孔为闭孔膜所封闭,其内、
外侧分别为闭孔内、外肌所附着。在闭孔内肌内
侧为肛提肌。盆腔内,前方的膀胱近消失,可见
前列腺及其周围的膀胱前列腺静脉丛,在前列腺
断面中,前部有**尿道**urethra前列腺部通过,后部
可见**射精管**ejaculatory duct穿行。盆腔内后方为
直肠,在直肠两侧,肛提肌、闭孔内肌和臀大肌之
间为**坐骨肛门窝**ischioanal fossa,其内充满脂肪
组织,窝的外侧壁上可见行于阴部管内的**阴部内
血管**internal pudendal blood vessels和**阴部神经**
pudendal nerve(图5-15)。在CT图像上,坐骨肛
门窝为坐骨结节、肛管和臀大肌所围成的三角形
低密度区域。

### 十六、耻骨联合下份层面(断层十六)

关键结构:耻骨联合,闭孔内、外肌,坐骨结节,
前列腺,直肠,肛提肌,坐骨肛门窝。

耻骨联合位居盆腔前壁,前方可见阴茎海绵
体及其两侧的精索。耻骨与坐骨结节之间为闭孔
(中部),其内、外侧分别为闭孔内、外肌。在闭孔内
肌内侧为耻骨直肠肌,该肌系肛提肌的一部分,起
自耻骨内面,肌束向后呈"U"形环绕直肠会阴曲,
其厚度约4 mm,两侧充满脂肪组织的三角形区域
为坐骨肛门窝。在耻骨联合后方和耻骨直肠肌所
环绕的区域即属盆腔范围。盆腔内前部为前列腺,
断面形似板栗状,前面与耻骨联合之间为**耻骨后隙**
retropubic space,其间有静脉丛通过;两侧隆凸与
肛提肌及其筋膜相贴;后面平坦,紧邻直肠与肛管
交界处。尿道前列腺部通过前列腺断面中央偏前
处,在该部尿道后壁正中有突向腔内的隆起,此系
**尿道嵴**urethral ridge,嵴的最高点为精阜,精阜中央
有一小凹,称前列腺小囊,其两侧有射精管的开口
(图5-16)。在成年男性,耻骨联合上部至其下缘
这段范围内扫描,绝大多数均可观察到前列腺影
像。前列腺的大小随年龄变化,在CT和MRI图像

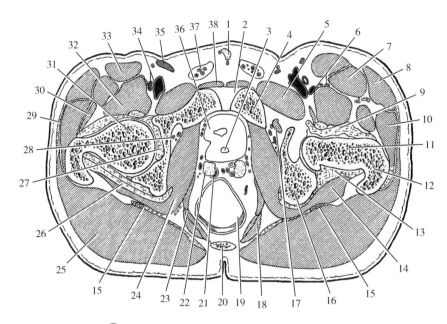

图 5-14 经耻骨联合上份的横断面(断层十四)

1. 阴茎海绵体 2. 耻骨联合 3. 尿道内口 4. 耻骨上支 5. 耻骨肌 6. 股神经 7. 股直肌 8. 阔筋膜张肌 9. 髂股韧带 10. 臀中肌 11. 股骨颈 12. 大转子 13. 坐股韧带 14. 下孖肌 15. 坐骨神经 16. 坐骨结节 17. 闭孔外肌 18. 尾骨肌 19. 直肠 20. 尾骨 21. 精囊 22. 前列腺 23. 肛提肌 24. 闭孔内肌 25. 臀大肌 26. 闭孔内肌腱 27. 股骨头韧带 28. 闭孔神经 29. 髂胫束 30. 臀小肌 31. 股骨头 32. 髂腰肌 33. 缝匠肌 34. 股动、静脉 35. 腹股沟浅淋巴结 36. 膀胱 37. 精索 38. 腹直肌

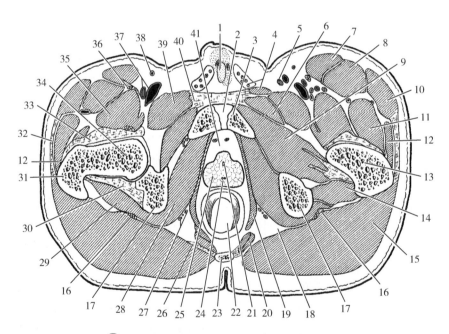

图 5-15 经耻骨联合中份的横断面(断层十五)

1. 阴茎海绵体 2. 耻骨联合 3. 耻骨下支 4. 长收肌和精索 5. 腹股沟浅淋巴结 6. 短收肌 7. 缝匠肌 8. 股直肌 9. 闭孔外肌 10. 阔筋膜张肌 11. 股外侧肌 12. 臀中肌 13. 股骨颈 14. 股方肌 15. 臀大肌 16. 坐骨神经 17. 坐骨结节 18. 坐骨肛门窝 19. 肛提肌 20. 尾骨肌 21. 尿道前列腺部 22. 直肠 23. 尾骨 24. 射精管 25. 前列腺 26. 骶棘韧带 27. 阴部内血管和阴部神经 28. 闭孔内肌 29. 下孖肌 30. 坐骨韧带 31. 大转子 32. 髂胫束 33. 髂股韧带 34. 股骨头 35. 髂腰肌 36. 股神经 37. 股动、静脉 38. 大隐静脉 39. 耻骨肌 40. 耻骨弓状韧带 41. 耻骨后隙

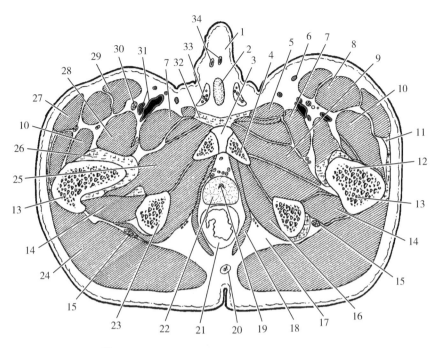

图5-16　经耻骨联合下份的横断面(断层十六)

1. 阴茎　2. 阴茎海绵体　3. 耻骨联合　4. 耻骨下支　5. 长收肌　6. 腹股沟浅淋巴结　7. 耻骨肌　8. 股直肌　9. 大收肌　10. 股外侧肌　11. 髂胫束　12. 股骨颈　13. 大转子　14. 股方肌　15. 坐骨神经　16. 闭孔内肌　17. 坐骨肛门窝　18. 肛提肌　19. 尿道嵴　20. 尾骨　21. 直肠　22. 前列腺　23. 坐骨结节　24. 臀大肌　25. 闭孔外肌　26. 髂股韧带　27. 阔筋膜张肌　28. 髂腰肌　29. 缝匠肌　30. 股神经　31. 股动、静脉　32. 耻骨弓状韧带　33. 精索　34. 阴茎背浅静脉

上,30 岁以下,前后径为 2.0~2.3 cm,横径为 3.1~4.1 cm;60~70 岁,前列腺平均值增大,前后径为 4.3 cm,横径为 4.8 cm。断层解剖测值:前后径为 (2.54±0.57)cm,横径为 (3.38±0.72)cm。所有测值均为横径明显大于前后径,而在前列腺病变时,前后径明显增大,等于或超过横径。

### 十七、耻骨联合下缘层面(断层十七)

关键结构:耻骨下支,坐骨结节,闭孔内、外肌,坐骨肛门窝,肛提肌,肛管。

断面前方出现阴囊,在阴茎的断面中可见成对的**阴茎海绵体** cavernous body of penis,两侧为圆索状的精索;其后方为**尿道海绵体** cavernous body of urethra,内有尿道通过。耻骨联合已近下缘,两侧向后外突起的部分为耻骨下支,与坐骨结节之间为闭孔(下部),该孔仍为闭孔内、外肌所封闭,闭孔内肌断面缩小,内侧肛提肌呈“U”形环绕肛管,其后端的致密组织为肛尾韧带,在肛管两侧闭孔内肌、肛提肌和臀大肌之间为坐骨肛门窝。盆腔内,前部为前列腺尖部,其周围可见大量静脉丛;后部为**肛管** anal canal(图5-17)。从前列腺所在各断面中可以看出,

前列腺上、中部与耻骨联合和肛提肌之间相对有较多的脂肪组织间隔,故在 CT、MRI 图像上较易区别各相邻结构,但在腺体下部,由于与两侧的肛提肌及后方的直肠紧贴,要清晰地辨别前列腺尖部与肛提肌和直肠远段,有时较困难,其测值可能欠准确。

### 十八、耻骨弓与坐骨结节下方层面(断层十八)

关键结构:耻骨弓,尿生殖膈,尿道海绵体,阴茎海绵体,肛管,肛门外括约肌,坐骨肛门窝。

此断面以下为男性会阴部。耻骨弓由耻骨联合下缘、耻骨下支和坐骨支构成,此断面中耻骨下支与坐骨支形成“八”字形,其间的结构前份为尿生殖三角区,内有**尿生殖膈** urogenital diaphragm,可见会阴深横肌及尿道膜部;后份为肛门三角区,其内有肛管通过,肛管周围为肛门外括约肌,可分浅、深两层。浅层肌束呈梭形,后端起自肛尾韧带,前端终于**会阴中心腱** perineal central tendon;深层肌呈环形,环绕肛管下端。肛管两侧为坐骨肛门窝。断面前部可见**阴茎根** root of penis、**阴囊** scrotum 及其内的精索和**睾丸** testis(图5-18)。在 MRI 上,与

271

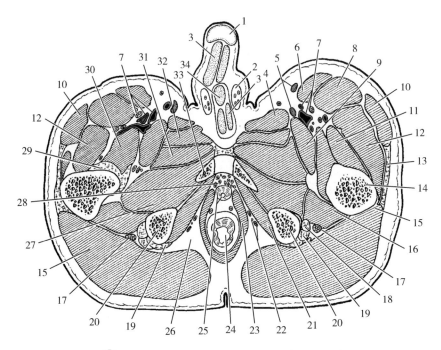

**图 5-17 经耻骨联合下缘的横断面（断层十七）**

1. 阴茎头 2. 精索 3. 阴茎海绵体 4. 长收肌 5. 腹股沟浅淋巴结 6. 缝匠肌 7. 股动、静脉、神经 8. 股直肌 9. 耻骨肌 10. 阔筋膜张肌 11. 股中间肌 12. 股外侧肌 13. 髂胫束 14. 股骨颈 15. 臀大肌 16. 股方肌 17. 坐骨神经 18. 半膜肌腱 19. 股二头肌长头与半腱肌总腱 20. 坐骨结节 21. 闭孔内肌 22. 阴部内血管和阴部神经 23. 肛提肌 24. 肛管 25. 会阴深横肌 26. 坐骨肛门窝 27. 闭孔外肌 28. 前列腺静脉丛 29. 髂股韧带 30. 髂腰肌 31. 大收肌 32. 短收肌 33. 耻骨下支 34. 尿道海绵体

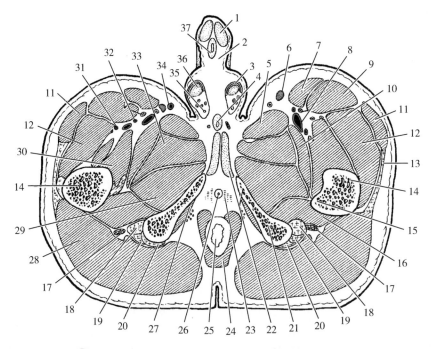

**图 5-18 经耻骨弓与坐骨结节下方的横断面（断层十八）**

1. 阴茎海绵体 2. 阴茎 3. 鞘膜腔 4. 尿道 5. 长收肌 6. 腹股沟浅淋巴结 7. 缝匠肌 8. 股静脉和股神经 9. 股直肌 10. 耻骨肌 11. 阔筋膜张肌 12. 股外侧肌 13. 髂胫束 14. 股骨 15. 小转子 16. 股方肌 17. 坐骨神经 18. 半膜肌腱 19. 半腱肌腱 20. 股二头肌长头肌腱 21. 坐骨结节 22. 阴茎脚和坐骨支 23. 尿生殖膈 24. 肛门外括约肌 25. 肛管 26. 尿道膜部 27. 闭孔内肌 28. 臀大肌 29. 大收肌 30. 髂腰肌 31. 股深动脉 32. 股动脉和股神经 33. 短收肌 34. 大隐静脉 35. 输精管 36. 睾丸 37. 尿道海绵体

肛周呈高密度信号的脂肪组织相比,肛门内括约肌呈中等强度,而肛门外括约肌呈低密度信号,故可清晰地显示肛门内、外括约肌。其中肛门内括约肌呈与直肠肌层直接延续的圆环形,厚约 2.5 mm;肛门外括约肌在最低部呈两个分离的括号形,向上逐渐靠近变成圆环形,其前部厚约 2.5 mm,侧壁厚约 3.0 mm,后部厚约 16.0 mm。

### 十九、坐骨支层面(断层十九)

关键结构:坐骨支,尿道海绵体,球海绵体肌,阴茎海绵体,坐骨海绵体肌,会阴浅横肌,肛管,肛门外括约肌。

断面中部两侧的骨性结构为坐骨支,其间位居中线的结构是尿道海绵体,其后方有呈"U"形的**球海绵体肌** bulbocavernosus 包绕。两侧阴茎脚及**坐骨海绵体肌** ischiocavernosus 附着于坐骨支内侧。后部仍为肛管,其外有肛门外括约肌,肛管两侧为坐骨肛门窝。断面前部为阴茎和阴囊,于

阴囊内可见睾丸和附睾(图 5-19)。

### 二十、肛门层面(断层二十)

关键结构:肛门,阴囊,睾丸。

尿生殖三角区已近皮下组织,其后的肛门三角区内为肛门及肛门括约肌。断面前部可见分离的阴茎头,阴囊内结构为睾丸及鞘膜腔(图 5-20)。

### 二十一、睾丸下份层面(断层二十一)

关键结构:阴囊,睾丸。

断面中会阴部的结构主要为皮下组织,仅其前方可见阴囊,其内为睾丸下份及鞘膜腔(图 5-21)。

### 二十二、阴囊下份层面(断层二十二)

关键结构:阴囊

断面显示阴囊下份,其内可见睾丸的下端(图 5-22)。

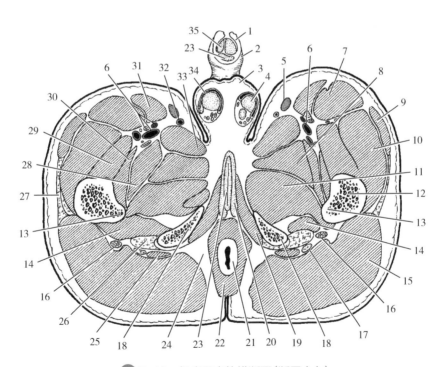

**图** 5-19　**经坐骨支的横断面(断层十九)**

1. 阴茎包皮　2. 阴茎　3. 阴囊　4. 睾丸　5. 腹股沟浅淋巴结　6. 股血管和神经　7. 股直肌　8. 短收肌
9. 阔筋膜张肌　10. 股外侧肌　11. 大收肌　12. 股骨　13. 小转子　14. 股方肌　15. 臀大肌　16. 坐骨神经
17. 半腱肌腱　18. 坐骨支　19. 坐骨海绵体肌　20. 阴茎脚　21. 肛管　22. 肛门外括约肌　23. 尿道海绵体
24. 坐骨肛门窝　25. 股二头肌长头　26. 半膜肌腱　27. 髂胫束　28. 耻骨肌　29. 股中间肌　30. 髂腰肌
31. 缝匠肌　32. 大隐静脉　33. 长收肌　34. 鞘膜腔　35. 阴茎海绵体

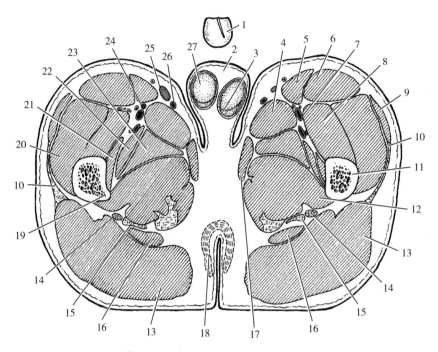

**图** 5-20 经肛门的横断面(断层二十)

1. 阴茎头　2. 阴囊　3. 附睾　4. 长收肌　5. 缝匠肌　6. 股直肌　7. 股静脉　8. 股中间肌　9. 阔筋膜张肌　10. 髂胫束　11. 股骨　12. 大收肌　13. 臀大肌　14. 坐骨神经　15. 半膜肌　16. 股二头肌长头和半腱肌　17. 股薄肌　18. 肛门外括约肌　19. 小转子　20. 股外侧肌　21. 髂腰肌　22. 耻骨肌　23. 短收肌　24. 股动脉　25. 腹股沟浅淋巴结　26. 大隐静脉　27. 睾丸

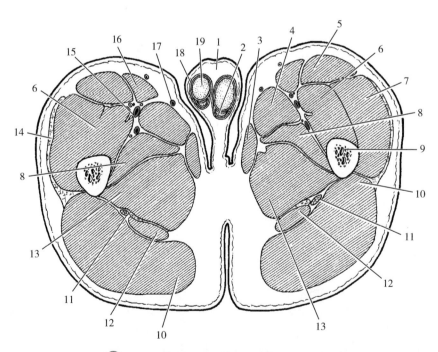

**图** 5-21 经睾丸下份的横断面(断层二十一)

1. 阴囊　2. 附睾　3. 股薄肌　4. 长收肌　5. 股直肌　6. 股中间肌　7. 股外侧肌　8. 短收肌　9. 股骨　10. 臀大肌　11. 坐骨神经　12. 股二头肌长头和半腱肌　13. 大收肌　14. 髂胫束　15. 股静脉　16. 缝匠肌　17. 大隐静脉　18. 鞘膜腔　19. 睾丸

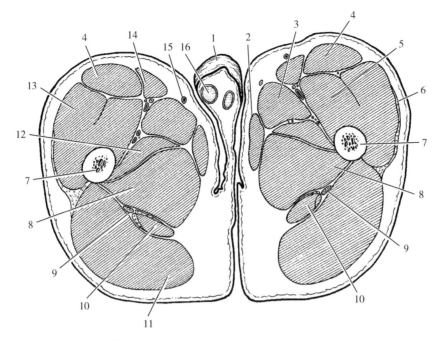

图5-22　经阴囊下份的横断面（断层二十二）

1. 阴囊　2. 股薄肌　3. 长收肌　4. 股直肌　5. 股中间肌　6. 髂胫束　7. 股骨　8. 大收肌　9. 坐骨神经
10. 股二头肌长头和半腱肌　11. 臀大肌　12. 短收肌　13. 股外侧肌　14. 缝匠肌　15. 大隐静脉　16. 睾丸

# 第三节　前列腺分区解剖

前列腺 prostate 的分叶和分区方法，目前有 3 种：Lowsley 的五叶分法，Franks 的内、外腺分法和 McNeal 的带区解剖法。

## 一、传统的前列腺分区方法

依据 Lowsley 对前列腺胚胎学的研究，将前列腺分为五叶：即前、中、后叶和左、右侧叶（图 5-23）。前叶较小，位于左、右侧叶和尿道之间，尿道两侧为

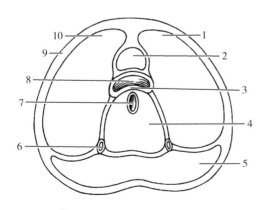

图5-23　前列腺分叶（横断面）

1. 左叶　2. 前叶　3. 尿道嵴　4. 中叶　5. 后叶　6. 射精管
7. 前列腺小囊　8. 尿道　9. 前列腺囊　10. 右叶

左、右侧叶，中叶位于两射精管和尿道之间，又称**前列腺峡** isthmus of prostate。老年人常发生中叶肥大，增生时向上发展，可突入膀胱，发生尿道梗阻，且梗阻症状与前列腺大小不成正比。后叶位于射精管后下方，腺体后部，此叶较少发生肥大。

前列腺胚胎学的五叶分法，广泛出现在解剖学教科书和外科学书籍中。由于前列腺从胚胎第 9 周开始出现的 5 组腺体，到新生儿期之后至成年人，已不再可能用解剖学和显微镜的方法加以区分，故 Lowsley 的五叶分法缺乏组织学依据。

## 二、前列腺的内、外腺分区法

前列腺组织为 30~50 个复管泡状腺体组成，最后汇成 15~30 条导管，开口于两侧的前列腺窦。腺的周围有结缔组织和平滑肌构成的间隔。前列腺的组织切片并不呈分叶状，但可见两个明显的腺组，即外腺组和内腺组，两腺组之间有一层纤维肌组织隔开。外腺组也称真腺组或固有前列腺，范围较大，相当于侧叶和后叶，构成前列腺的主要部分，含有长而分支的主腺。内腺组，也称尿道腺组，集中在尿道黏膜和黏膜下层，相当于中叶和前叶。此

组由黏膜腺和黏膜下腺组成,黏膜腺是一些短的单管腺,环绕于尿道前列腺部周围;黏膜下腺位于黏膜腺与纤维组织之间(图 5-24)。

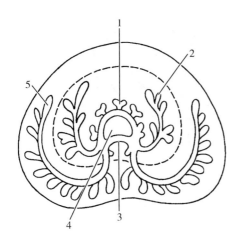

图5-24 前列腺内、外腺分区法

1. 黏膜腺 2. 黏膜下腺 3. 尿道嵴 4. 尿道
5. 固有前列腺

Franks 的内、外腺分区法简单实用,多年来被病理学家和临床工作者所接受。内腺是发生良性前列腺增生的唯一部位,外腺是前列腺癌和炎症的好发部位。

### 三、前列腺分区解剖的现代概念

McNeal(1968)观察前列腺切片染色,提出了前列腺带区解剖概念(zonal anatomy,图 5-25,26),即:

1. **前列腺前区** anterior zone of prostate 相当于内腺,包括**尿道周围组织** periurethral tissue 和**移行区** transition zone,此腺区体积小,仅占前列腺腺性组织的 5%,是良性前列腺增生的好发部位。近段尿道周围组织内含尿道周围腺(直接开口尿道)和平滑肌纤维(防止逆射精),在声像图上表现为低平回声(图 5-27)。移行区位于**精阜** seminal colliculus 上方的近段尿道周围组织两侧,为两个独立的小叶,呈对称性分布。移行区回声水平较低,与尿道周围组织的低回声不易区分。

2. **中央区** central zone 呈圆锥形,位于前列腺基底部,为两个射精管与尿道内口至精阜之间的前列腺组织。中央区约占前列腺腺性组织的 25%,此区很少发生癌肿和良性增生病变。前列腺增生时中央区萎缩,声像图上呈强回声。

3. **周缘区** peripheral zone 主要位于前列腺后方,左、右两侧及尖部,呈蛋卷状包绕中央区、移行区和尿道前列腺部远段。周缘区占前列腺腺性组织的 70%,此区回声水平较移行区强,但不及中央区。周缘区为前列腺癌的好发部位。

4. **前纤维肌肉基质区** anterior fibromuscular zone 位于腺体之前,尿道的前面,呈盾形薄板状,占前列腺重的 1/3。此区原发病变少见,声像图上回声较弱。临床可利用此区进行前列腺增生摘除

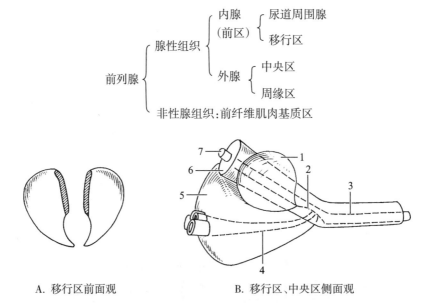

A. 移行区前面观      B. 移行区、中央区侧面观

图5-25 前列腺中央区、移行区及其与尿道前列腺部的关系

1. 移行区 2. 精阜 3. 尿道前列腺部远段 4. 射精管 5. 中央区
6. 尿道周围组织 7. 尿道前列腺部近段

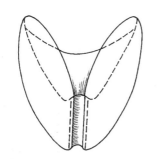

A. 周缘区前面观

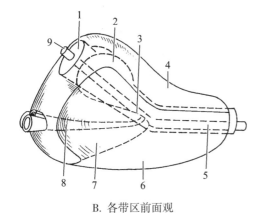

B. 各带区前面观

图5-26 前列腺带区三维结构示意图

1. 尿道周围组织 2. 移行区 3. 精阜 4. 前纤维肌肉基质区
5. 尿道前列腺部远段 6. 周缘区 7. 中央区 8. 射精管
9. 尿道前列腺部近段

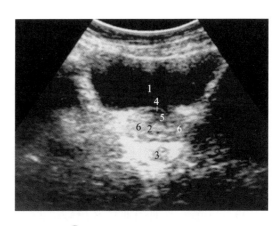

图5-27 前列腺的超声图像

1. 膀胱 2. 精阜 3. 直肠 4. 前纤维肌肉基质区
5. 内腺 6. 外腺

手术而保留尿道,提供临床手术入路的新途径。

### 四、前列腺的基本断面及 MRI 表现

1. 前列腺的基本断面 根据 McNeal 的研究,前列腺有四个基本断面,即矢状断面、横断面、冠状断面和斜冠状断面(图 5-28)。尿道前列腺部是前列腺断面长轴和斜轴的重要解剖标志,精阜为尿道后壁上的小隆起,位于尿道前列腺部近段与远段的交界处。

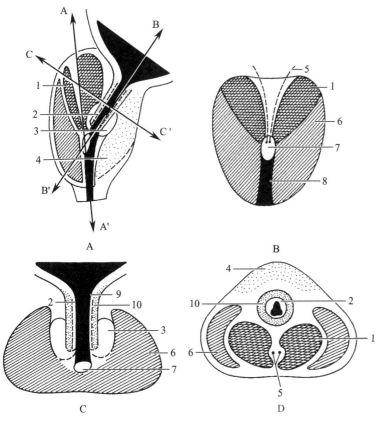

图5-28 前列腺基本断面示意图

A. 矢状断面 B. 冠状断面(AA,方向) C. 斜冠状断面(BB,方向) D. 横断面(CC,方向)

1. 中央区 2. 尿道周围组织 3. 移行区 4. 前纤维肌肉基质区 5. 射精管 6. 周缘区 7. 精阜 8. 尿道前列腺部远段 9. 尿道前列腺部近段 10. 前列腺前括约肌

2. 前列腺带区解剖的 MRI 表现 在 MRI $T_1$ 加权像上只能显现前列腺的轮廓,不能区分其带区。$T_2$ 加权像可分辨前列腺各带区(图 5-29)。①尿道前列腺部表现为前列腺前 1/3 内的高信号区,其周围的环状低信号带为前列腺前区。移行区与中央区的信号相当,只能依解剖位置进行区分。②前列腺后外侧份两侧对称的新月形高信号区域为周缘区。③中央区仅出现于经前列腺上半的扫描层面内,为尿道周围区与周缘区之间的中等信号强度区域。④前纤维肌肉肌质区信号很低,居前列腺最前份,其最后处出现于经前列腺上部的图像内。

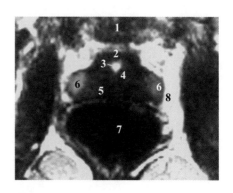

图 5-29 前列腺 MRI 图像($T_2$ 加权像)

1. 膀胱 2. 前纤维肌肉基质区 3. 尿道 4. 内腺
5. 中央区 6. 周缘区 7. 直肠 8. 前列腺静脉丛

(徐玉东)

# 第6章

# 女性盆部和会阴

## ▶▶▶ 第一节 概　述 ◀◀◀

### 一、境界

盆部pelvis的前面以耻骨联合上缘、耻骨结节、腹股沟和髂嵴前份的连线与腹部为界；后面以髂嵴后份和髂后上棘至尾骨尖的连线与腰区及骶尾区分界。会阴 perineum 是指盆膈以下封闭骨盆下口的全部软组织，可分为前方的尿生殖区和后方的肛区。在断层解剖学中，女性盆部和会阴的上界为第5腰椎间盘平面，下界为女阴消失平面。

### 二、标志性结构

1. **耻骨联合** pubic symphysis　位于腹前壁下份中点，易于扪及，其上缘是骨盆入口的界标之一。空虚状态的膀胱位于耻骨联合上缘平面以下。

2. **耻骨嵴** pubic crest 和**耻骨结节** pubic tubercle　自耻骨联合上缘向外延伸的横向骨嵴即耻骨嵴，长 2~3cm，终于耻骨结节，后者是腹股沟韧带附着处。耻骨嵴正上方是腹股沟管浅环内侧份，此环中心点在耻骨结节正上方。

3. **髂嵴** iliac crest　全长易于扪及，距第10肋最低点 3~4 cm，向前止于髂前上棘，向后终于髂后上棘，髂嵴最高点与第4腰椎棘突或第3、4腰椎棘突之间在同一平面，常用于计数椎骨棘突，并且是腹主动脉分叉平面的体表标志。通过左、右侧髂前上棘的**棘间平面** interspinous plane，后方平骶岬，约与弓状线同一水平。**髂结节** tubercle of iliac crest 在髂前上棘后上方 5~7 cm 处，与第5腰椎椎体近上缘处或第5腰椎棘突同一平面。左、右侧髂嵴结节间径即骨盆最宽径。髂后上棘约与第2骶椎棘突平面相当，蛛网膜下隙即终于此平面上方。

4. **腹股沟襞** inguinal fold　为分界腹部与股前内侧区的皮肤凹沟，因此处皮下脂肪少于腹部和股部而形成。全程呈凸侧向上的弧形，外侧端始于髂前上棘，内侧端终于耻骨结节。其稍上方的深处有腹股沟韧带。

5. **坐骨结节** ischial tuberosity　位于肛门两侧稍上方，是测量骨盆下口横径的重要标志。我国女性骨盆下口横径约为 10 cm。坐骨结节内缘深部有阴部神经和阴部内血管穿行于阴部管（Alcock 管）内。沿坐骨结节向前可触摸到坐骨下支、耻骨下支和耻骨弓。

6. **骶正中嵴** median sacral crest　骶骨棘突在背部中线彼此融合形成骶正中嵴，可在臀裂的上方自上而下扪及。该嵴外侧有骶后孔。第5腰椎棘突高于左、右髂后上棘间线 2~2.5 cm，低于髂嵴间线 1.5 cm。

7. **尾骨尖** apex of coccyx　位于臀裂内肛门后方 2.5 cm 处，稍有活动性。从尾骨尖向上 5cm 可扪及骶管裂孔，为硬膜外腔的终止平面。

### 三、横断层中女性盆部和会阴结构的配布规律

女性盆部的骨骼肌肉系统大致同男性，本章不再复述，但应注意：第1骶椎最大宽度、骨盆入口、腔、出口的横径男女之间具有明显差异，而股骨大转子间径和髂嵴间径，男女之间差异无显著性。

本章重点介绍女性盆腔脏器，自上而下大致可分为五段：

第一段，从第5腰椎间盘至第3骶椎平面（骶髂关节尾端、坐骨大孔上缘出现），主要为腹部带有

系膜的肠管、阑尾、回肠、乙状结肠。

第二段，从骶髂关节消失平面到髋臼上缘平面，此段腹、盆脏器共存，前部为消化道(回肠、乙状结肠)，中部为内生殖器(卵巢、子宫底和体)，后部为直肠。

第三段，从髋臼上缘至耻骨联合上缘平面，由前至后为：膀胱、子宫颈或阴道上部、直肠。

第四段，经耻骨联合及耻骨弓的四个断层，由前至后为：尿道及前庭球、阴道、肛管。

第五段，耻骨弓以下三个断层，为女阴，包括：大、小阴唇及阴蒂和阴道前庭。

(庞　刚)

## ▶▶▶　第二节　女性盆部和会阴连续横断层解剖　◀◀◀

### 一、第 5 腰椎间盘层面(断层一)

关键结构：髂血管，卵巢血管，输尿管。

肠管集中于断面前半部，左**髂窝** iliac fossa 处有**乙状结肠** sigmoid colon，右髂窝内为**盲肠** cecum，二者之间小肠断面大多为**回肠** ileum，只是近乙状结肠处有**空肠** jejunum 断面。大血管集中于**椎体**与**腰大肌** psoas major 之间，左侧自内向外为左**髂总静脉**、左**髂内动脉**和左**髂外动脉**；右侧自内向外为右**髂内动脉**、右**髂总静脉**及右**髂外动脉**。髂外动脉外侧、腰大肌前方有**卵巢动脉** ovarian artery、**卵巢静脉** ovarian vein 的细小断面。**输尿管**断面在髂内动脉前方，贴于腹膜壁层后面(图 6-1)。

### 二、第 1 骶椎上份层面(断层二)

关键结构：髂血管，卵巢血管，输尿管。

断面前 1/3 主要有肠管和血管等，后 2/3 有骨与肌。左侧为乙状结肠，右侧为盲肠，两者之间肠管主要为回肠。腰大肌前方为卵巢动、静脉和输尿管，在腰大肌内侧与椎体之间的夹角处，左为左髂总静脉，右为右髂内动、静脉。靠近腰大肌后缘处有**股神经** femoral nerve，后缘与内侧缘交点处为**闭孔神经** obturator foramen nerve(图 6-2)。

### 三、第 1 骶椎下份层面(断层三)

关键结构：髂血管，输尿管。

该断面**骶骨** sacrum 后移，前半部主要为肠管

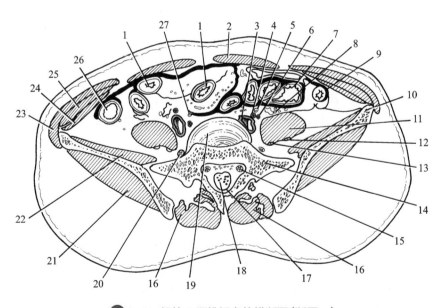

**图6-1　经第 5 腰椎间盘的横断面(断层一)**

1. 回肠　2. 腹直肌　3. 左髂总静脉　4. 左髂内动脉　5. 左输尿管　6. 左髂外动脉　7. 空肠　8. 左卵巢动、静脉　9. 乙状结肠　10. 髂骨翼　11. 腰大肌　12. 股神经　13. 闭孔神经　14. 骶骨(第1骶椎)　15. 第1骶神经根　16. 最长肌　17. 硬脊膜　18. 马尾　19. 第5腰椎间盘　20. 腰骶干　21. 臀中肌　22. 髂肌　23. 腹外斜肌　24. 腹横肌　25. 腹内斜肌　26. 盲肠　27. 右输尿管

和腰大肌。左髂窝内为乙状结肠,右髂窝内为盲肠,其余均为回肠。输尿管移向腰大肌前内方,髂总静脉被**髂内静脉**、**髂外静脉**所代替(图6-3)。

## 四、第2骶椎层面(断层四)

关键结构:髂血管,卵巢血管,输尿管。

肠管除左侧部为乙状结肠外,其余均为回肠。**肠系膜根** radix of mesentery 连于右侧腰大肌前方的腹膜壁层上,内有**肠系膜下动脉**、**肠系膜下静脉**分支的细小断面。两侧**骶髂关节**前方至腰大肌内方由后向前分别有髂内静脉、髂内动脉、输尿管、髂外静脉、髂外动脉和卵巢动、静脉的断面(图6-4)。

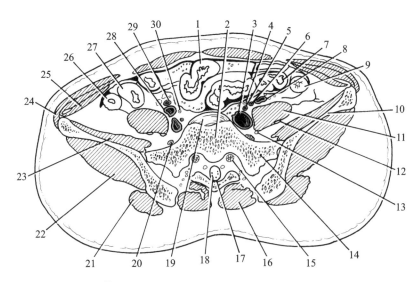

图6-2　经第1骶椎上份的横断面(断层二)

1. 回肠　2. 骶骨(第1骶椎)　3. 左髂总静脉　4. 左输尿管　5. 左髂内动脉　6. 左髂外动脉　7. 空肠　8. 左卵巢血管　9. 乙状结肠　10. 髂骨翼　11. 腰大肌　12. 股神经　13. 闭孔神经　14. 骶骨翼　15. 第1骶神经根　16. 最长肌与多裂肌　17. 硬脊膜　18. 马尾　19. 第5腰椎间盘　20. 腰骶干　21. 臀大肌　22. 臀中肌　23. 髂肌　24. 腹外斜肌　25. 腹横肌　26. 盲肠　27. 回肠　28. 右髂外静脉　29. 右髂外动脉　30. 右输尿管

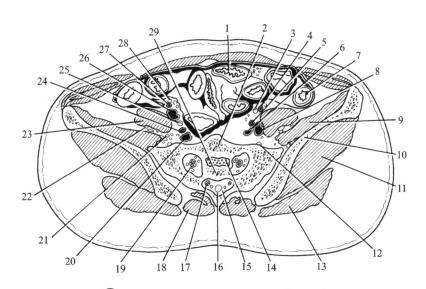

图6-3　经第1骶椎下份的横断面(断层三)

1. 回肠　2. 骶骨(第1骶椎)　3. 左输尿管　4. 左髂外动脉　5. 左髂内动脉　6. 左髂内静脉　7. 乙状结肠　8. 左髂外静脉　9. 髂肌　10. 髂骨翼　11. 臀中肌　12. 腰骶干　13. 臀大肌　14. 第1骶椎间盘　15. 骶管　16. 马尾　17. 第2骶神经　18. 竖脊肌与多裂肌　19. 第1骶神经　20. 右髂内静脉　21. 闭孔神经　22. 股神经　23. 腰大肌　24. 右髂内动脉　25. 右输尿管　26. 右髂外静脉　27. 右髂外动脉　28. 右卵巢静脉　29. 第2骶椎

### 五、第3骶椎上份层面(断层五)

关键结构:髂血管,卵巢血管,输尿管。

乙状结肠被切为两个断面,一个呈圆形位于肠管左侧,另一个为"S"形,居于断面中央,其余肠管均为回肠。腰大肌前内方由后向前为髂外静脉、

髂外动脉、卵巢动脉及卵巢静脉丛。腰大肌与**髂肌**iliacus 两者之间有股神经。在髂肌后端的内方为输尿管和闭孔神经。输尿管 CT 平扫为两个低密度的圆点,直径约 4 mm,增强后呈明显的高密度(充满含造影剂的尿液)。骶髂关节前方有髂内动、静脉之支(图 6-5)。

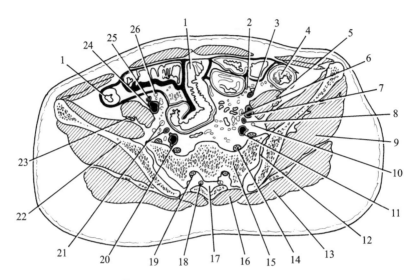

图6-4 经第2骶椎的横断面(断层四)

1. 回肠　2. 左卵巢血管　3. 左髂外动脉　4. 乙状结肠　5. 腰大肌　6. 左输尿管　7. 左髂外静脉　8. 左髂内动脉　9. 臀中肌　10. 闭孔神经　11. 左髂内静脉　12. 骶髂关节　13. 臀大肌　14. 第1骶神经　15. 骶骨(第2骶椎)　16. 竖脊肌与多裂肌　17. 骶管　18. 第3骶神经　19. 第2骶神经　20. 右髂内静脉　21. 右髂内动脉和右输尿管　22. 髂骨翼　23. 股神经　24. 右髂外静脉　25. 右髂外动脉　26. 右卵巢静脉

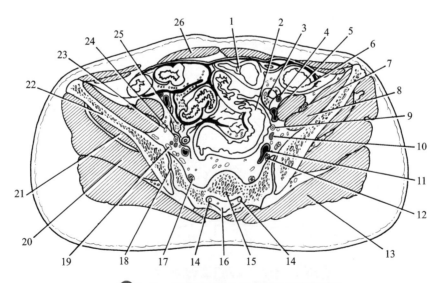

图6-5 经第3骶椎上份的横断面(断层五)

1. 回肠　2. 乙状结肠　3. 左卵巢动、静脉　4. 左髂外动脉　5. 左髂外静脉　6. 乙状结肠　7. 股神经　8. 髂肌　9. 左输尿管　10. 左髂内动脉前干　11. 左髂内静脉　12. 第1骶神经　13. 臀大肌　14. 第3骶神经　15. 骶骨(第3骶椎)　16. 骶管　17. 第2骶神经　18. 骶髂关节　19. 腰骶干　20. 臀中肌　21. 臀小肌　22. 髂骨翼　23. 闭孔神经　24. 右输尿管　25. 右卵巢动、静脉　26. 腹直肌

## 六、第3骶椎下份层面(骶髂关节尾端)(断层六)

关键结构:子宫,卵巢,髂血管,输尿管。

此断层为女性盆部第二段的开始,乙状结肠被切为前、后两个断面。直肠位于椎体右前方,并与乙状结肠直接相连。回肠集中于断面的右前部。**子宫底** fundus of uterus 位于断面中央,两侧为**子宫阔韧带** broad ligament of uterus 和**卵巢** ovary,但子宫和卵巢的大小、形态及位置与年龄、功能状态以及生育史密切相关,变化很大(图6-6)。

## 七、第4骶椎层面(断层七)

关键结构:肠管,子宫,卵巢,输卵管,输尿管,髂血管。

回肠位于断面前部右份,乙状结肠被切为前、后两个椭圆形的断面,分别位于子宫前方和后方。直肠呈卵圆形,居于乙状结肠后断面的后方,其两侧有直肠上动、静脉。子宫体断面两侧为卵巢及子宫阔韧带。子宫阔韧带内可见**子宫圆韧带** round ligament of uterus 及**输卵管峡** isthmus of uterine tube。卵巢后方尚可见**输卵管漏斗** infundibulum of uterine tube 及**输卵管伞** fimbriae of uterine tube。输尿管位于卵巢后方的腹膜外间隙内(图6-7)。

## 八、第5骶椎上份层面(断层八)

关键结构:乙状结肠,直肠,子宫,直肠子宫陷凹,卵巢。

子宫体居中,左前方为乙状结肠,右前方均为回肠。子宫后方依次为乙状结肠、**直肠**。子宫两侧可见含有大小不等卵泡的卵巢断面。输尿管位于子宫断面后外方,其稍外侧有**子宫动脉** uterine artery、**子宫静脉** uterine vein 断面。髂腰肌的前内方自内向外分别为髂外静脉、髂外动脉及股神经。**梨状肌** piriformis 前内侧缘贴有**腰骶干** lumbosacral truck 及第1、2、3**骶神经** sacral nerve。在骶骨前方为**椎外静脉丛** external vertebral venous plexus(图6-8)。

## 九、第5骶椎下份层面(断层九)

关键结构:乙状结肠,膀胱,子宫,直肠。

膀胱出现是本断面特征,位于子宫右前方。子宫断面位于体与颈交界处,两侧数目众多的小血管为**子宫阴道静脉丛** uterovaginal venous plexus 及子宫动脉的分支,后方圆形的为直肠,两者间可见腹膜反折形成的**直肠子宫陷凹** rectouterine pouch。MRI图像上直肠内气体呈黑色,盆腔**坐骨肛门窝**内脂肪呈白色,直肠壁在$T_1$和$T_2$加权图像上呈灰色。左、右输尿管呈小圆形,位于子宫侧方,左靠前,右

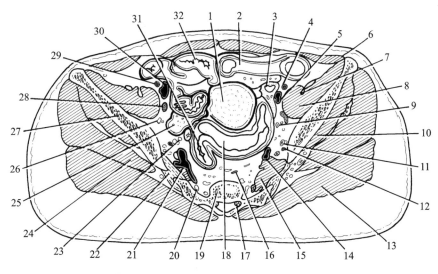

**图6-6** 经第3骶椎下份的横断面(断层六)

1. 子宫底 2. 乙状结肠 3. 左卵巢 4. 左髂外动脉 5. 左髂外静脉 6. 腹内斜肌 7. 股神经 8. 髂腰肌 9. 左输尿管 10. 臀小肌 11. 腰骶干 12. 左臀上动脉 13. 臀大肌 14. 左髂内静脉 15. 梨状肌 16. 直肠上血管 17. 第4骶神经 18. 乙状结肠 19. 骶骨(第3骶椎) 20. 第3骶神经 21. 右髂内静脉 22. 骶髂关节囊 23. 右输尿管 24. 臀中肌 25. 右卵巢 26. 闭孔神经 27. 髂骨翼 28. 髂外淋巴结 29. 右髂外动脉 30. 右髂外静脉 31. 直肠 32. 回肠

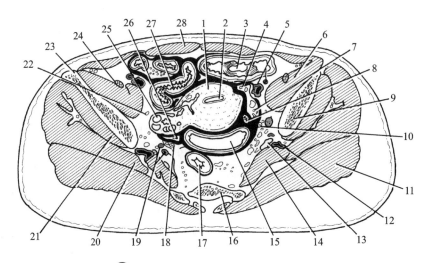

图6-7　经第4骶椎的横断面(断层七)

1. 子宫体　2. 子宫腔与避孕环　3. 乙状结肠　4. 左输卵管　5. 左髂外动、静脉　6. 髂腰肌　7. 左卵巢　8. 左输卵管　9. 髂骨翼　10. 左输尿管　11. 臀大肌　12. 髂内静脉之支　13. 坐骨神经　14. 梨状肌　15. 乙状结肠　16. 骶骨(第4骶椎)　17. 直肠　18. 右输尿管　19. 臀下动、静脉之支　20. 臀中肌　21. 臀小肌　22. 闭孔神经　23. 髂骨翼　24. 股神经　25. 右卵巢　26. 右输卵管　27. 回肠　28. 腹直肌

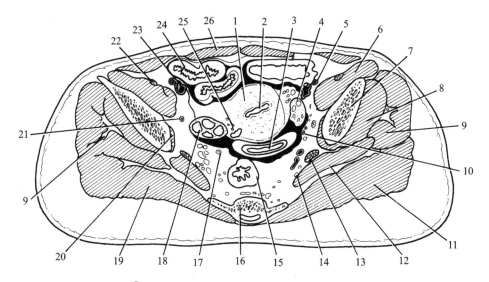

图6-8　经第5骶椎上份的横断面(断层八)

1. 子宫体　2. 子宫腔　3. 乙状结肠　4. 左卵巢　5. 左髂外动脉　6. 髂腰肌　7. 髂骨翼　8. 臀小肌　9. 臀中肌　10. 左输尿管　11. 臀大肌　12. 梨状肌　13. 坐骨神经　14. 第3骶神经　15. 直肠　16. 第5骶椎　17. 右输尿管　18. 右卵巢　19. 臀大肌　20. 闭孔内肌　21. 闭孔神经　22. 股神经　23. 右髂外静脉　24. 回肠　25. 子宫动脉　26. 腹直肌

靠后(图6-9)。

### 十、髋臼上缘层面(断层十)

关键结构:膀胱,子宫,直肠,子宫阴道静脉丛,直肠静脉丛,输尿管。

本断层为女性盆部第三段开始,由前向后由膀胱、子宫和直肠所占据。子宫位于**子宫颈阴道部** vaginal part of cervix 与**子宫颈阴道上部** supravaginal

part of cervix 之间,内腔即**子宫颈管** canal of cervix of uterus。子宫两侧有细小的子宫阴道静脉丛,后方呈弧形裂隙是**阴道穹后部** posterior fornix of vagina(图6-10)。

### 十一、股骨头上份层面(断层十一)

关键结构:膀胱,子宫颈,阴道穹后部,直肠,子宫阴道静脉丛。

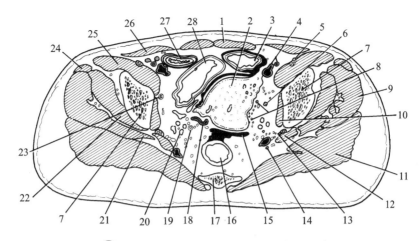

图6-9　经第5骶椎下份的横断面(断层九)

1. 腹直肌　2. 子宫体　3. 乙状结肠　4. 左髂外动、静脉　5. 股神经　6. 左输尿管　7. 髂骨体　8. 子宫阴道静脉丛与子宫动脉之支　9. 臀中肌　10. 闭孔内肌　11. 臀大肌　12. 梨状肌　13. 坐骨神经　14. 臀下动、静脉　15. 直肠子宫陷凹　16. 直肠　17. 骶骨(第5骶椎)　18. 子宫动脉　19. 右输尿管　20. 子宫静脉　21. 臀中肌　22. 臀小肌　23. 闭孔神经　24. 阔筋膜张肌　25. 髂腰肌　26. 腹内斜肌　27. 回肠　28. 膀胱

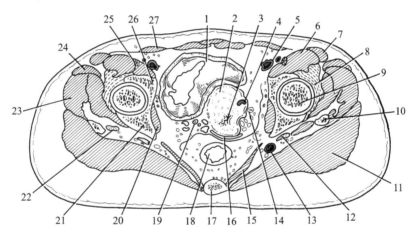

图6-10　经髋臼上缘的横断面(断层十)

1. 膀胱　2. 子宫颈　3. 子宫颈管　4. 子宫动脉　5. 左髂外动、静脉　6. 髂腰肌　7. 缝匠肌　8. 髂股韧带　9. 股骨头　10. 股骨大转子　11. 臀大肌　12. 坐骨神经　13. 臀下动、静脉　14. 左输尿管　15. 尾骨肌　16. 阴道穹后部　17. 尾骨　18. 直肠　19. 右输尿管　20. 闭孔内肌　21. 坐骨体　22. 梨状肌　23. 臀中肌　24. 阔筋膜张肌　25. 股神经　26. 耻骨体　27. 腹内斜肌

　　断层由前至后是**膀胱**、子宫和直肠。子宫的断面为子宫颈部,其两侧可见输尿管断面以及子宫阴道静脉丛的无数小断面。子宫断面中央有不规则的子宫颈管,其后方可见弧形裂隙状阴道穹后部。**尾骨**前外方直肠两侧有**肛提肌**(图6-11)。

## 十二、股骨头中份层面(断层十二)

　　关键结构:膀胱,子宫颈,阴道穹,直肠。

　　子宫断面为子宫颈部,其后部可见呈弧形裂隙状的阴道穹后部和侧部。子宫两侧有子宫阴道静脉丛。子宫前方的膀胱壁内可见左、右输尿管(壁内段)。直肠两侧可见倒"八"字形的肛提肌(图6-12)。

## 十三、股骨头下份层面(断层十三)

　　关键结构:膀胱、阴道、阴道静脉丛、直肠、肛提肌。

　　断面中部由前至后依次可见膀胱、**阴道** vagina 和直肠。阴道为中段断面,其周围可见无数大小不等的子宫阴道静脉丛。CT横断图像上阴道表现为类圆形软组织阴影,偶见当中的低密度区,代表阴

285

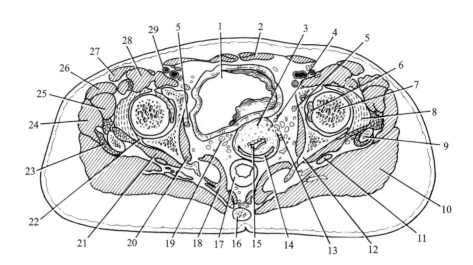

图 6-11 经股骨头上份的横断面(断层十一)

1. 膀胱 2. 腹直肌 3. 子宫颈 4. 左输尿管 5. 闭孔神经 6. 股骨头韧带 7. 股骨头 8. 髂股韧带 9. 股骨大转子 10. 臀大肌 11. 坐骨神经 12. 坐骨棘 13. 子宫阴道静脉丛 14. 阴道穹后部 15. 子宫颈管 16. 尾骨 17. 直肠 18. 肛提肌 19. 右输尿管 20. 闭孔内肌 21. 上孖肌 22. 髋臼唇 23. 臀中肌腱 24. 臀中肌 25. 臀小肌 26. 阔筋膜张肌 27. 缝匠肌 28. 髂腰肌 29. 右髂外动脉

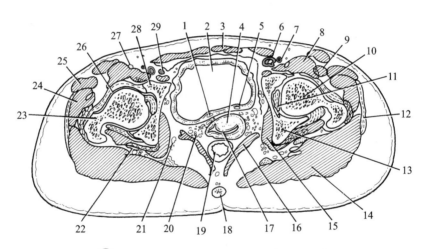

图 6-12 经股骨头中份的横断面(断层十二)

1. 右输尿管(壁内段) 2. 膀胱 3. 腹直肌 4. 子宫颈 5. 左输尿管(壁内段) 6. 左髂外静脉 7. 左髂外动脉 8. 髂腰肌 9. 股直肌 10. 股骨头 11. 股骨头韧带 12. 阔筋膜 13. 坐骨体 14. 臀大肌 15. 闭孔内肌 16. 肛提肌 17. 阴道穹后部 18. 尾骨 19. 直肠 20. 子宫阴道静脉丛 21. 阴部内动、静脉 22. 坐骨神经 23. 股骨颈 24. 臀中肌 25. 阔筋膜张肌 26. 髂股韧带 27. 股神经 28. 耻骨体 29. 髂外淋巴结

道腔隙及分泌液。MRI 横断图像对阴道显示欠佳,冠状面和矢状面效果较好,能清晰分辨阴道与膀胱、直肠的关系。在 $T_2$ 加权像上,低信号的阴道壁易于同高信号的含有黏液的中心区及周围脂肪相区别。在 $T_1$ 加权像上,不能区分阴道壁与中心区,但阴道壁与外周脂肪有优良的对比。$T_2$ 加权上阴道表现与宫颈相似,中心部位的高信号为阴道上皮组织及黏液,周围环以低信号壁。阴道可分为上、中、下三段,而分别以阴道穹侧部、膀胱底和尿道为

标志。直肠后方可见小圆形的尾骨,肛提肌从尾骨前外方开始向前外方延伸,直达**闭孔内肌** obturator internus 内侧缘(图 6-13)。

## 十四、耻骨联合上份层面(断层十四)

关键结构:膀胱,阴道,阴道静脉丛,肛管,肛提肌。

此断层为女性盆部第四段开始,耻骨联合的后方从前向后依次为膀胱、阴道和直肠。在 CT 图像

上,正常状态下适度扩张的膀胱壁光滑均匀,其厚度一般不超过 2~3 mm。膀胱和阴道的周围,可见无数膀胱静脉丛和阴道静脉丛。直肠已为**肛管**,呈卵圆形管状结构。两侧肛提肌围成"V"形,绕于脏器的后方和两侧(图 6-14)。

### 十五、耻骨联合中份层面(断层十五)

关键结构:尿道,阴道,阴道静脉丛,肛管,肛提肌。

耻骨联合的后方由前至后依次排列着**尿道** urethra、阴道和肛管。尿道和阴道周围分别有**膀胱静脉丛** vesical venous plexus 和**阴道静脉丛** vaginal venous plexus。肛管呈矢状位,为卵圆形管状结构。Benson等用超声研究了女性盆底的解剖,指出:在静息状态下,正常人痔环的位置与坐骨结节平齐或稍高;静息状态下的肛直角为钝角,但不超过 130°(图 6-15)。

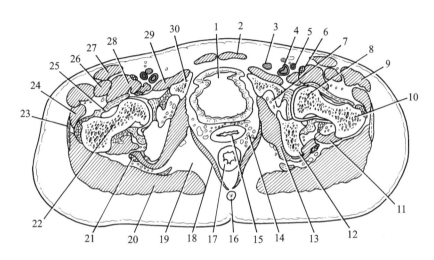

**图 6-13　经股骨头下份的横断面(断层十三)**

1. 膀胱　2. 锥状肌　3. 腹股沟深淋巴结　4. 股静脉　5. 股动脉　6. 股神经　7. 闭孔动、静脉和神经　8. 股骨头　9. 阔筋膜张肌　10. 股骨大转子　11. 股方肌　12. 坐骨体　13. 闭孔内肌　14. 阴道静脉丛　15. 阴道　16. 尾骨　17. 直肠　18. 肛提肌　19. 坐骨肛门窝　20. 臀大肌　21. 坐骨神经　22. 股骨颈　23. 阔筋膜　24. 臀中肌　25. 髂股韧带　26. 股直肌　27. 缝匠肌　28. 髂腰肌　29. 耻骨肌　30. 耻骨体与上支

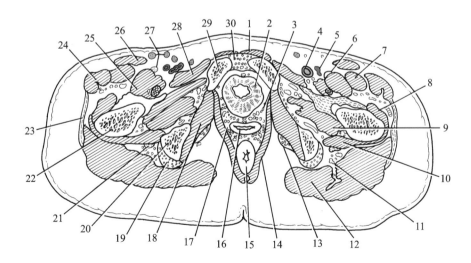

**图 6-14　经耻骨联合上份的横断面(断层十四)**

1. 锥状肌　2. 膀胱　3. 膀胱静脉丛　4. 股静脉　5. 股动脉　6. 股神经　7. 股直肌　8. 股外侧肌　9. 闭孔外肌　10. 股方肌　11. 臀下动、静脉和神经之支　12. 臀大肌　13. 阴部内动、静脉和阴部神经　14. 肛提肌　15. 肛管　16. 阴道　17. 阴道静脉丛　18. 闭孔内肌　19. 股后群肌腱　20. 坐骨结节　21. 坐骨神经　22. 股骨大转子　23. 阔筋膜　24. 阔筋膜张肌　25. 髂腰肌　26. 缝匠肌　27. 腹股沟浅淋巴结　28. 耻骨肌　29. 耻骨上支　30. 耻骨联合

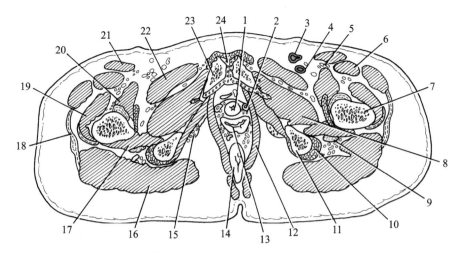

**图6-15 经耻骨联合中份的横断面(断层十五)**

1. 尿道 2. 膀胱静脉丛 3. 大隐静脉 4. 股静脉 5. 股神经 6. 股直肌 7. 股骨体与小转子 8. 闭孔外肌 9. 坐骨神经 10. 股二头肌、半腱肌和半膜肌肌腱 11. 坐骨结节 12. 肛提肌 13. 阴道 14. 肛管 15. 阴部内动、静脉和阴部神经 16. 臀大肌 17. 股方肌 18. 阔筋膜 19. 股外侧肌 20. 髂腰肌 21. 缝匠肌 22. 耻骨肌 23. 耻骨上支 24. 耻骨联合

## 十六、耻骨联合下份层面(断层十六)

关键结构:尿道,肛门,阴道静脉丛,阴部静脉丛。

耻骨联合后方,由前至后有尿道、阴道、肛门排列。此层面阴道为阴道下段,尿道和阴道周围可见大量阴部静脉丛及阴道静脉丛。Hennigan 和 Dubose 研究了正常女性尿道的超声解剖,在膀胱颈正下方,尿道的前后径为 1~1.5 cm,横径稍大,

经此点的超声横断影像上,成年女性尿道若呈卵圆形,尿道常常突入膀胱,会被误诊为膀胱肿瘤(图 6-16)。

## 十七、耻骨弓层面(断层十七)

关键结构:尿道,前庭球,阴道,阴道静脉丛。

两侧**耻骨下支** inferior ramus of pubis 呈"八"字形居于断面中央部的前份,两侧**前庭球** vestibular bulb 断面亦呈"八"字形,贴于耻骨后方。断层中央

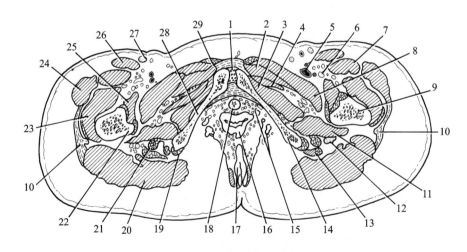

**图6-16 经耻骨联合下份的横断面(断层十六)**

1. 耻骨联合 2. 短收肌 3. 闭孔外肌 4. 大收肌 5. 股动、静脉 6. 股深动、静脉 7. 股直肌 8. 耻骨肌 9. 股骨 10. 阔筋膜 11. 股方肌 12. 坐骨神经 13. 半腱肌与股二头肌长头腱 14. 坐骨支 15. 阴道静脉丛 16. 阴道 17. 肛门和肛门外括约肌 18. 尿道 19. 大收肌腱 20. 臀大肌 21. 半膜肌腱 22. 股骨小转子 23. 股外侧肌 24. 阔筋膜张肌 25. 髂腰肌 26. 缝匠肌 27. 腹股沟浅淋巴结 28. 耻骨下支 29. 长收肌腱

部可见尿道与阴道,两者周围仍有丰富的静脉丛。前庭球侧方可见**坐骨海绵体肌** ischiocavernosus 的条索状断面,两侧亦呈"八"字形配布(图 6-17)。

### 十八、阴蒂上份层面(断层十八)

关键结构:大阴唇,阴蒂,阴蒂海绵体,阴道前庭。

断面可明显分为三部分,两侧为股部结构,中部仅剩**阴道前庭** vestibule of vagina,**阴蒂** clitoris 的后方有**阴蒂海绵体** cavernuous body of clitoris,阴道前庭呈纵裂隙状位于断面中央(图 6-18)。

### 十九、阴蒂下份层面(断层十九)

关键结构:大、小阴唇,阴蒂。

断层的中央前份为**大阴唇** greater lips of pudendum、**小阴唇** lesser lips of pudendum 和阴蒂的断面,两侧为股部(图 6-19)。

### 二十、大阴唇下份层面(断层二十)

关键结构:大阴唇。

本断层为女性盆部的最后一个断层。此层的中央为大阴唇,两侧为股部(图 6-20)。

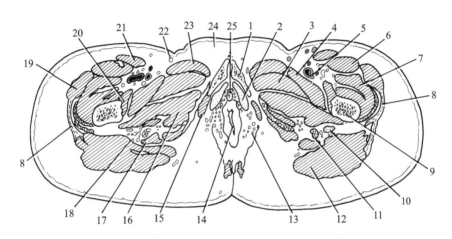

**图 6-17　经耻骨弓的横断面(断层十七)**

1. 耻骨下支　2. 前庭球　3. 短收肌　4. 耻骨肌　5. 股动、静脉　6. 股直肌　7. 股外侧肌　8. 阔筋膜　9. 股骨体　10. 坐骨神经　11. 半膜肌腱　12. 臀大肌　13. 阴道静脉丛　14. 阴道　15. 坐骨海绵体肌　16. 大收肌　17. 半腱肌与股二头肌长头　18. 股后皮神经　19. 阔筋膜张肌　20. 髂腰肌　21. 缝匠肌　22. 大隐静脉　23. 长收肌　24. 阴阜　25. 尿道

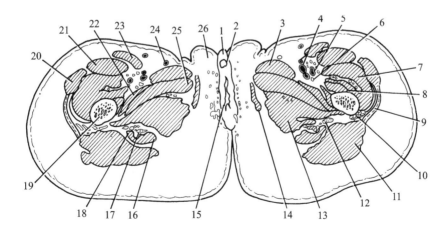

**图 6-18　经阴蒂上份的横断面(断层十八)**

1. 阴蒂　2. 阴蒂海绵体　3. 长收肌　4. 股动、静脉　5. 旋股外侧动、静脉之支　6. 股深动、静脉　7. 股外侧肌　8. 股中间肌与股内侧肌　9. 阔筋膜　10. 臀大肌腱　11. 臀大肌　12. 坐骨神经　13. 大收肌　14. 股薄肌　15. 阴道前庭　16. 半膜肌　17. 半膜肌腱　18. 股二头肌长头　19. 股骨体　20. 阔筋膜张肌　21. 股直肌　22. 耻骨肌　23. 缝匠肌　24. 大隐静脉　25. 短收肌　26. 大阴唇

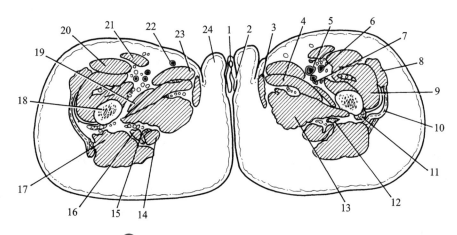

图6-19　经阴蒂下份的横断面（断层十九）

1. 阴蒂　2. 小阴唇　3. 股薄肌　4. 短收肌　5. 股动、静脉　6. 旋股外侧动、静脉之支　7. 股深动、静脉　8. 阔筋膜张肌　9. 股外侧肌　10. 阔筋膜　11. 臀大肌腱　12. 坐骨神经　13. 大收肌　14. 半腱肌　15. 半膜肌腱　16. 股二头肌长头　17. 臀大肌　18. 股骨体　19. 耻骨肌　20. 股直肌　21. 缝匠肌　22. 大隐静脉　23. 长收肌　24. 大阴唇

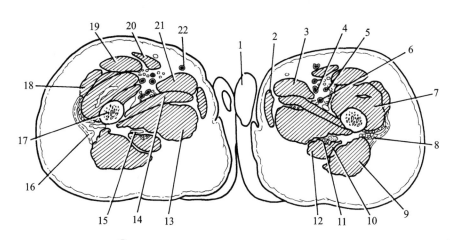

图6-20　经大阴唇下份的横断面（断层二十）

1. 大阴唇　2. 股薄肌　3. 长收肌　4. 股动、静脉　5. 旋股外侧动、静脉之支　6. 股深动、静脉　7. 股内侧肌与股中间肌　8. 臀大肌腱　9. 臀大肌　10. 股二头肌长头　11. 半膜肌腱　12. 半腱肌　13. 大收肌　14. 短收肌　15. 坐骨神经　16. 阔筋膜　17. 股骨体　18. 阔筋膜张肌　19. 股直肌　20. 缝匠肌　21. 长收肌　22. 大隐静脉

（韩　卉）

# 第三节　卵巢和子宫断层解剖

## 一、卵巢和子宫的解剖学基础

卵巢为女性生殖腺，左、右各一，位于小骨盆侧壁的卵巢窝内（相当于髂内、外动脉夹角处）。正常成人卵巢的外形呈扁卵圆形，大小约 4 cm×3 cm×1 cm，重 5~6 g，卵巢的大小和形状随年龄而有差异：幼女的卵巢较小，表面光滑；性成熟期卵巢最大，以后因多次排卵，其表面出现瘢痕，显得凸凹不

平；35~40 岁卵巢开始缩小，50 岁左右随月经停止而逐渐萎缩变小、变硬。卵巢上端通过**卵巢悬韧带** suspensory ligament of ovary（临床上又称**骨盆漏斗韧带** infundibulopelvic ligament）固定于小骨盆侧缘（图 6-21）；下端借**卵巢固有韧带** proper ligament of ovary 连于子宫。其外缘借**卵巢系膜** mesoarium 连于子宫阔韧带，后者包绕卵巢和卵巢固有韧带，对卵巢也起固定作用。

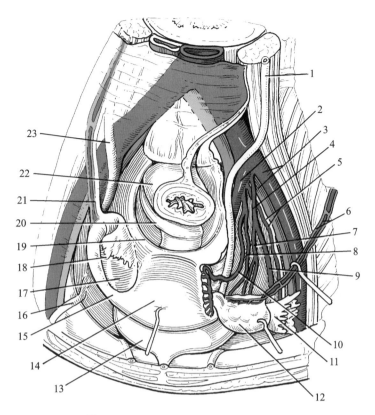

**图 6-21 卵巢和子宫的固定装置和血管**

1. 左输尿管 2. 髂内动脉 3. 髂外动、静脉 4. 脐动脉开放部 5. 闭孔神经、动脉 6. 卵巢动、静脉 7. 膀胱上动脉 8. 阴道动脉 9. 脐动脉闭塞部 10. 子宫动脉 11. 输卵管伞 12. 左卵巢 13. 膀胱 14. 子宫 15. 输卵管 16. 子宫圆韧带 17. 右卵巢 18. 输卵管伞 19. 直肠子宫襞 20. 直肠子宫陷凹 21. 卵巢悬韧带 22. 直肠 23. 右输尿管

子宫位于小骨盆中央,其前面隔**膀胱子宫陷凹** vesicouterine pouch 与膀胱上面相邻,后面借直肠子宫陷凹及**直肠阴道隔** rectovesical septum 与直肠毗邻。子宫两侧有输卵管和卵巢,下端接阴道。成人未孕子宫呈前后稍扁的倒置的梨形,长 7~9 cm,最宽径 4~5 cm,厚 2~3 cm,重 50 g。子宫分为底、体、颈三部。子宫颈由突入阴道的子宫颈阴道部和阴道以上的子宫颈阴道上部组成,成人长 2.5~3.0 cm,为肿瘤好发部位。在子宫体与子宫颈阴道上部的上端之间较为狭细的部分称为**子宫峡** isthmus of uterus。妊娠时,子宫峡逐渐伸展延长,形成子宫下段,妊娠末期时此部可达 7~11 cm。子宫内的腔隙较为狭窄,分为上部的子宫腔和下部的子宫颈管。**子宫腔** cavity of uterus 呈底在上、前后略扁的三角形,子宫颈管呈梭形。当膀胱空虚时,成人子宫呈轻度的前倾前屈位;人体直立时,子宫体伏于膀胱上面。子宫借盆底肌、阴道、**尿生殖膈** urogenital diaphragm 的承托和韧带的固定以保持其

正常位置。子宫的韧带主要有子宫阔韧带、子宫圆韧带、**子宫主韧带** cardinal ligament of uterus 和**子宫骶韧带** uterosacral ligament 等(图 6-21,22)。组织

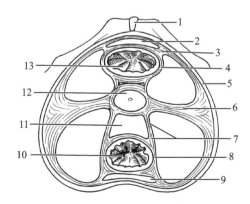

**图 6-22 子宫颈和阴道上部的支持结构**

1. 耻骨联合 2. 耻骨后间隙 3. 耻骨膀胱韧带 4. 膀胱筋膜 5. 盆筋膜腱弓 6. 子宫主韧带 7. 子宫骶韧带 8. 直肠筋膜 9. 骶骨前间隙 10. 直肠 11. 直肠子宫陷凹 12. 子宫颈 13. 膀胱

学上将子宫壁分为三层：外层为浆膜层，即腹膜脏层；中层为强厚的平滑肌层；内层为黏膜层，又称为子宫内膜。子宫腔的内膜随月经周期有增生和脱落的变化。

## 二、卵巢的断层解剖

卵巢的**横断面**或**矢状面**是基础断面，**冠状面**有助于确立卵巢的空间位置和毗邻关系。

### （一）横断层解剖

卵巢一般在经第 3 骶椎下份平面至第四骶椎平面，位于子宫底两侧稍偏后的卵巢窝内，为圆形或椭圆形的软组织，有时呈条状，其外层皮质中可见有大小不等的卵泡断面。卵巢窝前外方为髂外血管，后方则为输尿管和髂内血管（图 6-6，7）。CT图像不能显示正常卵巢，可根据输尿管及髂外动脉的位置作为"路标"来定位卵巢，表现为子宫角两侧的圆形或椭圆形软组织密度影（图 6-23）。MRI图像上 87%~95% 正常育龄妇女卵巢表现为轻度不均质的卵圆形，周围的血管为无信号或低信号的管状结构，是探查卵巢的理想标志。其 $T_1WI$ 为低信号，与周围脂肪组织形成良好对比，但不易与周围肠襻相区别（图 6-24）；$T_2WI$ 信号增强，卵泡液呈高信号，与邻近卵巢组织形成良好对比，但与周围脂肪组织对比度降低（图 6-25）。Thurnher 用 Gd-DTPA 造影后，发现正常卵巢 $T_1WI$ 和 $T_2WI$ 上与周围组织对比度均明显提高，更易于显示卵巢。在 B 超图像上，卵巢表现为低回声的液性结构，呈杏仁形，其检出率仅为 46%（图 6-26）。声像图可观察到卵泡的生理变化过程，从而用于检测卵泡发育。

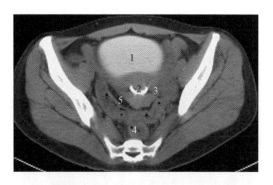

图 6-23　经子宫体的 CT 图像
1. 膀胱　2. 子宫腔及节育环　3. 子宫体　4. 直肠　5. 子宫附件

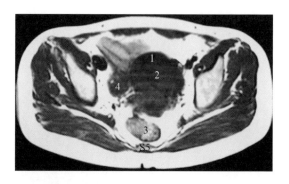

图 6-24　经子宫体的 MRI $T_2$ 加权像
1. 子宫体　2. 子宫腔　3. 直肠　4. 卵巢

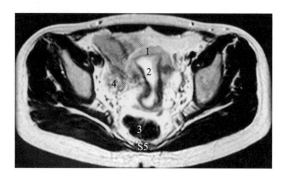

图 6-25　经子宫体的 MRI $T_1$ 加权像
1. 子宫体　2. 子宫腔　3. 直肠　4. 卵巢

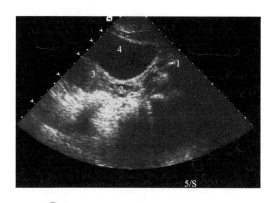

图 6-26　卵巢的 B 超图像（横切面）
1. 髂内动脉　2. 卵巢　3. 子宫底　4. 膀胱

### （二）矢状断层解剖

在矢状断面上，右卵巢断面呈钝圆三角形，居于前下方的膀胱和后上方的子宫之间（图 6-27）；左卵巢呈纵向新月形，位居乙状结肠后端处（图 6-28）。

### （三）冠状断层解剖

在经左、右髋关节的冠状断面上，于膀胱的外

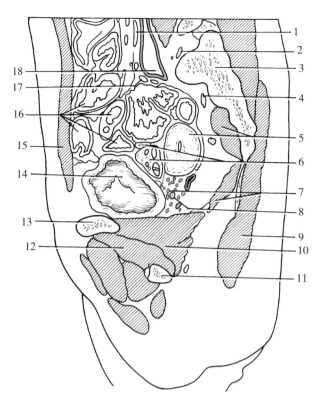

1 2 3 4 5 6 7 8 9 10 11 12 13 14 15 16 17 18

图6-27 经右卵巢的矢状断面

1. 右输尿管 2. 第5腰神经 3. 骶骨 4. 骶丛 5. 子宫与梨状肌 6. 输卵管与卵巢 7. 子宫阴道静脉丛与肛提肌 8. 右输尿管 9. 臀大肌 10. 闭孔内肌 11. 坐骨支 12. 闭孔外肌 13. 耻骨上支 14. 膀胱 15. 腹直肌 16. 回肠 17. 右输尿管 18. 下腔静脉

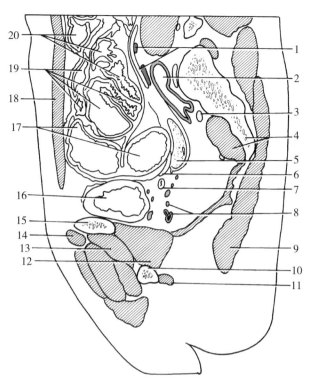

1 2 3 4 5 6 7 8 9 10 11 12 13 14 15 16 17 18 19 20

图6-28 经左卵巢的矢状断面

1. 左髂总动脉与输尿管 2. 左髂总静脉与髂内静脉 3. 第1骶神经 4. 骶骨与梨状肌 5. 左卵巢 6. 子宫圆韧带 7. 输尿管 8. 子宫阴道静脉丛 9. 臀大肌 10. 坐骨支 11. 尾骨肌 12. 闭孔内肌 13. 闭孔外肌 14. 耻骨肌 15. 耻骨上支 16. 膀胱 17. 乙状结肠 18. 腹直肌 19. 回肠 20. 空肠

上方分别可见左、右卵巢的不规则形断面。在卵巢的外上方有斜位管道断面,为髂内静脉和髂外静脉。右侧卵巢上方还可见乙状结肠。左、右卵巢之间,可见卵圆形的子宫底断面(图6-29)。在经左、右骶髂关节的冠状断面上,乙状结肠断面下方可见右卵巢断面,形态呈右端大、左端小的横位楔形(图6-30)。

### 三、子宫的断层解剖

矢状面或横断面是子宫体、子宫颈的基本扫描断面,横断面是显示宫旁组织以及子宫与其毗邻结构关系的最佳断面。冠状面有助于显示子宫体、子宫颈的侧壁和阴道穹隆。通过三维空间层面可以判断子宫的大小。

（一）横断层解剖

子宫底在横断层上表现为位于中央的略呈正圆形的软组织,两侧为子宫圆韧带和卵巢,此时子宫断面未出现内腔(图6-6)。子宫体断面表现为圆

形,边缘光滑锐利,其内出现横行的扁平裂隙即为子宫腔,在节育妇女子宫腔内可见节育环(图6-7)。经髋臼上缘层面开始,出现子宫颈,为明显较细的圆形软组织,其中央狭小的腔隙为子宫颈管,其后部可见呈弧形裂隙状的阴道穹后部和侧部断面。根据其后方有无阴道穹后部区分子宫颈阴道部或子宫颈阴道上部(图6-10至图6-12)。

MRI检查不仅能观察子宫和子宫颈的轮廓,还能显示其细微结构(图6-24,25)。MRI对于组织变化较为敏感,能观察到子宫内膜在激素作用下发生的周期性变化,包括育龄妇女的月经周期和绝经后的子宫内膜变化。处于生育期妇女的子宫在$T_2WI$上按信号强度的差异分为3个带:中央为强度接近皮下脂肪的高信号带,相当于子宫内膜及腔内分泌液,并可显示出周期性变化,在增生早期最薄,约2 mm,分泌中、晚期最厚,约10 mm;外层呈中等信号带,强度高于骨骼肌,相当于子宫肌层的中、外两层;两者之间为一薄层低信号带,信号强度与骨骼

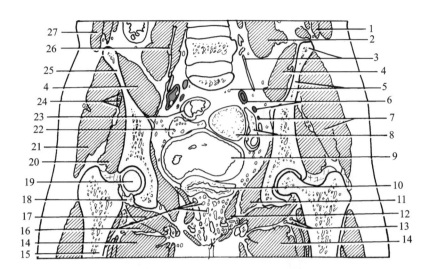

图6-29　经左、右髋关节的冠状断面

1. 腹内斜肌　2. 腰大肌　3. 髂嵴与闭孔神经　4. 髂肌　5. 髂骨翼和骶正中动脉　6. 左髂内动、静脉
7. 子宫动脉与臀中肌　8. 子宫(体)与左卵巢　9. 膀胱　10. 阴道　11. 闭孔内肌　12. 肛提肌　13. 闭孔
血管　14. 大收肌　15. 股骨　16. 耻骨肌和阴道静脉丛　17. 闭孔外肌　18. 髋关节囊　19. 髋臼关节面
20. 臀小肌　21. 臀中肌　22. 右卵巢　23. 乙状结肠　24. 臀上血管、神经　25. 髂骨翼　26. 股神经
27. 腹外斜肌

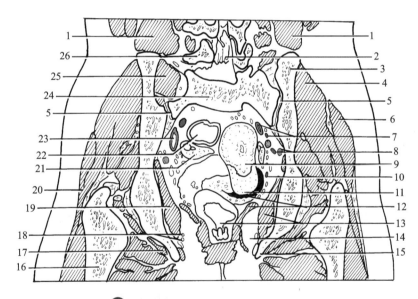

图6-30　经左、右骶髂关节的冠状断面

1. 腰方肌　2. 马尾　3. 髂骨翼　4. 臀中肌　5. 骶髂关节　6. 臀大肌　7. 左髂内动、静脉　8. 左臀上
动、静脉　9. 子宫体　10. 子宫动脉　11. 子宫颈阴道部　12. 阴道后壁与肛提肌　13. 闭孔内肌与直肠
14. 坐骨肛门窝　15. 坐骨　16. 股骨　17. 闭孔外肌　18. 阴部内动、静脉　19. 闭孔内肌　20. 臀大肌
21. 右卵巢　22. 乙状结肠　23. 右髂内静脉　24. 第1骶椎椎体　25. 髂肌　26. 第5腰椎横突

肌相似,相当于肌内层,MRI上将其称为结合带,一般其超过 8 mm 即可认为增宽。低信号带的产生可能与内、外两层肌肉的含水状态不同及血液流动有关。青春前期及绝经后妇女子宫的 MRI 图像表现不同于生育期妇女,其高信号内膜及低信号交界区范围很小甚至不存在,故解剖层次难以分辨。目前子宫内膜癌的早期诊断,主要依靠宫腔内高信号中心区厚度(即 $T_2$ 加权像所示内膜厚度)测量,育龄妇女 >9 cm,绝经后妇女 >4 cm 即可考虑内膜异常。

在 B 超检查中，正常子宫为均匀的低到中等度的回声，宫腔内呈线状强回声，其周围子宫内膜呈 2~3 mm 的低回声，随月经周期子宫内膜有所变化，分泌期和月经期可呈团块状。子宫近宫底角部呈三角形，体部则呈椭圆形（图 6-31）。

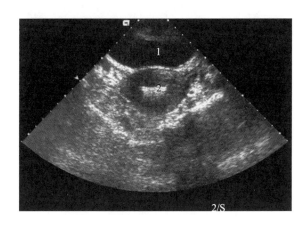

**图 6-31　子宫的 B 超图像（横切面）**
1. 膀胱　2. 子宫体（中央强回声为节育环）

### （二）矢状断层解剖

经躯干正中矢状面是显现阴道、子宫颈和子宫体的最佳断层，可见子宫和阴道断面呈纵向细长不规则形，夹于膀胱和直肠之间，子宫断面在上，阴道断面在下。子宫颈矢状面为长 4~5 cm、厚 3~4 cm 的圆柱状结构（图 6-32）。在经右卵巢的矢状断层上，子宫断面呈纵向椭圆形，位居膀胱和卵巢断面的后上方（图 6-27）。

MRI 矢状位 $T_2WI$ 为显示子宫的最佳图像，可清楚显示子宫体、子宫颈、阴道及与周围组织关系，尤其对子宫各带最为优越（图 6-33）；MR $T_1WI$ 上，子宫体、子宫颈和阴道表现为均匀一致的中等信号，内部结构显示不清（图 6-34），故 $T_2WI$ 是观察女性生殖器病变的首选序列。若子宫前屈或后屈，可根据矢状面所见采用斜轴冠状面或横断面从而更好地显示解剖关系。

B 超纵切面中前倾或平位子宫一般呈倒梨形，子宫体为均匀实质结构，轮廓线光滑清晰。宫颈回声较宫体稍强且致密，常可见带状的颈管高回声（图 6-35）。子宫颈阴道部常可呈圆形弱回声。通过子宫纵切面观察子宫体与子宫颈的夹角或其位置关系，可以了解子宫是否过度前倾屈或后倾屈。

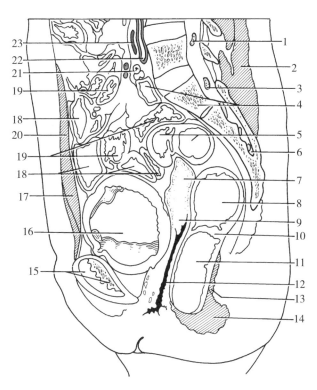

**图 6-32　女性盆部正中矢状面**
1. 第 5 腰神经　2. 竖脊肌　3. 第 1 骶神经　4. 回肠与第 1 骶椎　5. 乙状结肠　6. 骶管　7. 子宫体　8. 直肠壶腹　9. 子宫颈　10. 直肠横襞　11. 直肠　12. 阴道　13. 肛提肌　14. 肛门外括约肌　15. 耻骨间盘与耻骨　16. 膀胱　17. 腹直肌　18. 回肠　19. 空肠　20. 腹直肌　21. 输尿管　22. 下腔静脉　23. 右髂总动脉

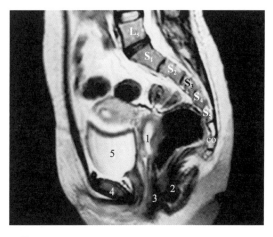

**图 6-33　躯干下部正中矢状面 MRI $T_2$ 加权像**
1. 子宫及子宫腔　2. 直肠　3. 阴道　4. 耻骨　5. 膀胱

### （三）冠状断层解剖

经腋窝大转子冠状断层上，在乙状结肠和右卵巢的左侧以及左卵巢的右侧有卵圆形子宫，其下方为膀胱（图 6-29）。在经左、右骶髂关节的冠

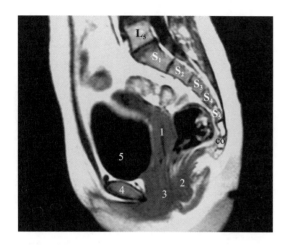

图6-34 躯干下部正中矢状面 MRI T₂ 加权像

1. 子宫及子宫腔 2. 直肠 3. 阴道 4. 耻骨
5. 膀胱

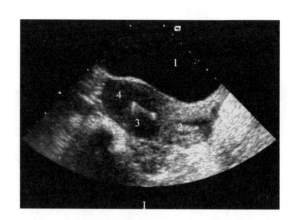

图6-35 子宫的 B 超图像(纵切面)

1. 膀胱 2. 子宫颈 3. 子宫体(中央强回声为节育环)
4. 子宫底

状断面上,乙状结肠和右卵巢的左侧有呈倒置的梨形的子宫,其上部宽大为子宫体,下部窄细为

子宫颈,位于子宫颈周围的唇样结构则为阴道壁(图 6-30)。

(庞　刚)

# 第 7 章

# 脊 柱 区

▶▶▶ 第一节 概 述 ◀◀◀

## 一、境界和分段

**脊柱区** vertebral region 是指脊柱及其后外侧软组织所配布的区域,其上界为枕外隆凸和上项线,下端至尾骨尖,两侧自上而下分别为斜方肌前上缘、三角肌后缘上份、腋后线、髂嵴后份以及髂后上棘与尾骨尖的连线。脊柱区依其部位可分为颈段、胸段、腰段和骶尾段。

## 二、标志性结构和椎平面定位

1. **棘突** spinous process 上部颈椎棘突藏于项韧带深面不易触及,其余椎骨棘突均可在后正中线上触及。第 7 颈椎棘突较长,是计数椎骨的重要标志。

2. **肩胛冈** spine of scapula 是肩胛骨背面中上部横向的骨嵴,两侧肩胛冈内侧端的连线平对第 3 胸椎棘突。

3. **肩胛骨下角** inferior angle of scapula 两侧肩胛骨下角的连线平对第 7 胸椎棘突。

4. **髂嵴** 和 **髂后上棘** iliac crest and posterior superior iliac spine 髂嵴为髂骨翼的上缘,两侧髂嵴最高点的连线平对第 4 腰椎棘突。男性第 5 腰椎多位于髂嵴最高点水平线以下,而女性整个第 5 腰椎或其上半部位于髂嵴最高点水平线以上。髂后上棘为髂嵴的后端,两侧髂后上棘的连线平对第 2 骶椎棘突以及硬膜囊和终池的下端。

5. **骶正中嵴** median sacral crest 是骶骨背侧面后正中线上的骨嵴,由上 3~4 个骶椎的棘突融合而成。

6. **骶外侧嵴** lateral sacral crest 是骶正中嵴外侧较明显的纵向隆起,由骶椎的横突融合而成,其内侧有骶后孔。骶外侧嵴是经骶后孔作骶神经阻滞麻醉的重要标志。

7. **骶管裂孔** sacral hiatus 和 **骶角** sacral cornu 骶管裂孔为骶管的下口,是骶正中嵴下方的骨性切迹,其外下角为骶角。骶角易于触及,是骶管麻醉进针的定位标志。

8. **尾骨** coccyx 由 3~4 块退化的尾椎融合而成,它位于骶骨的前下方,肛门的后上方。

9. **竖脊肌** erector spinae 形成棘突两侧的肌隆起,其外侧缘与第 12 肋的交角为脊肋角。该角是肾门的体表投影,也是肾囊封闭的进针部位。

还可通过以下体表标志确定椎平面:①舌骨体平对第 2 颈椎间盘;②甲状软骨上缘平对第 4 颈椎椎体上缘;③环状软骨下缘平对第 6 颈椎椎体下缘;④颈静脉切迹约平对第 2 胸椎间盘,女性较低;⑤胸骨角平对第 4 胸椎椎体下缘;⑥剑胸结合平第 9 胸椎椎体;⑦肋弓最低点平对第 2 腰椎间盘;⑧脐平对第 3 腰椎间盘;⑨耻骨联合上缘平对尾骨尖。

还可通过体腔内结构确定椎平面:①腔静脉孔平对第 8 胸椎。②食管裂孔平对第 10 胸椎。③主动脉裂孔平对第 12 胸椎。④腹腔干平对第 1 腰椎上部。⑤肠系膜上动脉平对第 1 腰椎下部。⑥肾动脉平对第 2 腰椎上部。⑦肠系膜下动脉平对第 3 腰椎下部。⑧主动脉杈平对第 4 腰椎椎体下缘。⑨梨状肌起点平对第 2~4 骶椎。

(姜苏明)

## 第二节 脊柱区一般结构

### 一、脊柱

**脊柱** spine 是脊柱区的主体,具有支持和运动身体的功能,同时通过参与椎管和胸、腹、盆腔的组成,保护脊髓和胸、腹、盆腔内的脏器。从形态和结构的配布,脊柱可分为脊柱前部、脊柱后部和两者之间的椎管三个部分。

#### (一) 脊柱前部

脊柱前部约呈圆柱状,由椎体及其连结组成。

1. **椎体** vertebral body 除第 1 颈椎无椎体外,约呈短圆柱形,前面凸而后面凹或平,上、下面的周缘光滑而中央较粗糙。纵观脊柱前面,椎体自上而下逐渐增大,第 4、5 腰椎和第 1 骶椎的椎体最大,第 1 骶椎以下逐渐变小。椎体主要由骨松质构成,表面的骨密质很薄,是负重的主要部分,故临床上所见的压缩性骨折均见于椎体。在椎体的骨松质内,未成年时主要由红骨髓填充,以后逐渐减少。因此,在 MRI 图像上,椎体的信号强度也随着年龄的增长而有相应的改变。

2. **椎间盘** intervertebral disc 连结相邻椎体的上、下面,除第 1、2 颈椎间无椎间盘外,成年人椎间盘共 23 个,分别是颈椎间盘 5 个、胸椎间盘 11 个、腰椎间盘 4 个以及颈胸、胸腰和腰骶椎间盘各 1 个。另外,在骶椎椎体之间、骶尾骨之间以及尾椎之间也存在退化的椎间盘。椎间盘由髓核、纤维环、Sharpey 纤维和透明软骨终板组成(图 7-1)。**髓核** nucleus pulposus 位于椎间盘的中央偏后,呈半透明胶状外观,主要由软骨基质和胶原纤维构成,出生时的含水量为 80%~90%,但随着年龄的增长,含水量逐渐减少,并逐渐为纤维软骨样物质所代替。**纤维环** anulus fibrosus 是一系列呈同心圆排列的纤维板层结构,围绕于髓核的周围,其含水量较髓核的低。纤维环的后部相对薄弱,故髓核易向后外侧和后方突出,突入椎间孔和椎管,压迫脊神经根或脊髓而出现相应的症状,称椎间盘突出症。**Sharpey 纤维** Sharpey's fiber 是椎间盘的最外层,主要由胶原纤维组成,无软骨基质。**透明软骨终板** hyaline cartilage end plates 紧贴于椎体的上、下面,构成髓核的上、下界。

在 CT 和 MRI 对椎间盘的轴位检查时,应与

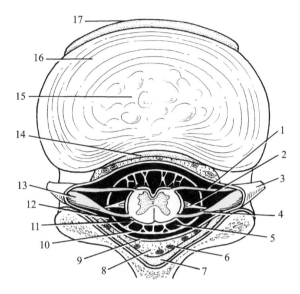

图 7-1 椎间盘和椎管的横断面

1. 脊神经前根 2. 齿状韧带 3. 脊神经鞘 4. 脊神经后根 5. 蛛网膜下隙 6. 椎内静脉丛 7. 黄韧带 8. 硬膜外隙 9. 硬脊膜 10. 蛛网膜 11. 软脊膜 12. 硬膜下隙 13. 脊神经节 14. 后纵韧带 15. 髓核 16. 纤维环 17. 前纵韧带

脊柱的弯曲和椎间盘的形状相适应,保持与椎间盘平行的连续扫描,常用层厚在颈椎间盘为 1.5~3.0 mm,在胸、腰椎间盘为 3~5 mm。在 CT 图像上,椎间盘的密度低于椎体,髓核和纤维环难以区分(图 7-2)。在 MRI $T_1$ 加权像上,外纤维环与 Sharpey 纤维呈低信号,而内纤维环和髓核呈较高信号;在 MRI $T_2$ 加权像上,髓核呈明显的高信号(图 7-3)。

3. 前纵韧带和后纵韧带 **前纵韧带** anterior longitudinal ligament 较紧地连于椎体和椎间盘的前面,上起枕骨咽结节和寰椎前结节,下达第 2 骶椎椎体前面。该韧带在颈段较窄,位于两侧颈长肌之间;在胸段较厚,尤其在上胸段,并与颈长肌腱融合;在腰段宽扁,与膈脚融合。**后纵韧带** posterior longitudinal ligament 薄而窄,而且宽窄不齐,在椎间盘的后面宽,并与之和椎体的上、下缘紧密连结;在椎体的后面窄,并与之疏松连结,其间隔以椎体后静脉。后纵韧带上起第 2 颈椎体后面,向上扩展为覆膜附着于枕骨斜坡,下经骶管与骶尾后深韧带相延续。

前纵韧带骨化最早,后纵韧带骨化以第 5 颈

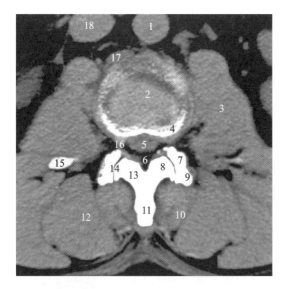

**图7-2　经腰椎间盘和关节突关节的 CT 图像**

1. 腹主动脉　2. 椎间盘　3. 腰大肌　4. 椎体　5. 硬膜囊
6. 硬膜外脂肪　7. 上关节突　8. 下关节突　9. 乳突
10. 多裂肌　11. 棘突　12. 竖脊肌　13. 椎弓板　14. 关节突关节　15. 横突　16. 椎间孔　17. 膈右脚　18. 下腔静脉

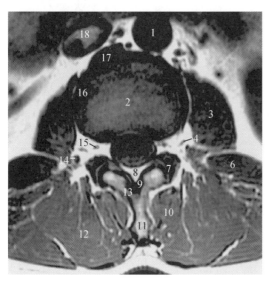

A. MRI T₁ 加权像

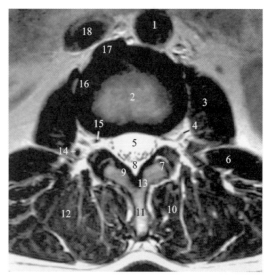

B. MRI T₂ 加权像

**图7-3　经腰椎间盘的 MRI 图像**

1. 腹主动脉　2. 髓核　3. 腰大肌　4. 腰神经　5. 硬膜囊　6. 腰方肌　7. 关节突关节　8. 硬膜外脂肪　9. 黄韧带
10. 多裂肌　11. 棘突　12. 竖脊肌　13. 椎弓板　14. 腰升静脉　15. 椎间静脉　16. 纤维环　17. 膈右脚　18. 下腔静脉

椎平面最多，其次为第 4、6 颈椎平面，通常无症状，但当椎管矢径（前后径）缩小至 40% 时，即可引起脊髓压迫症状。未骨化的前、后纵韧带在 CT 图像上表现为软组织影。在 MRI 图像上，前纵韧带与椎体和椎间盘难以区分，而后纵韧带以一薄层低信号带可通过高信号的椎内静脉丛加以分辨。

（二）脊柱后部

脊柱后部形态不规则，由椎弓及其连结组成。

1. **椎弓** vertebral arch　**椎弓根** pedicle of vertebral arch 前连椎体后外侧面的上半部，后连关

节突与横突，椎弓根下切迹较深，而上切迹较浅。**关节突** articular process 自椎弓根与椎弓板的交接处向上、下突起，其中上、下关节突之间的部分称**关节突间部** pars interarticularis（又称峡部），此部在经关节突关节的矢状断层标本和 MRI 矢状位图像上能较好显示。**横突** transverse process 自椎弓根与椎弓板的交接处向外侧突起。**椎弓板** lamina of vertebral arch 是连接椎弓根和棘突基部的骨板，略向后下倾斜。棘突是两侧椎弓板连接处向后或向后下的突起。

2. **关节突关节** zygapophysial joint　由相邻椎

骨的上、下关节突构成,脊柱各段关节突关节的形态不尽相同。

3. 韧带　**黄韧带** ligamenta flava 呈节段性,于正中面两侧连结相邻椎弓板,上端附于上位椎弓板的下前面,下端附于下位椎弓板的上后面,外侧与关节突关节的关节囊融合。黄韧带在横断面上见于椎弓间隙和椎弓板下部层面,呈"V"形,两侧黄韧带与硬膜囊之间有脂肪填充;在矢状断面上与椎弓板呈叠瓦状。黄韧带的正常厚度为 2~4 mm,厚度超过 5 mm 者为异常,颈、胸段的黄韧带较薄,而腰段的最厚。在 CT 图像上,腰段黄韧带最易显示,其 CT 值与肌肉相似。在 MRI 图像上,黄韧带呈低信号,与周围高信号的脂肪易于区分。**棘间韧带** interspinal ligament 连结相邻棘突,在 CT 图像上,有时可因两侧脂肪而对比显影。**棘上韧带** supraspinal ligament 连结各棘突尖。**横突间韧带** intertransverse ligament 连结相邻横突。

4. **椎间孔** intervertebral foramina　共 24 对,分别是颈椎间孔 6 对、胸椎间孔 11 对、腰椎间孔 4 对以及颈胸、胸腰和腰骶椎间孔各 1 对。除第 1 对颈椎间孔外,椎间孔的前壁由椎体和椎间盘构成,后壁为关节突关节,上、下壁分别为相邻椎骨的椎弓根。椎间孔内主要有脊神经根和血管,脂肪组织填充其间。由于椎间孔有一定的长度,故也称**椎间管** intervertebral canal。

在经椎弓根的横断面上,脊柱的前、后部相连。在经椎间孔的横断面上脊柱的前、后部断开。

#### (三) 椎管及其内容

1. **椎管** vertebral canal　由各椎骨的椎孔连结而成,上起枕骨大孔,下经骶管终于骶管裂孔。前壁由椎体、椎间盘和后纵韧带构成,后壁是椎弓板及黄韧带,后外侧壁为关节突关节,两侧壁为椎弓根和椎间孔。椎管内容有脊髓及其被膜、脊神经根、血管和脂肪组织等结构。

2. **脊髓** spinal cord　位于硬膜囊内,呈前后略扁的圆柱状,但其各段的外形、横断面内灰质的形态和灰、白质的比例不同(图 7-4)。脊髓上端在枕骨大孔处连延髓,下端位置变化大,在第 12 胸椎至第 3 腰椎平面之间,国人以第 1 腰椎平面多见。CT 能显示脊髓的横断层形态,而 MRI 还能显示脊髓的内部结构,在其横断位图像上可辨识出锥体交叉、薄束、楔束、皮质脊髓束、三叉神经脊束核以及

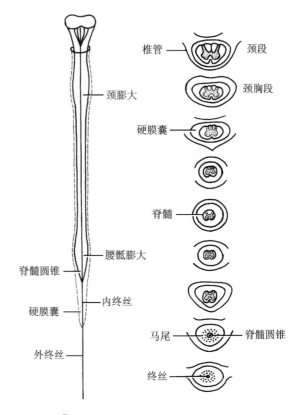

**图** 7-4　脊髓及其各部横断面的外形

"H"形灰质等结构。

3. **脊髓的被膜**　脊髓外包三层被膜,由内向外分别为软脊膜、脊髓蛛网膜和硬脊膜(图 7-1)。**软脊膜** spinal pia mater 紧贴于脊髓表面,在脊髓下端移行为**终丝** filum terminale,向下经骶管附着于尾骨背面,两侧形成**齿状韧带** denticulate ligament,向外侧附于硬脊膜。**脊髓蛛网膜** spinal arachnoid mater 为半透明薄膜,贴于硬脊膜内面,与软脊膜之间为蛛网膜下隙,隙内充满脑脊液。**蛛网膜下隙** subarachnoid space 自脊髓下端至第 2 骶椎水平扩大为**终池** terminal cistern,内有**马尾** cauda equina 和终丝。脊髓蛛网膜与硬脊膜之间的硬膜下隙在 CT、MRI 和脊髓造影上不显影,故可将这两层脊髓被膜看作一层结构。**硬脊膜** spinal dura mater 由致密结缔组织构成,与脊髓蛛网膜一起形成一长筒状的囊腔,称为**硬膜囊** dura sac,上至枕骨大孔,下以盲端终于第 2 骶椎高度,囊内容有脊髓、脊神经根、终丝和脑脊液等。在 CT、MRI 和脊髓造影的图像上均能显示硬膜囊(图 7-2,3)。硬脊膜与椎管壁之间为**硬膜外隙** epidural space,内有椎内静脉丛和脂肪等结构。

## 二、椎静脉系

椎静脉系由椎内、外静脉丛及连接其间的椎体静脉和椎间静脉组成(图 7-5,6),该静脉系缺乏

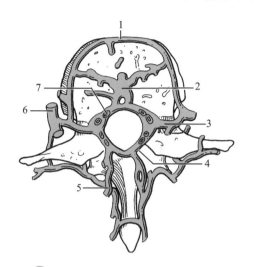

图7-5　椎静脉系(经腰椎的横断层)

1. 椎外静脉丛前部　2. 椎体静脉　3. 椎间静脉　4. 椎内静脉丛后部　5. 椎外静脉丛后部　6. 椎静脉　7. 椎内静脉丛前部

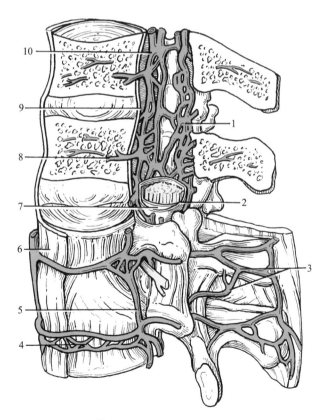

图7-6　椎静脉丛(侧面观)

1. 椎内静脉丛后部　2. 硬脊膜　3. 椎外静脉丛后部　4. 椎外静脉丛前部　5. 节间支　6. 前纵韧带　7. 蛛网膜　8. 椎体静脉　9. 后纵韧带　10. 椎内静脉丛前部

静脉瓣,除在本系统内广泛吻合外,还与颅、颈、胸、腰、骶部的静脉交通。因此,椎静脉系是沟通颅内、外和上、下腔静脉系的重要途径,在静脉回流中起调节作用。此外,来自盆部或腹部的感染、肿瘤或寄生虫,也可经此途径直接侵入颅内或其他远位器官。在临床上常通过椎静脉造影,以明确诊断椎管内的病变。

### (一) 椎内静脉丛

**椎内静脉丛** internal vertebral venous plexus 位于硬膜外隙,连绵不断,纵贯椎管全长,上端在枕骨大孔处形成一个密集的静脉网连接椎静脉、枕窦、乙状窦、基底静脉丛、枕髁导静脉和舌下神经管静脉丛,下端在骶管裂孔处沟通椎外静脉丛。该静脉丛主要接受由椎骨和脊髓回流的静脉血,按其部位可分为前、后两部,两者相互吻合。

1. **椎内静脉丛前部** anterior internal vertebral venous plexus　位于椎管前壁与硬膜囊之间,是较大的丛状静脉,主要由排列于后纵韧带两侧的 4 条纵行静脉干和其间的吻合支椎体后静脉组成,其中椎体后静脉位于后纵韧带与椎体后面之间。

2. **椎内静脉丛后部** posterior internal vertebral venous plexus　位于椎管后壁与硬膜囊之间,由 2 条纵行的静脉干及其间的吻合支构成。通过穿黄韧带、黄韧带间隙和椎弓的小静脉与椎外静脉丛后部相连。

在 CT 平扫图像上,椎内静脉丛前部可显影,每侧一对,常出现于腰骶段,其密度接近椎间盘,勿误认为椎间盘突出,必要时可做静脉增强扫描以资鉴别。椎内静脉丛显影与否取决于静脉的粗细、周围脂肪的多少以及 CT 的分辨率。

在 MRI 图像上,椎内静脉丛前部是恒定存在的结构,尤其在第 2 颈椎平面。在横断层图像上,它表现为硬膜外隙前外侧部呈高信号的两对纵行管道;在矢状断层图像上,表现为椎体后方呈节段性的纵行高信号带。这种高信号是由于椎内静脉丛中血液缓慢或停滞所致。椎间盘突出等病变可使椎内静脉丛前部移位或扭曲。

### (二) 椎外静脉丛

**椎外静脉丛** external vertebral venous plexus 攀附于脊柱周围,收集椎骨及其附近结构的静脉血,它与椎内静脉丛通过椎体静脉、椎间静脉和穿行椎管后壁的小静脉相吻合,并汇入椎静脉、肋间后静脉、腰静脉和骶外侧静脉等。椎外静脉丛以横突为

界分为前、后两部,以颈部静脉丛和骶前静脉丛较发达。

**1. 椎外静脉丛前部** anterior external vertebral venous plexus 呈稀疏网状,附于脊柱前部的前面和侧面,与椎体静脉和椎间静脉相交通。

**2. 椎外静脉丛后部** posterior external vertebral venous plexus 位于椎弓板和黄韧带的后方以及横突、关节突和棘突的周围。该静脉丛在寰椎周围特别发达,并可伸延至乳突后方,若在手术中损伤该静脉丛,可导致大量出血。

### (三)椎体静脉

**椎体静脉** basivertebral vein 是椎体内一些呈放射状的静脉湖,影像学上称之为椎静脉管,它们向后形成1~2个短干在椎体中部后面连接椎体后静脉,向前外通过椎体上的小孔连接椎外静脉丛前部。椎体静脉具有贮血的功能,还把静脉血从透明软骨板的毛细血管网和骨松质的狭窄间隙里运至椎静脉丛。在高分辨率CT扫描中,椎体静脉可在椎体中部见到,尤其在腰椎,它可表现为一个长裂或树状或"Y"形的低密度影(图7-7)。这种低密度影易被误诊为骨折、骨质疏松或其他异常。

椎体静脉具有清晰的骨壁、缺乏在多个连续层面上的延伸、无移位和主要位于椎体中份层面等特征。

### (四)椎间静脉

**椎间静脉** intervertebral vein 与脊神经根伴行通过椎间孔(管),引流脊髓和椎内、外静脉丛的静脉血,依部位不同分别汇入椎静脉、肋间后静脉、腰静脉和骶外侧静脉。

## 三、椎旁软组织

椎旁软组织除血管、神经外,主要是脊柱周围的肌,包括颈深肌、背肌、枕下肌和椎侧肌群等。颈深肌由内侧的颈长肌、头长肌和外侧的前、中、后斜角肌组成。背肌分为浅、中、深三层(图7-8),浅层有斜方肌、背阔肌、肩胛提肌和菱形肌;中层为上后锯肌和下后锯肌;深层有夹肌、竖脊肌、棘间肌、横突间肌和横突棘肌,后者又由半棘肌、多裂肌和回旋肌组成。枕下肌连于第1、2颈椎与枕骨之间,包括前外的头前直肌和头外侧直肌以及后外的头后大直肌、头后小直肌、头上斜肌和头下斜肌。椎侧肌群包括腰大肌和腰方肌。上述这些肌在控制脊柱的运动、增强脊柱的稳定性以及承受外力作用等方面起着重要作用。

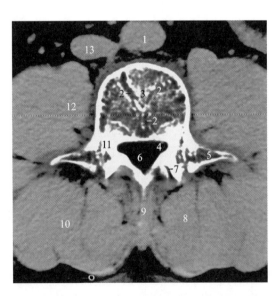

图7-7 经腰椎椎体的CT图像

1. 腹主动脉 2. 椎体静脉 3. 腰椎体 4. 侧隐窝和腰神经根 5. 横突 6. 硬膜囊 7. 关节突关节 8. 多裂肌 9. 棘间韧带 10. 竖脊肌 11. 椎弓根 12. 腰大肌 13. 下腔静脉

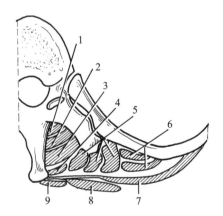

图7-8 背肌的配布(经胸部的横断面)

1. 回旋肌 2. 多裂肌 3. 半棘肌 4. 棘肌 5. 最长肌 6. 髂肋肌 7. 后锯肌 8. 背阔肌 9. 斜方肌 其中1、2、3为横突棘肌,4、5、6为竖脊肌

(姜苏明)

## 第三节　脊柱区颈段

### 一、横断层解剖

#### (一) 颈椎

除第 1、2、7 颈椎形态特殊外,其余 4 个颈椎的形态基本相似(图 7-9)。

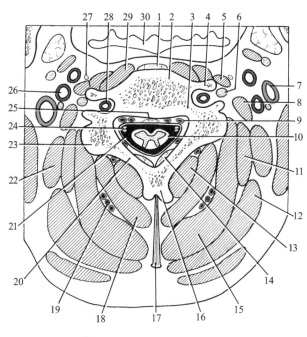

**图 7-9　经第 3 颈椎的横断面**

1. 前纵韧带　2. 第 3 颈椎椎体　3. 椎弓根　4. 横突　5. 前斜角肌　6. 第 3 颈神经前支　7. 颈内静脉　8. 中斜角肌　9. 椎内静脉丛　10. 脊髓　11. 最长肌　12. 夹肌　13. 多裂肌　14. 黄韧带　15. 头半棘肌　16. 棘突　17. 项韧带　18. 颈半棘肌　19. 颈深动脉　20. 椎弓板　21. 硬膜囊　22. 肩胛提肌　23. 关节突间部　24. 第 4 颈神经根　25. 后纵韧带　26. 颈内动脉　27. 颈交感干　28. 椎动脉　29. 颈长肌　30. 口咽

1. **椎体**　除寰椎无椎体外,颈椎体较小,呈横椭圆形,横径(左右径)大于矢径(前后径),下面矢、横径大于上面矢、横径。第 3~7 颈椎体上面的侧方各有一向上的突起,称为椎体钩 uncus of vertebral body,它们与上位椎体下面侧方的斜坡样唇缘构成钩椎关节 uncovertebral joint(又称 Luschka 关节)。钩椎关节与后外的颈神经根和外侧的椎动静脉相毗邻,因此,关节的肥大和骨质增生,可导致神经和血管的压迫。钩椎关节可在经椎体下面和椎间盘的横断层上显示(图 7-10,图 7-12B)。

2. **椎弓**　椎弓根短,与矢状面约成 45° 角(图

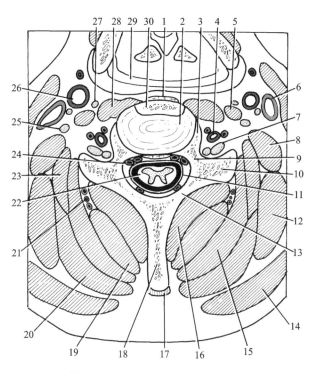

**图 7-10　经第 4 颈椎间盘的横断面**

1. 前纵韧带　2. 第 4 颈椎间盘　3. 椎体钩　4. 椎动脉　5. 前斜角肌　6. 颈内静脉　7. 第 6 颈神经　8. 中斜角肌　9. 椎弓根　10. 关节突间部　11. 硬膜囊　12. 肩胛提肌　13. 椎弓板　14. 斜方肌　15. 头半棘肌　16. 多裂肌　17. 棘上韧带　18. 第 6 颈椎棘突　19. 颈半棘肌　20. 夹肌　21. 颈深动脉　22. 脊髓　23. 最长肌　24. 椎内静脉丛　25. 第 5 颈神经前支　26. 颈内动脉　27. 颈交感干　28. 头长肌　29. 喉咽　30. 第 5 颈椎椎体

7-9,10)。横突除第 1、7 颈椎较长外,其余的宽短,横突孔位于横突根部椎体的两侧,供椎动、静脉通过;横突末端分为前、后结节;横突上面的脊神经沟供脊神经前支通过。椎弓板长而窄。第 1 颈椎无棘突,第 7 颈椎棘突长而不分叉,其余的呈分叉状,以第 2 颈椎的最粗大。关节突粗短,上关节突面向后上,下关节突面向前下,在经关节突关节的横断层上,关节腔呈横位,上关节突在关节腔之前,而下关节突在后。颈椎关节突关节不稳定,在屈曲损伤或受暴力时,可导致关节脱位,甚至关节跳跃。

#### (二) 椎间盘

由于第 1、2 颈椎间无椎间盘,故颈椎间盘只有 5 个,第 1 颈椎间盘位于第 2、3 颈椎椎体之间,其余的依次类推。颈椎间盘较小,也较薄,其形态与

颈椎椎体的基本一致,但其横径较椎体的小。因脊柱颈曲的缘故,在经椎间盘的横断层内可同时出现椎体的断面,上位椎体的在椎间盘之前,下位椎体的在椎间盘之后,如上、下位椎体同时出现则分居于椎间盘的前、后(图 7-10)。尽管颈椎间盘周围有韧带、肌和椎体钩等结构的保护,但由于颈部的活动度较大,也可发生椎间盘突出,以第 5 颈椎间盘多见。

### (三) 椎管及其内容

颈椎管近似三角形,横径大于矢径。矢径是评介颈椎管大小的重要指标,其正常范围在寰椎是 16~27 mm,寰椎以下为 12~21 mm,若小于 12 mm,则应考虑椎管狭窄。硬膜囊约呈横椭圆形,前扁后凸。脊髓位于硬膜囊中央,呈横椭圆形,颈膨大主要位于第 5~6 颈椎平面,其矢、横最粗部分别为 8.2 mm 和 13.3 mm。蛛网膜下隙在枕骨大孔至枢椎平面较大,枢椎以下平面其矢径基本相同,平均为 12 mm,与脊髓的矢径之比为 2:1。硬膜外隙内的脂肪较少,主要位于间隙的后部和侧部,椎内静脉丛前部较发达。

寰椎椎孔呈横椭圆形,分为前、后两部,前部由寰枢正中关节占据,该关节由枢椎齿突与寰椎前弓和寰椎横韧带构成;后部容纳脊髓及其被膜等结构(图 7-11)。在寰椎横韧带断裂和枢椎齿突骨折后移时,可压迫脊髓导致高位截瘫。

### (四) 椎间孔(管)和神经根

颈椎间孔 6 对,第 1 对颈椎间孔位于寰枢外侧关节的后方,其后壁为黄韧带和寰枢后膜,上、下壁分别为寰椎后弓和枢椎椎弓根,其余的颈椎间孔和颈胸椎间孔的前壁由上位椎体下部、椎间盘和下位椎体的椎体钩组成,后壁主要为上关节突,上、下壁分别为相邻椎骨的椎弓根(图 7-12)。颈椎间孔和颈胸椎间孔分上、下两部,上部容有椎间静脉和脂肪,下部通过颈神经根,且常低于椎间盘平面。在 CT 图像中,颈神经后根和脊神经节靠近上关节突,而前根贴近椎体钩和孔底。第 1 对颈神经根在寰椎后弓上方出椎管,第 8 对颈神经根通过颈胸椎间孔,其余颈神经根分别通过第 1~6 对颈椎间孔。颈椎间孔长 4~5 mm,其长轴与冠状面约成 45° 角,因此,采用与冠状面或矢状面成 45° 角的

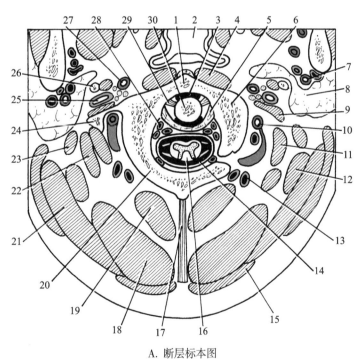

A. 断层标本图

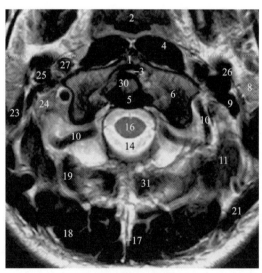

B. MRI T$_2$ 加权像

**图 7-11 经寰椎的横断面**

1. 寰椎前弓  2. 鼻咽  3. 寰枢正中关节  4. 头长肌  5. 寰椎横韧带  6. 寰椎侧块  7. 颈外动脉  8. 腮腺  9. 头外侧直肌  10. 椎动脉  11. 头上斜肌  12. 头最长肌  13. 椎外静脉丛后部  14. 硬膜囊  15. 斜方肌  16. 脊髓  17. 项韧带  18. 头半棘肌  19. 头后大直肌  20. 寰椎后弓  21. 夹肌  22. 头下斜肌  23. 二腹肌后腹  24. 寰椎横突  25. 颈内静脉  26. 茎突  27. 颈内动脉  28. 椎内静脉丛前部  29. 翼状韧带  30. 枢椎齿突  31. 头后小直肌

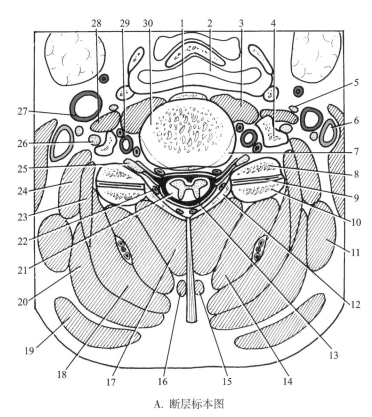

A. 断层标本图

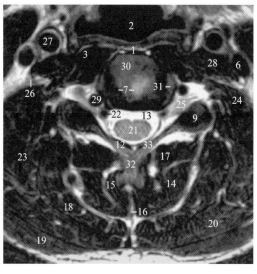

B. MRI T$_2$加权像

图 7-12　经第 4 颈椎间孔的横断面

1. 前纵韧带　2. 喉咽　3. 头长肌　4. 横突　5. 颈交感干　6. 颈内静脉　7. 第 5 颈椎间盘　8. 上关节突　9. 关节突关节　10. 下关节突　11. 肩胛提肌　12. 黄韧带　13. 硬膜囊　14. 颈半棘肌　15. 颈棘间肌　16. 项韧带　17. 多裂肌　18. 头半棘肌　19. 斜方肌　20. 夹肌　21. 脊髓　22. 椎内静脉丛　23. 最长肌　24. 中斜角肌　25. 第 5 颈神经　26. 第 4 颈神经前支　27. 颈总动脉　28. 前斜角肌　29. 椎动脉　30. 第 4 颈椎椎体　31. 椎体钩　32. 棘突　33. 椎弓板

斜断层扫描被认为是显示颈神经根长轴和横断面的最佳方位。

　　第 2~7 对颈神经与椎动脉在横断面上的关系自上而下有三种：①神经根位于动脉的内后方。②神经干位于动脉的后方。③颈神经前支位于动脉的外侧。

　　由颈椎椎体钩、横突和关节突组成的复合体，简称 UTAC（unco-transverso-articular-complex，UTAC）（图 7-13），它是颈椎的关键部位，与颈神经根和椎动静脉关系密切，又与脊髓相近。因此，UTAC 任何部分的病变均可引起神经和血管的压迫症状。

## 二、矢状断层解剖

### （一）正中矢状断层面

　　脊柱颈曲凸向前，其顶点在第 4~6 颈椎平面（图 7-14）。寰椎前、后弓为圆形断面，分别位于枕骨大孔前、后缘的下方，相互间分别通过寰枕前、后

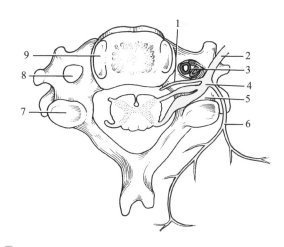

图 7-13　颈椎钩突横突关节突复合体（UTAC）及其毗邻

1. 脊膜返支　2. 脊神经前支　3. 椎动、静脉　4. 脊神经　5. 椎间孔　6. 脊神经后支　7. 上关节突关节面　8. 横突孔　9. 椎体钩

膜相连。枢椎齿突与寰椎前弓和寰椎横韧带构成寰枢正中关节，与枢椎体之间存有一小的软骨板。颈椎椎体呈长方形，自上而下逐渐增大。椎体静脉在椎体中部向后汇入椎体后静脉。颈椎间盘连结

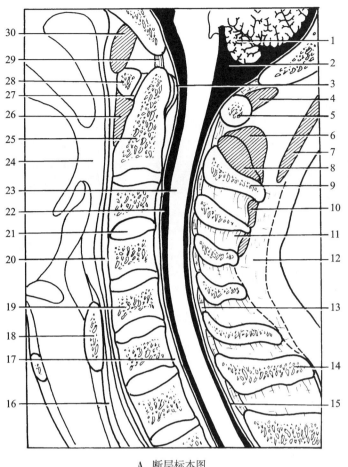

A. 断层标本图
B. MRI T$_2$ 加权像

图 7-14 经脊柱颈段的正中矢状断面

1. 小脑扁桃体  2. 小脑延髓池  3. 寰椎横韧带  4. 头后小直肌  5. 寰椎后弓  6. 头后大直肌  7. 头半棘肌  8. 头下斜肌  9. 枢椎棘突  10. 颈棘间肌  11. 棘间韧带  12. 项韧带  13. 黄韧带  14. 第 7 颈椎棘突  15. 硬脊膜  16. 食管  17. 硬膜外隙  18. 环状软骨板  19. 第 5 颈椎椎体  20. 前纵韧带  21. 第 2 颈椎间盘  22. 蛛网膜下隙  23. 脊髓  24. 口咽  25. 枢椎  26. 颈长肌  27. 寰枢正中关节  28. 寰椎前弓  29. 齿突尖韧带  30. 头长肌

相邻颈椎椎体的上、下面,颈胸椎间盘连结第 7 颈椎椎体和第 1 胸椎椎体。与脊柱颈曲相适应,椎间盘的前高大于后高,为 (2~3):1,与相邻椎体的高度比为 1:(2~4)。前纵韧带连于椎体和椎间盘的前面;后纵韧带与硬脊膜相贴,与椎体连结疏松,其间隔有椎体后静脉。

椎管和脊髓的弯曲与脊柱颈曲一致,椎管的矢径上段大于中、下段。脊髓位于硬膜囊中央,上端在枕骨大孔处连延髓。蛛网膜下隙位于脊髓的前、后方,其矢径上部大于中、下部,在 MRI T$_2$ 加权像中表现为高信号。硬膜外隙前部有椎内静脉丛前部,后部有少量脂肪。

枢椎棘突较粗,第 7 颈椎棘突长而厚,其余颈椎棘突短,斜向后下。棘间韧带连结相邻棘突。项韧带位于棘突后方。黄韧带较薄,连结相邻椎弓板。

(二) 旁正中矢状断面

寰椎侧块与枕髁和枢椎分别构成寰枕关节和寰枢外侧关节,前者关节腔凹向上,后者的较水平,并有滑膜襞突向关节腔。除寰枢外侧关节位置偏前外,颈椎关节突关节在整体上构成一个关节柱 (图 7-15)。关节突关节由相邻椎骨的上、下关节突构成,上关节突位于下关节突的前下方,关节腔与冠状面约成 45° 角。在经关节突关节内侧部的矢状断层上,关节突间部借椎弓根与前方的椎体相连,椎弓根的上、下方均为椎间孔。在经关节突关节外侧部的矢状断层上,纵行的椎动脉位于关节突与横突前根之间,颈神经干位于椎动脉与上关节突之间。颈椎间孔呈椭圆形或卵圆形,第 1 对颈椎间孔较大,位于寰枢外侧关节后方,其余的均位于关节突关节的前方。颈椎间孔和颈胸椎间孔的构

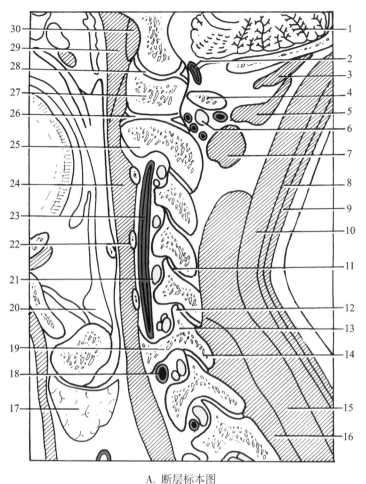

A. 断层标本图

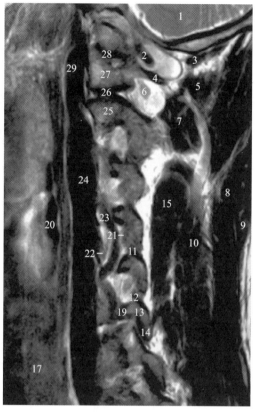

B. MRI T₂ 加权像

图7-15 经脊柱颈段的旁正中矢状断面

1. 小脑半球 2. 椎动脉 3. 头后小直肌 4. 寰椎后弓 5. 头后大直肌 6. 第2颈神经 7. 头下斜肌 8. 夹肌 9. 斜方肌 10. 头半棘肌 11. 关节突关节 12. 上关节突 13. 关节突间部 14. 下关节突 15. 颈半棘肌 16. 多裂肌 17. 甲状腺 18. 椎静脉 19. 椎弓根 20. 梨状隐窝 21. 第5颈神经 22. 横突 23. 椎动脉 24. 颈长肌 25. 枢椎 26. 寰枢外侧关节 27. 寰椎侧块 28. 寰枕关节 29. 头长肌 30. 头前直肌

成、分部、内容及神经根的定位已在本节的横断层解剖中描述。

国人颈椎间孔测量,矢径与纵径(高)之比约为1:1.2,平均矢径为6.7 mm,纵径为7.9 mm;最小矢径男、女性分别为5.7 mm 和5.8 mm,最小纵径男、女性分别为7.5 mm 和6.0 mm,如小于最小径,有可能发生椎间孔狭窄。神经根与椎间孔的大小之比为1:(2~8)。

# 第四节 脊柱区胸段

## 一、横断层解剖

### (一)胸椎

1. 椎体 自上而下逐渐增大,中部椎体的横断面呈心形,矢径略大于横径,前面凸,后面凹。胸椎体的形态向上、向下分别过渡至颈椎和腰椎。由于脊柱胸曲凸向后,因此,在经椎间盘上或下份的横断层内可同时出现椎体断面,上位椎体的在椎间盘之前,下位椎体的则在椎间盘之后。椎体静脉在椎体中部向后汇入椎体后静脉(图7-16)。相邻椎体侧面的上、下肋凹及其间的椎间盘与肋头构成肋头关节,因此,在经椎体上、下面和椎间盘的横断层上可见到与之相连的肋头(图7-17,18),但第1、第10~12对肋的肋头则与相应椎体的肋凹构成肋

307

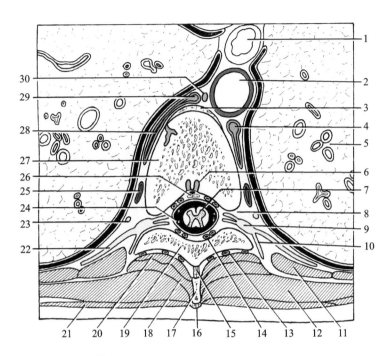

图7-16 经第 9 胸椎椎体中部的横断面

1. 食管　2. 胸主动脉　3. 前纵韧带　4. 半奇静脉　5. 左肺下叶　6. 椎体静脉　7. 脊髓　8. 椎间孔
9. 第 9 胸神经　10. 胸神经后支　11. 肋间肌　12. 竖脊肌　13. 椎外后部静脉丛　14. 椎内静脉丛后部
15. 棘间韧带　16. 棘上韧带　17. 第 8 胸椎棘突　18. 多裂肌　19. 椎弓板　20. 回旋肌　21. 斜方肌
22. 第 9 肋间神经　23. 胸交感干　24. 硬膜囊　25. 肋间后动脉　26. 后纵韧带　27. 第 9 胸椎椎体
28. 肋间后静脉　29. 奇静脉　30. 胸导管

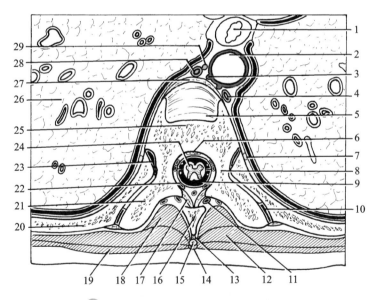

图7-17 经第 9 胸椎椎体上份的横断面

1. 食管　2. 胸主动脉　3. 肋间后动脉　4. 半奇静脉　5. 第 8 胸椎间盘　6. 后纵韧带　7. 胸交感
干　8. 椎弓根　9. 硬膜囊　10. 肋横突关节　11. 椎外静脉丛后部　12. 竖脊肌　13. 棘间韧带　14. 棘
上韧带　15. 第 7 胸椎棘突　16. 第 8 胸椎棘突　17. 黄韧带　18. 多裂肌和回旋肌　19. 斜方
肌　20. 第 9 肋　21. 横突　22. 椎内静脉丛　23. 肋头关节　24. 脊髓　25. 第 9 胸椎椎体　26. 右肺
下叶　27. 前纵韧带　28. 奇静脉　29. 胸导管

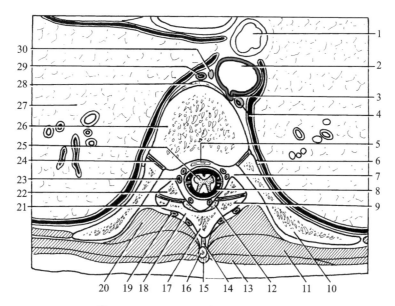

图 7-18　经第 9 胸椎椎体下份的横断面

1. 食管　2. 胸主动脉　3. 肋间后动脉　4. 半奇静脉　5. 后纵韧带　6. 胸交感干　7. 椎间孔　8. 硬膜囊　9. 下关节突　10. 第 10 肋　11. 竖脊肌　12. 黄韧带　13. 斜方肌　14. 棘间韧带　15. 棘上韧带　16. 第 8 胸椎棘突　17. 第 9 胸椎棘突　18. 椎弓板　19. 椎外静脉丛后部　20. 多裂肌和回旋肌　21. 关节突关节　22. 上关节突　23. 椎内静脉丛　24. 肋头关节　25. 脊髓　26. 第 9 胸椎椎体　27. 右肺下叶　28. 前纵韧带　29. 奇静脉　30. 胸导管

头关节。

2. 椎弓　椎弓根短而窄。由于胸椎棘突呈叠瓦状排列,因此,在同一横断层中可见到两个棘突断面,上位胸椎的棘突较小,居后,而下位胸椎的较大,在前,两棘突之间有棘间韧带相连(图 7-17、18)。关节突较扁薄,在经关节突关节的横断层上,关节腔呈横位,上关节突在关节腔之前,而下关节突在后(图 7-18)。横突粗而长,伸向后外上方,其末端前面与同序数肋构成肋横突关节,但第 11、12 胸椎的横突不与同序数的肋构成肋横突关节。除第 10~12 胸椎外,在经椎体下面的横断层上可同时出现关节突关节、肋头关节和肋横突关节,它们在 CT 和 MRI 图像上均可清楚显示。

（二）椎间盘

胸椎间盘的横断面形态和大小基本与相邻椎体的一致,髓核位于中央。第 2~9 对肋头连于椎间盘两侧,第 2 对肋头平对第 1 胸椎间盘,其他的依次类推。因此,肋头是定位椎间盘的重要标志(图 7-17、18)。

（三）椎管及其内容

胸椎管近似圆形,其矢径 14~15 mm,但在第 12 胸椎平面稍大;横径与矢径大致相等,但在第 1~3、11~12 胸椎平面稍大;第 4~10 胸椎平面的椎管是整个椎管中最小的。硬膜囊呈圆形。脊髓位于硬膜囊中央,呈圆形或椭圆形;胸髓最细部的矢、横径分别为 6.5 mm 和 7.8 mm;腰骶膨大主要在第 11~12 胸椎平面,其最粗部的矢、横径分别为 8.3 mm 和 10.3 mm。蛛网膜下隙的矢径为 12~13 mm,但第 9~12 胸椎平面的略大。硬膜外隙窄,硬膜外脂肪少。

（四）椎间孔（管）和神经根

胸椎间孔（管）呈横向,前壁为椎体和椎间盘,后壁为上关节突,上、下壁分别为相邻椎骨的椎弓根(图 7-16、18)。胸神经根通过椎间孔上部,其中第 1~11 对胸神经根通过同序数椎间孔,第 12 对胸神经根通过胸腰椎间孔。椎间孔下部容有血管和脂肪,其外侧毗邻肋颈。

二、矢状断层解剖

（一）正中矢状断面

脊柱胸曲凸向后,其后凸顶部位于第 6~9 胸椎平面(图 7-19)。胸椎体近似长方形,自上而下逐渐增大,前、后面凹陷,前高小于后高。椎体静脉在椎体中部向后汇入椎体后静脉。胸椎间盘较颈、腰椎间盘薄,以第 2、6 胸椎间盘最薄,下部胸椎间盘自上而下逐渐增厚。胸椎间盘呈长方形,厚度较均匀,

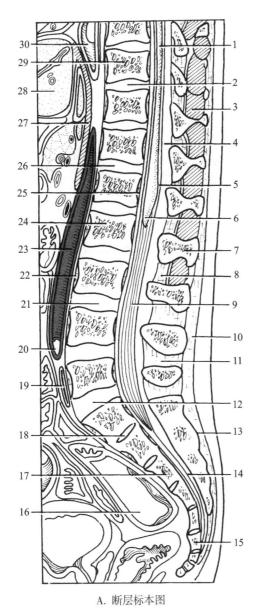

A. 断层标本图

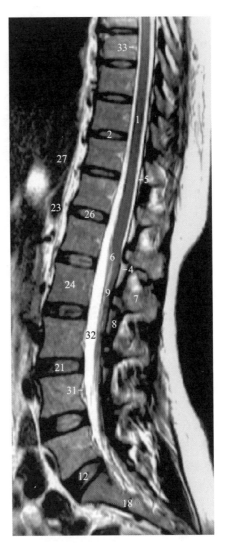

B. MRI T$_2$ 加权像

**图**7-19 经脊柱胸、腰、骶尾段的正中矢状断面

1. 脊髓  2. 第10胸椎间盘  3. 胸棘间肌  4. 硬膜外脂肪  5. 硬脊膜  6. 脊髓圆锥  7. 第2腰椎棘突  8. 黄韧带  9. 马尾  10. 棘上韧带  11. 棘间韧带  12. 腰骶椎间盘  13. 骶正中嵴  14. 终丝  15. 第1尾椎  16. 直肠  17. 第3骶椎椎体  18. 第1骶椎间盘  19. 左髂总静脉  20. 右髂总动脉  21. 第3腰椎间盘  22. 前纵韧带  23. 腹主动脉  24. 第2腰椎椎体  25. 后纵韧带  26. 第12胸椎间盘  27. 膈  28. 肝左叶  29. 第10胸椎椎体  30. 食管  31. 椎体后静脉  32. 终池  33. 椎体静脉

髓核位于中部。由于脊柱胸段运动幅度小、椎间盘薄、周围又有韧带和肋头关节加强，因此，胸椎间盘突出较少发生。

　　胸椎管和脊髓的弯曲与脊柱胸曲一致。脊髓位于硬膜囊中央，其腰骶膨大在第11~12胸椎平面，向下缩小为脊髓圆锥。蛛网膜下隙较窄，位于脊髓的前、后方。硬膜外隙的前部较窄，后部可见少许脂肪。

　　胸椎棘突长，斜向后下，相互间呈叠瓦状，下部棘突近似三角形。棘间韧带连结相邻棘突。棘上韧带连结棘突尖。黄韧带较薄，连结相邻椎弓板。

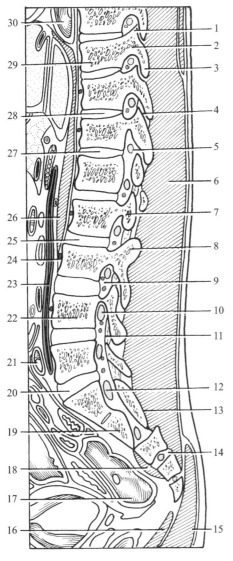

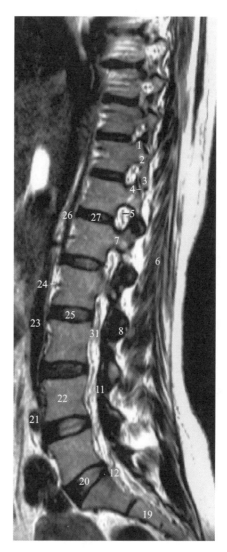

A: 断层标本图　　　　　　　　　B. MRI T₂ 加权像

图 7-20　经脊柱胸、腰、骶尾段的旁正中矢状面（右侧）

1. 上关节突　2. 关节突间部　3. 下关节突　4. 关节突关节　5. 第12胸神经　6. 竖脊肌　7. 椎弓根　8. 乳突　9. 第3腰椎间孔　10. 第4腰神经　11. 黄韧带　12. 第1骶神经　13. 骶中间嵴　14. 骶后孔　15. 臀大肌　16. 尾骨肌　17. 直肠　18. 梨状肌　19. 第2骶椎　20. 腰骶椎间盘　21. 右髂总动脉　22. 第4腰椎椎体　23. 下腔静脉　24. 腰动脉　25. 第2腰椎间盘　26. 右膈脚　27. 第12胸椎间盘　28. 第11胸椎间盘　29. 第10胸椎椎体　30. 食管　31. 侧隐窝

### （二）旁正中矢状断面

椎体和椎间盘为其外侧部，它们的矢径明显缩小。胸椎间孔和胸腰椎间孔呈卵圆形，其纵径大于矢径，上部宽于下部（图 7-20）。胸椎关节突关节由相邻胸椎的上、下关节突构成，关节突较薄，关节腔约呈垂直位，上关节突在关节腔之前，而下关节

突在后，关节囊的前壁有黄韧带加强。胸椎间孔较小，孔周围的病变易压迫神经根。胸椎间孔的构成、内容及神经根的定位已在本节横断层解剖中描述。由于胸椎间孔不完全在同一矢状面上，故不能在同一旁正中矢状断层上全部显示。

（姜苏明）

311

## 第五节 脊柱区腰段

### 一、横断层解剖

#### (一) 腰椎

1. 椎体 椎体是所有椎骨中最大的,其横断面呈肾形或椭圆形,横径大于矢径,矢、横径自上而下逐渐增大,但至第5腰椎下部,矢、横径变小,这与椎体的负重相一致。每一腰椎体以中部的矢、横径最小,除第5腰椎外,腰椎体下面的矢、横径大于上面的矢、横径。椎体前面凸,后面略凹,但随着年龄的增长后面逐渐变平。椎体静脉在椎体中部向后汇入椎体后静脉(图7-21)。

2. 椎弓 椎弓根宽大。横突以第3腰椎的最长,第2、4腰椎的次之,第1、5腰椎的最短。横突根部有一向后的突起,称为副突(图7-21A)。椎弓板短而厚。关节突较粗,上关节突向后的突起为乳突。棘突呈长方形,水平后伸(图7-22,23,24)。

#### (二) 关节突关节

腰椎关节突关节4对,由相邻腰椎的上、下关节突构成,上关节突在前外,而下关节突居后内(图7-23)。腰骶关节突关节由第5腰椎下关节突与第1骶椎上关节突构成(图7-24)。上述关节突的关节面变化较大,两侧常不对称,在上腰段与矢状面约成45°角,向下角度逐渐增大,至腰骶关节突接近冠状位,这可防止第5腰椎在骶骨上前移。上关节突关节面多数呈凹型,少数为平面型;下关节突关节面以凸面型和平面型为主,也可出现凹面型和波浪型(S型)。在CT和MRI图像上,均能清晰显示关节腔间隙,其正常宽度为2~4 mm。关节囊后外侧壁较薄,前内侧壁被黄韧带加强而明显增厚。

#### (三) 椎间盘

腰椎间盘的大小、形态与相邻椎体的基本相似,髓核位于中央偏后。在CT和MRI图像上,腰椎间盘与腰骶椎间盘呈肾形或椭圆形,直径为30~50 mm(图7-2,3)。年轻人腰椎间盘后面轻度凹陷,但腰骶椎间盘后面平直或稍隆起,可能是一种退行性变的表现。腰椎间盘可向椎体的上、下面膨出,因此,在经腰椎体上、下面的横断层内,可在

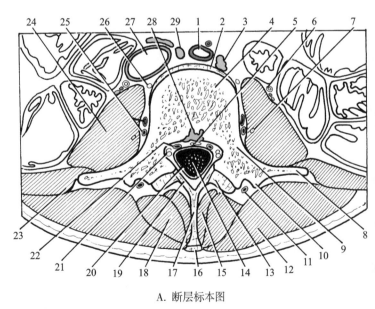

A. 断层标本图

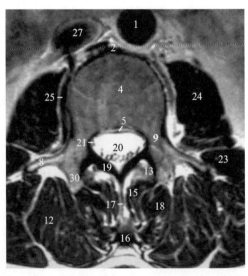

B. MRI T₂ 加权像

图 7-21　经第 3 腰椎椎体中部的横断面

1. 腹主动脉　2. 前纵韧带　3. 主动脉外侧淋巴结　4. 第3腰椎椎体　5. 后纵韧带　6. 输尿管　7. 第2腰神经前支　8. 横突　9. 椎弓根　10. 副突　11. 椎外静脉丛后部　12. 竖脊肌　13. 关节囊　14. 终丝和马尾　15. 回旋肌　16. 棘上韧带　17. 棘间韧带　18. 多裂肌　19. 黄韧带　20. 硬膜囊　21. 第3腰神经根　22. 椎内静脉丛前部　23. 腰方肌　24. 腰大肌　25. 第3腰动、静脉　26. 腰交感干　27. 下腔静脉　28. 椎体静脉　29. 中间腰淋巴结　30. 乳突

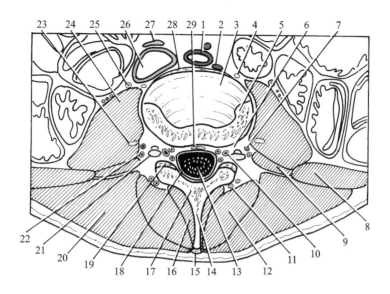

**图7-22　经第3腰椎间孔上部的横断面**

1. 腹主动脉　2. 第3腰动脉　3. 第3腰椎间盘　4. 腰交感干　5. 第3腰椎椎体　6. 第3腰椎间孔　7. 第3腰动脉　8. 腰方肌　9. 横突间肌　10. 椎内静脉丛　11. 椎外静脉丛后部　12. 多裂肌　13. 终丝和马尾　14. 第3腰椎棘突　15. 棘上韧带　16. 回旋肌　17. 椎弓板　18. 硬膜囊　19. 黄韧带　20. 竖脊肌　21. 第3腰神经　22. 腰升静脉　23. 第2腰神经前支　24. 腰大肌　25. 输尿管　26. 下腔静脉　27. 腔静脉前淋巴结　28. 前纵韧带　29. 后纵韧带

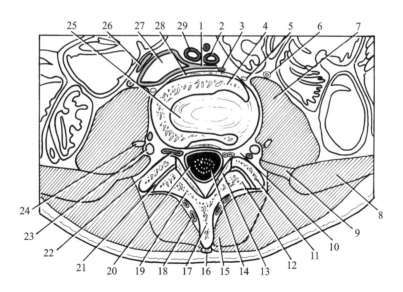

**图7-23　经第3腰椎间孔下部的横断面**

1. 第4腰静脉　2. 左髂总动脉　3. 第4腰动脉　4. 第4腰椎椎体　5. 腰交感干　6. 输尿管　7. 腰大肌　8. 腰方肌　9. 横突间肌　10. 第3腰椎间孔　11. 上关节突　12. 下关节突　13. 黄韧带　14. 终丝和马尾　15. 多裂肌　16. 棘上韧带　17. 第3腰椎棘突　18. 椎外静脉丛后部　19. 椎弓板　20. 硬膜囊　21. 关节突关节　22. 椎间静脉　23. 第3腰神经前支　24. 第2腰神经前支　25. 第3腰椎间盘　26. 腔静脉前淋巴结　27. 下腔静脉　28. 前纵韧带　29. 右髂总动脉

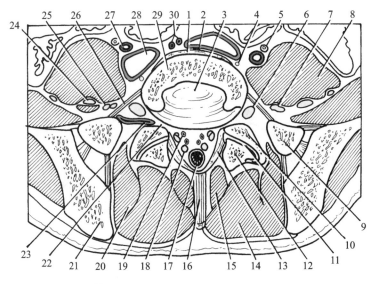

图 7-24　经腰骶关节突关节的横断面

1. 前纵韧带　2. 骶正中动脉　3. 腰骶椎间盘　4. 腰交感干　5. 输尿管　6. 第5腰神经前支　7. 第4腰神经前支　8. 腰大肌　9. 骶翼　10. 上关节突　11. 关节突关节　12. 下关节突　13. 黄韧带　14. 多裂肌　15. 回旋肌　16. 棘间韧带　17. 硬膜囊　18. 第2骶神经　19. 椎内静脉丛　20. 竖脊肌　21. 髂骨　22. 腰骶椎间孔　23. 椎间静脉　24. 股神经　25. 闭孔神经　26. 腰骶韧带　27. 髂总动脉　28. 髂总静脉　29. 第5腰椎椎体　30. 直肠上动、静脉

椎体的后部出现两个圆形的椎间盘断面,Ramirez 称此现象为"猫头鹰眼征"。脊柱腰段运动幅度大,腰椎间盘突出常见,以腰骶椎间盘和第4腰椎间盘最为常见。

**(四) 椎管及其内容**

腰椎管的形态依部位而异,在第 1、2 腰椎平面多呈卵圆形或葫芦形,其横径大于或等于矢径,在第 3、4 腰椎平面多呈三角形,横径大于矢径,在第 5 腰椎平面多呈三叶形(图 7-25)。腰椎管 CT 测量,矢径为 15~25 mm,平均为 16~17 mm;横径为 20~30 mm,平均为 20~21 mm。在临床上,当腰椎管矢径为 12 mm 时,被视为比较狭窄,当小于或等于 10 mm 时为绝对狭窄;当横径小于 16 mm 时亦应考虑椎管狭窄。

侧隐窝为椎孔的外侧份,是椎管的狭窄部位,其前壁为椎体的后外侧面,后壁由上关节突根部和关节突间部构成,外侧壁为椎弓根的内侧面,内侧以上关节突前内缘为界。腰椎侧隐窝较明显,尤其在第 5 腰椎,内有腰神经根通过(图 7-26,图 7-7,21)。侧隐窝正常矢径为 3~5 mm,若小于 3 mm 可视为狭窄,若大于 5 mm 则肯定不狭窄。侧隐窝的矢、横径成反比关系。

硬膜囊位于椎管中央,呈卵圆形或三角形,在第 5 腰椎以下硬膜囊明显缩小,并位于椎管的后部。硬膜囊前面与椎管前壁相贴,但在椎体中部平面和后纵韧带一起与椎体分离;硬膜囊后面与椎弓板上部相贴,与黄韧带之间则有脂肪填充。硬膜外脂肪较多,主要分布于硬膜囊的前外侧和后方。硬膜外脂肪在 MRI $T_1$ 加权像上呈白色高信号,对神经根的显示有较好的对比作用。椎内静脉丛前部

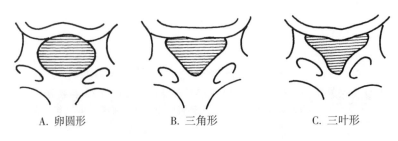

A. 卵圆形　　　　　B. 三角形　　　　　C. 三叶形

图 7-25　腰椎管的横断面形态

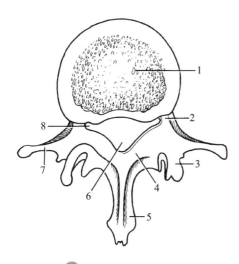

图7-26 腰椎上面观

1. 椎体 2. 椎弓根 3. 上关节突 4. 椎弓板
5. 棘突 6. 椎孔 7. 横突 8. 侧隐窝

较发达,位于硬膜囊的前外侧和前方。蛛网膜下隙为较宽的终池,内有脊髓圆锥、终丝及其周围的马尾。脊髓圆锥多终于第1腰椎平面,其矢、横径分别为5~8 mm和8~11 mm。在CT和MRI图像上,脊髓圆锥及其两侧的腰骶神经根呈四足蜘蛛状,终丝和马尾呈分散的小圆形结构,它们位于硬膜囊的后部。

（五）腰神经通道

腰神经通道是指腰神经根从离开硬膜囊至椎间管外口所经过的一条骨纤维性管道(图7-27),可分为神经根管和椎间管两段。此通道任何部分的

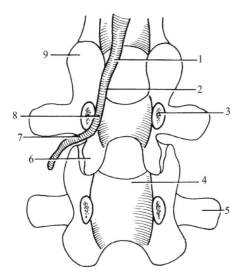

图7-27 腰神经通道(前面观)

1. 脊神经 2. 侧隐窝 3. 椎弓根 4. 黄韧带 5. 横突
6. 下关节突 7. 椎弓根下沟 8. 上关节突旁沟 9. 上关节突

病变,均可刺激或压迫神经根,引起腰腿痛。

1. 神经根管 从腰神经根的硬膜囊穿出点至椎间管内口。此通道虽较短,但有几处狭窄:①盘黄间隙,位于椎间盘与黄韧带之间;②上关节突旁沟,是上关节突内缘的浅沟;③侧隐窝;④椎弓根下沟,位于椎弓根内下缘与椎间盘之间,在椎间盘侧方膨出时更为明显。

2. 椎间管 腰椎间管和腰骶椎间管的前壁为椎体及椎间盘,后壁为上关节突和黄韧带,上、下壁分别为相邻椎骨的椎弓根(图7-2,3,20,22,23,24)。腰神经根由内上斜向外下通过椎间管,因此,腰神经根在椎间管内的长度比椎间管的长。椎间管分为上、下两部,上部宽,位于椎体和关节突关节之间,有腰神经根、腰动脉脊支和椎间静脉上支通过;下部窄,位于椎间盘与上关节突根部之间,只有椎间静脉下支通过,故此部的狭窄并不压迫神经根。

第1~4对腰神经根通过同序数腰椎间管,第5对腰神经根通过腰骶椎间管。腰神经根呈圆形或椭圆形,直径为2~3 mm,两侧对称,在CT图像上可清楚显示,如一侧神经根后移则是椎间盘突出的重要征象。

## 二、矢状断层解剖

### （一）正中矢状断面

脊柱腰曲凸向前,其前凸顶点在第3~4腰椎平面。腰椎体呈长方形,其矢径大于纵径,前、后面中部凹陷。第1、2腰椎体的前高低于后高,第3腰椎体的前、后高大致相等,第4、5腰椎体的前高大于后高。椎体静脉较粗,在椎体中部向后汇入椎体后静脉。腰椎间盘和腰骶椎间盘厚,其厚度自上而下逐渐增加,髓核位于中部偏后。与脊柱腰曲相适应,椎间盘的前高大于后高,中部可向椎体上、下面膨出,前、后缘略超出椎体的前、后缘。在MRI图像上,正常成年人椎间盘的厚度为8~15 mm,椎间盘与相邻腰椎体高度的比值为0.3~0.6。前纵韧带连于椎体和椎间盘的前面。后纵韧带与椎间盘连结紧密,与椎体中部连结疏松,其间隔有椎体后静脉。

硬膜囊自上而下逐渐缩小和后移,囊内容有脊髓圆锥、终丝和马尾,它们在MRI图像上位于囊的后部。蛛网膜下隙为终池,其矢径上部较大,向下逐渐缩小。硬膜外隙的后部,在椎弓平面主要有椎内静脉丛后部,在黄韧带平面容有较多脂肪;硬膜

外隙的前部自上而下逐渐增宽,容有丰富的椎内静脉丛前部。

黄韧带厚,其正常厚度为2~5 mm。腰椎棘突近似长方形,水平后伸略向下。相邻棘突间间隙较大,棘间韧带连结相邻棘突。棘上韧带连结各棘突尖(图7-19)。

### (二)旁正中矢状断面

腰椎体和椎间盘为其外侧部,它们的矢径

缩小。腰椎间管和腰骶椎间管在内口处多呈卵圆形,在外口处多呈钥匙眼形,其纵径大于矢径(图7-20)。椎间管的构成、分部、内容及腰神经根的定位已在本节的横断层解剖中描述。关节突关节由相邻椎骨的上、下关节突构成,上关节突位于下关节突的前下方,关节腔约呈垂直位,关节囊的前上壁被黄韧带加强而明显增厚。

(姜苏明)

## ▶▶▶ 第六节 脊柱区骶尾段 ◀◀◀

### 一、横断层解剖

#### (一)骶骨

骶骨自上而下逐渐缩小。骶骨盆面,在第1骶椎上部层面为前凸型(图7-28),在第1骶椎间盘层面为平直型(图7-29);以下层面为前凹型(图7-30)。骶骨盆面中间部与两侧部之间的凹陷为骶前孔,有骶神经前支穿出。

骶骨背侧面有5个骨性突起,分别是骶正中嵴及其两侧的骶中间嵴和骶外侧嵴。骶正中嵴位于后正中,骶中间嵴较低,骶外侧嵴较明显。骶后孔位于骶中间嵴与骶外侧嵴之间,有骶神经后支和血管通过,另有脂肪填充。

在横断层上,骶后孔层面高于同序数骶前孔的层面。在同一横断层内可同时出现相邻骶椎的断面,上位骶椎的在前,而下位骶椎的在后,两者之间以退化的骶椎间盘及其两侧的骶前孔为界。骶前孔较大,呈圆形,孔内容有骶神经前支、血管和脂肪。

第1~3骶椎侧部与髂骨构成骶髂关节。该关节的关节腔狭窄,其矢径自上而下逐渐增大;关节面凹凸不平,关节软骨在骶骨侧较厚;关节的前、后和骶髂骨之间分别有骶髂前、后韧带和骶髂骨间韧带加强。

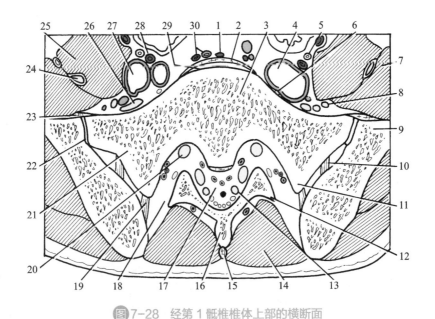

**图 7-28  经第1骶椎椎体上部的横断面**

1. 骶正中动脉  2. 前纵韧带  3. 第1骶椎椎体  4. 髂总静脉  5. 输尿管  6. 骶交感干  7. 髂肌
8. 闭孔神经  9. 髂骨  10. 骶髂骨间韧带  11. 骶外侧嵴  12. 骶中间嵴  13. 第3骶神经  14. 多裂肌  15. 棘上韧带  16. 骶正中嵴  17. 骶管  18. 第1骶后孔  19. 骶髂后韧带  20. 第1骶神经前支  21. 骶翼  22. 骶髂关节  23. 骶髂前韧带  24. 股神经  25. 腰大肌  26. 腰骶干  27. 髂外静脉
28. 髂内动脉  29. 腰骶椎间盘  30. 直肠上动、静脉

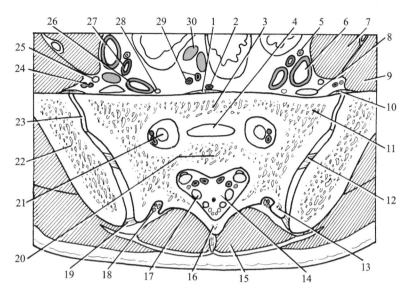

**图7-29 经第1骶椎间盘的横断面**

1. 前纵韧带 2. 骶正中动脉 3. 第1骶椎椎体 4. 第1骶椎间盘 5. 输尿管 6. 髂外静脉 7. 腰大肌 8. 腰骶干 9. 髂肌 10. 骶髂前韧带 11. 骶骨侧部 12. 骶髂骨间韧带 13. 骶外侧嵴 14. 骶管 15. 多裂肌 16. 骶正中嵴 17. 第3骶神经 18. 第1骶后孔 19. 骶髂后韧带 20. 第2骶椎椎体 21. 第1骶神经前支 22. 髂骨 23. 骶髂关节 24. 髂腰动、静脉 25. 闭孔神经 26. 髂内静脉 27. 髂内动脉 28. 骶交感干 29. 直肠上动、静脉 30. 淋巴结

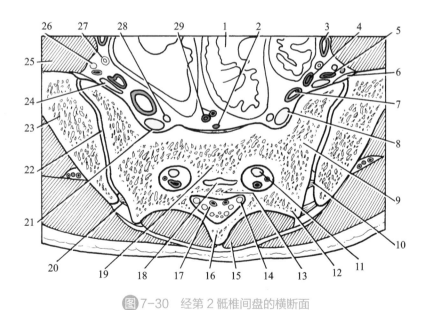

**图7-30 经第2骶椎间盘的横断面**

1. 乙状结肠 2. 骶正中动脉 3. 髂外静脉 4. 髂内动脉 5. 髂腰动脉 6. 骶髂前韧带 7. 髂内静脉 8. 第1骶神经前支 9. 骶骨侧部 10. 骶髂骨间韧带 11. 第2骶神经前支 12. 骶外侧嵴 13. 第3骶椎椎体 14. 第3骶神经 15. 多裂肌 16. 骶正中嵴 17. 骶管 18. 第2骶椎间盘 19. 第2骶椎椎体 20. 骶髂后韧带 21. 第1骶前孔 22. 骶髂关节 23. 髂骨 24. 腰骶干 25. 髂腰肌 26. 闭孔神经 27. 输尿管 28. 骶交感干 29. 直肠上动、静脉

317

## (二)骶管及其内容

骶管位于骶椎体后方,自上而下逐渐缩小,形态由三角形变为扁平形。骶管向上与腰椎管相续,入口处形似三叶形,其矢、横径分别为 14.9 mm 和 31 mm。骶管下端以骶管裂孔而终,其矢径为 5.9~6.3 mm。骶管两侧借骶椎间孔连通骶前、后孔。骶管后壁完整者占 53.2%,完全开放者占 3.6%,部分开放者或有裂口者占 43.2%。

硬膜囊明显缩小,位于骶管后部,其下端达第 2 骶椎平面,囊内有终丝、马尾和脑脊液。骶神经根在骶管内呈"V"形排列,自前向后依次计数,其断面也依次缩小。骶管内脂肪和静脉丛丰富,主要位于上部。

## (三)尾骨

尾骨自上而下逐渐缩小,其形态由横椭圆形逐渐变为圆形。第 1 尾椎上部的横径明显大于骶骨尖,这一形态特点是区分骶、尾骨的重要标志。

## 二、矢状断层解剖

### (一)正中矢状断面

骶椎体近似长方形,其矢径自上而下逐渐变小。与脊柱腰曲、骶曲相适应,第 1 骶椎体前高大于后高,第 3、4 骶椎体前高低于后高。退化的骶椎间盘位于相邻骶椎体之间,自上而下逐渐变薄变窄,是定位骶椎的重要标志。第 1 骶椎与第 5 腰椎通过腰骶关节相连。尾骨由 3~4 块尾椎融合而成,各尾椎自上而下逐渐变小。尾骨底与骶骨尖通过骶尾关节相连。尾骨尖朝向前下,有肛尾韧带相连。

骶管位于骶椎体后方,上宽下窄,向上延续腰椎管,向下多在第 4 骶椎平面终于骶管裂孔。在骶管内,硬膜囊下端终于第 2 骶椎平面,囊内容有内终丝、马尾和脑脊液;外终丝由硬脊膜包绕,向下附着于尾骨背面;骶管内脂肪和静脉丛丰富,主要位于上部和硬膜囊的前方。骶管背侧面的骨性隆起为骶正中嵴(图 7-19)。

### (二)旁正中矢状断面

第 1、2 骶神经根呈椭圆形,分别贴近第 1、2 骶椎体下部的后面。骶椎间孔位于相邻骶椎之间,自上而下逐渐缩小,孔内容有骶神经根、血管和脂肪,其中神经根位于上部,血管位于下部,脂肪填充其间。椎间孔分别与前下和后上的骶前、后孔连通。骶前、后孔内除容有脂肪和血管外,还分别通行骶神经前、后支。骶管后方的骨性隆起为骶中间嵴(图 7-20)。

(姜苏明)

第 8 章

# 上 肢

▶▶▶ 第一节 概 述 ◀◀◀

## 一、境界和分部

**上肢** upper limb 远侧端游离，近侧端与颈、胸部相连。其上界为锁骨外侧段、肩峰以及肩胛冈外侧段；前界为三角肌胸大肌间沟；后界为三角肌后缘上部；下界为腋前、后皱襞与胸侧壁的交界线。通常将上肢分为肩、臂、肘、前臂和手部。

## 二、标志性结构

在肩部前上份，锁骨外侧端可摸到**肩峰** acromion。沿肩峰向后内可触及**肩胛冈** spine of scapula。肩峰外下方的隆起为**肱骨大结节** greater tubercle of humerus。三者均为肩关节横断层的重要标志结构。肘部两侧的骨隆起分别为肱骨的**内、外上髁** median and lateral epicondyles of humerus。两者之间的后方可扪及**尺骨鹰嘴** olecranon of ulna。三者为肘关节横断层的重要骨性标志。肩峰与肱骨外上髁之间连线的中点为臂中份横断层的定位点。在腕部桡侧，可触及**桡骨茎突** styloid process of radius，尺侧偏后可见明显隆起的**尺骨头** head of ulna。肱骨外上髁与桡骨茎突之间连线的中点为前臂中份横断层的定位点。

## 三、肌与血管、神经的配布规律

上肢肌分为上肢带肌、臂肌、前臂肌和手肌四部分。上肢带肌起自**肩胛骨** scapula、**锁骨** clavicle 或胸廓，经肩关节的前、后、上方终止与**肱骨** humerus。除运动肩关节外，这些肌中的大部分还与关节囊的前、后及上壁愈着，使肩关节的稳固性加强。臂肌和前臂肌均以前（屈肌）、后（伸肌）群

形式配布。前、后肌群之间借深筋膜形成的**臂内、外侧肌间隔** medial and lateral brachial intermuscular septum 和**前臂骨间膜** interosseous membrane of forearm 分隔。上肢的神经和血管从颈根部经腋窝移行而来。这些神经、血管的主干被结缔组织包绕成束，沿肌群之间的深筋膜下行，并分支随深筋膜分布至肌层或肌与肌之间；在上肢的主要关节处，这些神经-血管束主要行于与关节相邻的通道内，如肩关节内下方的腋窝、肘关节前方的肘窝以及腕骨间关节和腕掌关节前方的腕管等。了解这些配布规律将有助于理解上肢不同断面（特别是切经主要关节的断面中）各结构的解剖关系。

## 四、主要关节

### （一）肩关节

**肩关节** shoulder joint 由肱骨头与肩胛骨的关节盂构成（图 8-1）。关节盂小而浅，周缘附有盂唇。关节囊薄而松弛，附着于关节盂周缘和肱骨的解剖颈。关节囊内，起于盂上结节的**肱二头肌** biceps brachii 长头腱越过肱骨头上方，经结节间沟下行。关节囊外，冈上肌、冈下肌、小圆肌和肩胛下肌围绕在肩关节的上方、后方和前方，并与关节囊愈着，形成**腱袖** rotator cuff，使肩关节的稳固性加强。但关节囊下壁薄弱，故肩关节脱位常发生于关节的下方。

### （二）肘关节

**肘关节** elbow joint 由肱骨下端与尺、桡骨上端构成（图 8-2），包括三个部分：①**肱尺关节** humeroulnar joint，由肱骨滑车和尺骨滑车切迹构成；②**肱桡关节** humeroradial joint，由肱骨小头和桡骨关节凹构成；③**桡尺近侧关节** proximal radioulnar

319

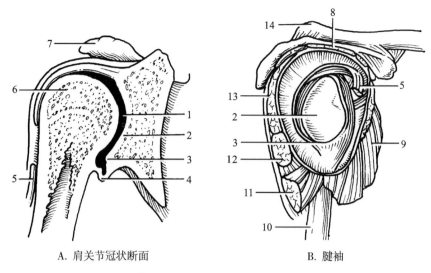

A. 肩关节冠状断面                    B. 腱袖

图 8-1    肩关节冠状断面及腱袖

1. 关节腔  2. 关节盂  3. 盂唇  4. 关节囊  5. 肱二头肌长头腱  6. 肱骨头  7. 肩峰  8. 冈上肌腱  9. 肩胛下肌  10. 肩胛骨外侧缘  11. 肱三头肌长头  12. 小圆肌  13. 冈下肌  14. 锁骨

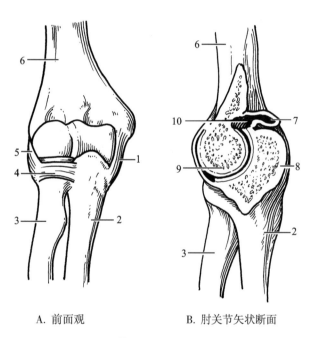

A. 前面观                    B. 肘关节矢状断面

图 8-2    肘关节

1. 尺侧副韧带  2. 尺骨  3. 桡骨  4. 桡骨环状韧带  5. 桡侧副韧带  6. 肱骨  7. 关节囊  8. 鹰嘴  9. 肱骨滑车  10. 关节腔

joint，由桡骨环状关节面和尺骨桡切迹构成。三个关节包在一个关节囊内。肘关节囊前、后壁薄而松弛，两侧部厚而紧张，并有韧带加强。肘关节的主要韧带有：①桡侧副韧带 radial collateral ligament，由肱骨外上髁连于桡骨环状韧带；②尺侧副韧带 ulnar collateral ligament，由肱骨内上髁向下呈扇形扩展，止于尺骨滑车切迹内侧缘；③桡骨环状韧带 annular ligament of radius，位于桡骨环状关节面的

周围，两端附着于尺骨桡切迹的前、后缘。

（三）桡腕关节

桡腕关节 radiocarpal joint 又称腕关节 wrist joint。其关节窝由桡骨的腕关节面和尺骨头下方的关节盘构成；关节头由手舟骨、月骨和三角骨的近侧关节面共同组成（图 8-3）。关节囊松弛，前、后及两侧均有韧带加强。腕关节掌侧的韧带有 5 条（图 8-4）：①桡舟头韧带 radioscaphocapitate ligament，起于桡骨茎突，行经手舟骨腰部，止于头状骨；②桡月韧带 radiolunate ligament，于桡舟头韧带的尺侧起自桡骨茎突，止于月骨掌面的桡侧份；③桡舟月韧带 radioscapholunate ligament，起自桡骨远端桡腕关节面髁间嵴的掌面，大部分纤维止于手舟骨，小部分止于月骨；④尺月韧带 ulnolunate ligament，起自桡骨末端尺侧的掌面和关节盘掌缘的桡侧半，止于月骨尺侧半的掌面和月三角骨间韧带。⑤尺三角韧带 ulnotriquetral ligament，起自关节盘掌缘的尺侧半，止于三角骨掌面。腕关节背侧的韧带（图 8-4）主要有：①桡三角韧带 radiotriquetral ligament，起自桡骨茎突背面，止于三角骨背面的桡侧；②桡尺三角韧带 radioulnotriquetral ligament，起自桡骨背侧近尺缘及关节盘背侧缘桡侧半，止于三角骨背面近端。两侧的韧带主要为桡侧副韧带（又称桡舟韧带）和尺侧副韧带。

（四）腕骨间关节

腕骨间关节 intercarpal joint 为相邻各腕骨之间的连结（图 8-3），可分为：①近侧列腕骨间关节：由近侧列各腕骨相邻关节面之间形成。手舟骨与月骨、

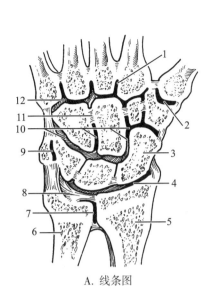 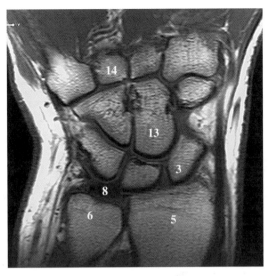

A. 线条图　　　　　　　　B. MR 图像

图 8-3　手关节（冠状断面）

1. 掌骨间关节　2. 拇指腕掌关节　3. 手舟骨　4. 桡腕关节　5. 桡骨　6. 尺骨　7. 桡尺远侧关节　8. 关节盘　9. 豌豆骨关节　10. 腕骨间关节　11. 腕骨间韧带　12. 腕掌关节　13. 头状骨　14. 第四掌骨底

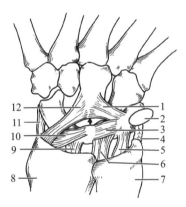

A. 掌侧面

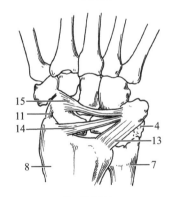

B. 背侧面

图 8-4　腕关节的韧带（箭头示桥韧带及 Poirier 间隙）

1. 三角头韧带　2. 豌豆骨　3. 月三角韧带　4. 尺侧副韧带　5. 尺三角韧带　6. 尺月韧带　7. 尺骨　8. 桡骨　9. 桡舟月韧带　10. 桡月韧带　11. 桡舟韧带　12. 桡舟头韧带　13. 桡尺三角韧带　14. 桡三角韧带　15. 舟三角韧带

月骨与三角骨之间没有独立的关节囊，相邻各骨之间借**腕骨间掌侧韧带** palmar intercarpal ligaments、**腕骨间背侧韧带** dorsal intercarpal ligaments 以及**腕骨间骨间韧带** intercarpal interosseous ligaments 相连。豌豆骨与三角骨之间的连结称**豌豆骨关节** pisiform joint，有独立的关节囊和关节腔。关节囊周围有两条韧带附着，一条为**豆掌韧带** pisometacarpal ligament，连于豌豆骨与第 5 掌骨底之间；另一条为**豆钩韧带** pisohamate ligament，连于豌豆骨与钩骨之间。②远侧列腕骨间关节：由远侧列各相邻腕骨（大多角骨与小多角骨，小多角骨与头状骨、头状骨与钩骨）之间形成。相邻骨之间借腕骨间掌侧韧带、腕骨间背侧韧带和腕骨间骨间韧带相连结。③**腕中关节** mediocarpal joint，又称**腕横关节** transverse carpal joint，位于近、远侧列腕骨之间，为滑膜关节，两关节面呈"~"状。关节囊的掌侧有**腕辐状韧带** radiate carpal ligament，背侧有腕骨间背侧韧带。

（五）腕掌关节

**腕掌关节** carpometacarpal joint 由远侧列腕骨与 5 个掌骨底构成（图 8-3）。拇指腕掌关节由大多角骨与第 1 掌骨底构成，是典型的鞍状关节，为人类及灵长目所特有，其关节囊松弛，可做屈、伸、收、展、环转和对掌运动。

（宋　健）

321

## 第二节 肩部横断层解剖

### 一、经肩峰的横断面

关键结构：锁骨，肩峰，肩胛骨，肩胛下肌，冈上肌，臂丛。

此断面经肩峰、锁骨外侧段和肩胛骨上份。断面的内侧份为颈根部；外侧份的前 3/4 为上肢的肩部，后 1/4 被背部的斜方肌所占据。在肩部范围内，可见锁骨外侧段前面及肩峰的前、外侧面有**三角肌** deltoid 前部纤维附着；肩胛骨上份的前、后面分别可见**肩胛下肌** subscapularis 和**冈上肌** supraspinatus。在颈根部范围可见前斜角肌和中斜角肌的断面，两者之间为斜角肌间隙，**臂丛** brachial plexus 的干正好穿越此间隙（图 8-5）。

### 二、经肩关节上份的横断面

关键结构：肱骨头，关节盂，肩胛冈，肱二头肌长头腱，锁骨下动、静脉，臂丛。

此断面切经肩胛冈及锁骨内侧段。断面外侧半仍为上肢的肩部所占据，但内侧半已切及胸腔上份。在此断面的外侧份，可见肩胛骨的肩胛冈、**喙突** coracoid process、**关节盂** glenoid cavity 及**肱骨头** head of humerus 的横断面，其中关节盂与肱骨头内侧的关节面构成肩关节。关节的前面、外侧及后面被三角肌和冈下肌包绕。在三角肌前部后方及喙突与肩关节之间有肱二头肌长头腱和肩胛下肌腱。在锁骨内侧份后方，可见**锁骨下动、静脉** subclavian artery and vein 及其后方的臂丛各股（图 8-6,7）。

### 三、经肩关节中份的横断面

关键结构：肱骨头，关节盂，肩关节周围肌，腋血管，臂丛。

此断面经肩关节中份。在断面外侧部，三角肌呈"C"形由前、外侧、后三面包裹肩关节。肩胛下肌和**小圆肌** teres minor 分别越过肩关节前方和后方中止于**肱骨小结节** lesser tubercle of humerus 或大结节。

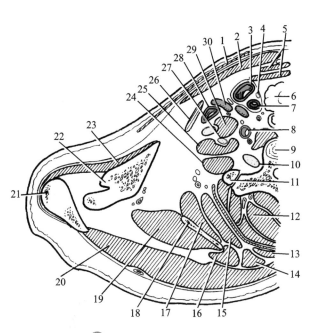

图 8-5 经肩峰的横断面

1. 颈阔肌 2. 胸锁乳突肌 3. 颈内静脉 4. 迷走神经 5. 胸骨舌骨肌和胸骨甲状肌 6. 甲状腺 7. 颈总动脉 8. 椎动、静脉 9. 第 1 胸椎间盘 10. 臂丛 11. 肋横突关节 12. 竖脊肌 13. 大菱形肌 14. 小菱形肌 15. 前锯肌 16. 肩胛提肌 17. 肩胛下肌 18. 肩胛骨 19. 冈上肌 20. 斜方肌 21. 肩峰 22. 锁骨 23. 三角肌 24. 后斜角肌 25. 中斜角肌 26. 肩胛舌骨肌 27. 臂丛 28. 颈外静脉 29. 前斜角肌 30. 颈外侧深淋巴结

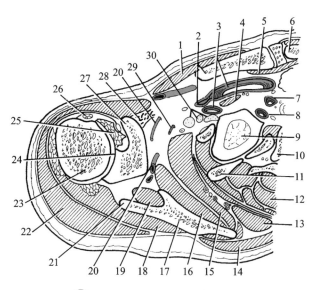

图 8-6 经肩关节上份的横断面

1. 胸大肌 2. 颈外静脉和锁骨 3. 锁骨下动、静脉 4. 前斜角肌 5. 胸骨舌骨肌和胸骨甲状肌 6. 胸骨 7. 迷走神经和颈总动脉 8. 锁骨下动脉 9. 肺尖 10. 第 2 胸椎 11. 第 2 肋骨 12. 竖脊肌 13. 大菱形肌 14. 斜方肌 15. 前锯肌 16. 肩胛下肌 17. 肩胛骨 18. 冈下肌 19. 冈上肌 20. 肩胛上静脉 21. 肩胛冈 22. 三角肌 23. 肱骨头 24. 肩胛骨关节盂 25. 肩胛下肌腱 26. 肱二头肌长头腱 27. 喙突 28. 喙锁韧带 29. 肩胛上动脉 30. 臂丛股

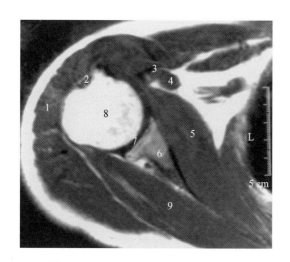

图 8-7 经肩关节的 MRI 横断层图像

1. 三角肌 2. 肱二头肌长头腱 3. 肱二头肌短头 4. 喙肱肌
5. 肩胛下肌 6. 肩胛骨 7. 肩关节腔 8. 肱骨头 9. 冈上肌

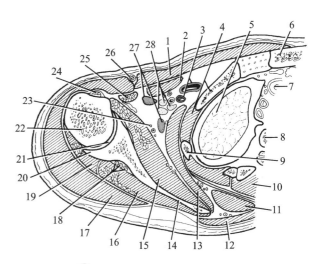

图 8-8 经肩关节中份的横断面

1. 胸大肌 2. 胸小肌 3. 腋动、静脉 4. 第 1 肋骨和肋间肌 5. 肺
6. 胸骨柄 7. 头臂静脉 8. 第 2 胸椎体 9. 第 2 肋骨 10. 竖脊
肌 11. 大菱形肌 12. 斜方肌 13. 前锯肌 14. 肩胛骨 15. 肩
胛下肌 16. 冈下肌 17. 三角肌 18. 肩胛上动、静脉 19. 小圆
肌 20. 盂唇 21. 关节盂 22. 肱骨头 23. 胸背神经 24. 肱二
头肌长头腱 25. 喙肱肌和肱二头肌短头 26. 头静脉 27. 腋淋
巴结 28. 臂丛各束

肱二头肌长头腱则行于肱骨大、小结节间的**结节间
沟** intertubercular sulcus 内。三角肌前缘与胸大肌
交界处为三角肌胸大肌间沟,内有**头静脉** cephalic
vein 行走。肩关节与胸外侧壁之间的三角形间隙
为腋窝横断面,其前壁为**胸大肌** pectoralis major 和
**胸小肌** pectoralis minor;后壁为肩胛下肌;内侧壁为
前锯肌及胸壁。腋窝内可见由锁骨下动、静脉延续
而来的腋动、静脉,臂丛各束以及**腋淋巴结** axillary
lymph nodes。除上述重要结构外,腋窝内的剩余空
间被疏松结缔组织及脂肪填充(图 8-8)。

## 四、经肩关节下方的横断面

关键结构:肱骨,肩胛骨,腋血管,正中神经,尺
神经,桡神经,腋神经。

此断面切经肱骨上份。三角肌呈"C"形包绕
肱骨上份前、后、外侧三面。肩胛下肌、冈下肌分
别位于肩胛骨前、后方;两者与肱骨之间自后向前
可见小圆肌、**肱三头肌** triceps brachii 长头、肩胛
下肌等肌的肌腱。肱二头肌长头腱在此平面已离
开肱骨表面,沿**喙肱肌** coracobrachialis 外侧下行。
在腋窝的中央,臂丛的分支,如**正中神经** median
nerve、**肌皮神经** musculocutaneous nerve、**尺神经**
ulnar nerve、**前臂内侧皮神经** medial antebrachial
cutaneous nerve、**桡神经** radial nerve、**腋神经** axillary
nerve 等与**腋动脉** axillary artery 和**腋静脉** axillary
vein 紧邻。在肱骨后外侧与三角肌之间还可见腋
神经的三角肌支和**旋肱后动、静脉** posterior humeral
circumflex artery and vein(图 8-9)。

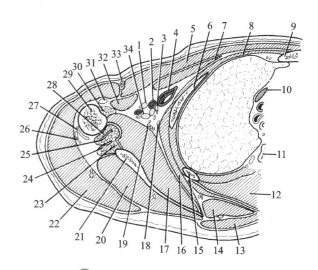

图 8-9 经肩关节下方的横断面

1. 正中神经 2. 腋动脉 3. 前臂内侧皮神经 4. 腋静脉 5. 胸
大肌 6. 第 2 肋骨 7. 胸小肌 8. 肋间肌 9. 胸骨 10. 淋
巴结 11. 第 3 胸椎体 12. 竖脊肌 13. 斜方肌 14. 大菱
形肌 15. 第 3 肋骨 16. 前锯肌 17. 肩胛下肌 18. 胸长
神经 19. 胸背神经 20. 冈下肌 21. 肩胛骨 22. 三角
肌 23. 肱三头肌长头 24. 小圆肌 25. 肱三头肌腱 26. 旋
肱后动、静脉 27. 腋神经三角肌支 28. 大圆肌腱 29. 肱
骨 30. 肩胛下肌腱、腱下囊 31. 肱二头肌长头腱 32. 喙肱肌
和肱二头肌短头 33. 头静脉 34. 桡神经

(宋 健)

## 第三节 臂部横断层解剖

### 一、经臂部上份的横断面

关键结构:肱骨,肱动脉,正中神经,尺神经,桡神经。

此断面经肱骨的**三角肌粗隆** deltoid tuberosity 水平。皮肤深面为一层浅筋膜,其前份可见沿肱二头肌外侧走行的头静脉。浅筋膜深面可见一完整的深筋膜层包绕臂部肌肉。深筋膜在肌与肌之间相互延续,并将臂肌分隔成前(屈肌)群和后(伸肌)群。前群的肱二头肌(长头和短头)、喙肱肌位于肱骨的前内侧;后群(肱三头肌内侧头、外侧头和长头)位于肱骨的后方。来自肩部的三角肌纤维在此断面已汇集到肱骨的外侧,并附着于三角肌粗隆。从腋窝移行到臂部的血管神经束主要沿肱骨内侧,臂肌前、后群之间的深筋膜中下行。在此断面,可见在肱二头肌、喙肱肌与肱三头肌之间的深筋膜中有自前向后依次排列的肌皮神经、正中神经、肱静脉、肱动脉和尺神经。而分布到臂肌后群的桡神经及**肱深动、静脉** deep brachial artery and vein 则行于肱三头肌内侧头与长头之间。沿浅筋膜上行的**贵要静脉** basilic vein 在此水平已行于深筋膜深面,位于尺神经后方(图 8-10)。

### 二、经臂部中份的横断面

关键结构:肱骨,肱二头肌,肱肌,肱三头肌,肱动、静脉,正中神经,尺神经,桡神经。

此断面是臂部结构配布的典型切面。与上一断面比较,主要异同点为:①由于三角肌于该平面消失,肱骨周围完全被臂肌的前(屈肌)群和后(伸肌)群占据,且两者间有典型的从深筋膜延伸至肱骨骨膜侧面的臂内、外侧肌间隔分隔。②臂肌前群的喙肱肌于该平面消失,而肱肌首次出现;肱二头肌长、短头汇合。③臂肌后群的肱三头肌三个头在该平面已融合成一完整肌腹。④由上一断面延续而来的臂部的主要神经、血管(如正中神经、肱静脉、前臂内侧皮神经、肱动脉、尺神经等)以及穿入深筋膜的贵要静脉和发自肱动脉的**尺侧上副动脉** superior ulnar collateral artery 仍位于肱骨的内侧,行于臂内侧肌间隔中。⑤桡神经及肱深血管已沿肱骨背面的桡神经沟移行至此断面肱骨的外侧,行于臂外侧肌间隔中。⑥肌皮神经已进入肱肌与肱二头肌之间(图 8-11)。

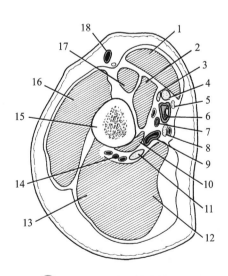

图 8-10 经臂上份的横断面

1. 肱二头肌短头  2. 喙肱肌  3. 肌皮神经  4. 正中神经  5. 前臂内侧皮神经  6. 肱静脉  7. 肱动脉  8. 尺神经  9. 贵要静脉  10. 肱三头肌内侧头  11. 桡神经  12. 肱三头肌长头  13. 肱三头肌外侧头  14. 肱深动脉  15. 肱骨  16. 三角肌  17. 肱二头肌长头  18. 头静脉

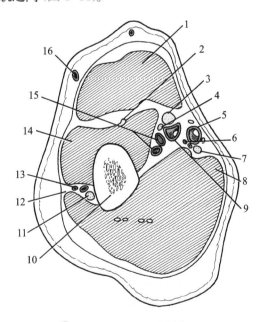

图 8-11 经臂中份的横断面

1. 肱二头肌  2. 臂外侧皮神经  3. 正中神经  4. 肌皮神经  5. 贵要静脉  6. 尺侧上副动脉  7. 尺神经  8. 肱三头肌  9. 肱静脉  10. 肱骨  11. 桡神经  12. 臂外侧肌间隔  13. 桡侧副动脉  14. 肱肌  15. 肱动、静脉  16. 头静脉

### 三、经臂部下份的横断面

关键结构：肱骨，肱动、静脉，正中神经，尺神经，桡神经。

此断面经肱骨内、外上髁上方。皮肤深面的浅筋膜中可见较多的浅静脉和皮神经，其中较为重要的有位于浅筋膜前份的头静脉、内侧份的贵要静脉及其伴行的前臂内侧皮神经尺侧支。肱骨切面呈略向前凸的扁条形。除从上一断面延续而来的位于肱骨前方的肱肌、肱二头肌以及位于肱骨后方的肱三头肌外，此断面尚可见起于肱骨下份的前臂肌，如位于肱肌内侧的**旋前圆肌** pronator teres 和肱肌外侧的**肱桡肌** brachioradialis 及**桡侧腕长、短伸肌** extensor carpi radialis longus and brevis。此外，紧贴肱骨内侧份的后面可见部分肘关节腔。从上一断面延续而来的神经、血管主干多沿肱肌前面的深筋膜继续下行，如正中神经、肱静脉、肱动脉行于肱肌前内侧面与肱二头肌之间；桡神经和与其伴行的**桡侧返动脉** radial recurrent artery 位于肱肌前外侧面与肱桡肌之间。但尺神经以后移至肱三头肌内侧，其位置较表浅（图 8-12）。

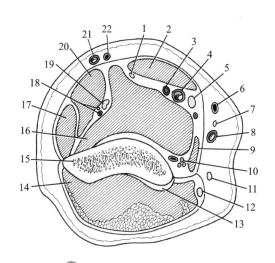

图 8-12　经臂下份的横断面

1. 前臂外侧皮神经　2. 肱二头肌　3. 肱动脉　4. 肱静脉　5. 正中神经　6. 贵要正中静脉　7. 前臂内侧神经前支　8. 贵要静脉　9. 旋前圆肌　10. 尺侧下副动、静脉　11. 前臂内侧皮神经尺侧支　12. 尺神经　13. 肘关节腔　14. 肱三头肌　15. 肱骨　16. 肱肌　17. 桡侧腕长伸肌　18. 桡侧返动脉　19. 桡神经　20. 肱桡肌　21. 头静脉　22. 头正中静脉

（宋　健）

# 第四节　肘部横断层解剖

### 一、经肱尺关节的横断面

关键结构：肱骨内、外上髁，鹰嘴窝，尺骨鹰嘴，肱动、静脉，正中神经，桡神经，尺神经。

此断面经肘关节上份，肱骨内、外上髁平面。肱骨切面后缘中部的凹陷为**鹰嘴窝** olecranon fossa，恰对其后方的尺骨鹰嘴。两者形成肱尺关节的一部分，被肘关节囊共同包绕。关节囊两侧有**尺侧副韧带** ulnar collateral ligament 和**桡侧副韧带** radial collateral ligament，分别附着于肱骨内、外上髁。尺骨鹰嘴的后面附有肱三头肌腱，其后面的扁囊状腔隙为**鹰嘴皮下囊** subcutaneous bursa of olecranon，为肘关节囊滑膜层向后膨出所形成的滑膜囊。肱骨的前方为肘窝，其内侧界为旋前圆肌，外侧界为肱桡肌，底为肱肌。通过肘窝的重要结构由桡侧向尺侧依次为：桡神经及其伴行的桡侧返血管（行于肱桡肌深面）、**前臂外侧皮神经** lateral antebrachial cutaneous nerve、肱二头肌腱、肱动脉、肱静脉、正中神经。尺神经在此平面行于肱骨内上髁后方的尺神经沟内（图 8-13）。

### 二、经桡尺近侧关节的横断面

关键结构：尺骨冠突，桡骨头，桡骨环状韧带，桡尺近侧关节，肱动脉，正中神经，尺神经，桡神经。

此断面切及肘关节远侧份，经桡尺近侧关节平面。**尺骨冠突** coronoid process of ulna 外侧缘上的**桡切迹** radial notch 与桡骨头周缘的环状关节面构成**桡尺近侧关节** proximal radioulnar joint，桡骨环状韧带环绕桡骨头并附着于桡切迹两端。桡尺近侧关节为肘关节的一部分，为肘关节囊所包绕。与上一断面相似，桡尺近侧关节的前方为肘窝。除桡神经已分为深、浅两支及前臂外侧皮神经已穿出深筋膜外，肘窝内其他结构及其排列关系无明显变化，由桡侧向尺侧依次为：**桡神经深支** deep branch of radial nerve、桡侧返血管、**桡神经浅支** superficial branch of radial nerve、肱二头肌腱、肱动脉、肱静脉、正中神经。尺骨后面仍可见肱三头肌腱及鹰嘴皮下囊，但其后方两侧有更多前臂肌断面出现，如位于

325

其后外侧的**肘肌** anconeus 和**尺侧腕伸肌** extensor carpi ulnaris 腱以及位于其后内侧的**指深屈肌** flexor disitorum profundus、**尺侧腕屈肌** flexor carpi ulnaris 和**指浅屈肌** flexor digitorum superficialis 等。尺神经和尺侧返动、静脉仍位于肱骨的后内侧,但其后方被尺侧腕屈肌覆盖(图 8-14)。

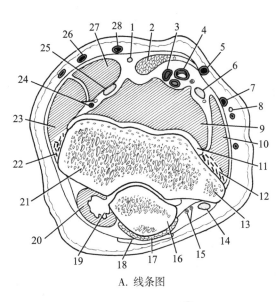

A. 线条图

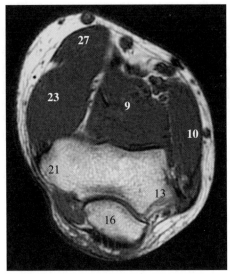

B. MR 图像

**图 8-13 经肱尺关节的横断面**

1. 前臂外侧皮神经 2. 肱二头肌肌腱及其腱膜 3. 肱动脉 4. 肱静脉 5. 贵要正中静脉 6. 正中神经 7. 贵要静脉 8. 前臂内侧皮神经 9. 肱肌 10. 旋前圆肌 11. 肘关节腔 12. 尺侧副韧带 13. 肱骨内上髁 14. 尺神经 15. 尺侧返动、静脉 16. 尺骨鹰嘴 17. 肱三头肌腱 18. 鹰嘴皮下囊 19. 肘关节腔 20. 肘肌 21. 肱骨外上髁 22. 桡侧副韧带 23. 桡侧腕长、短伸肌 24. 桡侧返动、静脉 25. 桡神经 26. 头静脉 27. 肱桡肌 28. 头正中静脉

**图 8-14 经桡尺近侧关节的横断面**

1. 肱动脉 2. 肱静脉 3. 正中神经 4. 旋前圆肌 5. 肱肌 6. 前臂内侧皮神经 7. 桡侧腕屈肌 8. 肘关节囊 9. 掌长肌 10. 贵要静脉 11. 指浅屈肌 12. 尺骨滑车切迹关节软骨、尺侧副韧带 13. 尺神经 14. 尺侧腕屈肌 15. 尺侧返动、静脉 16. 指深屈肌 17. 尺骨鹰嘴 18. 肱三头肌肌腱 19. 鹰嘴皮下囊 20. 肘肌 21. 尺侧腕伸肌、小指伸肌腱 22. 桡骨头关节软骨、桡骨环状韧带 23. 指伸肌 24. 旋后肌 25. 桡侧腕长、短伸肌 26. 桡侧返动、静脉 27. 头静脉 28. 桡神经深支 29. 肱桡肌 30. 桡神经浅支 31. 前臂外侧皮神经 32. 肱二头肌肌腱

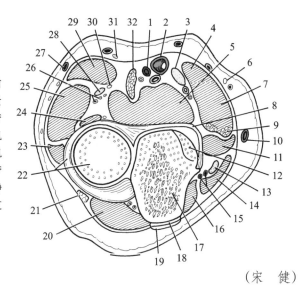

(宋 健)

## ▶▶▶ 第五节 前臂部横断层解剖 ◀◀◀

### 一、经前臂部上份的横断面

关键结构:尺骨,桡骨,前臂后群肌,前臂前群肌,正中神经,尺神经。

此断面经**尺骨粗隆** ulnar tuberosity 水平。断面内肌的配布关系较复杂。一般按桡、尺骨的排列方向,将此断面等分为前内侧和后外侧两部分。前臂肌后(伸肌)群位于断面的后外侧部,由桡侧向尺侧依次为:桡侧腕长、短伸肌,**指伸肌** extensor digitorum,**小指伸肌** extensor digiti minimi 及位于其深面并环绕桡骨的**旋后肌** supinator、**尺侧腕伸肌** extensor carpi ulnaris 和**肘肌**。前臂肌前(屈肌)群则居断面的前内侧部,从桡侧至尺侧依次有:肱桡肌、旋前圆肌、**桡侧腕屈肌** flexor carpi radialis、**掌长肌** palmaris longus、指浅屈肌及其后方的尺侧腕屈肌和指深屈肌。此外,属于臂肌前群的肱肌在此断面附着于尺骨粗隆。介于旋后肌和肱肌前方、肱桡肌及旋前圆肌之间的间隙为肘窝的尖部,可见正中神经、肱动脉及其伴行的两支肱静脉、肱二头肌腱以及位于桡侧腕伸肌与旋后肌之间的桡神经深支和桡侧返血管经此窝继续下行。尺神经在此平面位于指浅屈肌与指深屈肌、尺侧腕屈肌之间(图 8-15)。

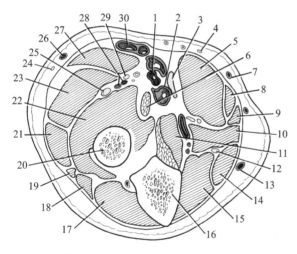

**图 8-15　经前臂部上份的横断面**

1. 肱动脉　2. 肱静脉　3. 正中神经　4. 前臂内侧皮神经
5. 旋前圆肌　6. 肱二头肌腱　7. 贵要正中静脉　8. 桡侧腕屈
肌　9. 掌长肌　10. 指浅屈肌　11. 肱肌　12. 尺神经　13. 贵要
静脉　14. 尺侧腕屈肌　15. 指深屈肌　16. 尺骨　17. 肘肌　18. 尺
侧腕伸肌　19. 小指伸肌　20. 桡骨颈　21. 指伸肌　22. 旋后肌
23. 桡侧腕长、短伸肌　24. 前臂外侧皮神经　25. 桡神经深支
26. 头静脉　27. 肱桡肌　28. 桡侧返动、静脉　29. 桡神经浅支
30. 肘正中静脉

## 二、经前臂部中份的横断面

关键结构:尺骨,桡骨,桡血管与桡神经浅支,正中神经,尺神经与尺血管。

此断面是前臂结构配布的典型切面。在周缘的浅筋膜中有丰富的浅静脉和皮神经,如桡侧的头

静脉和前臂外侧皮神经、尺侧的贵要静脉和前臂内侧皮神经等。桡骨和尺骨的横断面均呈三角形,两骨的骨间嵴之间有前臂骨间膜附着。前臂肌前群位于桡、尺骨及骨间膜的前方,以浅、中、深三层分布。从桡侧至尺侧,浅层依次为:肱桡肌、桡侧腕屈肌、掌长肌和尺侧腕屈肌;中层为旋前圆肌和指浅屈肌;深层为拇长屈肌和指深屈肌。前臂肌后群位于桡、尺骨及骨间膜的后方,分浅、深两层排列。浅层从桡侧至尺侧为:桡侧腕长、短伸肌,指伸肌,小指伸肌和尺侧腕伸肌;深层从桡侧至尺侧为:旋后肌、拇长展肌和拇长伸肌。分布至前臂肌前群的神经与血管伴行,形成四个血管神经束穿行于肌与肌之间的深筋膜中:①桡侧血管神经束,由桡神经浅支与桡动、静脉组成,位于肱桡肌、桡侧腕屈肌与旋前圆肌之间;②正中血管神经束,由正中神经和**骨间前动脉** anterior interosseous artery 的分支组成,在指浅屈肌深面及拇长屈肌与指深屈肌之间下行;③尺侧血管神经束,由尺神经和尺动、静脉组成,在尺侧腕屈肌深面、指浅、深屈肌之间下行;④骨间前血管神经束,由**骨间前神经** anterior interosseous nerve 与骨间前动、静脉组成,于前臂骨间膜与指深屈肌之间下行。分布至前臂后部的**骨间后神经、血管** posterior interosseous nerve and vessel 下行于前臂肌后群浅、深层之间(图 8-16)。

## 三、经前臂部下份的横断面

关键结构:桡尺远侧关节,前臂前群肌腱与正中神经,尺神经,前臂后群肌腱。

此断面经尺骨头水平。平面内桡骨断面较大,近似矩形,尺骨断面较小,大致呈圆形。尺骨头周缘外侧份的环状关节面与桡骨的尺切迹构成**桡尺远侧关节** distal radioulnar joint。除贴附于桡骨和尺骨前面的**旋前方肌** pronator quadratus 外,几乎所有前臂肌在到达此断面前均已移行为肌腱。与上一断面类似,前臂前群肌腱大致以浅、中、深三层排列:浅层为桡侧腕屈肌腱、掌长肌腱与尺侧腕屈肌腱;中层为指浅屈肌腱;深层有**拇长屈肌腱** flexor pollicis longus 和指深屈肌腱。前臂后群肌腱由桡侧向尺侧依次为**拇长展肌** abductor pollicis longus 腱,**拇短伸肌** extensor pollicis brevis 腱,桡侧腕长、短伸肌腱,**拇长伸肌** extensor pollicis longus 腱,**指伸肌** extensor digitorum 腱,小指伸肌腱和尺侧腕伸肌腱。

桡动、静脉在此断面位于桡骨的前外方；尺动、静脉与尺神经则行于尺侧腕屈肌腱与指浅、深屈肌腱之间。正中神经行于掌长肌腱与指浅屈肌腱之间，而桡神经浅支已穿出深筋膜（图 8-17）。

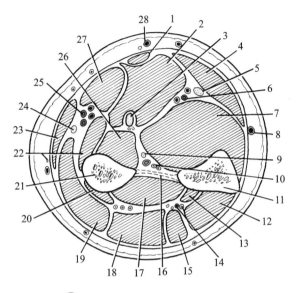

图 8-16　经前臂部中份的横断面

1. 掌长肌　2. 指浅屈肌　3. 正中神经　4. 尺侧腕屈肌　5. 尺神经　6. 尺动脉　7. 指深屈肌　8. 贵要静脉　9. 骨间前神经　10. 骨间前动脉　11. 尺骨　12. 尺侧腕伸肌　13. 拇长伸肌　14. 骨间后动脉　15. 小指伸肌　16. 前臂骨间膜　17. 拇长展肌　18. 指伸肌　19. 桡侧腕长、短伸肌　20. 旋后肌　21. 桡骨　22. 旋前圆肌、前臂外侧皮神经　23. 肱桡肌　24. 桡神经浅支　25. 桡动脉　26. 拇长屈肌　27. 桡侧腕屈肌　28. 前臂正中静脉

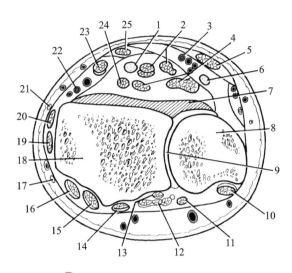

图 8-17　经前臂部下份的横断面

1. 正中神经　2. 指浅屈肌腱　3. 尺动脉　4. 指深屈肌腱　5. 尺侧腕屈肌腱　6. 尺神经　7. 旋前方肌　8. 尺骨　9. 桡尺远侧关节腔　10. 尺侧腕伸肌腱　11. 小指伸肌腱　12. 指伸肌腱　13. 示指伸肌腱　14. 拇长伸肌腱　15. 桡侧腕短伸肌腱　16. 桡侧腕长伸肌腱　17. 桡神经手背支　18. 桡骨　19. 拇短伸肌腱　20. 拇长展肌腱　21. 桡神经浅支　22. 桡动脉　23. 桡侧腕屈肌腱　24. 拇长屈肌腱　25. 掌长肌腱

（宋　健）

## ▶▶▶　第六节　手部连续横断层解剖　◀◀◀

### 一、近侧列腕骨层面（断层一）

关键结构：手舟骨，月骨，三角骨，桡动、静脉，正中神经，尺动、静脉，尺神经。

此断面切及近侧列腕骨中的**手舟骨** scaphoid bone、**月骨** lunate bone 和**三角骨** triangular bone。手舟骨与月骨之间有舟月骨间掌侧韧带和舟月骨间背侧韧带相连，而月骨与三角骨之间则借月三角韧带相连。在舟月骨间背侧韧带的背侧，可见背侧桡尺三角韧带越过并止于三角骨背面。在舟月骨间掌侧韧带的掌面，可见桡月韧带附着于月骨前面，其桡侧借韧带间沟与桡舟头韧带相邻。前臂后群（伸）肌的肌腱排列于断面的外侧和背侧份，从桡侧向尺侧依次为：拇长展肌腱、拇短伸肌腱、桡侧腕长伸肌腱、拇长屈肌腱、桡侧腕短伸肌腱、指伸肌腱和

示指伸肌腱、小指伸肌腱以及尺侧腕伸肌腱。前臂前群（屈）肌的肌腱排列于断面的掌侧份，从桡侧向尺侧有：桡侧腕屈肌腱、掌长肌腱、9 条指屈肌腱及尺侧腕屈肌腱。

桡神经掌浅支、桡动脉、桡静脉及其掌浅支走行于拇长展肌腱周围，正中神经行经掌长肌腱深面，尺动、静脉与尺神经则位于尺侧腕屈肌腱深面（图 8-18）。

### 二、近、远侧列腕骨间层面（断层二）

关键结构：手舟骨，头状骨，钩骨，三角骨，豌豆骨，豌豆骨关节，桡动脉，尺动脉及尺神经，腕管及其内容物。

此断面切经手舟骨、**头状骨** capitate bone、**钩骨** hamate bone、三角骨和**豌豆骨** pisiform bone。相邻各骨借腕骨间掌侧韧带和腕骨间背侧韧带相连。

豌豆骨与三角骨之间为豌豆骨关节。前臂后群(伸)肌腱的位置及排列顺序与上一断面基本相似,从桡侧向尺侧依次为:拇长展肌腱、拇短伸肌腱、桡侧腕长伸肌腱、拇长伸肌腱、桡侧腕短伸肌腱、指伸肌腱和示指伸肌腱、小指伸肌腱以及尺侧腕伸肌腱,但紧贴拇长展肌腱的尺侧,有新出现的拇短展肌。断面的掌侧份可见横行的腕横韧带,其桡侧端附着于手舟骨前内侧面,尺侧端终于豌豆骨,并与腕骨间掌侧韧带共同围成腕管。通过腕管的结构有拇长屈肌腱、指浅和指深屈肌的 8 条肌腱以及正中神经。在腕管的浅面,桡侧可见桡侧腕屈肌腱和掌长肌腱,尺侧有尺侧腕屈肌腱、尺动脉及尺神经。桡动、静脉位于腕

背桡侧,介于拇长伸肌腱与拇短伸肌及拇长展肌腱之间,即所谓解剖学"鼻烟窝"内(图 8-19)。

### 三、远侧列腕骨层面(断层三)

关键结构:远侧列腕骨,腕管,正中神经,桡动、静脉,尺动、静脉,尺神经。

此断面切经**大多角骨** trapezium bone、**小多角骨** trapezoid bone、头状骨及钩骨。它们的背面可见前臂后群(伸)肌肌腱的断面。这些肌腱的排列顺序与上一断面基本一致,仅拇长伸肌腱斜行移位至桡侧腕长伸肌腱的桡侧。紧贴大多角骨内侧面可见桡侧腕屈肌腱。钩骨与小指展肌之间的结构为

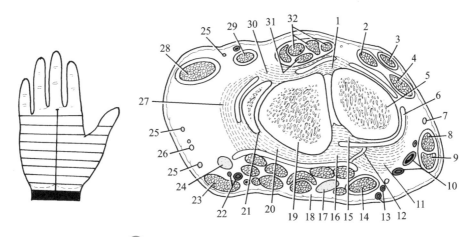

图 8-18　经近侧列腕骨的横断面(断层一)

1. 舟月骨间背侧韧带　2. 桡侧腕短伸肌腱　3. 拇长伸肌腱　4. 桡侧腕长伸肌腱　5. 手舟骨　6. 桡腕关节腔　7. 桡神经浅支　8. 拇短伸肌腱　9. 拇长展肌腱　10. 桡动、静脉　11. 桡舟头韧带　12. 韧带间沟　13. 桡动脉掌浅支　14. 桡侧腕屈肌腱　15. 舟月骨间掌侧韧带　16. 桡月韧带　17. 正中神经　18. 腕横韧带　19. 月骨　20. 月三角韧带　21. 三角骨　22. 尺动、静脉　23. 尺侧腕屈肌腱　24. 尺神经　25. 尺神经手背支　26. 尺动脉手背支　27. 关节盘　28. 尺侧腕伸肌腱　29. 小指伸肌腱　30. 背侧桡尺三角韧带　31. 示指伸肌腱　32. 指伸肌腱

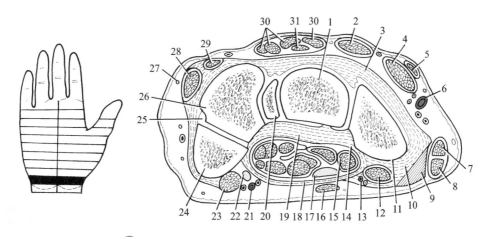

图 8-19　经近、远侧列腕骨间的横断面(断层二)

1. 头状骨　2. 桡侧腕短伸肌腱　3. 腕骨间背侧韧带　4. 桡侧腕长伸肌腱　5. 拇长伸肌腱　6. 桡动脉　7. 拇短伸肌腱　8. 拇长展肌腱　9. 拇短展肌　10. 桡舟韧带　11. 手舟骨　12. 桡侧腕屈肌腱　13. 桡动脉掌浅支　14. 桡舟头韧带　15. 拇长屈肌腱　16. 掌长肌腱　17. 正中神经　18. 腕横韧带　19. 三角头韧带　20. 钩骨　21. 尺动脉　22. 尺神经　23. 尺侧腕屈肌腱　24. 豌豆骨　25. 豌豆骨关节　26. 三角骨　27. 尺神经手背支　28. 尺侧腕伸肌腱　29. 小指伸肌腱　30. 指伸肌腱　31. 示指伸肌腱

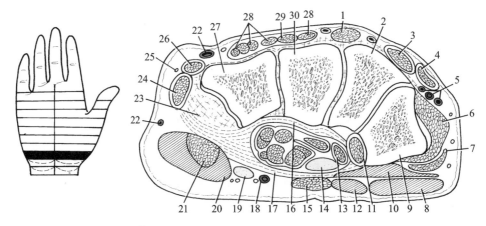

图 8-20 经远侧列腕骨的横断面(断层三)

1. 桡侧腕短伸肌腱　2. 小多角骨　3. 桡侧腕长伸肌腱　4. 拇长伸肌腱　5. 桡动、静脉　6. 拇长展肌腱　7. 拇短伸肌
腱　8. 拇短展肌　9. 大多角骨　10. 拇对掌肌　11. 桡侧腕屈肌腱　12. 拇短屈肌　13. 拇长屈肌腱及其腱鞘(桡侧囊)
14. 正中神经　15. 掌长肌腱　16. 腕骨间掌侧韧带　17. 腕横韧带　18. 尺动脉　19. 尺神经　20. 小指屈肌　21. 小指
展肌腱　22. 手背静脉　23. 豆钩韧带与豆掌韧带　24. 尺侧腕伸肌腱　25. 尺神经手背支　26. 小指伸肌腱　27. 钩骨
28. 指伸肌腱　29. 示指伸肌腱　30. 头状骨

豆钩韧带与豆掌韧带,它们均起自豌豆骨,向下分别止于钩骨钩及第 5 掌骨底。腕骨掌面的腕骨间掌侧韧带与腕横韧带之间为腕管。此断面较清晰地显示,腕管内拇长屈肌腱和指浅、深屈肌腱分别被拇长屈肌腱鞘(桡侧囊)和屈肌总腱鞘(尺侧囊)包绕;正中神经则位居两腱鞘之间的浅面。在腕横韧带的浅面,桡侧有拇对掌肌、拇短展肌、拇短屈肌及掌长肌腱;尺侧则可见小指展肌及其肌腱,尺神经和尺动、静脉。桡动、静脉仍位于腕背桡侧,走行于拇长伸肌腱与拇长展肌腱之间(图 8-20,21)。

## 四、腕掌关节层面(断层四)

关键结构:第 1、2、5 掌骨底,头状骨,钩骨,腕管,桡动脉,尺动脉和尺神经。

此断面切经**第 1 掌骨底** base of metacarpal bone,大多角骨,第 2、3 掌骨底,头状骨,钩骨及第 5 掌骨底。除拇长展肌腱已止于第 1 掌骨底掌面、尺侧腕伸肌腱止于第 5 掌骨底尺侧面外,其余前臂伸肌的肌腱仍位于腕、掌骨背侧,其排列顺序自桡侧向尺侧依次为:拇短伸肌腱、拇长伸肌腱、桡侧腕长伸肌腱、桡侧腕短伸肌腱、指伸肌腱和示指伸肌腱、小指伸肌腱。位于腕、掌骨掌侧的腕管明显缩小,但管内的结构大致同上一断面。桡侧腕屈肌腱仍位于大多角骨内侧,但位置较深,居腕管的背外方。在拇长展肌腱及腕横韧带桡侧份的浅面,可见拇短展肌、拇短屈肌和掌长肌腱的断面。在腕横韧带尺侧

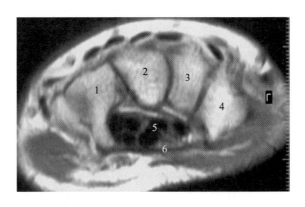

图 8-21 经腕管的 MRI 横断层图像

1. 钩骨　2. 头状骨　3. 小多角骨　4. 大多角骨　5. 腕管
6. 腕横韧带

份及钩骨的浅面,则可见尺动脉和尺神经相伴行。两者的分支(尺动脉掌深支和尺神经深支)走行于钩骨钩与小指展肌之间,向下将绕钩骨钩进入手掌。桡动、静脉仍位于腕背桡侧,行于拇长伸肌腱、桡侧腕长伸肌腱与第 1 掌骨底之间,即将越过第 1 掌骨间隙进入手掌(图 8-22)。

## 五、掌骨近侧1/4 段层面(断层五)

关键结构:掌骨,腕管,大、小鱼际肌,掌腱膜,正中神经。

此断面经掌深弓稍远侧。切面上第 1~5 掌骨呈略向后凸的拱形排列,断面大致呈椭圆形或方形。前臂伸肌的肌腱排列于掌骨背侧,自桡侧向

尺侧依次为:拇短伸肌腱、拇长伸肌腱、指伸肌腱和示指伸肌腱、小指伸肌腱。在第1掌骨的掌侧和内侧,由浅入深可见拇短展肌和拇短屈肌、拇对掌肌及拇收肌。第5掌骨的浅面则有小指短屈肌、小指展肌和小指对掌肌。指浅、深屈肌腱仍被屈肌总腱鞘包绕,位居掌骨掌侧的中份,但拇长屈肌腱及其腱鞘已移至拇收肌与拇对掌肌尺侧端之间。位于拇短屈肌尺侧的掌长肌腱已移行为**掌腱膜** palmar aponeurosis,其与屈肌总腱鞘之间有正中神经下行。尺动脉和尺神经则行于掌腱膜尺侧。桡动脉本干已在该断面稍上方与尺动脉的掌深支吻合成掌深弓。故本断面上仅可见其分出的拇主要动脉

(穿行于拇收肌肌腹内)以及由掌深弓发出的掌心动脉(图8-23)。

## 六、掌骨中近1/4段层面(断层六)

关键结构:掌骨,大、小鱼际肌,指屈肌腱及蚓状肌。

与上一断面相似,第1~5掌骨呈略向后凸的拱形排列。相邻掌骨间可见骨间肌。在手背侧,拇短、长伸肌腱位居第1掌骨的背侧,指伸肌腱向两侧分散,逐渐移向相应掌骨。在掌侧,拇对掌肌逐渐止于第一掌骨掌面;拇长屈肌腱及其腱鞘行于拇收肌与拇短屈肌之间;指浅、深屈肌腱已散开,其间可见

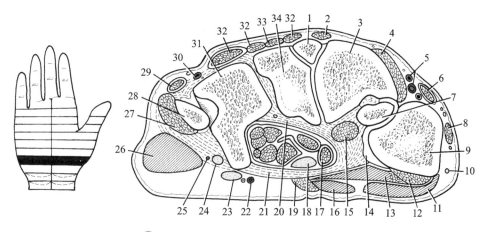

图 8-22 经腕掌关节的横断面(断层四)

1. 第3掌骨底 2. 桡侧腕短伸肌腱 3. 第2掌骨底 4. 桡侧腕长伸肌腱 5. 桡动、静脉 6. 拇长伸肌腱 7. 大多角骨 8. 拇短伸肌腱 9. 第1掌骨底 10. 桡神经浅支 11. 拇短展肌 12. 拇长展肌腱 13. 拇对掌肌 14. 拇指腕掌关节 15. 桡侧腕屈肌腱 16. 拇短屈肌 17. 拇长屈肌腱 18. 正中神经 19. 掌长肌腱 20. 腕骨间掌侧韧带 21. 腕横韧带 22. 尺动脉 23. 尺神经 24. 尺神经深支 25. 尺动脉掌深支 26. 小指展肌 27. 尺侧腕伸肌腱 28. 第5掌骨底 29. 小指伸肌腱 30. 手背静脉 31. 钩骨 32. 指伸肌腱 33. 示指伸肌腱 34. 头状骨

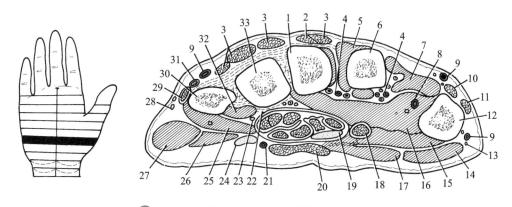

图 8-23 经掌骨近侧1/4段的横断面(断层五)

1. 第3掌骨 2. 示指伸肌腱 3. 指伸肌腱 4. 掌心动脉 5. 骨间背侧肌 6. 第2掌骨 7. 第1骨间背侧肌 8. 拇主要动脉 9. 手背静脉 10. 拇长伸肌腱 11. 拇短伸肌腱 12. 第1掌骨 13. 桡神经浅支 14. 拇短展肌 15. 拇对掌肌 16. 拇收肌 17. 拇短屈肌 18. 拇长屈肌腱 19. 正中神经 20. 掌腱膜 21. 尺动脉(掌浅弓) 22. 掌骨间掌侧韧带 23. 尺神经深支 24. 尺神经 25. 小指对掌肌 26. 小指短屈肌 27. 小指展肌 28. 尺神经手背支 29. 小指伸肌腱 30. 第5掌骨 31. 小指伸肌腱副腱 32. 第3骨间掌侧肌 33. 第4掌骨

**蚓状肌** lumbricales 的断面。正中神经已分成拇指指掌侧固有神经、示指指掌桡侧固有神经及指掌侧总神经。尺神经亦分为指掌侧总神经及小指指掌尺侧固有神经。

拇主要动脉已分出拇指指掌桡侧动脉，本干继续走向第 1 掌骨间隙。三条掌心动脉渐移向三条骨间掌侧肌的表面。尺动脉终末支（或掌浅弓）位居掌腱膜深面（图 8-24）。

### 七、掌骨中远 1/4 段层面（断层七）

关键结构：掌骨，指屈肌腱，蚓状肌。

此断面经拇指近节指骨底及第 2~5 掌骨。拇指近节指骨底周缘被第 1 掌指关节囊包绕。关节囊

的背侧、掌侧和尺侧分别可见拇长伸肌腱、拇长屈肌腱和拇收肌及其腱的断面。第 5 掌骨的掌侧面有小指对掌肌和小指展肌。相邻掌骨间的间隙则为骨间肌所占据。位于手背侧的指伸肌腱已分别靠近相应掌骨的背面。指浅、深屈肌腱亦进一步散开并靠近相应掌骨的掌侧，其间可见蚓状肌的断面。

拇指指掌尺侧和桡侧固有动脉、示指桡侧固有动脉（均为拇主要动脉的分支）分别由同名神经伴行，位居拇长屈肌腱的两侧和第 1 蚓状肌桡侧；小指指掌尺侧固有动脉及其同名神经则走行于小指对掌肌的桡侧。3 条指掌侧总神经分别位居第 1~4 蚓状肌的掌侧（图 8-25）。

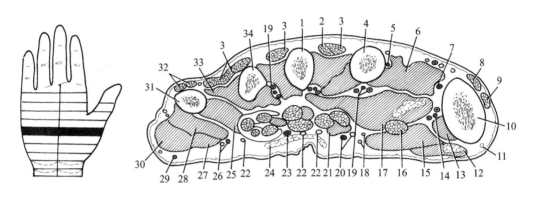

**图 8-24　经掌骨中近 1/4 段的横断面（断层六）**

1. 第 3 掌骨　2. 示指伸肌腱　3. 指伸肌腱　4. 第 2 掌骨　5. 掌背动脉　6. 第 1 骨间背侧肌　7. 拇主要动脉　8. 拇长伸肌腱　9. 拇短伸肌腱　10. 第 1 掌骨　11. 桡神经浅支　12. 拇短展肌　13. 拇对掌肌　14. 拇指指掌桡侧动脉　15. 拇短屈肌　16. 拇长屈肌腱　17. 拇收肌　18. 拇指指掌侧固有神经　19. 掌心动、静脉　20. 示指指掌桡侧固有神经及指掌侧总动脉　21. 蚓状肌　22. 指掌侧总神经　23. 尺动脉（掌浅弓）　24. 掌腱膜　25. 第 3 骨间掌侧肌　26. 小指指掌尺侧固有动脉、神经　27. 小指短屈肌　28. 小指对掌肌　29. 手掌浅静脉　30. 小指展肌　31. 第 5 掌骨　32. 小指伸肌腱　33. 第 4 骨间背侧肌　34. 第 4 掌骨

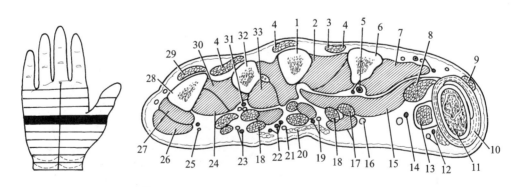

**图 8-25　经掌骨中远 1/4 段的横断面（断层七）**

1. 第 3 掌骨　2. 第 2 骨间背侧肌　3. 示指伸肌腱　4. 指伸肌腱　5. 掌心动、静脉　6. 第 2 掌骨　7. 第 1 骨间背侧肌　8. 拇收肌腱与示指桡侧动脉　9. 拇长伸肌腱　10. 第 1 掌指关节侧副韧带　11. 拇指近节指骨底　12. 拇指指掌桡侧固有动脉、神经　13. 拇长屈肌腱　14. 拇指指掌尺侧固有动脉和神经　15. 拇收肌　16. 示指桡侧神经　17. 指深屈肌腱与第 1 蚓状肌　18. 指浅屈肌腱　19. 指掌侧总动脉、神经　20. 掌腱膜　21. 指掌侧总神经　22. 掌浅弓　23. 指掌侧总动脉、神经　24. 第 3 骨间掌侧肌　25. 小指指掌尺侧固有动脉、神经　26. 小指展肌　27. 小指对掌肌　28. 第 5 掌骨　29. 小指伸肌腱　30. 第 4 骨间背侧肌　31. 掌心动脉　32. 第 4 掌骨　33. 第 2 骨间掌侧肌

## 八、掌骨远侧 1/4 段层面(断层八)

关键结构:掌骨,指屈肌腱,蚓状肌。

此断面经拇指的近节指骨及第 2~5 掌骨的远侧 1/4 段。切面结构的配布关系与上一断面基本相似。拇指近节指骨的背、掌两面分别有拇长伸肌腱和拇长屈肌腱。指伸肌腱分别位于相应掌骨的背面;指浅、深屈肌腱呈半椭圆形,位于相应掌骨的掌侧,在其桡侧分别可见第 1~4 蚓状肌的断面(图 8-26)。

## 九、掌骨头层面(断层九)

关键结构:掌骨头,指浅,深屈肌腱。

此断面经第 2~4 掌骨头、掌指关节囊及小指近

节指骨底。在掌骨或近节指骨的背面,可见部分指伸肌腱已经或正在移行为指背腱膜。指浅、深屈肌腱被腱鞘包绕而分别走行于相应掌骨头或近节指骨的掌侧,其桡侧可见蚓状肌的断面。指掌侧总神经已分为指掌侧固有神经而走行于指掌侧总动脉的两侧(图 8-27)。

## 十、近节指骨底层面(断层十)

关键结构:近节指骨底,指浅、深屈肌腱。

此断面切经第 2~4 近节指骨底、小指近节指骨体远侧份。各指骨背面略微隆凸,有指背腱膜附着,掌面凹陷,容纳指浅、深屈肌腱。指掌侧固有动脉与同名神经相伴行,位于指骨的前方,指浅、深屈肌腱的两侧(图 8-28)。

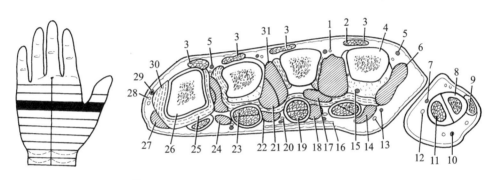

图 8-26　经掌骨远侧 1/4 段的横断面(断层八)

1. 掌背神经　2. 示指伸肌腱　3. 指伸肌腱　4. 第 2 掌骨　5. 掌背动脉　6. 第 1 骨间背侧肌　7. 拇指指掌尺侧固有动脉　8. 拇指近节指骨　9. 拇长伸肌腱　10. 拇指指掌桡侧固有动脉、神经　11. 拇长屈肌腱　12. 拇指指掌尺侧固有神经　13. 示指桡侧动脉、神经　14. 第 1 蚓状肌　15. 掌心动脉　16. 掌腱膜　17. 拇收肌横头　18. 第 2 蚓状肌　19. 指浅屈肌腱　20. 指掌侧总动脉、神经　21. 第 2 骨间掌侧肌　22. 第 3 蚓状肌　23. 指深屈肌腱　24. 第 4 蚓状肌　25. 第 5 掌指关节掌板　26. 第 5 掌骨头　27. 小指展肌　28. 小指指背神经　29. 指背静脉　30. 第 5 掌指关节侧副韧带　31. 第 3 骨间背侧肌

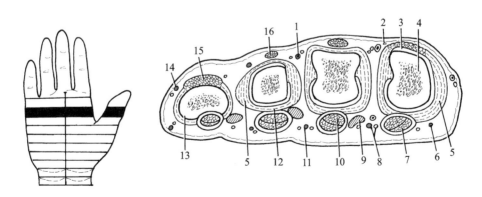

图 8-27　经掌骨头的横断面(断层九)

1. 指背静脉　2. 指背神经　3. 掌指关节腔　4. 第 2 掌骨头　5. 掌指关节侧副韧带　6. 示指桡侧动脉　7. 指浅屈肌腱　8. 示指指掌尺侧固有神经　9. 第 2 蚓状肌　10. 指深屈肌腱　11. 指掌侧总动脉　12. 掌指关节掌板　13. 小指近节指骨底　14. 小指指背动脉　15. 指背腱膜　16. 指伸肌腱

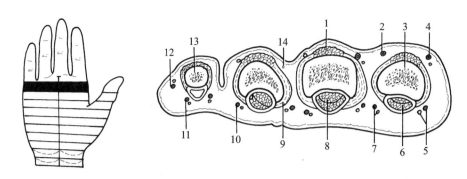

图 8-28　经近节指骨底的横断面(断层十)

1. 指背腱膜　2. 指背静脉　3. 示指近节指骨底　4. 示指指背动脉　5. 示指指掌桡侧动脉、神经　6. 指浅屈肌腱　7. 示指指掌尺侧固有动脉、神经　8. 指深屈肌腱　9. 第 3 蚓状肌肌腱　10. 环指指掌尺侧固有动脉　11. 小指指掌尺侧固有动脉　12. 小指指背动脉　13. 小指近节指骨　14. 指背神经

## 十一、近节指骨中份层面(断层十一)

关键结构:近节指骨,指浅、深屈肌腱。

近节指骨体的断面近似椭圆形,其背侧有指背腱膜附着,两侧有皮系韧带连于皮肤。指骨的掌侧面与增厚的深筋膜共同形成手指腱鞘,容纳指浅、深屈肌腱。此处指浅屈肌腱已分裂为两股,夹持深面的指深屈肌腱。手指腱鞘的两侧分别有指掌桡、尺侧固有动脉和神经行走,神经居动脉的掌侧(图 8-29)。

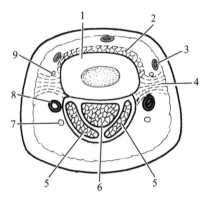

图 8-29　经近节指骨中份的横断面(断层十一)

1. 近节指骨　2. 指背腱膜　3. 指背静脉　4. 皮系韧带　5. 指浅屈肌腱　6. 指深屈肌腱　7. 指掌侧固有神经　8. 指掌侧固有动脉　9. 指背神经

## 十二、中节指骨中份层面(断层十二)

关键结构:中节指骨,指深屈肌腱。

与上一断面相似,中节指骨背面有指背腱膜紧贴,两侧有皮系韧带连于皮肤,但掌侧手指腱鞘内指浅屈肌腱消失,仅含指深屈肌腱的断面。在腱鞘两侧仍可见指掌桡、尺侧固有动脉和神经,神经位于相应动脉的掌侧(图 8-30)。

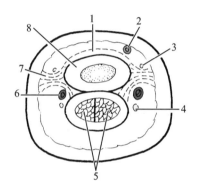

图 8-30　经中节指骨中份的横断面(断层十二)

1. 指背腱膜　2. 指背静脉　3. 指背神经　4. 指掌侧固有神经　5. 指深屈肌腱　6. 指掌侧固有动脉　7. 皮系韧带　8. 中节指骨

## 十三、远节指骨层面(断层十三)

关键结构:远节指骨。

此断面接近手指末端。其掌侧面隆凸,背面相对平坦且有甲床嵌入。指骨断面小,两侧可见皮系韧带,此处血管、神经已变细小,不易辨认(图 8-31)。

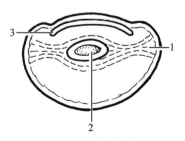

图 8-31　经远节指骨的横断面(断层十三)

1. 皮系韧带　2. 远节指骨　3. 甲床

(宋　健)

# 第 9 章

# 下　肢

▶▶▶ 第一节　概　　述 ◀◀◀

## 一、境界和分部

**下肢** lower limb 借肢带与躯干相连,其前方以腹股沟与腹部分界,后外侧借**髂嵴** iliac crest 与腰、骶尾部相邻,内侧以阴股沟与会阴分隔。通常将下肢分为髋、股、膝、小腿和足部。

## 二、标志性结构

在臀部上界,可扪及髂嵴全长,其前端明显突出为**髂前上棘** anterior superior iliac spine,后端为**髂后上棘** posterior superior iliac spine。两侧髂嵴最高点的连线通过第 4 腰椎棘突。髂前上棘后上方约 5 cm 处,为向外突起的**髂结节** tubercle of iliac crest。于髂结节下方约 10 cm 处,可触及股骨大转子。在屈髋状态下,臀下部内侧可扪及**坐骨结节** ischial tuberosity。腹股沟内侧端的前内上方可扪及**耻骨结节** pubic tubercle,向内为**耻骨嵴** pubic crest,两侧耻骨嵴连线中点稍下方为**耻骨联合** pubic symphysis 上缘。在膝部,正前方可触及**髌骨** patella,其下方为**髌韧带** patellar ligament。髌骨的内、外侧分别可触及上方的**股骨内、外侧髁** medial and lateral condyles of femur 和下方的胫骨内、外侧髁。股骨内、外侧髁的突出部为**股骨内、外上髁** medial and lateral epicondyles of femur,股骨内上髁的上方可触及一明显的**收肌结节** adductor tubercle,为大收肌腱附着处。屈膝时,于膝部后方两侧,可摸到明显的股二头肌腱(外侧)和半腱、半膜肌腱(内侧)。股二头肌腱止点处为**腓骨头** fibular head。于小腿前方,可摸到纵行的**胫骨粗隆** tibial tuberosity。踝部的两侧可扪及和看到明显的突起为**内踝和外踝** medial and lateral malleoluses,后方可扪及 **跟腱** tendo calcaneus,其下方为**跟结节** calcaneal tuberosity。足内侧缘中部稍后有**舟骨粗隆** tuberosity of navicular bone,外侧缘中部可触及第 5 跖骨粗隆。

## 三、主要血管、神经

### (一) 股动脉与股静脉

**股动脉** femoral artery 由髂外动脉延伸而来,于腹股沟韧带中点深面进入股三角,然后斜向内下走向股三角尖端,继而进入股内侧部的收肌管内。在股三角内,其外侧邻**股神经** femoral nerve,内侧邻**股静脉** femoral vein;后面由上而下依次越过耻骨肌和长收肌。在收肌管内,股动、静脉的位置逐渐转为前后关系,动脉在前,静脉在后。与其伴行的有**隐神经** saphenous nerve 和股神经的股内侧肌支。

股动脉的主要分支为**股深动脉** deep femoral artery,于腹股沟韧带下 3~5 cm 处发自股动脉的后外侧壁,行向内下,走在长收肌和大收肌之间,沿途发**旋股内、外侧动脉** medial and lateral femoral circumflex arteries 和穿支。

在股内侧部的浅筋膜内有股静脉的最大属支**大隐静脉** great saphenous vein。

### (二) 腘动脉与腘静脉

在腘窝上角,股动、静脉穿过收肌腱裂孔移行为**腘动、静脉** popliteal artery and vein,于腘窝中线垂直下行,沿途发出数条关节支和肌支。在此部,腘动脉位置最深,其前方自上而下依次紧邻股骨下端的腘平面、膝关节囊和腘肌;后方由深而浅依次邻接腘静脉和**胫神经** tibial nerve。

### （三）胫前、后动脉及其分支

腘动脉于腘肌下缘分为**胫前、后动脉** anterior and posterior tibial arteries。胫前动脉穿小腿骨间膜上缘后沿其前方下行，走在胫骨前肌和蹞长伸肌之间；于踝关节前方移行为**足背动脉** dorsal artery of foot，行于蹞长伸肌腱和趾长伸肌腱之间，此处位置表浅。胫后动脉为腘动脉向下的延续，在比目鱼肌深面和小腿后群深层肌之间下行，继经内踝后方进入足底，分为足底内、外侧动脉。胫后动脉上端向外侧发出最大的分支腓动脉，沿腓骨后内侧及蹞长屈肌深面下行至外踝后方。

### （四）坐骨神经及其主要分支

**坐骨神经** sciatic nerve 起于骶丛，大多以单干形式穿梨状肌下孔至臀部，位于臀大肌深面。在大转子与坐骨结节之间中点的内侧下行，进入股后部，行于大收肌和股二头肌长头之间。在腘窝上角处分为胫神经和**腓总神经** common peroneal nerve。

腓总神经位于腘窝外上界，沿股二头肌腱内侧缘行向外下，至腓骨颈处紧贴骨面，且在此位置也最表浅；继穿腓骨长肌分为**腓浅神经** superficial peroneal nerve 和**腓深神经** deep peroneal nerve。在小腿上部外侧，腓浅神经行于腓骨长、短肌之间，在小腿外侧中、下 1/3 交界处，该神经浅出至浅筋膜内，然后向前内下行向足背分为足背内侧和足背中间皮神经。腓深神经在胫骨前外侧下行，其上部位于趾长伸肌和胫骨前肌之间，下部位于蹞长伸肌和胫骨前肌之间。

胫神经在腘窝内沿正中线，腘静脉的浅面下行进入小腿后部，穿比目鱼肌腱弓后进入比目鱼肌深面下行，后穿踝管进入足底分为足底内、外侧神经。

## 四、主要关节

### （一）髋关节

**髋关节** hip joint 由**髋臼** acetabulum 和**股骨头** femoral head 构成。髋臼周缘附有纤维软骨构成的**髋臼唇** acetabular labrum，在冠状断面上呈尖向外下的小三角形。髋臼中央凹陷为**髋臼窝** acetabular fossa，内被脂肪组织填充，在其下部有一宽而深的**髋臼切迹** acetabular notch，被**髋臼横韧带** transverse acetabular ligament 封闭。股骨头呈半圆形，其关节面约为圆球的 2/3，几乎全部纳入髋臼内。髋关节囊紧张而坚韧，外侧附着于股骨颈外侧端的大部分，仅后外下部露在囊外。关节囊被多条韧带加强。囊内有髋臼横韧带、**股骨头韧带** ligament of head of femur 和轮匝带，囊外有前上方的**髂股韧带** iliofemoral ligament、内下方的**耻股韧带** pubofemoral ligament 和后方的**坐股韧带** ischiofemoral ligament（图 9-1，2）。

### （二）膝关节

**膝关节** knee joint 由**股骨** femur 下端、**胫骨** tibia 上端和**髌骨** patella 构成。膝关节的关节囊薄而松弛，周围被前方的**髌韧带** patellar ligament、外侧的**腓侧副韧带** fibular collateral ligament、内侧的**胫侧副韧带** tibial collateral ligament 和后方的腘斜韧带所加固，以增加关节的稳定性。关节内有由滑膜包被的**膝交叉韧带** cruciate ligaments of knee。前交叉

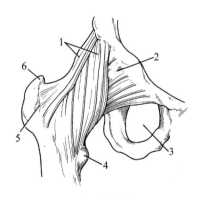
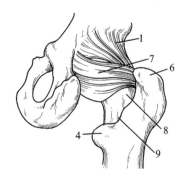

A. 前面观　　　　　　　B. 后面观

**图** 9-1　髋关节

1. 髂股韧带　2. 耻股韧带　3. 闭孔　4. 小转子　5. 转子间线
6. 大转子　7. 坐股韧带　8. 股骨颈　9. 转子间嵴

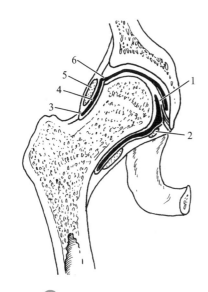

图 9-2 髋关节冠状断面

1. 股骨头韧带 2. 髋臼横韧带 3. 关节囊
4. 关节腔 5. 轮匝带 6. 髋臼唇

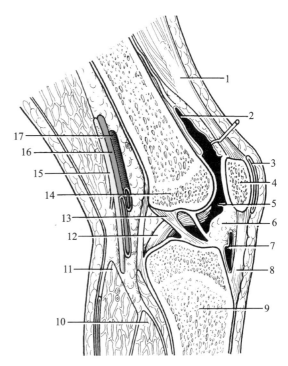

图 9-3 膝关节矢状断面

1. 股四头肌腱 2. 髌上囊 3. 髌前皮下囊 4. 髌骨 5. 关节腔 6. 翼状襞 7. 髌下深囊 8. 髌韧带 9. 胫骨 10. 腘肌 11. 腓肠肌 12. 后交叉韧带 13. 前交叉韧带 14. 股骨 15. 胫神经 16. 腘静脉 17. 腘动脉

韧带起自胫骨**髁间隆起** intercondylar eminence 的前部,斜向后外上,附于股骨外侧髁的内侧面;后交叉韧带起自胫骨髁间隆起的后部,斜向前内上方,附于股骨内侧髁的外侧面。在股骨内、外侧髁与胫骨内、外侧髁的关节面之间,垫有两块由纤维软骨构成的**半月板** meniscus。内侧半月板较大,呈"C"形,前端窄后份宽,外缘与关节囊及胫侧副韧带紧密相连;外侧半月板较小,近似"O"形,外缘亦与关切囊相连。

膝关节囊的滑膜层宽阔,除关节软骨和半月板外,覆盖关节内所有结构。滑膜在髌骨上缘向上突出于股四头肌腱的深面达 5 cm 左右,形成**髌上囊** suprapatella bursa,多与关节腔相通。另外,还有不与关节腔相通的滑液囊,如位于髌韧带与胫骨上端之间的髌下深囊。在髌骨下方中线的两侧,滑膜层部分突向关节腔内,形成一对**翼状襞** alar folds,襞内含有脂肪组织,充填于关节腔的间隙内(图 9-3)。

(三) 踝关节

**踝关节** ankle joint 亦称**距小腿关节** talocrural joint,由胫骨下关节面、**内踝** medial malleolus 外侧面、**外踝** lateral malleolus 内侧面和**距骨** talus 滑车构成。关节囊前、后壁薄而松弛,两侧有副韧带加强。内侧者为**内侧韧带** medial ligament,又名**三角韧带** deltoid ligament,起自内踝尖、呈扇形,向下止于足舟骨、距骨和跟骨(图 9-4)。外侧有三条独

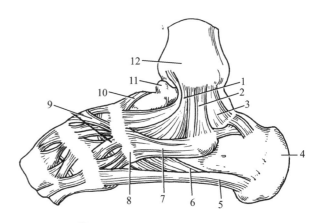

图 9-4 踝关节周围韧带(内侧面)

1. 内侧韧带胫舟部 2. 内侧韧带胫跟部 3. 内侧韧带胫距后部 4. 跟骨 5. 足底长韧带 6. 跟骰足底韧带 7. 跟舟足底韧带 8. 足舟骨 9. 楔舟背侧韧带 10. 距舟背侧韧带 11. 距骨 12. 内踝

立的韧带,由前至后分别为距腓前韧带、跟腓韧带和距腓后韧带(图 9-5)。

(四) 跗骨间关节

诸跗骨之间的关节主要有:距跟关节、距跟舟关节、跟骰关节、楔舟关节、楔骰关节和楔间关节

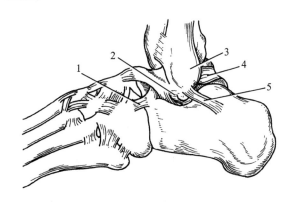

**图 9-5 踝关节周围韧带(外侧面)**
1. 分歧韧带　2. 距腓前韧带　3. 外踝　4. 距腓后韧带
5. 跟腓韧带

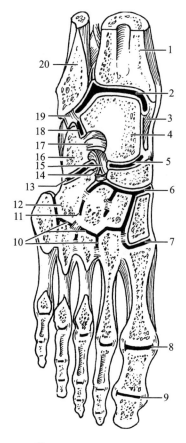

**图 9-6 足关节水平切面**
1. 胫骨　2. 距小腿关节(踝关节)　3. 胫距前韧带　4. 距骨
5. 距舟关节　6. 楔舟关节　7. 跗跖关节　8. 跖趾关节　9. 趾骨
间关节　10. 跖骨间关节　11. 楔骰关节　12. 骰骨　13. 跟骰关
节　14. 跟骰韧带　15. 跟舟韧带　16. 跟骨　17. 距跟间韧带
18. 距跟关节　19. 距腓后韧带　20. 腓骨

（图9-6）。跟骰关节和距跟舟关节联合构成**跗横关节**(Chopart 关节)transverse tarsal joint,其关节线横过跗骨中份,呈横位的"S"形,内侧部凸向前,外侧部凸向后,临床上常沿此线进行足离断术。诸跗骨之间还有许多韧带相连,主要有:①跟舟足底韧带,又名跳跃韧带,连于跟骨载距突和足舟骨之间(见图9-4),对维持足弓起重要作用;②分歧韧带,呈"V"形,起自跟骨背面,向前分为两股,分别附着于足舟骨和骰骨;③足底长韧带,又名跖长韧带,起自跟骨结节前方的跟骨下面,向前止于骰骨和第2~5跖骨底(见图9-4);④跟骰足底韧带,又名跖短韧带,位于足底长韧带深面,连于跟骨前端下面和骰骨下面之间(图9-4)。跖长、短韧带对维持足外侧纵弓起着重要作用。

（胡海涛）

## ▶▶▶ 第二节　髋　部 ◀◀◀

### 一、髋部横断层解剖

#### (一)股骨头上份层面(断层一)

关键结构:髋臼,股骨头,股骨头韧带,髂股韧带,坐骨神经。

此断面的中心为由髋臼和股骨头构成的髋关节。髋臼前部为耻骨体,后部为坐骨体,中央凹陷即髋臼窝,为脂肪组织所填充。髋臼前、后端可见小三角形的髋臼唇。髋臼外侧为较大的圆形股骨头。股骨头前内侧轻微凹陷为股骨头凹,连有股骨头韧带。关节囊呈半环形包绕于股骨头前、外及后方,外侧部为增厚的髂股韧带。关节前方有髂

腰肌,其与耻骨肌前面之间的较广泛区域为**血管腔隙** lacuna vasorum,由外向内可见股神经和股动、静脉。股静脉内侧的**股管** femoral canal(上口为**股环** femoral ring)为股疝好发处,此处股动脉壁厚约0.6 mm,内径约7.2 mm,活体B超测量为7.7 mm。关节后方有闭孔内肌腱和上、下孖肌,它们与**臀大肌** gluteus maximus 之间可见粗大的坐骨神经。关节的后外侧可见**大转子** greater trochanter(图9-7)。

#### (二)股骨头中份层面(断层二)

关键结构:髋臼,髋臼切迹,股骨头,股骨颈,大转子,髂股韧带,坐股韧带,耻股韧带,股动、静脉。

此断面的中心仍以髋关节为主。髋骨由前方

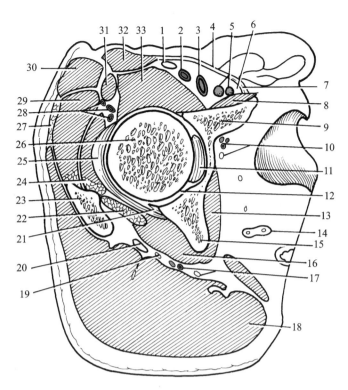

**图 9-7 经股骨头上份的横断面（断层一）**

1. 股神经 2. 股动脉 3. 股静脉 4. 腹股沟韧带 5. 腹股沟深淋巴结 6. 股环 7. 腔隙韧带 8. 耻骨肌 9. 耻骨体 10. 闭孔血管、神经 11. 股骨头韧带 12. 髋关节腔 13. 闭孔内肌 14. 输精管 15. 坐骨体 16. 上、下孖肌 17. 臀下血管、神经 18. 臀大肌 19. 股后皮神经 20. 坐骨神经 21. 髋臼唇 22. 闭孔内肌腱 23. 大转子 24. 臀小肌 25. 髂股韧带 26. 股骨头 27. 阔筋膜张肌腱 28. 旋股外侧动、静脉 29. 臀中肌 30. 阔筋膜张肌 31. 股直肌 32 缝匠肌 33. 髂腰肌

的**耻骨** pubis 和后方的坐骨 ischium 构成。髋臼前、后端仍可见髋臼唇，其中部为髋臼切迹及连于其前、后缘的髋臼横韧带。股骨头、**股骨颈 neck of femur** 及大转子切面由前内向外后延伸。关节囊的前壁外侧份有髂股韧带，内侧份有耻股韧带，前者止于转子间线，后者融合于关节囊前下壁；后壁可见起自坐骨体，止于大转子根部的坐股韧带。**闭孔内肌** obturator internus 紧贴髋骨的内侧，两者之间可见**闭膜管** obturator canal 及穿行其间的闭孔血管、神经。此断面前部，髋关节前方为**髂腰肌** iliopsoas 和**耻骨肌** pectineus，其前面为股三角 femoral triangle 上部的横断面，内有股神经，股动、静脉和**腹股沟深淋巴结** deep inguinal lymph nodes（图 9-8）。

（三）股骨头下份层面（断层三）

关键结构：股骨头，股骨颈，转子间嵴，髂股韧带，坐骨神经，股动、静脉。

此断面切及股骨头下份的关节软骨、股骨颈、大转子及**转子间嵴** intertrochanteric crest。股骨颈

前外侧面的隆突为**转子间线** intertrochanteric line，有髂股韧带附着。**缝匠肌** sartorius 的内侧、髂腰肌和耻骨肌的前面为股三角，可见其内的股动、静脉，大隐静脉和股深动、静脉。股骨内侧为**坐骨结节** ischial tuberosity，两者之间，由前向后依次可见闭孔外肌腱、**股方肌** quadratus femoris 和坐骨神经，它们被后方的臀大肌所覆盖。坐骨结节前内侧与耻骨上支之间为**闭孔** obturator foramen，其内、外侧分别为闭孔内、外肌（图 9-9）。

## 二、髋部矢状断层解剖

关键结构：髋臼，股骨头，髂股韧带。

此断面经**髂前上棘** anterior superior iliac spine 内侧 2 cm 处，中心为髋关节。髋臼呈半环形，由髂骨体构成，其前、后缘有髋臼唇附着。股骨头居髋臼内，近似椭圆形，其前方可见髂股韧带，厚度约为 0.8 cm。髋关节的前方有髂腰肌及大腿前群肌；后方为臀肌，分浅、中、深三层；髋关节后上方可见**梨状肌** piriformis，梨状肌上、下孔及通过其间的血管

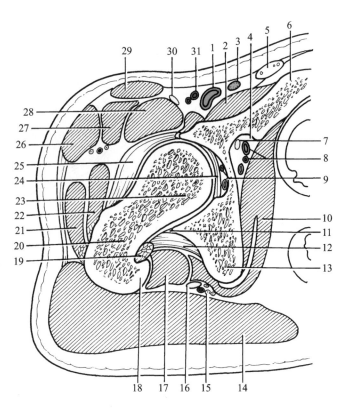

**图 9-8　经股骨头中份的横断面(断层二)**

1. 股静脉　2. 耻骨肌　3. 腹股沟深淋巴结　4. 闭膜管
5. 精索　6. 耻骨上支　7. 闭孔神经　8. 闭孔动、静脉
9. 股骨头凹动、静脉　10. 闭孔内肌　11. 髋臼唇　12. 坐股
韧带　13. 坐骨体　14. 臀大肌　15. 臀下血管　16. 坐骨神经
17. 股方肌　18. 股骨大转子　19. 闭孔外肌腱　20. 股骨颈
21. 臀中肌　22. 臀小肌　23. 股骨头　24. 髋臼横韧带
25. 髂股韧带　26. 阔筋膜张肌　27. 股直肌　28. 髂腰肌
29. 缝匠肌　30. 股神经　31. 股动脉和股深动脉

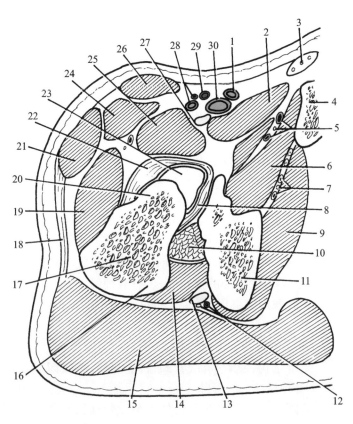

**图 9-9　经股骨头下份的横断面(断层三)**

1. 大隐静脉　2. 耻骨肌　3. 精索　4. 耻骨　5. 闭孔血管、
神经前支　6. 闭孔外肌　7. 闭孔血管、神经后支
8. 髋关节囊　9. 闭孔内肌　10. 闭孔外肌腱　11. 坐骨结节
12. 臀下血管、神经　13. 坐骨神经　14. 股方肌　15. 臀大
肌　16. 转子间嵴　17. 大转子　18. 阔筋膜　19. 股外侧肌
20. 股骨颈　21. 阔筋膜张肌　22. 髂股韧带　23. 股骨头
24. 股直肌　25. 髂腰肌　26. 缝匠肌　27. 股神经　28. 股
深动、静脉　29. 股动脉　30. 股静脉

神经(图 9-10)。

### 三、髋部冠状断层解剖

关键结构:髋臼,股骨头,髂股韧带。

此断面经股骨头后缘。髋关节居断面的中心,其髋臼由上部的髂骨体和内下部的耻骨体构成。髋臼的上、下缘有髋臼唇附着,股骨头向内上突入

髋臼内,关节囊强厚。该断面上关节囊的位置、厚度及附着明显,有助于影像学诊断囊内、外病变。关节的外上方为臀肌,外下方为股外侧肌 vastus lateralis。髋臼内侧为骨盆侧壁。耻骨体的内下方为耻骨下支,两者之间为闭孔,其内、外侧分别可见闭孔内、外肌(图 9-11)。MRI 冠状图像可清晰显示髋关节的解剖(图 9-12)。

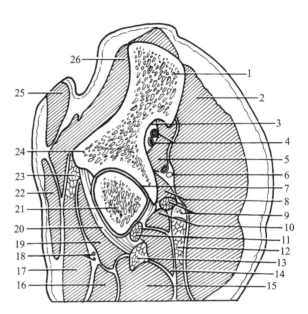

**图 9-10　经髂前上棘内侧 2 cm 的矢状断面**

1. 髂骨翼　2. 臀大肌　3. 坐骨大切迹　4. 臀上血管　5. 梨状肌　6. 臀下血管和神经　7. 髋臼　8. 上孖肌　9. 闭孔内肌腱和坐骨结节　10. 下孖肌　11. 闭孔外肌腱　12. 股后群肌起始腱　13. 髂腰肌止腱　14. 股方肌　15. 内收肌群　16. 股内侧肌　17. 股直肌　18. 旋股外侧血管　19. 髂腰肌　20. 髂股韧带　21. 股骨头　22. 缝匠肌　23. 股直肌起始腱　24. 髂前下棘　25. 腹内、外斜肌　26. 髂肌

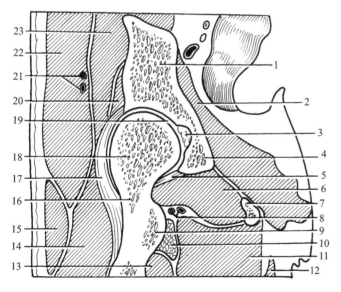

**图 9-11　经股骨头后部的冠状断面**

1. 髂骨体　2. 闭孔内肌　3. 髋臼窝　4. 耻骨体　5. 耻股韧带　6. 闭孔外肌　7. 耻骨下支　8. 旋股内侧血管　9. 小转子　10. 髂腰肌止腱　11. 大收肌　12. 股薄肌　13. 股内侧肌　14. 股外侧肌　15. 阔筋膜张肌　16. 股骨颈　17. 髂股韧带　18. 股骨头　19. 髋关节腔　20. 臀小肌　21. 臀上血管　22. 臀大肌　23. 臀中肌

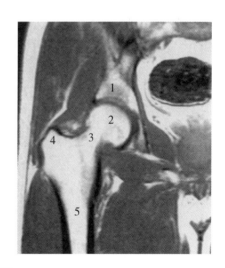

**图 9-12　髋关节的 MRI 冠状图像(T$_1$加权像)**

1. 髋骨　2. 股骨头　3. 股骨颈　4. 大转子　5. 股骨干

(胡海涛)

341

## 第三节　股　部

### 一、股部上份横断层解剖

关键结构:股骨,坐骨,坐骨神经及股动、静脉。

此断面平坐骨支高度(图 9-13)。依骨和肌的位置配布,由前向后大致可分为四层:第 1 层外侧部为**阔筋膜张肌** tensor fasciae latae、**股直肌** rectus femoris 及缝匠肌;内侧部为股三角及其间走行的血管、神经束,由外向内依次为股神经,股动、静脉,腹股沟淋巴结及大隐静脉。第 2 层由外向内依次为阔筋膜、股外侧肌、**股中间肌** vastus intermedius、髂腰肌、耻骨肌、**长收肌** adductor longus、**短收肌** adductor brevis 和**大收肌** adductor magnus。耻骨肌后方可见旋股内侧动、静脉。第 3 层依次为**臀中肌** gluteus medius、股骨、股方肌、闭孔外肌及其后方的坐骨结节、坐骨支,其股骨断面为股骨颈、体及大转子三者交界处。第 4 层为强厚的臀大肌。坐骨神经位于第 3、4 层之间,其最长径平均为 1.72 cm,最宽径平均为 0.38 cm。

### 二、股部中份横断层解剖

关键结构:股骨,股四头肌,股动、静脉,坐骨神经。

此断面经腹股沟中点至髌骨上缘中点连线的中点(图 9-14)。股骨居中央,其断面近似圆形,断面总面积约为 7.69 cm²,其中骨密质面积约为 6.00 cm²,占该断面总面积的 75.3%;骨髓腔面积约为 1.96 cm²,占总面积的 24.7%。后面稍突起为粗线 linea aspera,由此向后、内、外,深筋膜形成三条**肌间隔** intermuscular septum。内侧肌间隔中可见在**收肌管** adductor canal 内下行的股动、静脉和隐神经。在前骨筋膜鞘内有大腿前群肌;后骨筋膜鞘内有大腿后群肌,其深面可见坐骨神经和股深血管之穿支,此处坐骨神经近似扁

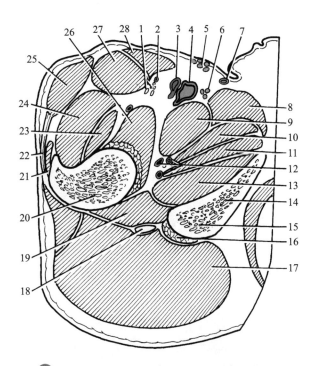

图 9-13　经股部上份(平坐骨支高度)的横断面

1. 股神经分支　2. 旋股外侧血管　3. 股动脉　4. 股静脉　5. 腹股沟浅淋巴结　6. 腹股沟深淋巴结　7. 大隐静脉 8. 长收肌 9. 耻骨肌　10. 短收肌　11. 大收肌　12. 旋股内侧动、静脉　13. 闭孔外肌　14. 坐骨支　15. 坐骨结节　16. 股后群肌起始腱　17. 臀大肌　18. 坐骨神经　19. 股方肌　20. 股骨上端　21. 臀中肌　22. 阔筋膜　23. 股中间肌　24. 股外侧肌　25. 阔筋膜张肌　26. 髂腰肌　27. 股直肌　28. 缝匠肌

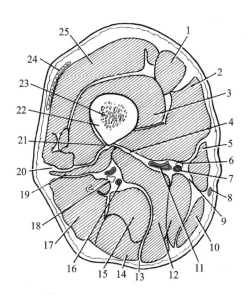

图 9-14　经股部中份的横断面

1. 股直肌　2. 股内侧肌　3. 股中间肌　4. 内侧肌间隔　5. 缝匠肌　6. 隐神经　7. 股动脉　8. 大隐静脉　9. 收肌管　10. 股薄肌　11. 股静脉　12. 大收肌　13. 后肌间隔　14. 半腱肌　15. 半膜肌　16. 股深动脉的穿支　17. 股二头肌长头　18. 坐骨神经　19. 股二头肌短头　20. 外侧肌间隔　21. 股骨粗线　22. 股骨密质　23. 骨髓腔　24. 髂胫束　25. 股外侧肌

圆形,其最长径约为 1.04 cm,最短径约为 0.56 cm。内侧骨筋膜鞘内有大腿内侧群肌。股内侧的浅筋膜内有大隐静脉。

### 三、股部下份横断层解剖

关键结构:股骨,股四头肌,股动脉,坐骨神经。

此断面经髌骨上缘上方 5 cm(图 9-15)。股骨断面呈前后稍扁的卵圆形,横断面积约为 8.26 cm²,较大腿中部为粗,骨密质面积约为 4.04 cm²,占断面总面积的 49.0%;骨髓腔面积为 4.21 cm²,占总断面积的 51.0%。因此,此断面的骨密质较股中部变薄,而骨髓腔则较股中部增大。前骨筋膜鞘内主要由**股四头肌** quadriceps femoris 所占据。位于内侧肌间隔的收肌管内的股动脉位于股静脉内侧并向**腘窝** popliteal fossa 靠近。股动、静脉内径分别平均为 0.62 cm 和 0.83 cm。后骨筋膜鞘内,后群肌深面为坐骨神经,其最长径为 0.75 cm,最宽径为 0.62 cm。内侧骨筋膜鞘面积已大大缩小,其内仅见股薄肌,大收肌已移行为肌腱。

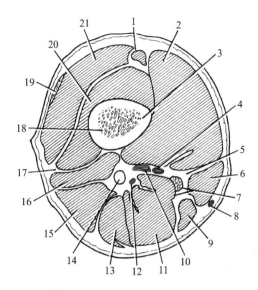

**图 9-15　经股部下份的横断面**

1. 股直肌　2. 股内侧肌　3. 股骨密质　4. 股动脉　5. 内侧肌间隔　6. 缝匠肌　7. 大收肌及其肌腱　8. 大隐静脉　9. 股薄肌　10. 股静脉　11. 半膜肌　12. 股深动脉穿支　13. 半腱肌　14. 坐骨神经　15. 股二头肌长头　16. 股二头肌短头　17. 外侧肌间隔　18. 骨髓腔　19. 髂胫束　20. 股中间肌　21. 股外侧肌

(胡海涛)

## ▶▶▶　第四节　膝　部　◀◀◀

### 一、膝部横断层解剖

#### (一)髌骨上缘上方层面(断层一)

关键结构:股骨,髌上囊,股四头腱,腘动、静脉,坐骨神经。

股骨断面近似圆形,其前方的股四头肌腱后面有横位的髌上囊。股骨内、外侧为大块的股内侧肌及较小的股外侧肌。缝匠肌及大收肌腱在股骨的内后方,外后方有**半膜肌** semimembranosus、**半腱肌** semitendinosus 和**股二头肌** biceps femoris。在股骨后方与大腿后群肌之间为腘窝上部,内容有脂肪、腘静脉、腘动脉和坐骨神经(坐骨神经离骨面最远)(图 9-16)。腘动脉壁厚度平均为 0.58 mm,内径平均为 5.3 mm,活体 B 超测量其内径平均为 5.9 mm。

#### (二)髌骨上缘层面(断层二)

关键结构:股骨,髌骨,股四头肌腱,胫神经,腓总神经,腘动、静脉。

该断面上,股骨体下端的断面呈矩形,骨密质变薄,骨髓腔变大。在股骨前面与髌骨之间可见横

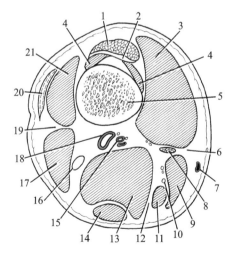

**图 9-16　经髌骨上缘上方的横断面(断层一)**

1. 股四头肌腱　2. 髌上囊　3. 股内侧肌　4. 膝关节肌　5. 股骨　6. 内侧肌间隔　7. 大隐静脉　8. 大收肌腱　9. 缝匠肌　10. 隐神经　11. 股薄肌　12. 后肌间隔　13. 半膜肌　14. 半腱肌　15. 腘动脉　16. 坐骨神经　17. 股二头肌　18. 腘静脉　19. 外侧肌间隔　20. 髂胫束　21. 股外侧肌

行的狭窄间隙为膝关节腔,其外侧端有翼状襞突
入。大腿前群肌变小,仅可见股外侧肌和很小的股
内侧肌。紧贴股骨后方两侧可见**膝上内、外侧动
脉** medial and lateral superior genicular arteries 的斜
行断面。股骨后面的较大空间为腘窝,其中腘静脉
居腘窝中央,腔大,其前内侧为腘动脉,后外侧为胫
神经;腓总神经紧贴股二头肌内侧面走向腘窝外侧
(图9-17)。

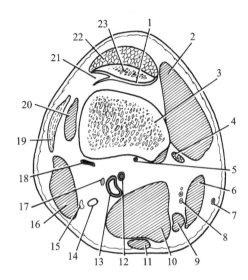

图 9-17　经髌骨上缘的横断面(断层二)

1. 关节腔　2. 股内侧肌　3. 股骨　4. 大收肌腱　5. 膝上内侧动
脉　6. 缝匠肌　7. 大隐静脉　8. 隐神经　9. 股薄肌　10. 半膜
肌　11. 半腱肌　12. 腘动脉　13. 腘静脉　14. 胫神经　15. 腓总
神经　16. 股二头肌　17. 腘淋巴结　18. 膝上外侧动脉　19. 髂
胫束　20. 股外侧肌　21. 翼状襞　22. 股四头肌腱　23. 髌骨

### (三)髌骨中点层面(断层三)

关键结构:股骨内、外侧髁,髌骨,翼状襞,腘
动、静脉,胫神经,腓总神经。

此断面以骨质结构为主。**股骨内、外侧髁**
medial and lateral condyles of femur 占据了断面中
央的大部,其后面的凹陷为**髁间窝** intercondylar
fossa 后部;其前方为髌骨,两者之间可见狭窄的
膝关节腔,翼状襞突入其内侧部。大腿前群肌已
变为肌腱附于髌骨前面。后群肌亦变小。**腓肠肌**
gastrocnemius 内、外侧头出现(内大外小),两头之
间由浅入深可见胫神经、腘静脉和腘动脉,腓总神
经位于后外方,腓肠肌外侧头和股二头肌内侧缘后
部之间(图9-18)。

### (四)髌骨尖下方层面(断层四)

关键结构:股骨内、外侧髁,髌韧带,内、外侧

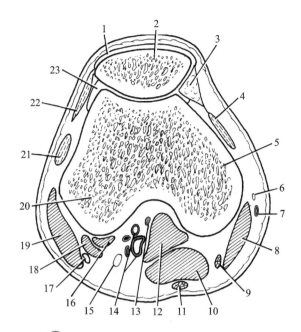

图 9-18　经髌骨中点的横断面(断层三)

1. 股四头肌腱　2. 髌骨　3. 翼状襞　4. 胫侧副韧带　5. 股
骨内侧髁　6. 隐神经　7. 大隐静脉　8. 缝匠肌　9. 股薄肌
腱　10. 半膜肌　11. 半腱肌腱　12. 腓肠肌内侧头　13. 腘
淋巴结　14. 腘动、静脉　15. 胫神经　16. 跖肌　17. 腓
总神经　18. 腓肠肌外侧头　19. 股二头肌　20. 股骨外侧
髁　21. 腓侧副韧带　22. 髌外侧支持带　23. 关节腔

半月板,前、后交叉韧带,腘动、静脉,胫神经,腓总
神经。

此断面可分为前、中、后三部分,前部最前方为
髌韧带,其后方为髌下脂肪垫,内、外侧有**髌内、外
侧支持带** medial and lateral patellar retinacula 相连。
中部中央为胫骨的髁间隆起,其内、外侧为股骨内、
外侧髁和其表面的关节软骨。内侧半月板呈较大
的"C"形,环绕于股骨内侧髁的前、内侧及后方,其
外缘与胫侧副韧带融合;外侧半月板围绕于股骨外
侧髁的前、外侧及后方。胫骨髁间隆起前端的外侧
和后端后面可见前、后交叉韧带起始。断面后部为
小腿后骨筋膜鞘,其内主要为腓肠肌及其深面的腘
血管和胫神经(图9-19)。

## 二、膝部矢状断层解剖

### (一)髌骨内侧缘层面(断层一)

关键结构:股骨内侧髁,胫骨内侧髁,内侧半
月板。

此断面的中心为膝关节,由上方的股骨下端
及其内侧髁,下方的胫骨内侧髁内侧部构成。关节
囊前、后部增厚,在股骨和胫骨之间关节腔的前、后

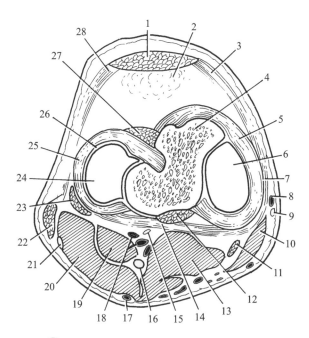

图 9-19 经髌骨尖下方的横断面（断层四）

1. 髌韧带 2. 髌下脂肪垫 3. 髌内侧支持带 4. 胫骨髁间隆起 5. 内侧半月板 6. 股骨内侧髁 7. 胫侧副韧带 8. 大隐静脉 9. 隐神经 10. 缝匠肌 11. 股薄肌腱 12. 后交叉韧带 13. 腓肠肌内侧头 14. 关节囊 15. 腘淋巴结 16. 胫神经 17. 小隐静脉 18. 腘血管 19. 跖肌 20. 腓肠肌外侧头 21. 腓总神经 22. 股二头肌腱 23. 腓侧副韧带和腘肌腱 24. 股骨外侧髁 25. 外侧半月板 26. 膝关节腔 27. 前交叉韧带 28. 髌外侧支持带

部,有内侧半月板的前、后角,其外缘与膝关节囊紧密相连,内缘薄锐。关节腔从前向后绕股骨下端呈"U"形。关节的前上方为股内侧肌。后上方为腘窝,内充填脂肪,在窝的深部可见膝上内侧血管(图9-20)。

**（二）髌骨正中线层面（断层二）**

关键结构:股骨,胫骨,髌骨,髌韧带,前、后交叉韧带,翼状襞,股神经。

此断面为膝关节的典型断面,可见膝关节的各主要结构(图9-21)。膝关节由股骨、胫骨及髌骨构成,占据断面的前部。髌骨位于股骨下端前方。胫骨上端前面有**胫骨粗隆** tibial tuberosity。胫骨髁间隆起明显,其前部附着有前交叉韧带起始部,该韧带向后上方延续抵股骨外侧髁的内侧面;后部有后交叉韧带起始部附着。诊断膝交叉韧带病变,常用MRI矢状图像(图9-22)。髌骨下缘至胫骨粗隆间为髌韧带,髌骨与胫骨之间可见髌下脂肪垫和翼状襞。髌上囊位于髌骨与股四头肌之间,并向上延伸。关节后方为腘窝,内有胫神经、腘静脉、腘动脉及腘淋巴结。

**（三）髌骨外侧部层面（断层三）**

关键结构:股骨外侧髁,胫骨外侧髁,髌骨,外侧半月板,翼状襞。

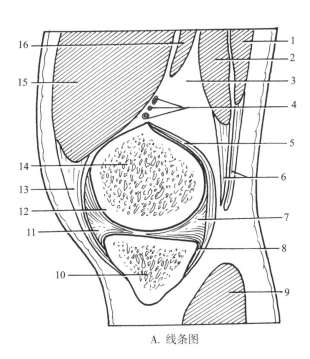

A. 线条图

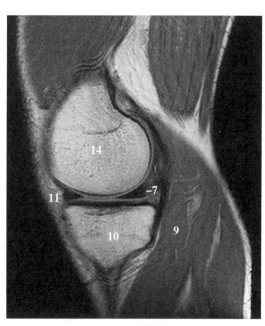

B. MR 图像

图 9-20 经髌骨内侧缘的矢状断面（断层一）

1. 半腱肌 2. 半膜肌 3. 腘窝 4. 膝上内侧血管 5. 膝关节囊 6. 半腱、半膜肌腱 7. 内侧半月板后部 8. 膝关节腔 9. 腓肠肌内侧头 10. 胫骨内侧髁 11. 内侧半月板前部 12. 关节软骨 13. 阔筋膜 14. 股骨内侧髁 15. 股内侧肌 16. 缝匠肌

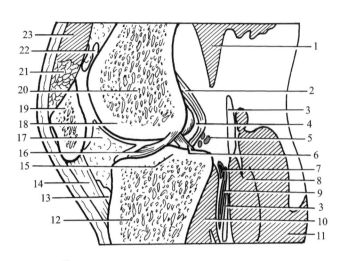

图 9-21　经髌骨正中线的矢状断面(断层二)

1. 股后群肌　2. 膝关节囊　3. 股神经　4. 膝关节腔　5. 腘淋巴结
6. 后交叉韧带　7. 腘动脉　8. 比目鱼肌　9. 腘静脉　10. 腘肌
11. 腓肠肌　12. 胫骨　13. 髌下深囊　14. 髌韧带　15. 髁间隆起
16. 前交叉韧带　17. 髌下脂肪垫及翼状襞　18. 关节软骨　19. 髌骨
20. 股骨体　21. 股四头肌腱　22. 髌上囊　23. 股四头肌

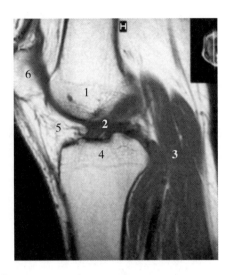

图 9-22　膝部 MRI 正中矢状图像(T₁加权像)

1. 股骨　2. 前交叉韧带　3. 腓肠肌外侧头
4. 胫骨　5. 翼状襞　6. 髌骨

此断面中心主要为胫骨、股骨外侧髁的外侧份。在胫骨后下可见**腓骨头** fibular head,两者之间为**胫腓关节** tibiofibular joint。股骨和胫骨之间的关节腔狭窄,其后部绕至股骨外侧髁的后方。关节腔前后部有外侧半月板前、后角。胫骨和髌骨之间为翼状襞。胫骨后方有**腘肌腱** tendon of popliteus。髌骨上方仍为股四头肌腱,下方延伸为髌外侧支持带。关节后面有腓肠肌外侧头附着。髌骨后上方可见明显的髌上囊(图 9-23)。

(四) 髌骨外侧缘层面(断层四)

关键结构:股骨,胫骨,外侧半月板,腓骨头。

此断面可见股骨外侧髁和胫骨外侧髁,其间夹有外侧半月板,呈一完整薄片,上面凹,下面较平,外缘厚且与关节囊紧密相连。诊断半月板病变常采用 MRI 矢、冠状图像的配合。正常半月板在 T₁、T₂ 加权 MRI 图像上均表现为均匀的黑色信号,上、下边缘锐利光整。在半月板内发现高信号灶,是 MRI 诊断半月板病变的主要依据。关节的前部有翼状襞及其前方的髌外侧支持带,关节的后方为腓肠肌外侧头及腓总神经。该断层前上部为大腿前群肌,后上则为股二头肌。另外还可见位于胫骨外侧髁后下方的胫腓关节(图 9-24)。

## 三、膝部冠状断层解剖

### (一) 髌骨后面层面(断层一)

关键结构:髌骨,股骨外侧髁,关节腔,髌外侧

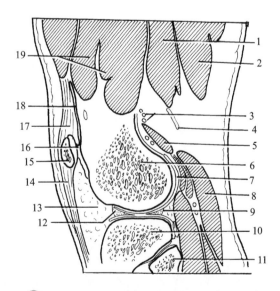

图 9-23　经髌骨外侧部的矢状断面(断层三)

1. 股二头肌短头　2. 股二头肌长头　3. 膝上外侧血管　4. 腓总神经　5. 跖肌　6. 股骨外侧髁　7. 关节腔后部　8. 腓肠肌外侧头　9. 外侧半月板后角　10. 胫骨外侧髁　11. 腓骨头　12. 外侧半月板前角　13. 髌下脂肪垫和翼状襞　14. 髌外侧支持带　15. 髌骨　16. 关节腔　17. 股四头肌腱　18. 髌上囊　19. 股四头肌

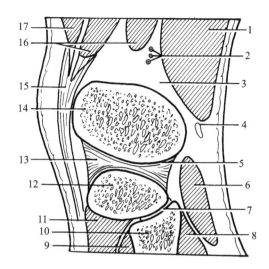

图 9-24　经髌骨外侧缘的矢状断面(断层四)

1. 股二头肌　2. 膝上外侧血管　3. 腘窝　4. 腓总神经　5. 膝关节腔　6. 腓肠肌外侧头　7. 胫腓关节　8. 比目鱼肌　9. 趾长伸肌　10. 腓骨头　11. 胫骨前肌　12. 胫骨外侧髁　13. 外侧半月板　14. 股骨外侧髁　15. 髌外侧支持带　16. 股中间肌　17. 股外侧肌支持带。

此断层中心部位为髌骨后部,外下方为股骨外侧髁前下的一小部分,两者表面均覆有关节软骨。髌骨的外侧为较厚的滑膜层及**滑膜襞** synovial fold,其和髌外侧支持带之间为关节腔。断面下部可见较广泛的滑膜襞脂肪组织。上部为股四头肌肌腱(图 9-25)。

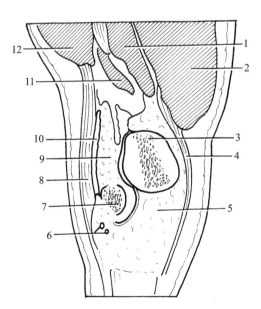

图 9-25　经髌骨后面的冠状断面(断层一)

1. 股中间肌　2. 股内侧肌　3. 髌骨　4. 胫侧副韧带　5. 髌下脂肪垫　6. 膝下外侧血管　7. 股骨外侧髁　8. 髌外侧支持带　9. 滑膜　10. 关节腔　11. 膝关节肌　12. 股外侧肌

**(二) 股骨髌面层面(断层二)**

关键结构:股骨外侧髁,胫骨内、外侧髁,髌下脂肪垫,翼状襞,关节腔,胫侧副韧带。

此断层可见面积增大的股骨外侧髁,其下方为胫骨内、外侧髁,两骨之间有较厚的髌下脂肪垫和翼状襞,其外侧缘和关节囊滑膜层密切相连。胫骨内侧髁和滑膜襞之间还可见内侧半月板的前角。股骨下端的内、外侧可见膝关节腔,其内侧有增厚的胫侧副韧带(图 9-26)。

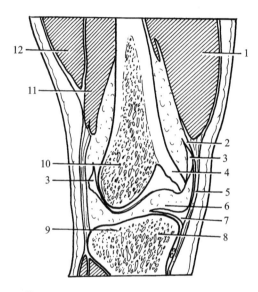

图 9-26　经股骨髌面的冠状断面(断层二)

1. 股内侧肌　2. 关节囊　3. 关节腔　4. 股骨内侧髁　5. 胫侧副韧带　6. 髌下脂肪垫和翼状襞　7. 内侧半月板前部　8. 胫骨内侧髁　9. 胫骨外侧髁　10. 股骨外侧髁　11. 股中间肌　12. 股外侧肌

**(三) 股骨髁间窝中部层面(断层三)**

关键结构:股骨内、外侧髁,胫骨内、外侧髁,内、外侧半月板,前交叉韧带,胫侧副韧带。

此断面上部可见膨大的股骨内、外侧髁后部,髁间窝内可见较完整的前交叉韧带并止于胫骨髁间隆起前部;后交叉韧带起于髁间窝内侧壁。断面下部为较大的胫骨内、外侧髁,其上方的关节面较平,覆有关节软骨,两者之间向上的隆起为胫骨髁间隆起,有前交叉韧带附着。关节腔内可见较大而完整的外侧半月板和较小、三角形的内侧半月板。关节两侧有胫侧和腓侧副韧带,腓侧副韧带深面有膝下外侧血管(图 9-27)。

**(四) 股骨髁间窝后部层面(断层四)**

关键结构:股骨内、外侧髁,胫骨内、外侧髁,腓骨头,内、外侧半月板,前、后交叉韧带,腘动脉。

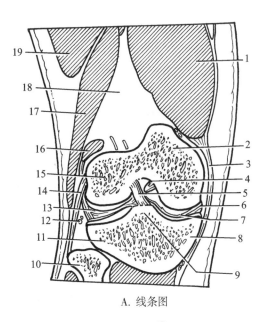

A. 线条图

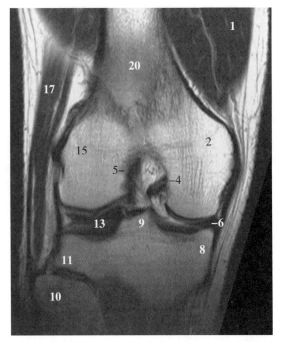

B. MR 图像

**图 9-27　经股骨髁间窝中部的冠状断面（断层三）**

1. 股内侧肌　2. 股骨内侧髁　3. 胫侧副韧带　4. 后交叉韧带　5. 前交叉韧带　6. 内侧半月板　7. 关节腔　8. 胫骨内侧髁　9. 髁间隆起　10. 腓骨头　11. 胫骨外侧髁　12. 膝下外侧血管　13. 外侧半月板　14. 腓侧副韧带　15. 股骨外侧髁　16. 腓肠肌外侧头　17. 股二头肌　18. 腘窝脂肪组织　19. 股外侧肌　20. 股骨

　　此断面中下部为膝关节，股骨内、外侧髁缩小，髁间窝中可见较完整的后交叉韧带并向下止于胫骨髁间隆起后部，其上方有膝中血管的断面。关节腔内可见完整的内、外侧半月板的后部，外侧者较内侧者厚，边缘均与关节囊相连。外侧半月板外有膝下外侧血管。关节内侧可见胫侧副韧带。断面上部有较多的腘窝脂肪及在中线下降的腘动、静脉。胫骨外侧髁下方为腓骨头，两者之间有胫腓关节腔（图 9-28）。

**图 9-28　经股骨髁间窝后部的冠状断面（断层四）**

1. 股内侧肌　2. 缝匠肌　3. 膝上内侧血管　4. 腓肠肌内侧头　5. 股骨内侧髁　6. 胫侧副韧带　7. 内侧半月板后部　8. 胫骨内侧髁　9. 膝下内侧血管　10. 腓骨头　11. 腘肌　12. 胫骨外侧髁　13. 膝下外侧血管　14. 外侧半月板　15. 后交叉韧带　16. 膝中血管　17. 前交叉韧带上端　18. 股骨外侧髁　19. 腓肠肌外侧头　20. 膝上外侧血管　21. 股二头肌　22. 腘淋巴结　23. 腘静脉　24. 腘动脉

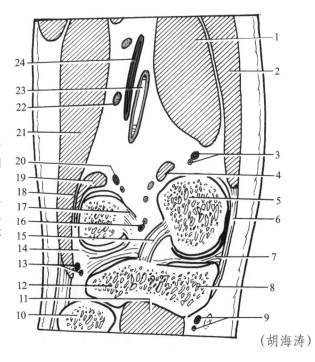

（胡海涛）

## 一、小腿上份横断层解剖

关键结构:胫骨,腓骨,胫后动脉,胫神经,腓总神经。

此断面经胫骨粗隆下份(图9-29)。胫骨前缘紧贴皮下。胫骨外侧,腓骨前方为小腿前骨筋膜鞘,内有**胫骨前肌** tibialis anterior 和**趾长伸肌** extensor digitorum longus,两者的后方为胫前血管。小腿后骨筋膜鞘中容纳小腿后群肌,可分为浅层的腓肠肌、**比目鱼肌** soleus 和深层的**胫骨后肌** tibialis posterior、**趾长屈肌** flexor digitorum longus 和**蹞长屈肌** flexor hallucis longus,两层肌之间为胫后血管及胫神经。小腿外侧骨筋膜鞘内可见**腓骨长肌**

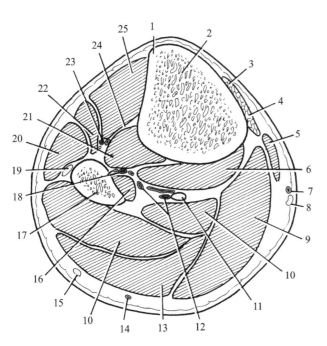

图 9-29 经胫骨粗隆下份的横断面

1. 胫骨粗隆 2. 胫骨 3. 股薄肌腱 4. 半腱、半膜肌腱 5. 缝匠肌 6. 趾长屈肌 7. 大隐静脉 8. 隐神经 9. 腓肠肌内侧头 10. 比目鱼肌 11. 胫神经 12. 胫后血管 13. 腓肠肌外侧头 14. 小隐静脉 15. 腓肠外侧皮神经 16. 蹞长屈肌 17. 腓骨 18. 腓血管 19. 腓总神经 20. 腓骨长肌 21. 胫骨后肌 22. 趾长伸肌 23. 胫前血管 24. 小腿骨间膜 25. 胫骨前肌

peroneus longus 和腓总神经。

## 二、小腿中份横断层解剖

关键结构:胫骨,腓骨,小腿前群、外侧群和后群肌,胫前动、静脉,胫后动、静脉,胫神经,腓深神经,腓浅神经。

此断面上,胫骨横断面积为 6.46 cm²,骨髓腔面积为 2.08 cm²(占胫骨总横断面积的32.1%),骨密质面积为 4.39 cm²(占总面积的67.9%);腓骨横断面积为 1.43 cm²,骨髓腔面积0.47 cm²(占总横断面积的32.16%),骨密质面积为 0.96 cm²(占总面积的67.4%)。前骨筋膜鞘中,**蹞长伸肌** extensor hallucis longus 出现,胫前动、静脉及腓深神经在胫骨前肌深面,紧贴小腿骨间膜。后骨筋膜鞘中,主要由**小腿三头肌** triceps surae 占据,胫后动、静脉及胫神经位于该肌深面;而**腓动、静脉** peroneal artery and vein 居腓骨之内侧。外侧骨筋膜鞘内,腓骨长肌、**腓骨短肌** peroneus brevis 呈浅、深配布,腓浅神经已接近小腿前外侧表面。胫前动脉壁厚度平均为 0.48 mm,内径平均为 2.9 mm。胫后动脉壁厚度平均为 0.53 mm(图9-30)。

## 三、小腿下份横断层解剖

关键结构:胫骨,腓骨,小腿前群、外侧群和后群肌,胫前、后血管,胫神经,腓深神经,腓浅神经。

此断面明显变细。胫骨位于前内侧部,骨髓腔增大,腓骨位于其外侧,骨密质增厚。前骨筋膜鞘中,以趾长伸肌和蹞长伸肌为主,胫骨前肌已变成较细的肌腱位于胫骨前方。腓深神经及胫前动、静脉紧贴胫骨的前外侧。后骨筋膜鞘中,小腿三头肌已基本变成**跟腱** tendo calcaneus,深层肌比例增大。在跟腱内侧半的前方有胫后动、静脉及胫神经,紧贴小腿骨间膜后面的为其分支腓动、静脉。外侧骨筋膜鞘位置后移,其浅部为腓骨长肌腱,深部为腓骨短肌。跟腱外侧浅筋膜中可见**小隐静脉** small saphenous vein 和**腓肠神经** sural nerve(图9-31)。

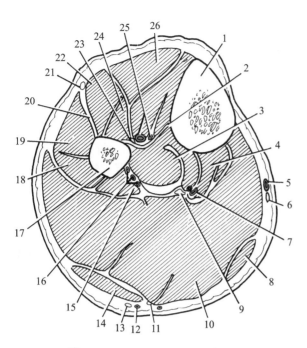

图 9-30　经胫骨体中部的横断面

1. 胫骨　2. 小腿骨间膜　3. 胫骨后肌　4. 趾长屈肌　5. 大隐静脉　6. 隐神经　7. 胫后血管　8. 腓肠肌内侧头　9. 胫神经　10. 比目鱼肌　11. 腓肠内侧皮神经　12. 小隐静脉　13. 腓肠外侧皮神经　14. 腓肠肌外侧头　15. 蹈长屈肌　16. 腓血管　17. 腓骨　18. 腓骨短肌　19. 腓骨长肌　20. 前肌间隔　21. 腓浅神经　22. 趾长伸肌　23. 腓深神经　24. 蹈长伸肌　25. 胫前血管　26. 胫骨前肌

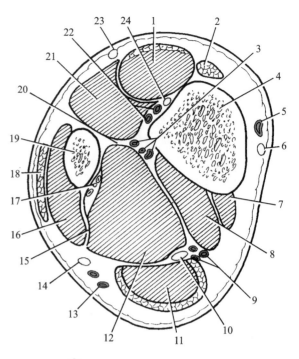

图 9-31　经小腿下份的横断面

1. 蹈长伸肌及其肌腱　2. 胫骨前肌腱　3. 胫动、静脉　4. 胫骨　5. 大隐静脉　6. 隐神经　7. 趾长屈肌　8. 胫骨后肌　9. 胫后血管　10. 胫神经　11. 小腿三头肌及其肌腱　12. 蹈长屈肌　13. 小隐静脉　14. 腓肠神经　15. 后肌间隔　16. 腓骨短肌　17. 腓动、静脉之分支　18. 腓骨长肌腱　19. 腓骨　20. 前肌间隔　21. 趾长伸肌　22. 胫前动、静脉　23. 腓浅神经　24. 腓深神经

（胡海涛）

## ►►► 第六节　足　　部 ◄◄◄

### 一、踝关节横断层解剖

关键结构:踝关节及其周围韧带,踝管内容,足背动、静脉。

此断面经内踝尖上方 1 cm(图 9-32)。主要显示踝关节的构成及其周围韧带。距骨位居中央,与内、外踝关节面一起构成踝关节。关节的前内侧有内侧韧带加强,外侧被**距腓前、后韧带** anterior and posterior talofibular ligaments 加强。距骨的前面有小腿前群肌腱、足背动、静脉及腓深神经。**踝管** malleolar canal 居踝关节的后内侧,从前至后依次有胫骨后肌腱、趾长屈肌腱、胫后血管、胫神经及蹈长屈肌腱。

### 二、踝关节冠状断层解剖

关键结构:踝关节,距跟关节,踝管及其内容。

该断面经**跟骨结节** calcaneal tuberosity 前 5 cm处,切及踝关节和**距跟关节** talocalcaneal joint 后部(图 9-33)。踝关节居上方,由胫骨下端及内、外踝和距骨体上面构成。距跟关节近侧部位于踝关节下方,由距骨体与跟骨构成。距骨下面内侧半向上凹陷为跗骨窦,其内有距跟骨间韧带。踝管居跟骨的内侧,内踝的下方,内有胫骨后肌腱、趾长屈肌腱、胫神经、胫后血管的分支足底内、外侧血管及蹈长屈肌腱通过。

**跟骨** calcaneus 下方为足底,中部有**足底腱膜** plantar aponeurosis,向上发内、外侧肌间隔,形成三个跖部骨筋膜鞘,中间跖部骨筋膜鞘内深部为**足底方肌** quadratus plantae,浅部为**趾短屈肌** flexor digitorum brevis,二肌间有足底外侧血管及神经。内、外侧跖部骨筋膜鞘内,分别为**蹈展肌** abductor

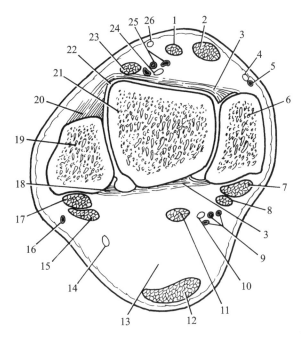

图 9-32 颈内踝尖上方 1 cm 的横断面

1. 跨长伸肌腱 2. 胫骨前肌腱 3. 内侧韧带 4. 隐神经 5. 大隐静脉 6. 内踝 7. 胫骨后肌腱 8. 趾长屈肌腱 9. 胫后动、静脉 10. 胫神经 11. 跨长屈肌腱 12. 跟腱 13. 跟腱下疏松结缔组织 14. 腓肠神经 15. 腓骨短肌腱 16. 小隐静脉 17. 腓骨长肌腱 18. 距腓后韧带 19. 外踝 20. 距腓前韧带 21. 距骨 22. 踝关节腔 23. 趾长伸肌腱 24. 腓深神经 25. 足背动、静脉 26. 足背内侧皮神经

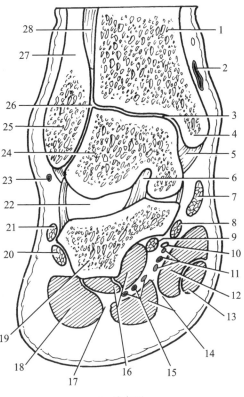

A. 线条图

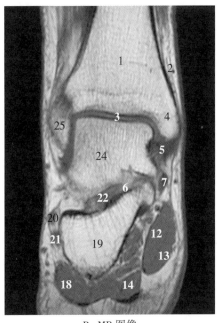

B. MR 图像

图 9-33 经跟骨结节前 5 cm 的冠状断面

1. 胫骨 2. 大隐静脉 3. 踝关节腔 4. 内踝 5. 内侧韧带 6. 距跟骨间韧带 7. 胫骨后肌腱 8. 趾长屈肌腱 9. 跨长屈肌腱 10. 胫神经 11. 足底内侧血管 12. 跨短屈肌 13. 跨展肌 14. 跖内侧肌间隔和趾短屈肌 15. 足底外侧血管 16. 足底方肌 17. 跖外侧肌间隔 18. 小趾展肌及小趾短屈肌 19. 跟骨 20. 腓骨长肌腱 21. 腓骨短肌腱 22. 距跟关节 23. 小隐静脉 24. 距骨 25. 外踝 26. 关节腔 27. 腓骨 28. 小腿骨间膜

hallucis、**跨短屈肌** flexor hallucis brevis 及**小趾短屈肌** flexor digiti minimi brevis 和**小趾展肌** abductor digiti minimi。

## 三、足部横断层解剖

### (一) 内踝前缘层面(断层一)

关键结构:距骨,跟骨,跟舟足底韧带,距跟外侧韧带,距跟骨间韧带,足底内、外侧血管、神经。

此断面显示距跟关节远侧部。关节外侧有**距跟外侧韧带** lateral talocalcaneal ligament,内侧可见**跟舟足底韧带** plantar calcaneocuboid ligament。跟骨居中央,呈尖向内上的楔形,与其上方的距骨之间有强厚的距跟骨间韧带相连。跟骨外侧,腓骨短、长肌腱呈上、下排列。跟骨内侧端下方与跨展肌之间有趾长屈肌腱和跨长屈肌腱,两者下方有足底内侧血管及神经。距跟足底韧带内下方有胫骨后肌腱。中间群的足底方肌与趾短屈肌呈上、下配布,其外侧为外侧群肌,二肌群之间的上方有足底外侧血管及神经并紧贴跟骨下面(图 9-34)。

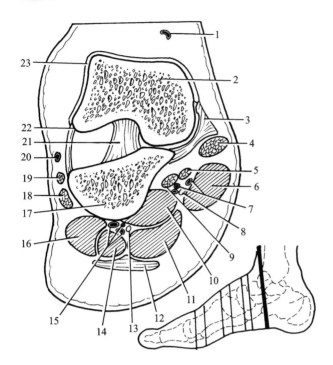

图 9-34 经内踝前缘(距跟关节远侧部)的横断面(断层一)

1. 大隐静脉 2. 距骨 3. 跟舟足底韧带 4. 胫骨后肌腱 5. 趾长屈肌腱 6. 蹈展肌 7. 足底内侧血管 8. 足底内侧神经 9. 蹈长屈肌腱 10. 足底方肌 11. 趾短屈肌 12. 足底腱膜 13. 足底外侧神经 14. 小趾短屈肌 15. 足底外侧血管 16. 小趾展肌 17. 跟骨 18. 腓骨长肌腱 19. 腓骨短肌腱 20. 小隐静脉 21. 距跟骨间韧带 22. 距跟外侧韧带 23. 踝关节腔

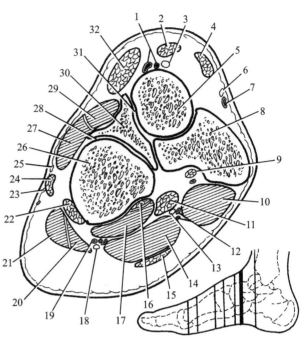

图 9-35 经舟骨粗隆中部(距舟关节及跟骰关节)的横断面(断层二)

1. 足背动、静脉 2. 蹈长伸肌腱 3. 腓深神经 4. 胫骨前肌腱 5. 距骨头 6. 隐神经 7. 大隐静脉 8. 足舟骨 9. 蹈长屈肌腱 10. 蹈展肌 11. 趾长屈肌腱 12. 足底内侧血管 13. 足底内侧神经 14. 趾短屈肌 15. 足底腱膜 16. 足底长韧带 17. 足底方肌 18. 足底外侧神经 19. 足底外侧血管 20. 小趾短屈肌 21. 小趾展肌 22. 腓骨长肌腱 23. 腓肠神经 24. 腓骨短肌腱 25. 足背静脉 26. 骰骨 27. 趾短伸肌 28. 跟骰关节 29. 蹈短伸肌 30. 跟骨 31. 距跟舟关节 32. 趾长伸肌腱

### (二) 舟骨粗隆中部层面(断层二)

关键结构:距骨头,足舟骨,骰骨,跟骨前端,足底长韧带。

此断面中部显示**距跟舟关节** talocalcaneonavicular joint 及 **跟骰关节** calcaneocuboid joint。由距骨头与**足舟骨** navicular bone 和跟骨构成距跟舟关节,**骰骨** cuboid bone 与跟骨间的关节为跟骰关节。在距骨头上方排列着胫骨前肌、蹈长伸肌和趾长伸肌腱,足背动脉位于前二肌腱之间的深面,其管壁厚平均为 0.43 mm,内径平均为 1.9 mm,活体 B 超测量为 2.3 mm。在跟骰关节外上方为**蹈短伸肌** extensor hallucis brevis 和**趾短伸肌** extensor digitorum brevis。足舟骨下方为蹈展肌,两者间有蹈长屈肌腱。足中间群与内侧群肌之间有足底内侧血管、神经,与外侧群肌之间有足底外侧血管神经。紧贴骰骨下方者为**足底长韧带** long plantar ligament,又名跖长韧带。骰骨外侧呈上、下排列的为腓骨短、长肌腱(图 9-35)。

### (三) 足舟骨粗隆前端层面(断层三)

关键结构:足舟骨,楔骨(内、中、外),骰骨、第 5 跖骨。

此断面足舟骨居上方,其下方有内侧、中间及外侧**楔骨** cuneiform bone。**楔舟关节** cuneonavicular joint 腔呈凹向上的弧形;**楔骰关节** cuneocuboid joint 位于外侧楔骨和骰骨之间;还可见第 5 **跖骨** metatarsal bone 与骰骨间的骰跖关节上部。在足背,足舟骨之上有胫骨前肌腱、蹈长伸肌腱与足背动、静脉。在外侧楔骨和骰骨上方,可见趾长伸肌腱,其深面为蹈短伸肌和趾短伸肌。足底内侧群肌位于内侧楔骨下方;在骰骨下面的腓骨长肌腱沟中有同名肌腱通过,其下方的足底方肌和趾短屈肌呈上、下配布;蹈长屈肌腱位于中间楔骨之下,内侧楔骨之外,趾短屈肌腱则位于足底内侧群肌和足底方肌之间。足底内、外侧血管、神经分别位于足底方肌的内侧和外下方。腓骨短肌腱附于第 5 跖骨底,该跖骨之下为足底外侧群肌(图 9-36)。

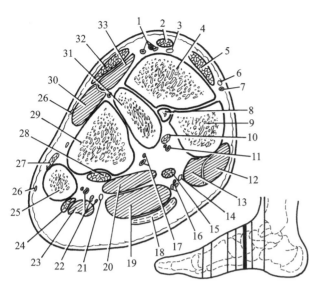

**图 9-36 经足舟骨粗隆前端(楔舟关节)的横断面(断层三)**
1. 足背动、静脉 2. 踇长伸肌腱 3. 腓深神经 4. 足舟骨
5. 胫骨前肌腱 6. 隐神经 7. 大隐静脉 8. 中间楔骨 9. 内
侧楔骨 10. 踇长屈肌腱 11. 第 1 跖足底动脉 12. 踇展肌
13. 踇短屈肌 14. 足底内侧神经 15. 趾长屈肌腱 16. 足
底内侧血管 17. 第 2 跖足底血管 18. 足底腱膜 19. 趾短
屈肌 20. 足底方肌 21. 足底外侧神经 22. 足底外侧血管
23. 小趾短屈肌 24. 小趾展肌腱 25. 第 5 跖骨 26. 足背静脉
27. 腓骨短肌腱 28. 腓骨长肌腱 29. 骰骨 30. 趾短伸肌
31. 外侧楔骨 32. 趾长伸肌腱 33. 踇短伸肌

### (四)内侧楔骨前部层面(断层四)

关键结构:楔骨(内、中、外),骰骨,第 5 跖骨,踇长屈肌腱,趾长屈肌腱。

此断面上部由内向外依次排列 3 块楔骨、骰骨及第 5 跖骨,其中,内侧楔骨底在下、尖向上,与中间楔骨间可见部分关节腔。骰骨与第 5 跖骨间可见呈矢状位的骰跖关节。在诸跗骨的背侧由内向外依次可见胫骨前肌腱、踇长伸肌腱、足背动、静脉和趾长伸肌腱,后者深面为踇短伸肌和趾短伸肌。内侧楔骨下方可见足底内侧群肌,其外侧为踇长屈肌腱。足底中部由上向下分层排列着腓骨长肌腱、足底方肌、趾长屈肌的四条肌腱、趾短屈肌和足底腱膜。第 5 跖骨下方是足底外侧群肌。足底内、外侧血管和神经则位于足底三群肌之间(图 9-37)。

### (五)第 1 跖骨粗隆后部层面(断层五)

关键结构:内侧楔骨,第 1~5 跖骨。

此断面上半部主要为骨,内侧楔骨与第 1 跖骨底呈上、下排列,楔跖关节腔明显。第 2~5 跖骨依

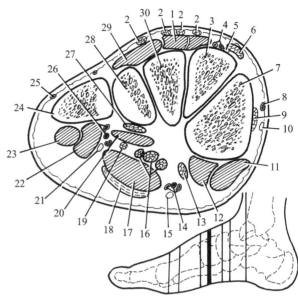

**图 9-37 经内侧楔骨前部(骰跖关节)的横断面(断层四)**
1. 踇短伸肌 2. 趾长伸肌腱 3. 中间楔骨 4. 足背动、静
脉 5. 腓深神经 6. 踇长伸肌腱 7. 内侧楔骨 8. 大隐静
脉 9. 胫骨前肌腱 10. 隐神经 11. 踇展肌 12. 踇短屈
肌 13. 踇长屈肌腱 14. 足底内侧血管 15. 足底内侧神
经 16. 趾长屈肌腱 17. 趾短屈肌 18. 足底腱膜 19. 趾长屈肌
腱 20. 足底方肌 21. 足底外侧神经 22. 小趾短屈肌 23. 小趾
展肌 24. 第 5 跖骨 25. 足背静脉 26. 足底外侧血管 27. 腓
骨长肌腱 28. 骰骨 29. 趾短伸肌 30. 外侧楔骨

次排于其外侧。足背浅部可见踇长伸肌腱和 4 条趾长伸肌腱。足底部,踇展肌变小,**踇收肌** adductor hallucis 增大,**骨间足底肌** plantar interossei 出现,各趾长屈肌腱内侧可见**蚓状肌** lumbricales(图 9-38)。

### (六)跖骨中部层面(断层六)

关键结构:第 1~5 跖骨。

此断面由内向外第 1~5 跖骨依次排列。各跖骨密质较厚,跖骨间隙内充填**骨间背侧肌** dorsal interossei。足背面已全为肌腱。在足底部,踇收肌斜头较大,可见部分踇收肌横头。骨间足底肌位于第 3~5 跖骨下方(图 9-39)。

### (七)第 1 跖骨头层面(断层七)

关键结构:第 1 跖骨头,第 2~4 跖骨及第 5 近节趾骨底。

此断面由内向外依次为第 1 跖骨头、第 2~4 跖骨及第 5 **近节趾骨** proximal phalanx 底,第 5 跖趾关节腔部分可见。在足背,趾伸肌腱已抵相应趾的背侧。足底部,踇收肌斜头变小,横头增大。各趾长、短屈肌腱上方正对相应趾骨。各跖骨之间可见明显的骨间肌。第 1 蚓状肌内侧有足底内侧血管、神经。第 4 蚓状肌外侧有足底外侧血管、神经(图 9-40)。

353

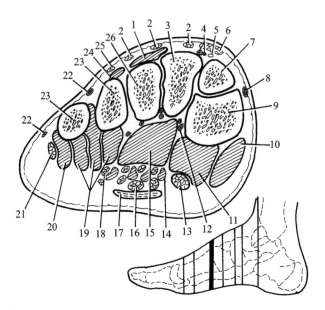

**图 9-38 经第 1 跖骨粗隆后部（楔跖关节）的横断面（断层五）**

1. 姆短伸肌 2. 趾长伸肌腱 3. 第 2 跖骨 4. 足背血管 5. 腓深神经 6. 姆长
伸肌腱 7. 内侧楔骨 8. 大隐静脉 9. 第 1 跖骨底 10. 姆展肌 11. 姆短屈肌
12. 第 1 跖足底血管 13. 姆长屈肌腱 14. 蚓状肌 15. 姆收肌斜头 16. 趾短屈肌
腱 17. 足底腱膜 18. 趾长屈肌腱 19. 骨间足底肌 20. 小趾短屈肌 21. 小趾展
肌腱 22. 足背静脉 23. 第 5 跖骨 24. 第 4 跖骨 25. 趾短伸肌 26. 第 3 跖骨

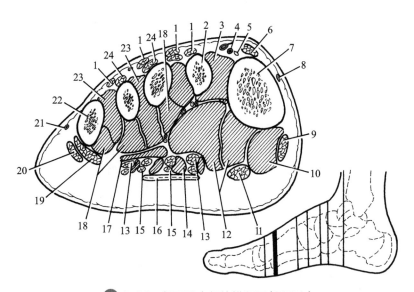

**图 9-39 经跖骨中部的横断面（断层六）**

1. 趾长伸肌腱 2. 第 2 跖骨 3. 第 1 骨间背侧肌 4. 足背动、静脉 5. 足背内侧
皮神经 6. 姆长伸肌腱 7. 第 1 跖骨 8. 大隐静脉 9. 姆展肌腱 10. 姆短屈肌
11. 姆长屈肌腱 12. 姆收肌斜头 13. 趾长屈肌腱 14. 蚓状肌 15. 趾短屈肌腱
16. 足底腱膜 17. 姆收肌横头 18. 骨间足底肌 19. 小趾短屈肌腱 20. 小趾展肌
腱 21. 足背静脉 22. 第 5 跖骨 23. 骨间背侧肌 24. 趾短伸肌腱

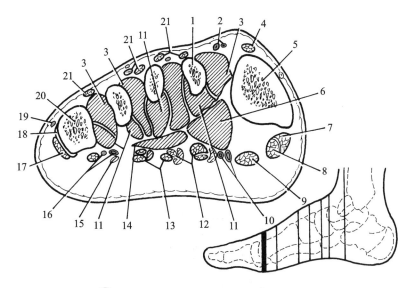

图 9-40　经第 1 跖骨头的横断面(断层七)

1. 第 2 跖骨　2. 足背动、静脉　3. 骨间背侧肌　4. 踇长伸肌腱　5. 第 1 跖骨　6. 踇收肌斜头　7. 踇展肌腱　8. 踇短屈肌腱　9. 踇长屈肌腱　10. 足底内侧血管　11. 骨间足底肌　12. 趾长屈肌腱　13. 趾短屈肌腱　14. 踇收肌横头　15. 蚓状肌　16. 足底外侧血管　17. 小趾展肌腱　18. 第 5 跖趾关节　19. 足背静脉　20. 第 5 近节趾骨底　21. 趾长、短伸肌腱

（胡海涛）

# 推荐读物

# 索　引

## A

鞍膈 diaphragma sellae　57

鞍上池 suprasellar cistern　70

## B

半腱肌 semitendinosus　343

半卵圆中心 centrum semiovale　22

半膜肌 semimembranosus　343

半月板 meniscus　337

半月神经节 trigeminal ganglion　95

薄片塑化技术 sheet plastination technique　8

背侧丘脑 dorsal thalamus　23

背裂 fissure dorsalis　248

贲门 cardia　199

鼻腔 nasal cavity　52

鼻中隔 nasal septum　42

比目鱼肌 soleus　349

闭孔 obturator foramen　339

闭孔内肌 obturator internus　265,286,339

闭孔神经 obturator foramen nerve　280

闭膜管 obturator canal　339

臂丛 brachial plexus　322

臂内、外侧肌间隔 medial and lateral brachial intermuscular septum　319

髌骨 patella　335,336

髌内、外侧支持带 medial and lateral patellar retinacula　344

髌韧带 patellar ligament　335,336

髌上囊 suprapatella bursa　337

部分容积效应 partial volume phenomenon　12

## C

CT 仿真内镜 CT virtual endoscopy,CTVE　9

CT 灌注成像 perfusion CT imaging　9

CT 容积再现 CT volume rendering,CTVR　9

CT 透视 CT fluoroscopy　9

CT 值 CT attenuation value　12

侧副沟 collateral sulcus　18

侧脑室 lateral ventricle　15

侧脑室前角 anterior horn of lateral ventricle　56

肠系膜 mesentery　189

肠系膜根 radix of mesentery　281

肠系膜上动、静脉 superior mesenteric artery and vein　209

肠系膜上动脉 superior mesenteric artery　204

肠系膜上神经节 superior mesenteric ganglia　222

肠系膜下动脉 inferior mesenteric artery　210

超声成像 ultrasonography,USG　2

尺侧副韧带 ulnar collateral ligament　320,325

尺侧上副动脉 superior ulnar collateral artery　324

尺侧腕屈肌 flexor carpi ulnaris　326

尺侧腕伸肌 extensor carpi ulnaris　326,327

尺骨粗隆 ulnar tuberosity　326

尺骨冠突 coronoid process of ulna　325

尺骨头 head of ulna　319

尺骨鹰嘴 olecranon of ulna　319

尺三角韧带 ulnotriquetral ligament　320

尺神经 ulnar nerve　323

尺月韧带 ulnolunate ligament　320

齿状核 dentate nucleus　44

齿状回 dentate gyrus　18

齿状韧带 denticulate ligament　300

耻股韧带 pubofemoral ligament　336

耻骨 pubis 339

耻骨后隙 retropubic space 269

耻骨肌 pectineus 339

耻骨嵴 pubic crest 259,279,335

耻骨结节 pubic tubercle 259,279,335

耻骨联合 pubic symphysis 259,267,279,335

耻骨下支 inferior ramus of pubis 288

穿支 perforating arteries 85

窗宽 window width 12

窗位 window level 12

垂体 hypophysis 27,42

锤砧关节 malleoincudal articulation 99

磁共振波谱成像 magnetic resonance spectrum imaging,MRSI 10

磁共振波谱分析 magnetic resonance spectroscopy,MRS 10

磁共振成像 magnetic resonance imaging,MRI 2

磁共振灌注成像 magnetic resonance perfusion imaging 10

磁共振弥散成像 magnetic resonance diffusion imaging 10

磁共振弥散张量成像 magnetic resonance diffusion tensor imaging,MR DTI 3

磁共振血管成像 magnetic resonance angiography,MRA 10

磁共振胰胆管造影 magnetic resonance cholangiopancreatography, MRCP 10

D

大多角骨 trapezium bone 329

大脑 cerebrum 15,72

大脑半球 cerebral hemisphere 41

大脑大静脉池 Galen's vein cistern 69

大脑动脉环(Willis 环) cerebral arterial circle 73

大脑后动脉 posterior cerebral artery 78

大脑镰 cerebral falx 20,52

大脑内静脉 internal cerebral veins 60,84

大脑皮质 cerebral cortex 15

大脑前动脉 anterior cerebral artery 77

大脑上静脉 superior cerebral veins 19,82

大脑外侧窝池 cistern of lateral fossa of cerebrum 67

大脑外静脉 external cerebral veins 82

大脑下静脉 inferior cerebral veins 82

大脑中动脉 middle cerebral artery 77

大脑中静脉 middle cerebral veins 82

大脑纵裂池 cistern of cerebral longitudinal fissure 67

大收肌 adductor magnus 342

大网膜 greater omentum 188

大阴唇 greater lips of pudendum 289

大隐静脉 great saphenous vein 335

大转子 greater trochanter 338

单光子发射计算机断层显像 single photon emission computed tomography,SPECT 3

胆囊 gallbladder 201

胆囊管 cystic duct 202

胆囊切迹 notch of gallbladder 248

胆囊窝 fossa for gallbladder 250

胆总管 common bile duct 205,235

弹性圆锥 conus elasticus 117

岛叶 insula 16

底段总静脉 common basal vein 130

骶骨 sacrum 280

骶管裂孔 sacral hiatus 297

骶角 sacral cornu 297

骶髂关节 sacrolilac joint 261

骶神经 sacral nerve 283

骶外侧嵴 lateral sacral crest 297

骶正中嵴 median sacral crest 259,279,297

第 1 掌骨底 base of metacarpal bone 330

第二肝门平面 plane of second porta hepatis 187

第三脑室 third ventricle 23,42

第四脑室 fourth ventricle 42

电子束 CT electron beam CT,EBCT 10

蝶鞍 sella turcica 57

顶结节 parietal tuber 14

顶内沟 intraparietal sulcus 17

顶上小叶 superior parietal lobule 17

顶下小叶 inferior parietal lobule 17

顶叶 parietal lobe 16

顶枕沟 parietooccipital sulcus 16

动脉圆锥 conus arteriosus 134

动眼神经 oculomotor nerve 95

豆钩韧带 pisohamate ligament 321

豆掌韧带 pisometacarpal ligament 321

窦汇 confluence of sinuses 64

端脑 telencephalon 15,72

短收肌 adductor brevis 342

短周边动脉 short circumference arteries 88

断层和断面 section 11

断层解剖学 sectional anatomy 1

多层螺旋 CT multislice spiral CT 10

多媒体超声技术 multimedia ultrasound 9

## E

额窦 frontal sinus 31

额极 frontal pole 51

额结节 frontal tuber 14

额内侧回 medial frontal yrus 20

额上沟 superior frontal sulcus 17

额上回 superior frontal gyrus 17

额下沟 inferior frontal sulcus 17

额下回 inferior frontal gyrus 17

额叶 frontal lobe 16

额中回 middle frontal gyrus 17

额状面 frontal plane 12

二尖瓣 mitral valve 156

二尖瓣前尖 anterior cusp of mitral valve 134

## F

Frankfort 平面 Frankfort horizontal plane,FHP 14

帆间池 cistern of velum interpositum 42,69

腓侧副韧带 fibular collateral ligament 336

腓肠肌 gastrocnemius 344

腓肠神经 sural nerve 349

腓动、静脉 peroneal artery and vein 349

腓骨短肌 peroneus brevis 349

腓骨头 fibular head 335,346

腓骨长肌 peroneus longus 349

腓浅神经 superficial peroneal nerve 336

腓深神经 deep peroneal nerve 336

腓总神经 common peroneal nerve 336

肺 lung 169

肺动脉瓣 pulmonary valve 155

肺动脉杈 pulmonary bifurcation 126

肺动脉干 pulmonary trunk 126,134

肺动脉口 orifice of pulmonary trunk 140

肺根 root of lung 169

肺门 hilum of lung 169

肺内淋巴结 intrapulmonary nodes 146

肺韧带淋巴结 right or left pulmonary ligament nodes 145

封套筋膜 investing fascia 106

缝匠肌 sartorius 339

跗横关节（Chopart 关节）transverse tarsal joint 338

伏隔核 nucleus accumbens septi 57

副半奇静脉 accessory hemiazygos vein 134

副脾 accessory spleen 203

腹部 abdomen 187

腹股沟襞 inguinal fold 279

腹股沟管 inguinal canal 267

腹股沟深淋巴结 deep inguinal lymph nodes 339

腹横肌 transversus abdominis 212

腹膜反折 peritoneal reflections 188

腹膜后隙 retroperitoneal space 253

腹内斜肌 obliquus internus abdominis 212

腹腔干 celiac trunk 203

腹腔神经节 celiac ganglia 223

腹外斜肌 obliquus externus abdominis 212

腹直肌 rectus abdominis 212

腹主动脉 abdominal aorta 204

## G

肝 liver 219

肝蒂 hepatic pedicle 202

肝段 segments of liver 243

肝方叶 quadrate lobe of liver 225

肝固有动脉 proper hepatic artery 202

肝裂 hepatic fissures 243

肝裸区 bare area of liver 197

肝门静脉 hepatic portal vein 200

肝门平面 plane of porta hepatis 187

肝门右切迹 right notch of porta hepatis 202

肝肾韧带 hepatorenal ligament 206

肝肾隐窝 hepatorenal recess 193,225

肝十二指肠韧带 hepatoduodenal ligament 188

肝尾状叶 caudate lobe of liver 197

肝胃韧带 hepatogastric ligament 188

肝胰襞 hepatopancreatic fold 193

肝右动脉 right hepatic artery 245

肝右管 right hepatic duct 225

肝右后下静脉 inferior right posterior hepatic vein 246

肝右静脉 right hepatic vein 197

肝右叶 right lobe of liver 196

肝圆韧带 ligamentum teres hepatis 203

肝圆韧带裂 fissure for ligamentum teres hepatis 200,228

肝中静脉 intermediate hepatic vein 197

肝总动脉 common hepatic artery 222

肝总管 common hepatic duct　202

肝左动脉 left hepatic artery　244

肝左后上缘静脉 left posterior supramarginal vein of liver　220

肝左静脉 left hepatic vein　197

肝左三角韧带 left triangular ligament of liver　221

冈上肌 supraspinatus　322

肛管 anal canal　271

肛提肌 levator ani　268

高分辨 CT high resolution CT,HRCT　9

睾丸 testis　271

隔区 septal area　57

膈脚 crus of diaphragm　206

膈脚后间隙 retrocrural space　201

膈结肠韧带 phrenicocolic ligament　191

膈面 diaphragmatic surface　155

膈脾韧带 phrenicosplenic ligament　191,240

膈下间隙 subphrenic space　194

膈右穹隆 right fornix of diaphragm　196

跟骨 calcaneus　350

跟骨结节 calcaneal tuberosity　350

跟腱 tendo calcaneus　335,349

跟结节 calcaneal tuberosity　335

跟骰关节 calcaneocuboid joint　352

跟舟足底韧带 plantar calcaneocuboid ligament　351

功能磁共振成像 functional magnetic resonance imaging,fMRI　3,10

肱尺关节 humeroulnar joint　319

肱二头肌 biceps brachii　319

肱骨 humerus　319

肱骨大结节 greater tubercle of humerus　319

肱骨头 head of humerus　322

肱骨小结节 lesser tubercle of humerus　322

肱桡关节 humeroradial joint　319

肱桡肌 brachioradialis　325

肱三头肌 triceps brachii　323

肱深动、静脉 deep brachial artery and vein　324

钩 uncus　18,45

钩骨 hamate bone　328

钩突 uncinate process　206

股动、静脉 femord artery and vein　267

股动脉 femoral artery　335

股二头肌 biceps femoris　343

股方肌 quadratus femoris　339

股骨 femur　336

股骨颈 neck of femur　339

股骨内、外侧髁 medial and lateral condyles of femur　335,344

股骨内、外上髁 medial and lateral epicondyles of femur　335

股骨头 femoral head　336

股骨头韧带 ligament of head of femur　336

股管 femoral canal　338

股静脉 femoral vein　335

股三角 femoral triangle　339

股深动脉 deep femoral artery　335

股神经 femoral nerve　280,335

股四头肌 quadriceps femoris　343

股外侧肌 vastus lateralis　341

股直肌 rectus femoris　342

股中间肌 vastus intermedius　342

骨间背侧肌 dorsal interossei　353

骨间后神经、血管 posterior interosseous nerve and vessel　327

骨间前动脉 anterior interosseous artery　327

骨间前神经 anterior interosseous nerve　327

骨间足底肌 plantar interossei　353

骨盆漏斗韧带 infundibulopelvic ligament　290

固有口腔 proper cavity of mouth　53

关节突 articular process　299

关节突关节 zygapophysial joint　299

关节突间部 pars interarticularis　299

关节盂 glenoid cavity　322

冠状窦 coronary sinus　131,162

冠状窦口 orifice of coronary sinus　140,162

冠状沟 coronary sulcus　155

冠状面 coronal plane　12

冠状韧带 coronary ligament　189

光学相干断层成像技术 optical coherence tomography,OCT　3

贵要静脉 basilic vein　324

腘动、静脉 popliteal artery and vein　335

腘肌腱 tendon of popliteus　346

腘窝 popliteal fossa　343

H

海马 hippocampus　18

海马旁回 parahippocampal gyrus　18,45

海绵窦 cavernous sinus　31

黑质 substantia nigra　24,44,60

横部 transverse part 243

横断面 transverse plane 11

横结肠系膜 transverse mesocolon 189

横突 transverse process 299

横突间韧带 intertransverse ligament 300

红核 red nucleus 24,60

喉 larynx 108,113

喉返神经 recurrent laryngeal nerve 112,120

喉结 laryngeal prominence 110

喉前庭 laryngeal vestibule 110,115

喉室 ventricles of larynx 115

喉中间腔 intermedial cavity of larynx 110,115

后室间沟 posterior interventricular groove 155

后纵韧带 posterior longitudinal ligament 298

滑车神经 trochlear nerve 95

滑膜襞 synovial fold 347

踝关节 ankle joint 337

踝管 malleolar canal 350

环池 ambience cistern 70

环杓关节 cricoarytenoid joint 115

环状软骨 cricoid cartilage 106,117

黄韧带 ligamenta flava 300

回肠 ileum 280

回声 echo 12

会厌 epiglottis 109,116

会厌前间隙 preepiglottic space 114

会阴 perineum 259,279

会阴中心腱 perineal central tendon 271

喙肱肌 coracobrachialis 323

喙突 coracoid process 322

火棉胶切片技术 collodion microtomy 8

**J**

肌间隔 intermuscular septum 342

肌皮神经 musculocutaneous nerve 323

基底动脉 basilar artery 75

基底核 basal nuclei 15

激光共聚焦显微镜 confocal scanning laser microscopy,CSLM 9

棘间平面 interspinous plane 279

棘间韧带 interspinal ligament 300

棘上韧带 supraspinal ligament 300

棘突 spinous process 297

嵴间平面 intercristal plane 187

脊髓 spinal cord 300

脊髓圆锥 conusmedullaris 240

脊髓蛛网膜 spinal arachnoid mater 300

脊柱 spine 298

脊柱区 vertebral region 297

计算机图像三维重建 computer aided 3-dimension reconstruction 9

甲状软骨 thyroid cartilage 106,117

甲状腺 thyroid gland 119

间脑 diencephalon 72

肩峰 acromion 319

肩关节 shoulder joint 319

肩胛冈 spine of scapula 297,319

肩胛骨 scapula 319

肩胛骨下角 inferior angle of scapula 297

肩胛下肌 subscapularis 322

剑突 xiphoid process 119

腱袖 rotator cuff 319

交叉池 chiasmatic cistern 70

交感神经节 sympathetic ganglion 214

角部 angular part 243

角回 angular gyrus 17,48

脚间池 interpeduncular cistern 71

脚间窝 interpeduncular fossa 58

结肠上区 supracolic compartment 194

结肠下区 infracolic compartment 196

结肠左曲 left colic flexure 217

结节间沟 intertubercular sulcus 323

结节间平面 transtubercular plane 187

近红外谱技术 near infrared spectroscopy,NIRS 10

近节趾骨 proximal phalanx 353

经食管超声心动图 transesophageal echocardiography,TEE 9,154

经胸超声心动图 transthoracic echocardiography,TTE 154

精阜 seminal colliculus 276

精囊 seminal vesicle 267

精索 spermatic cord 265

颈部 neck 106

颈动脉管 carotid canal 28

颈交感干 cervical sympathetic trunk 112

颈静脉切迹 jugular notch 119

颈内动脉 internal carotid artery 44,72,107

颈内动脉系 system of internal carotid artery 73

颈内静脉 internal jugular vein 107,119

颈总动脉 common carotid artery 107,119

胫侧副韧带 tibial collateral ligament 336

胫腓关节 tibiofibular joint 346

胫骨 tibia 336

胫骨粗隆 tibial tuberosity 335,345

胫骨后肌 tibialis posterior 349

胫骨前肌 tibialis anterior 349

胫前、后动脉 anterior and posterior tibial arteries 336

胫神经 tibial nerve 335

静脉韧带裂 fissure for ligamentum venosum 199

距腓前、后韧带 anterior and posterior talofibular ligaments 350

距跟关节 talocalcaneal joint 350

距跟外侧韧带 lateral talocalcaneal ligament 351

距跟舟关节 talocalcaneonavicular joint 352

距骨 talus 337

距小腿关节 talocrural joint 337

距状沟 calcarine sulcus 18

距状隐回 crypto calcarine gyri 63

### K

颏下间隙 submental space 37

髁间隆起 intercondylar eminence 337

髁间窝 intercondylar fossa 344

空肠 jejunum 280

空间分辨力 spatial resolution 12

空三角征 empty delta sign 20

扣带沟 cingulate sulcus 17,42

扣带回 cingulate gyrus 18

扣带回峡 isthmus of cingulate gyrus 62

髋关节 hip joint 336

髋臼 acetabulum 265,336

髋臼唇 acetabular labrum 336

髋臼横韧带 transverse acetabular ligament 336

髋臼窝 acetabular fossa 336

眶 orbit 52

眶耳线 orbitomeatal line,OML 14

眶沟 orbital sulci 18

眶回 orbital gyri 18

阔筋膜张肌 tensor fasciae latae 342

### L

阑尾 vermiform appendix 216

阑尾系膜 mesoappendix 189

肋 rib 119

肋弓 costal arch 119

肋间隙 intercostal space 119

肋下平面 subcostal plane 187

泪腺 lacrimal gland 48

冷冻切片技术 cryotomy 8

梨状肌 piriformis 263,283,339

梨状隐窝 piriform recess 109

连合间线 intercommissural line 15

镰状韧带 falciform ligament 189

流空效应 flowing void effect 13

隆嵴下间隙 subcarinal space 126

隆嵴下淋巴结 subcarinal nodes 142,145

卵巢 ovary 283

卵巢动脉 ovarian artery 280

卵巢固有韧带 proper ligament of ovary 290

卵巢静脉 ovarian vein 280

卵巢系膜 mesoarium 290

卵巢悬韧带 suspensory ligament of ovary 290

卵圆窝 fossa ovalis 162

螺旋 CT spiral or helical CT 9

### M

马尾 cuada equina 300

脉络丛后动脉 posterior choroidal artery 86

脉络丛前动脉 anterior choroidal artery 86

盲肠 cecum 216,280

盲肠后隐窝 retrocecal recess 193

眉弓 superciliary arch 14

门腔间隙 portocaval space 204

门腔淋巴结 portocaval lymph node 205,223

弥散张量成像 DTI 10

迷走神经 vagus nerve 107,112,119

密度分辨力 density resolution 12

蹈长屈肌 flexor hallucis longus 349

蹈长伸肌 extensor hallucis longus 349

蹈短屈肌 flexor hallucis brevis 351

蹈短伸肌 extensor hallucis brevis 352

蹈收肌 adductor hallucis 353

蹈展肌 abductor hallucis　350

拇长屈肌腱 flexor pollicis longus　327

拇长伸肌 extensor pollicis longus　327

拇长展肌 abductor pollicis longus　327

拇短伸肌 extensor pollicis brevis　327

N

囊部 sac part　244

脑 brain　67

脑池 brain cisterns　67

脑底静脉后环 posterior basal vein circle　89

脑底静脉前环 anterior basal vein circle　89

脑干 brain stem　72

脑基底静脉环 basal vein circle　89

脑桥 pons　32,88

脑桥小脑角 pontocerebellar trigone　32

脑桥小脑角池 cistern of pontocerebellar angle　71

脑桥中脑前静脉 anterior pontomesencephalic vein　89

脑血管 cerebral vessels　72

脑蛛网膜 cerebral arachnoid mater　67

内禀信号 intrinsic signals　10

内禀信号光学记录 optical recording of intrinsic signals,ORIS
　10

内侧豆纹动脉 medial lenticulostriate arteries　85

内侧韧带 medial ligament　337

内侧膝状体 medial geniculate body　60

内踝和外踝 medial and lateral malleoluses　335

内镜超声术 endoscopic ultrasonography,EUS　9

内髁 medial malleolus　337

内囊 internal capsule　23

内囊膝 genu of internal capsule　42

内髓板 internal medullary lamina　60

内嗅区 entorhinal area　57

内脏间隙 visceral space　107

尿道 urethra　269,287

尿道海绵体 cavernous body of urethra　271

尿道嵴 urethral ridge　269

尿道周围组织 periurethral tissue　276

尿生殖膈 urogenital diaphragm　271,291

颞横回 transverse temporal gyri　17,48

颞肌 temporalis　48

颞极 temporal pole　55

颞平面 temporal plane　60

颞上沟 superior temporal sulcus　17

颞上回 superior temporal gyrus　17

颞窝 temporal fossa　54

颞下沟 inferior temporal sulcus　17

颞下回 inferior temporal gyrus　17

颞下间隙 infratemporal space　34

颞叶 temporal lobe　16

颞中回 middle temporal gyrus　17

P

旁中央动脉 paracentral arteries　88

膀胱 urinary bladder　265

膀胱精囊角 vesicoseminal angle　268

膀胱静脉丛 vesical venous plexus　287

膀胱子宫陷凹 vesicouterine pouch　194,291

盆部 pelvis　259,279

脾 spleen　203

脾动脉 splenic artery　219

脾结肠韧带 splenocolic ligament　191,217

脾结肠隐窝 splenocolic recess　217

脾静脉 splenic vein　219

脾裸区 bare area of spleen　217

脾肾韧带 splenorenal ligament　191,218

脾肾隐窝 splenorenal recess　204,218

胼胝体 corpus callosum　15,41

胼胝体膝 genu of corpus callosum　56

胼胝体下回 subcallosal gyrus　57

胼胝体压部 splenium of corpus callosum　62

Q

奇静脉 azygos vein　135

奇静脉弓 arch of azygos vein　125,142

奇静脉淋巴结 azygos vein lymph node　150

奇静脉食管隐窝 azygoesophageal recess　126

气管 trachea　118,119

气管杈 bifurcation of trachea　125,142

气管前间隙 pretracheal space　123

气管前筋膜 pretracheal fascia　107

髂股韧带 iliofemoral ligament　336

髂后上棘 posterior superior iliac spine　259,297,335

髂肌 iliacus　282

髂嵴 iliac crest　259,279,297,335

髂结节 tubercle of iliac crest　259,279,335

髂前上棘 anterior superior iliac spine　259,335,339

髂窝 iliac fossa　253,280

髂腰肌 iliopsoas　339

髂总动、静脉 common iliac artery and vein　260

髂总动脉 common iliac artery　213

前、后交通动脉 anterior and posterior communicating arteries　86

前臂骨间膜 interosseous membrane of forearm　319

前臂内侧皮神经 medial antebrachial cutaneous nerve　323

前臂外侧皮神经 lateral antebrachial cutaneous nerve　325

前床突 anterior clinoid process　56

前额区 prefrontal region　53

前连合 anterior commissure　24

前列腺 prostate　268,275

前列腺前区 anterior zone of prostate　276

前列腺峡 isthmus of prostate　275

前乳头肌 anterior papillary muscle　133

前室间沟 anterior interventricular groove　155

前庭襞 vestibular fold　115,117

前庭裂 rima vestibuli　117

前庭球 vestibular bulb　288

前纤维肌肉基质区 anterior fibromuscular zone　276

前纵隔淋巴结 anterior mediastinal nodes　145

前纵韧带 anterior longitudinal ligament　298

腔静脉孔 vena caval foramen　132,196

桥池 pontine cistern　71

禽距 calcar avis　23

穹隆体 body of fornix　42

穹隆脚 crus of fornix　62

丘脑枕 pulvinar　62

丘纹动脉 thalamostriatum artery　86

丘纹上静脉 superior thalamostriate vein　60

球海绵体肌 bulbocavernosus　273

全景超声成像 panoramic ultrasound image,PUI　9

颧弓 zygomatic arch　14,54

R

Reid 基线 Reid's base line,RBL　14

桡侧返动脉 radial recurrent artery　325

桡侧副韧带 radial collateral ligament　320,325

桡侧腕屈肌 flexor carpi radialis　327

桡侧腕长、短伸肌 extensor carpi radialis longus and brevis　325

桡尺近侧关节 proximal radioulnar joint　319,325

桡尺三角韧带 radioulnotriquetral ligament　320

桡尺远侧关节 distal radioulnar joint　327

桡骨环状韧带 annular ligament of radius　320

桡骨茎突 styloid process of radius　319

桡三角韧带 radiotriquetral ligament　320

桡神经 radial nerve　323

桡神经浅支 superficial branch of radial nerve　325

桡神经深支 deep branch of radial nerve　325

桡腕关节 radiocarpal joint　320

桡月韧带 radiolunate ligament　320

桡舟头韧带 radioscaphocapitate ligament　320

乳头 nipple　119

乳头肌 papillary muscle　156

乳头体 mamillary body　26

乳头突 papillary process　202

乳突 mastoid process　14

软脊膜 spinal pia mater　300

软脑膜 cerebral pia mater　67

S

Sharpey 纤维 Sharpey's fiber　298

腮腺 parotid gland　48

三叉神经 trigeminal nerve　95

三叉神经腔 trigeminal cavity　96

三尖瓣 tricuspid valve　155

三角骨 triangular bone　328

三角肌 deltoid　322

三角肌粗隆 deltoid tuberosity　324

三角韧带 deltoid ligament　337

三维 CT three dimensional CT,3DCT　9

上池 superior cistern　69

上眶耳线 supraorbitomeatal line,SML　14

上腔静脉 superior vena cava　122,137

上矢状窦 superior sagittal sinus　19,42

上项线 superior nuchal line　14

上蚓静脉 superior vermian vein　88

上肢 upper limb　319

杓横肌 transverse arytenoid　110

杓状会厌襞 aryepiglottic fold　112

杓状软骨 arytenoid cartilage　117

舌骨 hyoid bone　106

舌骨大角 greater horn of hyoid bone　109

舌回 lingual gyrus　18

舌会厌襞 glossoepiglottic fold　109

舌下间隙 sublingual space　37

射精管 ejaculatory duct　269

肾 kidney　206

肾后筋膜 posterior renal fascia　254

肾筋膜 renal fascia　253

肾门 renal hilum　239

肾旁后间隙 posterior pararenal space　254

肾旁前间隙 anterior pararenal space　254

肾前筋膜 anterior renal fascia　254

肾周间隙 perirenal space　254

生物塑化技术 plastination　8

声襞 vocal fold　112,115

声带 vocal cords　114

声门裂 fissure of glottis　112

声门旁间隙 paraglottic space　114

声门下腔 infraglottic cavity　112,115

十二指肠大乳头 major duodenal papilla　210

十二指肠空肠曲 duodenojejunal flexure　220

十二指肠上襞 superior duodenal fold　193

十二指肠上隐窝 superior duodenal recess　193

十二指肠升部 ascending part of duodenum　221

十二指肠下襞 inferior duodenal fold　193

十二指肠下隐窝 inferior duodenal recess　193

食管 esophagus　112,119

食管腹部 abdominal part of esophagus　220

食管后隐窝 retroesophageal recess　122

食管裂孔 esophageal hiatus　196

食管旁淋巴结 paraesophageal nodes　145

矢状部 sagittal part　244

矢状缝 sagittal suture　19

矢状面 sagittal plane　12

视辐射 optic radiation　63

视交叉 optic chiasma　94

视神经 optic nerve　53

视束 optic tract　95

室间隔 interventricular septum　156

室间孔 interventricular foramen　60

匙突 cochleariform process　102

收肌管 adductor canal　342

收肌结节 adductor tubercle　335

手舟骨 scaphoid bone　328

输精管 ductus deferens　267

输卵管漏斗 infundibulum of uterine tube　283

输卵管伞 fimbriae of uterine tube　283

输卵管峡 isthmus of uterine tube　283

输尿管 ureter　209,260

竖脊肌 erector spinae　297

水成像 hydrography　10

水平面 horizontal plane　11

四叠体 corpora quadrigemina　60

四叠体池 quadrigeminal corpus cistern　69

髓核 nucleus pulposus　298

髓突 medullary process　55

锁骨 clavicle　319

锁骨上大窝 great supraclavicular fossa　106

锁骨上淋巴结 supraclavicular nodes　145

锁骨下动、静脉 subclavian artery and vein　322

锁骨下静脉 subclavian vein　120

## T

$T_1$ 和 $T_2$ 加权像 $T_1$ and $T_2$ weighted image　12

毯 tapetum　62

头臂干 brachiocephalic trunk　120,135

头臂静脉 brachiocephalic vein　120

头部 head　14

头静脉 cephalic vein　323

头状骨 capitate bone　328

骰骨 cuboid bone　352

透明隔 septum pellucidum　23

透明软骨终板 hyaline cartilage end plates　298

臀大肌 gluteus maximus　338

臀中肌 gluteus medius　342

## W

外侧豆纹动脉 lateral lenticulostriate arteries　86

外侧沟 lateral sulcus　16

外侧膝状体 lateral geniculate body　60

外踝 lateral malleolus　337

外囊 external capsule　60

豌豆骨 pisiform bone　328

豌豆骨关节 pisiform joint　321

腕辐状韧带 radiate carpal ligament　321

腕骨间背侧韧带 dorsal intercarpal ligaments　321

腕骨间骨间韧带 intercarpal interosseous ligaments　321

腕骨间关节 intercarpal joint　320

腕骨间掌侧韧带 palmar intercarpal ligaments　321

腕关节 wrist joint　320

腕横关节 transverse carpal joint　321

腕掌关节 carpometacarpal joint　321

腕中关节 mediocarpal joint　321

网膜孔 omental foramen　195,235

网膜囊 omental bursa　195,217

网膜囊大孔 foramen bursae omenti majoris　193

网膜囊脾隐窝 splenic recess of omental bursa　220

网膜囊前庭 vestibule of omental bursa　232

网膜囊上隐窝 superior recess of omental bursa　196

危险间隙 danger space　107

微型化导管超声术 miniature catheter ultrasonography,MCUS　9

伪影 artifact　12

尾骨 coccyx　297

尾骨尖 apex of coccyx　259,279

尾状核 caudate nucleus　23,42

尾状突 caudate process　202

尾状叶静脉 caudate hepatic vein　246

胃底 fundus of stomach　217

胃膈韧带 gastrophrenic ligament　191

胃裸区 bare area of stomach　197

胃脾韧带 gastrosplenic ligament　191

胃脾隐窝 gastrosplenic recess　204,217

胃胰襞 gastropancreatic fold　193

胃胰韧带 gastropancreatic ligament　191

胃幽门 pylorus　225

蜗窗小窝 fossula of fenestra cochleae　100

蜗水管 cochlear aqueduct　101

X

X 线计算机断层成像 X-ray computed tomography,CT　2

膝关节 knee joint　336

膝交叉韧带 cruciate ligaments of knee　336

膝距束 calcarine tract　63

膝上内、外侧动脉 medial and lateral superior genicular arteries　344

下橄榄核 inferior olivary nucleus　60

下颌骨冠突 coronoid process of mandible　55

下颌下间隙 submandibular space　37

下腔静脉 inferior vena cava　137,213

下矢状窦 inferior sagittal sinus　42

下蚓静脉 inferior vermian vein　88

下肢 lower limb　335

纤维环 anulus fibrosus　298

陷凹 pouch　193

小多角骨 trapezoid bone　329

小脑 cerebellum　26,72

小脑半球 cerebellar nemispheres　26

小脑半球上静脉 superior cerebellar vein　88

小脑半球下静脉 inferior cerebellar vein　88

小脑扁桃体 tonsil of cerebellum　29

小脑幕 tentorium of cerebellum　45,60

小脑上池 superior cerebellar cistern　70

小脑上动脉 superior cerebellar artery　87

小脑溪 cerebellar valley　72

小脑下后动脉 inferior posterior cerebellar artery　87

小脑下前动脉 inferior anterior cerebellar artery　87

小脑延髓池 cerebellomedullary cistern　42,71

小脑中央前静脉 precentral cerebellar vein　88

小腿三头肌 triceps surae　349

小网膜 lesser omentum　188

小阴唇 lesser lips of pudendum　289

小隐静脉 small saphenous vein　349

小圆肌 teres minor　322

小指伸肌 extensor digiti minimi　327

小趾短屈肌 flexor digiti minimi brevis　351

小趾展肌 abductor digiti minimi　351

楔前叶 precuneus　18

楔骰关节 cuneocuboid joint　352

楔叶 cuneus　18

楔舟关节 cuneonavicular joint　352

斜坡 clivus　42

心 heart　154

心包 pericardium　134

心包横窦 transverse sinus of pericardium　127

心包上隐窝 superior recess of pericardium　123

心包斜窦 oblique sinus of pericardium　127

心大静脉 great cardiac vein　133

心底 cardiac base　155

心尖 cardiac apex　154

信噪比 S/N ratio　13

星状神经节 stellate ganglion　120

杏仁体 amygdaloid body　27

胸大肌 pectoralis major　323

胸导管 thoracic duct　122,134

胸骨角 sternal angle　119

胸骨上间隙 suprasternal space　107

胸骨上窝 suprasternal fossa　106

胸肋面 sternocostal surface　155

胸膜顶 cupula of pleura　120

胸锁乳突肌 sternocleidomastoid　106

胸腺 thymus　120,134

胸小肌 pectoralis minor　323

胸主动脉 thoracic aorta　133

嗅球 olfactory bulb　54

嗅三角 olfactory trigone　57

嗅束 olfactory tract　54

旋股内、外侧动脉 medial and lateral femoral circumflex arteries　335

旋后肌 supinator　327

旋前方肌 pronator quadratus　327

旋前圆肌 pronator teres　325

血管前间隙 prevascular space　122

血管腔内超声技术 intravascular ultrasound,IVUS　9

血管腔隙 lacuna vasorum　338

血氧水平依赖性技术 blood oxygenation level-dependent,BOLD　10

Y

咽后间隙 retropharyngeal space　36,107

咽旁间隙 parapharyngeal space　34

延池 medulla oblongata cistern　72

延髓 medulla oblongata　29

岩静脉 pretrosal vein　89

腰大肌 psoas major　213,280

腰骶干 lumbosacral truck　261,283

腰交感干 lumbar sympathetic trunk　209

腰淋巴结 lumbar lymph nodes　208

腰窝 lumbar fossa　253

咬肌间隙 masseter space　35

腋动脉 axillary artery　323

腋静脉 axillary vein　323

腋淋巴结 axillary lymph nodes　323

腋神经 axillary nerve　323

胰 pancreas　206

胰钩突 uncinate process　205

胰颈 neck of pancreas　222

胰体 body of pancreas　219

胰头 head of pancreas　222

胰尾 tail of pancreas　219

移行区 transition zone　276

乙状窦 sigmoid sinus　50

乙状结肠 sigmoid colon　216,260,280

乙状结肠间隐窝 intersigmoid recess　193

乙状结肠系膜 sigmoid mesocolon　189

翼点 pterion　14

翼腭窝 pterygopalatine fossa　34

翼筋膜 alar fascia　107

翼内肌 medial pterygoid　47

翼突 pterygoid process　56

翼外肌 lateral pterygoid　47

翼下颌间隙 prerygomandibular space　35

翼状襞 alar folds　337

阴部内血管 internal pudendal blood vessels　269

阴部神经 pudendal nerve　269

阴道 vagina　285

阴道静脉丛 vaginal venous plexus　287

阴道前庭 vestibule of vagina　289

阴道穹后部 posterior fornix of vagina　284

阴蒂 clitoris　289

阴蒂海绵体 cavernuous body of clitoris　289

阴茎根 root of penis　271

阴茎海绵体 cavernous body of penis　271

阴囊 scrotum　271

蚓状肌 lumbricales　332,353

隐神经 saphenous nerve　335

隐窝 recess　193

鹰嘴皮下囊 subcutaneous bursa of olecranon　325

鹰嘴窝 olecranon fossa　325

硬脊膜 spinal dura mater　300

硬膜囊 dura sac　300

硬膜外隙 epidural space　300

硬脑膜 cerebral dura mater　67

永存的左上腔静脉 perpetual left superior vena cava　154

幽门平面 transpyloric plane　187

右段间裂 right intersegmental fissure　248

右肺动脉 right pulmonary artery　166

右肺上叶支气管 right superior lobar bronchus　165

右肺下叶支气管 right inferior lobar bronchus　165

右肺中叶支气管 right middle lobar bronchus　165

右肝上间隙 right suprahepatic space 194

右肝下间隙 right subhepatic space 194

右膈下腹膜外间隙 right subphrenic extraperitoneal space 196

右后叶 right posterior lobe of liver 248

右气管支气管淋巴结 right tracheobronchial nodes 145

右前叶 right anterior lobe of liver 248

右三角韧带 right triangular ligament 191

右上肺静脉 right superior pulmonary vein 167

右上气管旁淋巴结 right upper paratracheal nodes 145

右下肺静脉 right inferior pulmonary vein 167

右下气管旁淋巴结 right lower paratracheal nodes 145

右心房 right atrium 140

右心室 right ventricle 155

右叶间裂 right interlobar fissure 248

阈值 threshold 147

缘上回 supramarginal gyrus 17,48

缘支 marginal ramus 42

月骨 lunate bone 328

Z

展神经 abducent nerve 96

长收肌 adductor longus 342

长周边动脉 long circumference arteries 88

掌腱膜 palmar aponeurosis 331

掌长肌 palmaris longus 327

枕横沟 transverse occipital sulcus 65

枕极 occipital pole 65

枕颞沟 occipitofemoral sulcus 18

枕颞内侧回 medial occipitotemporal gyrus 18

枕颞外侧回 lateral occipitotemporal gyrus 18

枕外隆凸 external occipital protuberance 14

枕叶 occipital lobe 16

正电子发射计算机断层显像 positron emission computed tomography，PET 3

正中裂 middle fissure 247

正中面 median plane 12

正中神经 median nerve 323

支气管肺段 bronchopulmonary segments 163

直肠 rectum 263

直肠膀胱陷凹 rectovesical pouch 194,265

直肠阴道隔 rectovesical septum 291

直肠子宫陷凹 rectouterine pouch 194,283

直回 gyrus rectus 18

跖骨 metatarsal bone 352

指浅屈肌 flexor digitorum superficialis 326

指伸肌 extensor digitorum 327

指深屈肌 flexor disitorum profundus 326

趾短屈肌 flexor digitorum brevis 350

趾短伸肌 extensor digitorum brevis 352

趾长屈肌 flexor digitorum longus 349

趾长伸肌 extensor digitorum longus 349

中脑 midbrain 24

中脑后静脉 posterior mesencephalic vein 89

中央沟 central sulcus 15,42

中央后沟 postcentral sulcus 17

中央后回 postcentral gyrus 17

中央旁小叶 paracentral lobule 18

中央前沟 precentral sulcus 17

中央前回 precentral gyrus 17

中央前区 central frontal area 53

中央区 central zone 276

终板池 terminal lamina cistern 70

终板旁回 paraterminal gyrus 57

终池 terminal cistern 300

终丝 filum terminale 300

终纹 terminal stria 60

舟骨粗隆 tuberosity of navicular bone 335

周围间隙现象 peripheral space phenomenon 12

周缘区 peripheral zone 276

肘关节 clbow joint 319

肘肌 anconeus 326

蛛网膜下池 subarachnoid cisterns 67

蛛网膜下隙 subarachnoid space 67,300

主动脉 aorta 157

主动脉窦 aortic sinus 161

主动脉肺动脉窗 aorticopulmonary window 125

主动脉肺淋巴结 aortopulmonary nodes 145

主动脉弓 aortic arch 123,133

主动脉口 aortic orifice 140

主动脉肾神经节 aorticorenal ganglion 207

主动脉下隐窝 inferior recess of aorta 128

转子间嵴 intertrochanteric crest 339

转子间线 intertrochanteric line 339

椎动脉 vertebral artery 72,75

椎弓 vertebral arch 299

椎弓板 lamina of vertebral arch 299

椎弓根 pedicle of vertebral arch　299

椎管 vertebral canal　300

椎 – 基动脉系 system of vertebral and basilar artery　75

椎间管 intervertebral canal　300

椎间静脉 intervertebral vein　302

椎间孔 intervertebral foramina　300

椎间盘 intervertebral disc　298

椎内静脉丛 internal vertebral venous plexus　301

椎内静脉丛后部 posterior internal vertebral venous plexus　301

椎前间隙 prevertebral space　36,107

椎前筋膜 prevertebral fascia　107

椎前区 prevertebral region　253

椎体 vertebral body　298

椎体静脉 basivertebral vein　302

椎外静脉丛 external vertebral venous plexus　283,301

椎外静脉丛后部 posterior external vertebral venous plexus　302

椎外静脉丛前部 anterior external vertebral venous plexus　302

子宫底 fundus of uterus　283

子宫骶韧带 uterosacral ligament　291

子宫动脉 uterine artery　283

子宫颈阴道部 vaginal part of cervix　284

子宫颈阴道上部 supravaginal part of cervix　284

子宫静脉 uterine vein　283

子宫阔韧带 broad ligament of uterus　283

子宫腔 cavity of uterus　291

子宫峡 isthmus of uterus　291

子宫阴道静脉丛 uterovaginal venous plexus　283

子宫圆韧带 round ligament of uterus　283

子宫主韧带 cardinal ligament of uterus　291

眦耳线 canthomeatal line, CML　14

纵隔淋巴结 mediastinal lymph nodes　144

足背动脉 dorsal artery of foot　336

足底方肌 quadratus plantae　350

足底腱膜 plantar aponeurosis　350

足底长韧带 long plantar ligament　352

足舟骨 navicular bone　352

最外囊 extreme capsule　60

左、右肠系膜窦 left and right mesenteric sinuses　196

左、右结肠旁沟 left and right paracolic sulci　196

左段间裂 left intersegmental fissure　248

左房室口 left atrioventricular orifice　155

左肺动脉 left pulmonary artery　167

左肺韧带 left pulmonary ligament　131

左肺上叶支气管 left superior lobar bronchus　165

左肺下叶支气管 left inferior lobar bronchus　166

左肝上后间隙 posterior left suprahepatic space　194

左肝上前间隙 anterior left suprahepatic space　194

左肝下后间隙 posterior left subhepatic space　195

左肝下前间隙 anterior left subhepatic space　195

左膈下腹膜外间隙 left subphrenic extraperitoneal space　196

左冠状动脉 left coronary artery　133

左结肠旁沟 left paracolic sulcus　237

左颈总动脉 left common carotid artery　134

左内叶 left medial lobe of liver　248

左三角韧带 left triangular ligament　191

左上肺静脉 left superior pulmonary vein　168

左上气管旁淋巴结 left upper paratracheal nodes　145

左肾上腺 left suprarenal gland　202

左锁骨下动脉 left subclavian artery　134

左头臂静脉 left brachiocephalic vein　133

左外叶 left lateral lobe of liver　248

左下肺静脉 left inferior pulmonary vein　168

左下气管旁淋巴结 left lower paratracheal nodes　145

左心耳 left auricle　134

左心房 left atrium　135

左心室 left ventricle　133,155

左叶间裂 left interlobar fissure　247

左支气管旁淋巴结 left peribronchial nodes　146

左主支气管 left principal bronchus　133

坐股韧带 ischiofemoral ligament　336

坐骨大孔 greater sciatic foramen　263

坐骨肛门窝 ischioanal fossa　269

坐骨海绵体肌 ischiocavernosus　273,289

坐骨棘 ischial spine　267

坐骨结节 ischial tuberosity　259,279,335,339

坐骨神经 sciatic nerve　265,336

## 郑重声明

高等教育出版社依法对本书享有专有出版权。任何未经许可的复制、销售行为均违反《中华人民共和国著作权法》，其行为人将承担相应的民事责任和行政责任；构成犯罪的，将被依法追究刑事责任。为了维护市场秩序，保护读者的合法权益，避免读者误用盗版书造成不良后果，我社将配合行政执法部门和司法机关对违法犯罪的单位和个人进行严厉打击。社会各界人士如发现上述侵权行为，希望及时举报，我社将奖励举报有功人员。

反盗版举报电话　　（010）58581999　58582371

反盗版举报邮箱　　dd@hep.com.cn

通信地址　北京市西城区德外大街4号　高等教育出版社法律事务部

邮政编码　　100120

读者意见反馈

为收集对教材的意见建议，进一步完善教材编写并做好服务工作，读者可将对本教材的意见建议通过如下渠道反馈至我社。

咨询电话　400-810-0598

反馈邮箱　gjdzfwb@pub.hep.cn

通信地址　北京市朝阳区惠新东街4号富盛大厦1座

　　　　　高等教育出版社总编辑办公室

邮政编码　　100029

防伪查询说明

用户购书后刮开封底防伪涂层，使用手机微信等软件扫描二维码，会跳转至防伪查询网页，获得所购图书详细信息。

防伪客服电话　　（010）58582300